不熟悉人体结构怎敢当医生！

——几代解剖学家集腋成裘，为你揭示人体结构的奥妙

购书请扫二维码

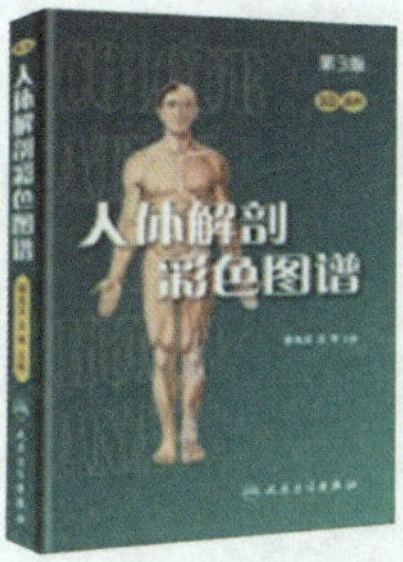

《人体解剖彩色图谱》（第 3 版 / 配增值）

——已是 100 万⁺读者的选择

读者对象： 医学生、临床医师

内容特色： 医学、美学与 3D/AR 技术的完美融合

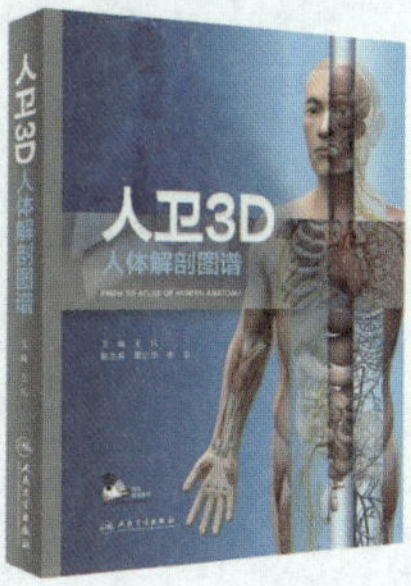

《人卫 3D 人体解剖图谱》

—— 数字技术应用于解剖学出版的“里程碑”

读者对象： 医学生、临床医师

内容特色： 通过数字技术精准刻画“系解”和“局解”所需展现的人体结构

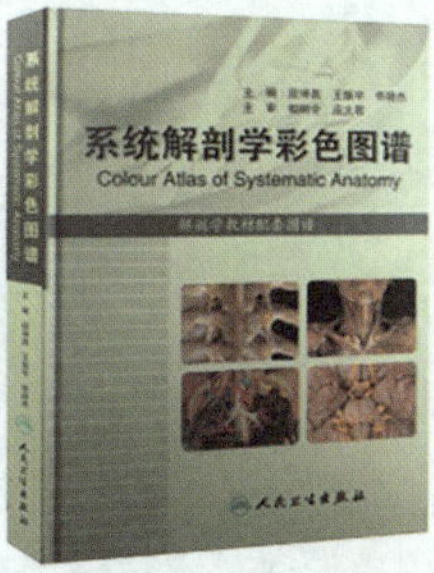

《系统解剖学彩色图谱》

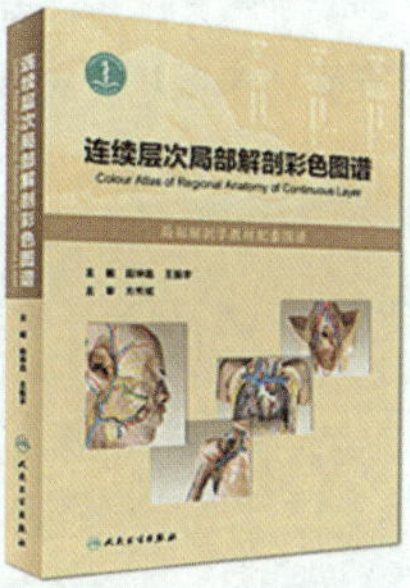

《连续层次局部解剖彩色图谱》

—— “系解”和“局解”淋漓尽致的实物展现

读者对象： 医学生、临床医师

内容特色： 分别用近 800 个和 600 个精雕细刻的标本“图解”系统解剖学和局部解剖学

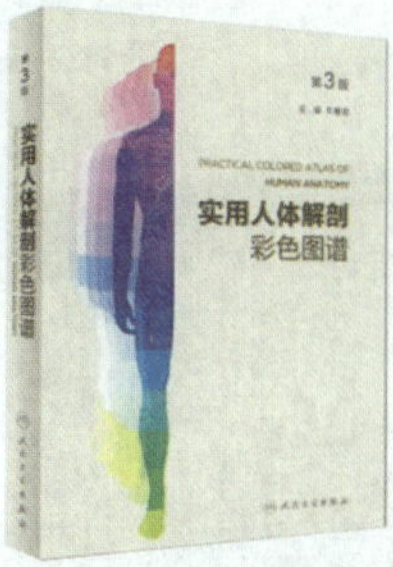

《实用人体解剖彩色图谱》（第 3 版）

——已是 10 万⁺读者的选择

读者对象： 医学生、临床医师

内容特色： 通过实物展现人体结构，局解和系解兼顾

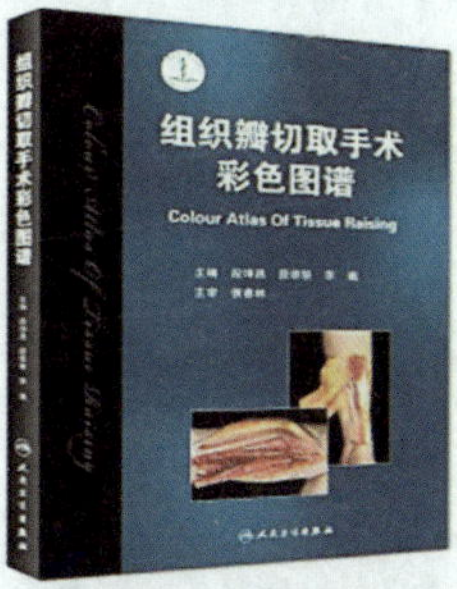

《组织瓣切取手术彩色图谱》

——令读者发出“百闻不如一见”的惊叹

读者对象： 外科医师、影像科医师

内容特色： 用真实、新鲜的临床素材，展现了 84 个组织瓣切取手术入路及戋管的解剖结构

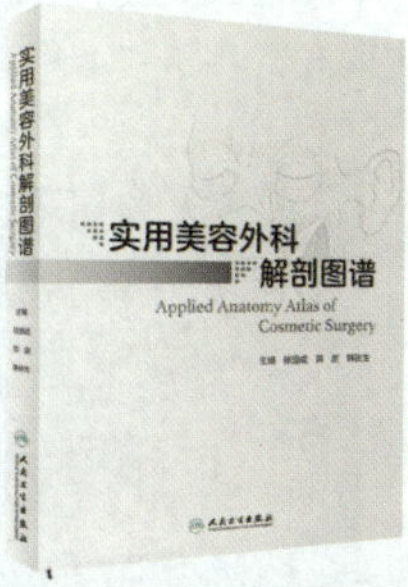

《实用美容外科解剖图谱》

——集美容外科手术操作与局部解剖于一体的实用图谱

读者对象： 外科医师

内容特色： 用 124 种手术、176 个术式完成手术方法与美学设计的融合

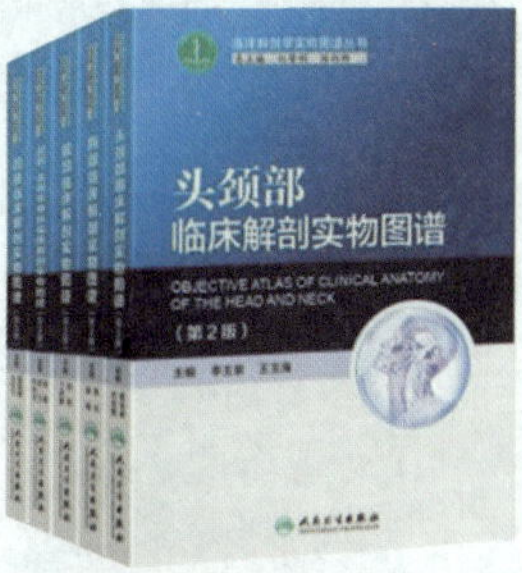

《临床解剖学实物图谱丛书》（第 2 版）

——帮助手术医师做到“游刃有余”

读者对象： 外科医师、影像科医师

内容特色： 参照手术入路，针对临床要点和难点，多方位、多剖面展现手术相关解剖结构

第三轮全国高等学校医学研究生“国家级”规划教材

购书请扫二维码

创新的学科体系，全新的编写思路

授之以渔，而不是授之以鱼　　回顾历史，揭示其启示意义

述评结合，而不是述而不评　　剖析现状，展现当前的困惑

启示创新，而不是展示创新　　展望未来，预测其发展方向

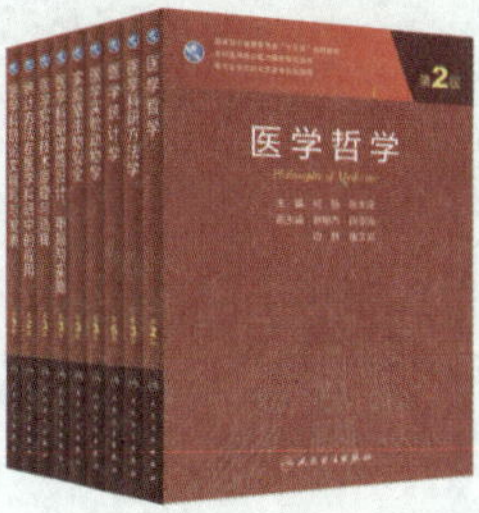

《科研公共学科》

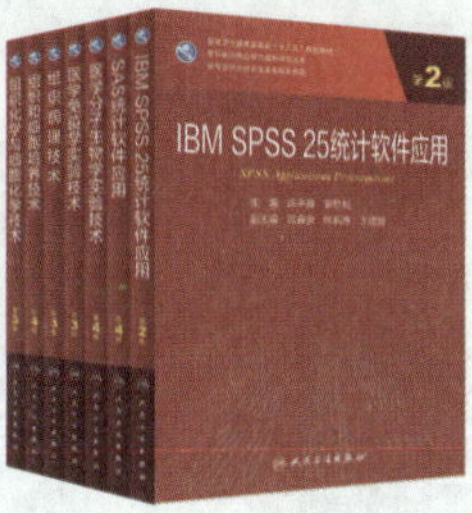

《实验技术与统计软件系列》

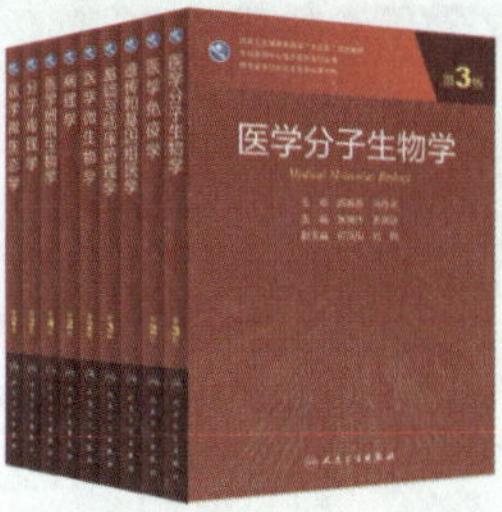

《基础前沿与进展系列》

在研究生科研能力（科研的思维、科研的方法）的培养过程中起到探照灯、导航系统的作用，为学生的创新提供探索、挖掘的工具与技能，特别应注重学生进一步获取知识、挖掘知识、追索文献、提出问题、分析问题、解决问题能力的培养

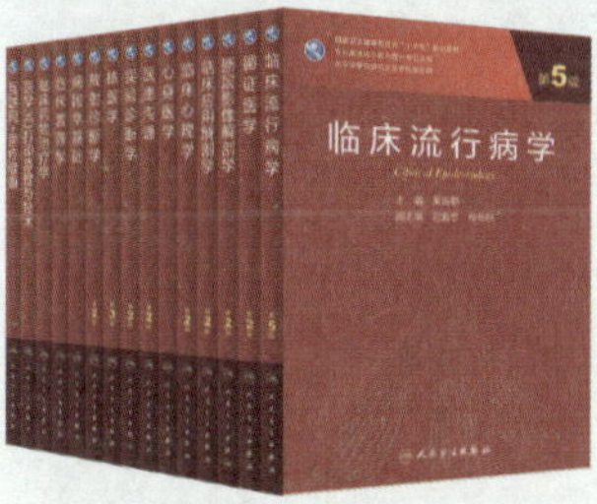

《临床基础与辅助学科系列》

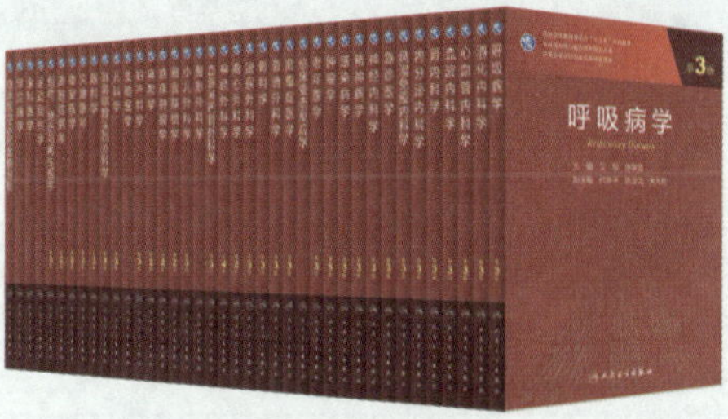

《临床专业学科系列》

在临床型研究生临床技能、临床创新思维培养过程中发挥手电筒、导航系统的作用，注重学生基于临床实践提出问题、分析问题、解决问题能力的培养

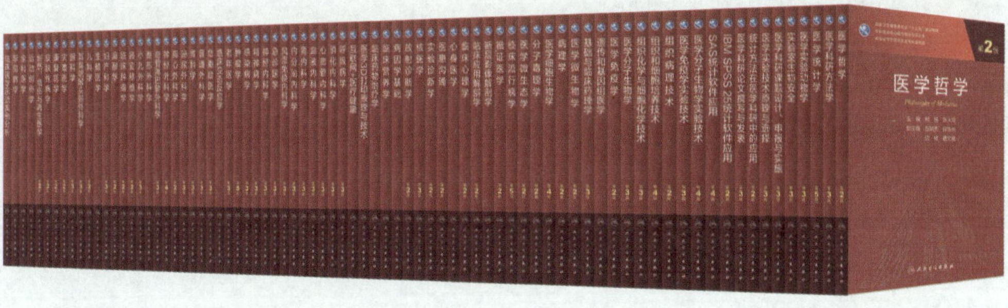

临床医生洞察人体疾病的“第三只眼”

——数百位“观千剑而识器”的影像专家帮你练就识破人体病理变化的火眼金睛

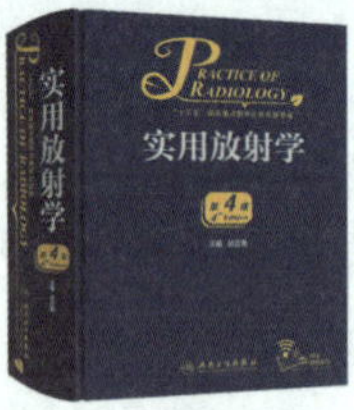

《实用放射学》
第 4 版

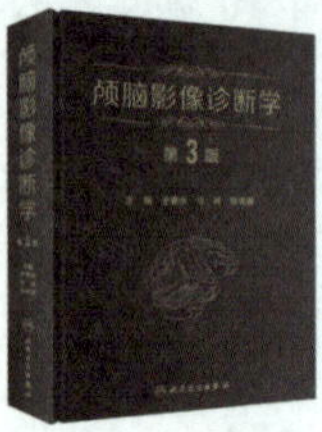

《颅脑影像诊断学》
第 3 版

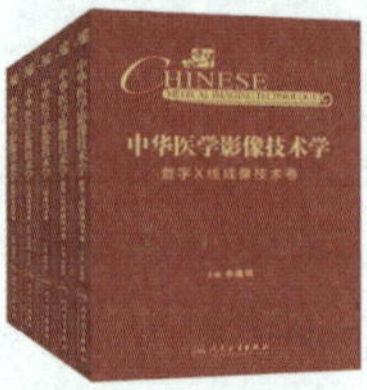

《中华医学影像
技术学》

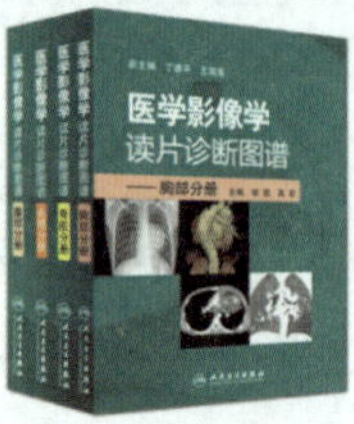

《医学影像学读片诊断
图谱丛书》

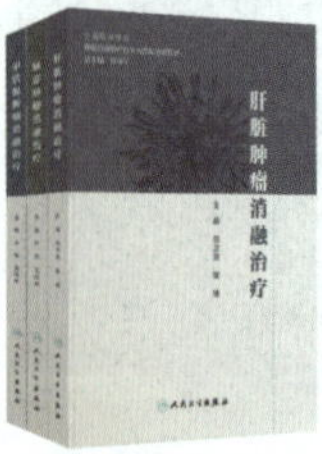

《中国医师协会肿瘤消
融治疗丛书》

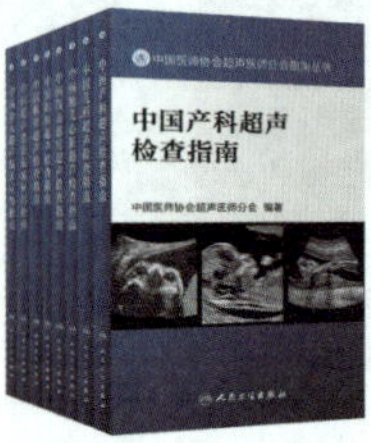

《中国医师协会超声医
师分会指南丛书》

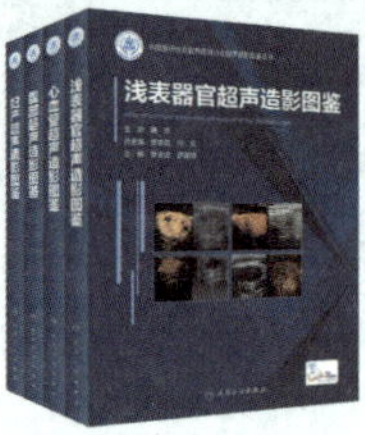

《中国医师协会超声造
影图鉴丛书》

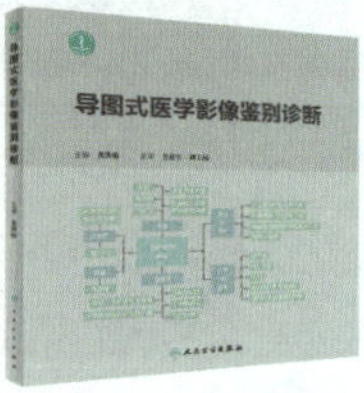

《导图式医学影像
鉴别诊断》

放射影像类图书

放射好书荟萃

超声类图书

超声好书荟萃

新书速递

书号	书名	定价	作者
34088	影像诊断思维（配增值）	139.00	居胜红，彭新桂
32207	实用肝胆疾病影像学	520.00	李宏军，陆普选
34439	医学影像解剖学（第 2 版 / 配增值）	89.00	胡春洪，王冬青
33451	同仁鼻咽喉影像学	138.00	鲜军舫，李书玲
32769	主动脉疾病影像诊断与随访	120.00	范占明
32771	腕和手运动损伤影像诊断（配增值）	128.00	白荣杰，殷玉明，袁慧书
33899	妇产经静脉超声造影图解（配增值）	229.00	罗红，杨帆
34787	介入超声用药速查手册	159.00	于杰，梁萍
33900	超声引导肌骨疾病及疼痛介入治疗（配增值）	129.00	卢　漫
33055	实用产前超声诊断学(配增值)	208.00	吴青青
33079	胰腺疾病超声诊断与病例解析	198.00	陈志奎，林礼务，薛恩生

肿瘤微创介入
治疗新进展

主　编　郭　志

副主编　司同国　杨雪玲　于海鹏

人民卫生出版社

·北　京·

图书在版编目（CIP）数据

肿瘤微创介入治疗新进展 / 郭志主编 . -- 北京 ： 人民卫生出版社，2025. 6. -- ISBN 978-7-117-37779-9

Ⅰ. R730. 5

中国国家版本馆 CIP 数据核字第 2025X1C633 号

人卫智网	www.ipmph.com	医学教育、学术、考试、健康，购书智慧智能综合服务平台
人卫官网	www.pmph.com	人卫官方资讯发布平台

肿瘤微创介入治疗新进展

Zhongliu Weichuang Jieru Zhiliao Xinjinzhan

主　　编：郭　志
出版发行：人民卫生出版社（中继线 010-59780011）
地　　址：北京市朝阳区潘家园南里 19 号
邮　　编：100021
E - mail：pmph @ pmph.com
购书热线：010-59787592　010-59787584　010-65264830
印　　刷：人卫印务（北京）有限公司
经　　销：新华书店
开　　本：850 × 1168　1/16　　印张：17
字　　数：515 千字
版　　次：2025 年 6 月第 1 版
印　　次：2025 年 6 月第 1 次印刷
标准书号：ISBN 978-7-117-37779-9
定　　价：129.00 元

打击盗版举报电话：010-59787491　E-mail：WQ @ pmph.com
质量问题联系电话：010-59787234　E-mail：zhiliang @ pmph.com
数字融合服务电话：4001118166　E-mail：zengzhi @ pmph.com

编　者

（以姓氏笔画为序）

于长路（天津市第三中心医院）
于海鹏（天津医科大学肿瘤医院）
马春华（天津市人民医院）
王　奇（广东省人民医院）
王　艳（天津市肿瘤医院空港医院）
王　浩（天津市第一中心医院）
王华琪（复旦大学附属肿瘤医院）
王君箫（航天中心医院）
王艳丽（郑州大学第一附属医院）
王莹娟（云南省肿瘤医院）
王晓东（北京大学肿瘤医院）
叶　欣（山东第一医科大学第一附属医院）
司同国（天津医科大学肿瘤医院）
邢文阁（天津医科大学肿瘤医院）
朱　旭（北京大学肿瘤医院）
朱佳琳（天津医科大学肿瘤医院）
朱晓黎（苏州大学附属第一医院）
朱海东（东南大学附属中大医院）
朱康顺（广州医科大学附属第二医院）
乔　宇（天津医科大学肿瘤医院）
刘　嵘（复旦大学附属中山医院）
刘长富（天津医科大学肿瘤医院）
李　勇（天津医科大学肿瘤医院）
李　静（解放军总医院第五医学中心）
李晓光（北京医院）
杨　茂（天津市肿瘤医院空港医院）
杨武威（解放军总医院第五医学中心）
杨雪玲（天津医科大学肿瘤医院）
吴　刚（郑州大学第一附属医院）
辛玉晶（中国医学科学院肿瘤医院）
张　倜（复旦大学附属肿瘤医院）
张　靖（广东省人民医院）
张炜浩（天津医科大学肿瘤医院）
陈　光（天津市第一中心医院）
陈　鹏（天津医科大学肿瘤医院）
邵海波（中国医科大学附属第一医院）
林海澜（福建省肿瘤医院）
周　翔（中国医学科学院肿瘤医院）
郑康炼（北京大学肿瘤医院）
赵　明（中山大学肿瘤防治中心）
胡效坤（青岛大学附属医院）
祝宝让（解放军总医院第五医学中心）
袁　敏（复旦大学附属公共卫生临床中心）
贾科峰（天津市第三中心医院）
徐　圣（北京医院）
徐　彦（天津医科大学肿瘤医院）
徐　斌（上海交通大学医学院附属第九人民医院）
高　炜（天津医科大学肿瘤医院）
高　嵩（北京大学肿瘤医院）
郭　志（天津医科大学肿瘤医院）
郭永建（广州医科大学附属第二医院）
郭建海（北京大学肿瘤医院）
黄广慧（山东省立医院）
韩建军（山东省肿瘤医院）
谢　尧（首都医科大学附属地坛医院）
谢　辉（解放军总医院第五医学中心）
熊　斌（广州医科大学附属第一医院）

序　一

肿瘤介入治疗技术自19世纪80年代初引入我国以来，以其微创、有效、安全、可重复性为特点，历经四十余年发展，现涉及肿瘤的细胞或组织学标本获取、某些早期肿瘤的可替代手术根治性治疗、很多中晚期肿瘤的转化与维持治疗、肿瘤相关并发症的治疗等，在肿瘤的综合诊疗过程中发挥越来越重要的作用。目前，已成为肿瘤治疗领域发展最为迅速、最活跃的学科并逐渐形成介入肿瘤学（interventional oncology）的概念，在肿瘤学治疗领域的位置和影响力在不断提升，对促进临床不同学科向肿瘤治疗的微创化、精准化发展，具有重要意义。

郭志教授是我院本领域学科带头人，23年来，我们见证了这一学科由小到大逐渐被广大临床、社会所接受的发展历程并取得丰硕成果，从建科初期1个手术间、5张床位发展至目前8个手术间、2个院区计89张床位，年手术量近万例；郭志教授及团队不仅在国际冷冻学会、中国抗癌协会、中华医学会和中国医师协会等担任学术任职，也是蜚声国内外的中国栓塞介入治疗大会（CET）和中国肿瘤介入与微创治疗大会（CCIO）的发起人或发起组织单位之一，还承担中国抗癌协会肿瘤介入与微创诊疗继续教育基地科普、培训和继续教育工作，显示该学科临床规模、学术地位影响力已跻身于国内外前列。在此基础上，郭志教授从专家、学者的视角和学科发展建设高度与责任感，根据有关专业快速发展和临床需求，组织编写了《肿瘤微创介入治疗新进展》。该书内容新颖，针对常见实体性肿瘤治疗前沿问题及不同学科治疗现状，客观分析讨论了介入微创治疗的优势与差距，具有内容丰富，科学性、实用性、可读性强的特点。以肺癌为例，对有关流行病学特点、肺结节影像、穿刺活检与管理、近年来国内外相关指南更新促进介入微创治疗进步等热点问题进行分析讨论；肝癌章节，分析了近年来国内外有关治疗指南更新与介入治疗学术发展变化；介入微创治疗涵盖不同分期与全程治疗效果分析；新技术材料设备更新对外科转化治疗效果积极作用；通过数据分析，客观评价介入联合靶向免疫治疗优势作用。有利于读者更全面地了解介入微创技术在诸多肿瘤综合治疗发展潜力。因此，本书不仅是介入医生的工具参考书，而且对从事肿瘤外科、放疗、化疗、基础医学的工作者也具有重要借鉴意义和参考价值。为此，我愿意向各位专家同道推荐《肿瘤微创介入治疗新进展》，并希望在未来续写得到不断更新，为推动我国抗癌事业发展发挥重要作用。

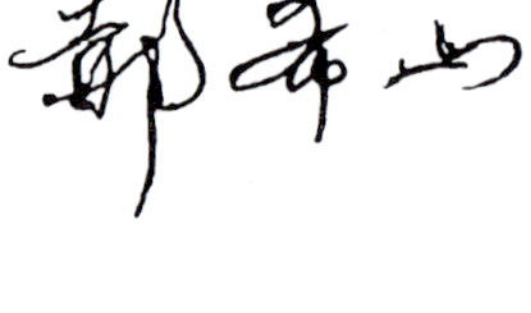

郝希山
中国工程院院士
天津市肿瘤研究所所长
国家恶性肿瘤临床医学研究中心主任
中国抗癌协会名誉理事长
2024年5月于天津

序 二

介入肿瘤学（interventional oncology，IO）当属介入诊疗大家庭中发展最快的分支学科了，IO 以其高质量的临床研究、坚实的基础研究及多学科交叉等特点，已成为现代肿瘤临床诊疗中不可或缺的技术，并展示了巨大的发展潜力。以肝癌为例，介入治疗覆盖或贯穿不同分期的全程治疗。早期肝癌的消融治疗效果可与外科手术相媲美；中晚期肝癌则更是介入治疗的主战场，cTACE，DEB-TACE，SIRT，HAIC 等各种经血管介入技术；RFA，MWA，cryoablation 等多种消融技术；还有放射性粒子植入，门静脉支架，TIPS 等多种介入手段等，在肝癌的治疗中拥有举足轻重的地位。在免疫治疗时代，介入治疗与免疫治疗的强强联合，已成为肝癌综合治疗的发展趋势。介入治疗与新装备、新器械、新材料、人工智能与机器人等前沿科学技术紧密结合，为新一代介入技术展示了诱人的前景。

现代医学高速发展，需要准确及时地把新近有关热点、焦点、争议问题和最新研究成果、学术动态、新技术、新理论反馈到临床一线工作中。郭志教授组织国内中青年介入医学专家学者在较短时间内完成了《肿瘤微创介入治疗新进展》编撰工作，顺应并推动本专业进步，具有重要现实意义。

该书章节设计合理，内容丰富。对肝癌、肺癌、乳腺癌、肾癌、前列腺癌、胰腺神经内分泌肿瘤等实体性肿瘤，在 MDT 基础上，根据近年来有关治疗指南更新，分析讨论介入微创技术在该综合治疗领域进步及影响力，对于寻找差距、弥补不足、拓宽介入治疗范围具有重要参考价值。

该书针对新材料、技术设备、生物治疗、基础与转化快速发展，肿瘤流行病学、卫生经济学与介入治疗的相关性，老龄化社会的老龄肿瘤患者治疗与管理等新问题的分析讨论，为读者拓展了战略发展高度和空间，也为中青年医生全面了解介入治疗内容提供重要依据。

综上，该书是更新知识、拓宽视野、可读性较强的工具参考书，为此，我愿意向从事介入微创治疗及相关领域的医师、工程师和科学家推荐这一力作。

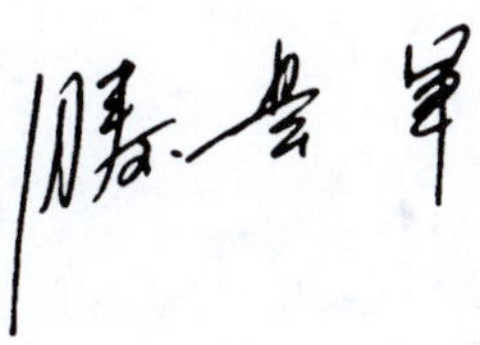

滕皋军
中国科学院院士
东南大学医学与生命科学部主任
东南大学附属中大医院介入治疗中心主任
2024 年 5 月于南京

前　言

近年来，我国肿瘤发病率居高不下，肿瘤谱的变化，使我国兼具发展中国家和发达国家常见肿瘤流行病学特点，危害人类健康不言而喻。

在我国，肿瘤介入微创治疗历经四十余年发展，现已普及至县域医院水平并根植于医学之林。对早期肝癌、肺癌、肾癌等恶性肿瘤，对良性甲状腺结节、乳腺纤维腺瘤、子宫肌瘤等良性肿瘤，可作为替代外科手术达到根治目标，为患者提供新选择；对于大多不能手术切除或手术复发的实体性肿瘤，联合靶向免疫治疗效果满意，在当今外科、放化疗等综合治疗领域发挥着独特、积极而重要作用而备受关注。随着社会进步及健康理念变化，人们对治疗创伤、安全性、舒适化程度有了新的认识和较高要求而形成社会需求。AI与材料技术设备进步日新月异，将不断拓宽临床应用范围并赋能肿瘤介入微创治疗巨大发展潜力。

我开始学习并从事介入治疗工作37年有余，特别是调入天津市肿瘤医院工作二十几年来，通过组建学科及管理，在多个有关学术组织任职经历，组织全国性学术会议并针对治疗现状与临床需求选题设计的认识，对研究生、进修生教育和组织专题培训等继续教育工作体会与感悟，使我有更多机会和不同视角去关注、审视并思考，希望能有一部实时并延续反映治疗技术进步与学术动态变化的书籍，以适应并满足肿瘤介入微创治疗快速发展需要和中青年医生进步需求。

据此，我们组织国内有关专家撰写《肿瘤介入微创治疗新进展》，本书以介入微创技术为主线；以国内外常见或者有重要临床治疗应用价值或潜力肿瘤治疗趋势变化、治疗现状为主题；以相关新技术材料、设备应用，新成果及观点，热点、难点与争议问题为特色，进行系统性分析讨论、阐述，以期弥补当今诸多专著的时效性、文献篇幅限制或系统性不足、缺憾，填补有关领域空白。同时，本书将定期进行更新，使时效性不断延续、保持，也是本书特色之一。由此，为从事介入医学专业和其他兄弟学科临床医生提供一本有价值的工具参考书；为拓展临床应用范围提供依据，为深入研究提供有价值线索，或许具有重要指导或借鉴意义。

感谢我的老领导、博士后导师、中国工程院院士、天津市肿瘤研究所所长郝希山教授；感谢中国科学院院士、中国医师协会介入医师分会会长、东南大学医学与生命科学部主任滕皋军教授；感谢中国医师协会介入医师分会终身荣誉会长、中华医学会放射学分会原主任委员、中国医科大学附属第一医院院长徐克教授百忙之中提出宝贵意见；感谢天津市南开医院闫娟副编审对本专著校对工作不辞辛苦，倾情付出；感谢本专著所有参编专家共同努力并期待在不久续写、更新工作中再聚。

由于我个人组织能力所限、经验不足，使本书挂一漏万、粗糙甚至错误之处恐怕难免，恳请各位专家同道批评指正，希望在续写并更新本书时能得到改正。

郭　志

2024年5月于天津

目　录

第一章　总　论

第二章　肺　癌

第三章　肝癌与胆道恶性肿瘤

第四章　结直肠癌肝转移

第五章　胰　腺　癌

第六章　肾　　癌

第七章　前列腺癌

第八章　骨与软组织肿瘤的微创介入治疗进展

第九章　胰腺神经内分泌肿瘤

第十章　乳　腺　癌

第十一章　儿 童 肿 瘤

第十二章　肿瘤寡转移的治疗进展

第十三章　恶性肿瘤相关静脉血栓栓塞症

第十四章　良性肿瘤

第一章 总 论

第一节 我国肿瘤流行病学变化与医学人文

由于人口老龄化、工业化、城市化进程的加剧以及生活方式改变等原因，中国恶性肿瘤的发病数和死亡数仍持续增加，其每年发病数和死亡数分别占全球的 23.7% 和 30.0%，已成为我国城乡居民疾病死因的主要构成之一。

伤残调整生命年（disability adjusted life year，DALY）常用于评价人群疾病负担，指从发病到死亡所损失的全部健康寿命年，包括因疾病早死亡所致寿命损失年（years of life lost due to premature mortality，YLL）和因疾病所致伤残引起的健康寿命损失年（years lived with disability，YLD）。

2017 年数据显示，我国各种恶性肿瘤所致伤残调整寿命年占全部伤残调整寿命年的 15.3%，接近全球平均水平 7.8% 的两倍。近年来，我国胰腺癌、卵巢癌、乳腺癌、唇癌、气管 / 支气管 / 肺癌、前列腺癌、结直肠癌、肝癌等所致的 DALY 呈上升趋势。

从公共卫生视角来看，针对 DALY 较大的恶性肿瘤开展三级预防应是国家卫生和研究投入的重点。其中，对于中晚期肿瘤，如何改善生活质量、减少并发症、提高生存期的三级预防是临床工作的重点。随着介入医学不断发展，微创介入治疗已成为实体恶性肿瘤诊治的重要手段，在减少恶性肿瘤疾病负担（伤残、死亡）方面发挥着积极作用。

一、我国恶性肿瘤流行病学特点

（一）我国恶性肿瘤发病率整体呈上升趋势

全国肿瘤登记中心对十年发病数据分析显示，我国恶性肿瘤发病率在不同地区、不同性别中均呈上升趋势，年变化率为 4.0%，其中城市为 3.8%，农村为 4.4%；男性为 3.5%，女性为 4.6%，调整年龄后保持平稳，每年平均上升仅 1.1%。2000—2011 年，男性合计标化发病率较为稳定（平均每年上升 0.2%），而女性显著上升（平均每年上升 2.2%）。由此可见，人口老龄化是发病率和死亡率上升的主要原因。

（二）我国恶性肿瘤平均发病年龄呈增加趋势

平均发病年龄可以简单反映某地区人群癌症发病的年龄变化。2000 年至 2014 年间，我国恶性肿瘤平均发病年龄呈增加趋势，平均每年增加约 0.11 岁。值得注意的是，平均年龄指标本身易受人口年龄结构的影响，即假定年龄别发病率不变的情况下，随着人口老龄化增加，癌症的平均发病年龄也会逐渐增加。预计到 2050 年，中国 65 岁及以上人口达 4 亿，占总人口的 26.9%，其中 80 岁及以上人口为 1.5 亿。年龄因素是中国未来癌症发病率升高的主要原因。

（三）我国恶性肿瘤发病率呈年轻化趋势

全国肿瘤登记中心数据显示，不同年龄段发病的构成比呈现前移趋势，从临床到人群数据均表明我国恶性肿瘤发病呈现了年轻化趋势。年龄别发病率变化和年度变化百分比（annual percent change，APC）是判断发病年龄变化是否前移的重要指标，也可通过年龄 - 时期 - 队列模型，根据不同出生队列人群的癌症发病率变化情况分析。

我国恶性肿瘤年龄别发病率在0~39岁组较低，40岁后人群发病率显著增加，75~80岁年龄组达到最高水平，之后有所下降。2000—2014年间，我国癌症发病率呈上升趋势，年度变化值为3.9%（95%*CI*：3.7%~4.1%），调整人口年龄结构后为1.2%（95%*CI*：1.0%~1.4%）。出生队列分析模型显示，男性60岁以上年龄组发病率呈现下降趋势，而0~29岁、30~39岁年龄组发病率上升幅度较快，APC值分别为3.5、2.0。女性60岁以下人群发病率上升较快，0~29岁、30~39岁、40~49岁、50~59岁年龄组APC值分别为5.7、6.0、3.4、2.9。中国癌症发病总体呈现发病年龄前移的趋势，女性比男性前移趋势更明显。

（四）我国恶性肿瘤死亡率居高不下

2015年中国恶性肿瘤死亡率170.05/10万，中标死亡率为106.72/10万，世界年龄标化死亡率为105.84/10万。肺癌、肝癌、胃癌、食管癌、结直肠癌、胰腺癌、女性乳腺癌、脑瘤、白血病、淋巴瘤是癌症死亡的十大主要原因，占全部癌症死亡的84.5%。

（五）我国恶性肿瘤生存率呈上升趋势

我国恶性肿瘤生存率呈现逐渐上升趋势（表1-1），子宫癌、甲状腺癌、宫颈癌、骨肿瘤等年龄标准化5年相对生存率也有所增加，胆囊癌、胰腺癌的生存率仍然随年份呈下降趋势。不同性别间癌症5年生存率存在差异，如女性肺癌、食管癌、肝癌、鼻咽癌和胰腺癌生存率高于男性，但其他部位生存率均低于男性。

表1-1 我国恶性肿瘤5年生存率变化

年度	所有/%	城市/%	农村/%
2003—2005	30.9	34.8	24.6
2006—2008	33.3	36.5	28.0
2009—2011	33.9	36.4	29.4
2012—2015	37.2	38.1	34.5

随着发病率上升和生存率的不断提高，我国恶性肿瘤的患病数和标化患病率也呈现明显上升变化。仅1990—2010年间，中国恶性肿瘤的患病数从1990年的415.06万例增加到了2010年的951.51万例，增加了129.25%；标化患病率从529.76/10万上升至749.57/10万，增加了41.49%，提示我国现存恶性肿瘤患者基数较大，临床诊治任务十分艰巨。

（六）老龄化对恶性肿瘤发病率的影响日益凸显

由于人口老龄化增加，肺癌、结直肠癌和前列腺癌的发病率在未来几十年将继续上升。我国城市地区主要恶性肿瘤变化见表1-2。

表1-2 我国城市地区主要恶性肿瘤的变化

肿瘤部位	年份	年龄调整发病率/10万	65岁以上发病率/10万	65岁以上人口比例/%	65岁以上增加比率/%	65岁以上年龄调整发病率/10万
结直肠癌	1993	27.5	175.5	10.70	1.00	175.5
	2007	33.8	259.9	13.87	1.30	336.8
	2015	35.2	285.8	15.04	1.41	401.6
	2030	37.5	320.5	16.76	1.57	502.3
肺癌	1993	45.6	343.8	10.70	1.00	343.8
	2007	36.3	299.2	13.87	1.30	387.7
	2015	36.0	318.8	15.04	1.41	448.1
	2030	33.8	326.4	16.76	1.57	511.4

续表

肿瘤部位	年份	年龄调整发病率 /10 万	65 岁以上发病率 /10 万	65 岁以上人口比例 /%	65 岁以上增加比率 /%	65 岁以上年龄调整发病率 /10 万
胃癌	1993	24.5	165.5	10.70	1.00	165.5
	2007	16.2	122.1	13.87	1.30	158.3
	2015	14.9	119.3	15.04	1.41	167.7
	2030	12.3	107.6	16.76	1.57	168.6
食管癌	1993	8.6	64.1	10.70	1.00	64.1
	2007	4.5	34.9	13.87	1.30	45.2
	2015	4.0	35.5	15.04	1.41	49.9
	2030	3.1	30.3	16.76	1.57	47.5
膀胱癌	1993	6.2	49.6	10.70	1.00	49.6
	2007	4.9	46.1	13.87	1.30	59.8
	2015	5.2	53.0	15.04	1.41	74.4
	2030	4.9	54.5	16.76	1.57	85.5
前列腺癌	1993	2.7	26.2	10.70	1.00	26.2
	2007	8.6	91.7	13.87	1.30	118.9
	2015	9.4	102.7	15.04	1.41	144.3
	2030	11.6	122.9	16.76	1.57	192.6
胰腺癌	1993	5.0	38.3	10.70	1.00	38.3
	2007	6.0	48.8	13.87	1.30	63.2
	2015	6.0	55.3	15.04	1.41	77.7
	2030	6.3	61.3	16.76	1.57	96.1

注：2030 年为预测数据。

二、常见恶性肿瘤的流行病学变化

（一）肝癌

肝癌是我国常见的恶性肿瘤，2014 年我国肝癌新发病例约 36.48 万例（男 26.89 万例，女 9.59 万例），肝癌死亡病例约 31.88 万例（男 23.35 万例，女 8.53 万例）。1988—2005 年，肝癌粗发病率为 24.27/10 万，年龄标准化发病率为 18.55/10 万。男性年龄标准化发病率为 28.15/10 万，女性为 9.31/10 万。年龄标准化发病率呈下降趋势，年变化率为 –1.44%。农村发病率高于城市。农村粗发病率为 35.78/10 万，年龄标准化发病率为 34.34/10 万，城市为 21.64/10 万，年龄标准化发病率为 15.72/10 万。

不同年龄人群的肝癌发病率均随年龄增加而上升。0~39 岁人群发病水平较低，40 岁以后发病率处于较高水平，80 岁年龄组达到最高，80 岁以上人群发病率为 108.21/10 万，30~39 岁人群发病率为 5.09/10 万。2000—2014 年肝癌平均发病年龄上升，男性肝癌平均发病年龄由 2000 年的 58.80 岁增加至 2014 年的 62.35 岁，女性则由 64.02 岁增加至 68.99 岁。同时，2014 年肝癌 70 岁以上组的发病构成比为 25.05%，高于 2000 年的 22.49%，年龄是导致我国肝癌实际发病率增加的主要原因。

我国肝癌的死亡率呈下降趋势，城市男性平均年度变化百分比（average annual percent change，AAPC）（–1.1%）和城市女性（AAPC=–1.4%）的肝癌死亡率显著下降（$P<0.05$），而农村男性（AAPC=–0.1%）和农村女性（AAPC=–0.9%）的肝癌死亡率保持稳定。与 15~19 岁年龄组相比，85 岁及以上年

龄组的肝癌死亡率分别是城市和农村男性的65倍和42倍，城市和农村女性的102倍和70倍。我国2005—2009年间肝癌5年生存率为11.8%~13.3%。

（二）胃癌

全世界老年胃癌患者的数量迅速增加，与中年组相比，老年组病理分期有向中晚期发展的趋势，低至中度肿瘤分级的比例较低，接受辅助化疗或放化疗的患者较少。老年患者5年无病生存率和总生存率明显低于中年患者。对中老年患者的Cox分析显示，年龄和辅助化疗是独立的预后因素。辅助化疗提高了老年Ⅲ期癌症患者的长期生存率。老年胃癌患者行R0切除术具有独特的特点，长期生存率低。

（三）胰腺癌

胰腺癌是一种难以诊断和治疗的恶性肿瘤，是我国男性和女性癌症死亡的第六大原因。我国胰腺癌5年相对生存率仅为7.2%。华东、东北、华北、西北地区估计胰腺癌新发病例比例较高，华中、西南、华南地区估计新发病例比例较低，有明显区域特征。

（四）肺癌

2000—2014年中国登记地区肺癌发病率呈缓慢上升趋势。中国登记地区男性2000年肺癌发病率和中标率分别为56.98/10万和48.43/10万，2014年分别为89.51/10万和46.85/10万；女性2000年分别为27.77/10万和20.17/10万，2014年分别为51.31/10万和25.44/10万。2000—2014年，所有肿瘤登记地区肺癌发病率和中标率均呈上升趋势（发病率AAPC=3.8%，95%CI：3.5%~4.1%；中标率AAPC=0.4%，95%CI：0.2%~0.7%）；女性发病率平均每年的上升幅度大于男性（男性AAPC=3.5%，95%CI：3.2%~3.7%；女性AAPC=4.5%，95%CI：4.1%~5.0%）。2000年农村地区肺癌标化平均发病年龄由2000年的64.35岁上升到2014年的65.97岁，但在所有肿瘤登记地区及城市地区，未发现标化平均发病年龄有明显变化。男性人群肺癌标化平均发病年龄随时间推移有下降趋势，女性人群未发现此趋势。农村居民肺癌的年龄别死亡率明显上升，而城镇居民肺癌的年龄别死亡率没有明显上升。

（五）宫颈癌

近年来，我国宫颈癌发病率和死亡率不断上升。2006—2012年我国子宫颈癌粗死亡率为3.15/10万，40岁以上年龄组死亡率显著增加，85岁以上年龄组达到高峰，农村高于城市（3.45/10万 vs 2.76/10万），中部地区高于西部和东部地区（中部3.77/10万，西部3.23/10万，东部2.9/10万）。东部地区平均每年上升2.9%，其中30~59岁年龄组上升6.0%；中部地区平均每年下降4.6%，其中30~59岁组和60岁以上年龄组分别下降3.2%和5.7%，西部地区未发现明显变化。宫颈癌死亡率由西南向中西部、由东南向东北呈上升趋势。

（六）乳腺癌

我国肿瘤登记地区女性乳腺癌发病率由2000年的31.90/10万上升至2014年的63.30/10万；2000—2008年女性乳腺癌发病率呈上升趋势（发病率：APC=6.5%，95%CI：5.3%~7.8%；中标率：APC=4.6%，95%CI：3.6%~5.7%），2008—2014年发病率上升速度有所减缓（发病率：APC=3.2%，95%CI：1.4%~5.1%；中标率：APC=1.4%，95%CI：-0.1%~2.9%）。女性乳腺癌实际平均发病年龄由2000年的54.4岁增长至2014年的57.0岁，2014年调整平均发病年龄保持在54.3岁。所有肿瘤登记地区、城市地区、农村地区女性乳腺癌实际发病年龄均随年份的增加而上升；对人口结构进行标化后，未发现所有肿瘤登记地区、城市地区、农村地区的标化平均发病年龄与年份之间存在关联，说明人口老龄化导致实际发病年龄增高。

（七）前列腺癌

我国肿瘤登记地区前列腺癌发病率由2000年的4.62/10万上升至2014年的21.62/10万，AAPC为11.5%（95%CI：10.3%~12.7%）；标化人口年龄结构后，前列腺癌的中标率仍呈上升趋势，AAPC为7.1%（95%CI：6.0%~8.1%），其中城市地区AAPC为6.5%（95%CI：5.6%~7.3%），农村地区AAPC为12.7%（95%CI：10.5%~15.0%）。

年龄是影响前列腺癌发病的主要因素之一,发病率和死亡率都会随年龄增加而上升,50 岁及以上年龄别发病率呈上升趋势。2000 年中国肿瘤登记地区前列腺癌的标化平均发病年龄为 74.09 岁,2014 年为 72.35 岁,下降了 0.13 岁。我国前列腺癌的整体发病年龄呈前移趋势,且高年龄人群的发病构成比在下降,而在农村地区 65 岁及以上患者的比例明显增加。值得注意的是,较低年龄组前列腺癌确诊时伴有远处转移的可能性是年长男性的 6 倍以上,生存率相对较低。国外数据表明,15~24 岁和 20~29 岁前列腺癌患者 5 年生存率分别为 30% 和 50%,25~34 岁为 80%,远远低于 40~80 岁年龄组(95%~100%)。

三、重视恶性肿瘤伴随疾病

伴随疾病(comorbidity),指除原发性疾病外的共存疾病。在恶性肿瘤中,指的是一种与恶性肿瘤伴随的健康相关疾病,随年龄增长而增加。美国 66 岁及以上乳腺癌和前列腺癌患者的伴随疾病患病率为 30%~32%,肺癌可达 53%,结直肠癌约为 41%。从机制上看,吸烟、饮食不良、缺乏体育锻炼、肥胖和酗酒都是二者共同的危险因素。一些慢性感染、免疫系统疾病和糖尿病也与癌症风险增加有因果关系。

肿瘤伴随疾病以各种方式影响癌症。它们起着混淆作用,使癌症的诊断和治疗复杂化,影响癌症进展或癌症的治疗效果,并对发病率和死亡率构成竞争风险。①伴随疾病影响对恶性肿瘤的诊断。一方面伴随疾病患者可能需要频繁就医,更有利于早期发现癌症;另一方面,伴随疾病的处理可能转移医生的注意力,往往容易忽略癌症的早期表现。②伴随疾病影响治疗选择。多项研究表明,有伴随疾病的患者接受治疗的机会是减少的,尤其是侵入性治疗。除了患者本身容易拒绝治疗外,临床医师也可能会担心伴随疾病带来的额外的毒性和副作用。此外,大量临床试验经常排除老年患者和 / 或伴发疾病的恶性肿瘤患者,导致针对该类患者的治疗证据非常受限。③伴随疾病影响对治疗的耐受性。对耐受性的影响程度与伴随疾病的类型、严重程度和具体治疗方法有关。例如,患有基础呼吸系统疾病的肺癌患者可能无法忍受全肺切除术,但可接受局部性治疗(如消融治疗)。对于伴随疾病存在的癌症患者,发生术后并发症的风险较高,且药物引起的毒性发生率相对较高。④伴随疾病影响预后。大多数观察研究发现,伴有合并症癌症患者的生存率比没有合并症的患者低。因肿瘤而异,合并症发生率高的患者死亡率高 1.1~5.8 倍。且对于预后较好的癌症(如早期乳腺癌或前列腺癌),伴随疾病的相对影响往往更大。

伴随疾病影响癌症预后的可能原因包括:①患有伴随疾病患者较少接受积极治疗;②癌症治疗会增加心血管、代谢、肌肉骨骼和其他疾病的风险,并可能恶化先前存在的伴随疾病,如癌症激素治疗相关代谢变化可能导致糖尿病控制恶化和糖尿病并发症的风险增加;③伴随疾病存在使得患者在治疗时遭遇更高程度的毒性,如蒽环类化疗药物引起的心力衰竭;④某些伴随疾病直接影响癌症进展,如肥胖、糖尿病、终末期肾病或免疫缺陷患者患癌症的风险更高;⑤伴随疾病影响癌症患者生活质量;⑥在癌症治疗过程中,患者和临床医生可能对伴随疾病管理缺乏关注,在预防新的伴随疾病发生和控制现有伴随疾病方面能力不足。

在我国,心脑血管疾病是恶性肿瘤重要的伴随疾病。心血管疾病和肿瘤在多个层面上相互交叉,共享发病机制和流行病学风险因素。如癌症和心力衰竭在许多层面上相互关联,存在相同危险因素(高血压、肥胖、糖尿病和吸烟),且经常表现出类似症状,如疲劳,呼吸困难、体重减轻、肌肉萎缩和水肿。随着人口老龄化进程的不断加快,越来越多的恶性肿瘤伴随多种非肿瘤慢性疾病,并对患者诊断、治疗和预后产生重要影响。

值得注意的是,目前常见以年龄为分界判定某种治疗的适应证可能会使有些健康的老龄患者失去积极有效治疗的机会,现有临床试验入排标准也限制了老年患者的治疗数据。现有数据显示,那些健康的老年患者可能存在未充分治疗问题(没有机会接受侵袭性较大的治疗方案)。而事实上,部分老年患者可以从积极治疗中得到与年轻患者相似的生存获益。因此,老年患者应根据其个人健康状况而不是年龄进行管理。随着微创理念的不断深入和医学科学技术的进步发展,肿瘤微创介入技术将会为伴有伴随疾病的恶性肿瘤患者提供更多治疗机会,也为老年恶性肿瘤患者提供更多治疗选择。

四、关注癌症生存者生活质量

据估计，到 2040 年，美国癌症生存者的数量将从 1975 年的 360 万增长至 2 600 万，65 岁以上人群是主要的癌症群体。随着癌症生存率不断提高，诊断后生存 5 年以上患者占有相当大比例。美国国立综合癌症网络将这部分人群定义为“癌症生存者”。当一个人从被诊断患有癌症起，直至其生命的有生之年，均被认为是癌症生存者，并且家庭成员、朋友和照护者也受到癌症的影响。其中老年癌症生存者和儿童期癌症生存者应是重点关注群体。老年癌症生存者与年轻的成年生存者目标不同，老年患者不是以延长生存期为首要目标，可能更看重自理能力和认知能力的维持。儿童期癌症生存者则更多面临与治疗相关的第二原发癌症或合并症及身体机能状态和社会心理状态改变。

然而，现行的主流医疗模式和医疗制度把医生的大部分时间和精力“锁定”于住院的“有治疗价值”的肿瘤患者，医生实际上面对的只是 5%~10%，甚至更低比例的“小众”肿瘤患者群体。对已完成艰难抗肿瘤治疗的潜在治愈者、带瘤生存者和处于疾病缓解期、观察期的那些“没有治疗价值”的肿瘤患者，从事肿瘤专业的医生、全科医生乃至整个社会，对如何承担起这份“潜在医学责任”很少有人问津，使癌症生存者成为事实上的“失医者”。美国临床肿瘤学会、美国国立综合癌症网络、美国癌症学会、儿童肿瘤学会和其他组织发布了针对具体患病部位的癌症生存者随访照护指南。在癌症生存者中，骨转移和癌性疼痛是比较突出的影响生活质量的重要健康问题。

（一）骨转移

骨转移常发生在前列腺癌、乳腺癌和肺癌等实体瘤患者中，并与骨骼相关事件（skeletal related events，SREs）风险增加相关，如病理性骨折、脊髓压迫、高钙血症及骨痛，严重影响患者生活质量，带来了相当大的个人、家庭和社会负担。近一半前列腺癌患者在确诊骨转移后 1 年内出现 SREs，5 年累积发病率近 54%。积极的骨转移治疗可明显减少骨相关事件发生率，如双膦酸盐药物可有助于减少 SREs 发生率，减轻与转移性骨疾病相关疼痛；微创治疗（如骨水泥植入术）在改善骨转移症状和降低骨相关事件发生方面也发挥着积极作用。

（二）癌性疼痛

癌性疼痛是疼痛部位需要修复或调节的信息传到神经中枢后引起的感觉，也称癌痛或晚期癌痛，是影响癌症患者生活质量的重要因素。癌性疼痛的原因可分三类：①肿瘤直接引起的疼痛，约占 88%；②癌症治疗引起的疼痛，约占 11%；③肿瘤间接引起的疼痛，约占 1%。

肿瘤直接引起的疼痛原因包括：

①组织毁坏：肿瘤侵及胸膜、腹膜或神经，侵及骨膜或骨髓腔使其压力增高甚至发生病理性骨折时，病人可出现疼痛，如骨转移、骨肿瘤所致的骨痛。肺癌侵及胸膜可致胸痛。肺尖部肿瘤侵及臂丛可出现肩臂疼痛等。②压迫：脑肿瘤可引起头痛及脑神经痛。鼻咽癌颈部转移可压迫臂神经丛或颈神经丛，引起颈、肩、臂痛。腹膜后肿瘤压迫腰、腹神经丛，可引起腰、腹疼痛。神经组织受肿瘤压迫常常同时并存神经受侵蚀。③阻塞：空腔脏器被肿瘤阻塞时，可出现不适、痉挛，完全阻塞时可出现剧烈绞痛，如胃、肠及胰头癌等。另外，乳腺癌腋窝淋巴结转移时，可压迫腋淋巴及血管引起患肢手臂肿胀疼痛。④张力：原发及肝转移肿瘤生长迅速时，肝包膜被过度伸展、绷紧便可出现右上腹剧烈胀痛。⑤肿瘤溃烂，经久不愈，发生感染可引起剧痛。

肿瘤治疗引起的疼痛：如放射性神经炎、口腔炎、皮肤炎，放射性骨坏死。化疗引起的血栓性静脉炎。手术后切口瘢痕、神经损伤、幻肢痛。

肿瘤间接引起的疼痛包括衰竭病人的褥疮，机体免疫力低下均可引起局部感染而产生疼痛。另外，前列腺、肺、乳腺、甲状腺癌等出现骨转移而引起剧烈的腹痛。在疼痛患者中，因各种原因使 50%~80% 的疼痛没有得到有效控制。数据显示，澳大利亚、新西兰、加拿大、美国、法国、德国、英国、西班牙和意大利九国消耗了全球 84% 的吗啡，全球其他国家仅用了 16%。99.9% 发展中国家的癌症患者在死亡过程中忍受着异常痛苦而得不到治疗。

五、重视癌症经济负担对治疗决策的影响

癌症正在成为一种慢性病。随着众多抗癌药物应用于临床，癌症治疗的费用迅速增长。鉴于癌症治疗成本飙升的现状，美国临床肿瘤学会倡议改善癌症治疗价值，建议从临床获益、毒性反应和医疗费用三个维度定义癌症治疗中的“价值”。其中，在评估成本效益时，要兼顾治疗成本和毒性反应管理成本。近三十年来，中国大陆人口中以肺癌和肝癌为首的恶性肿瘤疾病负担快速上升，成为影响人口健康的重要问题。从我国医院肿瘤类疾病的住院费用来看，恶性肿瘤、原位癌、良性肿瘤出院者平均医药费用均快速上升，尤其是在 2013 年出现了大幅上升。

六、微创治疗在我国恶性肿瘤治疗中的地位与作用

随着我国恶性肿瘤发病率的不断攀升，恶性肿瘤新发病例和患病病例数量将继续增大，给我国恶性肿瘤防控工作带来巨大压力。随着微创医学理念的不断深入，以内镜、腹腔镜和微创介入治疗为代表的微创技术取得了巨大成功。在我国恶性肿瘤筛查体制尚不完善的前提下，中晚期患者所占比重在未来一段时间仍保持较高水平，不能外科手术切除或因高龄、伴随疾病复杂和 / 或不耐受外科手术的患者占有大量比例，射频消融、微波消融、冷冻消融等为主的能量消融和经导管动脉化疗栓塞术（transcatheter arterial chemoembolization，TACE）、经导管动脉灌注化疗术（transcatheter artery infusion，TAI）等血管内介入技术可在短期内迅速降低肿瘤负荷，联合其他全身性化疗、靶向治疗和免疫治疗将可实现理想的肿瘤控制效果，部分可实现外科根治，并被相关指南推荐。随着恶性肿瘤生存率的不断提高，越来越多的带瘤生存患者也将通过介入为主的综合治疗控制肿瘤进展并改善生活质量。

（杨雪玲）

第二节 材料、设备与技术新进展

自 1953 年 Seldinger 发明了经皮穿刺动脉插管法后，介入放射学历经半个多世纪的发展，已然成为医学领域中的一个重要学科，与内科、外科并驾齐驱。肿瘤微创介入治疗是当今肿瘤治疗的又一热点，与肿瘤的三大传统治疗手段（手术治疗、放疗和化疗）相比，其具有定位精确、创伤小、恢复快、痛苦轻、疗效确切等特点，受到广大临床医生、患者的推崇与认可，在肿瘤治疗中占据重要地位。近年来，科学技术不断进步，各种治疗方法也得到了提高。在广大介入专家的不懈努力下，肿瘤微创介入疗法也有了突飞猛进的发展，新观念、新材料、新方法不断涌现。这些新材料、新方法日益得到广大临床医师和患者的认可，在肿瘤微创介入治疗中发挥着越来越重要的作用。本章节就肿瘤微创介入领域的相关材料与介入方法的最新进展进行介绍。

一、新型材料

（一）纳米材料

为克服传统化疗药物经静脉全身用药后非选择性损伤机体组织的瓶颈问题，新兴的纳米技术在提高化疗药物治疗效果、降低不良反应发生率等方面显示出独特的优势。所谓“纳米技术”是指大小在 0.1~100nm 内的物质或结构的制造技术。纳米微粒也称超微颗粒，具有比表面积大，表面反应活性高，表面活性中心多等特点，由于纳米材料具有特殊的性质，近些年来，纳米技术已逐步应用于肿瘤微创介入领域，为肿瘤治疗开辟了新的方向。

栓塞材料在肿瘤介入治疗中起到了举足轻重的作用。近年来，随着肿瘤介入栓塞材料的不断改进、优化，肿瘤微创介入治疗也随之获得迅猛发展。当前栓塞材料种类繁多，可以适应不同部位、不同性质

病变的需求，一种理想的栓塞材料应符合以下要求：①无毒，无抗原性，具有较好的生物相容性；②迅速闭塞血管，能按需闭塞不同口径、不同流量的血管；③易经导管传送，不粘管，易取得，易消毒。

传统栓塞物质主要包括：①生物栓塞物质，如血凝块和冻干硬脑膜；②海绵类，如明胶海绵；③弹簧圈类，如不锈钢圈和微型铂金丝圈；④可脱落球囊，如 Serbinenko 球囊和 Debrum 球囊；⑤组织坏死剂，如无水乙醇和鱼肝油酸钠；⑥微粒、微球、微囊类，如聚乙烯醇颗粒、微球、氧化纤维和微纤维胶原；⑦碘化油；⑧中药类，如白及和鸦胆子油微囊；⑨物理因素，如电凝法和热对比剂；⑩黏胶类，如异丁基-2-氰丙烯酸盐。

目前栓塞材料已经广泛应用于肿瘤微创介入治疗并起到了不可或缺的作用。近年来，随着纳米技术在医疗领域的运用日益广泛，融合了纳米技术最新成果的栓塞剂也孕育而生，其中较具有代表性主要有以下几类。

1. 温敏纳米凝胶　温敏型聚(N-异丙基丙烯酰胺-共-甲基丙烯酸丁酯)(PIB)纳米凝胶为可栓塞性纳米材料，常温下流动性好，呈液体状态，37℃时完全凝固，失去流动性，且具有高触变性，易经导管注射，可控性强；具有良好的血液相容性和组织相容性，无致热原性及毒性作用；栓塞部位主要是末梢小动脉，能够实现毛细血管前水平栓塞，栓塞后不易再通；经光镜观察其对正常肝组织损伤轻微，仅出现栓塞部位的肝细胞变性和坏死；利用纳米凝胶巨大的表面积来提高药物与生物膜的接触面积，从而增加药物的吸收和利用度，是一种安全有效的液体栓塞剂。且温敏纳米凝胶能随温度变化发生溶胶-凝胶的转变，而这一过程可实现溶胶状态下的载药，在温度升高为凝胶状态则可释药。纳米凝胶通过巨噬细胞内吞作用进入肝脏等靶器官的网状内皮系统，或通过其表面偶联结构靶向性识别靶部位区域相应的抗体或配体，然后于靶部位释放药物，实现靶向性药物输送；并将药物逐渐从三维网状结构中挤出而实现药物的缓慢释放作用。在动物肾脏模型中发现 PIB 纳米凝胶可在毛细血管前水平均匀分布，且在 3 个月内未见再通，表现为永久和周边性栓塞，同时在组织学中仅出现轻微的炎症反应而无异物肉芽肿形成。为了进一步验证 PIB 在肝肿瘤中的作用，通过乳液-溶剂挥发法制备负载多柔比星的 PIB 纳米凝胶，在兔肝 VX2 移植瘤中表现为显著的肿瘤生长抑制作用，同时组织学检测发现肿瘤血管明显闭塞。

2. 磁性药物纳米粒子　磁性药物纳米粒子因其优异的靶向性，可显著提高药物的生物利用度，降低药物对正常组织和细胞的毒副作用，具有更高的生物安全性，因此该给药系统具有极大的发展前景。磁性药物纳米粒子主要由磁性材料、高分子骨架材料和抗癌药物三部分组成，直径能小至 100nm，加上纳米粒特有的性能，使它在肿瘤微创介入治疗中的应用有着可观的前景。磁性药物纳米粒子可以从六个方面发挥抗肿瘤作用：①栓塞更精确，彻底。由于纳米粒子在磁场的作用下被磁化而相互聚集，沿血管纵向排列形成短圆柱链，引起肿瘤组织的血管栓塞。而在非磁区，纳米粒子的直径比毛细血管或肝窦的直径小，呈单个分散存在，一般不会造成栓塞，这对肝动脉插管化疗栓塞术(TACE)中保护正常肝脏功能具有重要意义。②部分未发生聚集的纳米粒子迅速越过靶组织内皮细胞，将所包含的化疗药物在细胞和/或亚细胞水平释放。使抗癌药更容易到达肿瘤细胞，发挥抗癌作用，有学者称之为“二级药物靶向性”。③由于纳米粒子良好的磁靶向性，加之肿瘤组织与正常组织结构上的差别，纳米粒子选择性地聚集于肿瘤组织，提高了肿瘤组织的化疗药物水平。④现代生物磁学的研究进展显示，磁场亦具有抑制恶性肿瘤生长的作用，与化疗药物联合应用可发挥协同的抗肿瘤作用。⑤利用磁性药物纳米粒子对肿瘤进行热疗。超顺磁性纳米粒子处于快速的交变磁场中时，由于磁滞后效应而产生热量。⑥基因治疗。

3. 金属/金属盐纳米粒子　多数金属/金属盐纳米粒子具备不透 X 射线以及表面功能化等特点，因而适用于成像应用。当前栓塞材料大部分是 X 射线可穿透的，在肿瘤栓塞治疗时需与造影剂混合成像来监测材料的动向以及栓塞效果。然而，栓塞剂与造影剂的简单混合易致异位栓塞而不易察觉，且造影剂的存在具有潜在的过敏及肝肾毒性风险。因此，需要栓塞材料自身具有不透射线性，以长期监测阻塞效果。近年来，融合金属/金属盐纳米粒子的栓塞材料逐步得到应用，在肿瘤栓塞治疗中发挥着重要作用。

金纳米粒子因其较高的X射线吸收系数、简易的合成操作、可精确控制的粒子理化性质、高生物相容性等而受到研究者的关注。金纳米粒子是通过电化学方法由金属金和活性离子转变而来的,由于其可调节的表面等离子体光热效应、生物相容性,近年来被广泛应用到药物输送、热化学疗法等生物领域。研究发现,金纳米粒子与温敏纳米凝胶的结合用于肿瘤栓塞可相辅相成,提高疗效。温敏纳米凝胶具有良好的分散性、流动性以及栓塞性,但无法成像,需结合碘造影剂而进行精确栓塞;而金纳米粒子与碘造影剂相比具有更高的X射线吸收系数,但受到分散稳定性差而易聚集的限制,影响了栓塞效果。因此,将金纳米粒子与温敏纳米凝胶进行嵌合改造,可合成更适合肿瘤栓塞的新型显影栓塞剂。此外,金纳米粒子具有优异的热感应性和生物相容性,可与热消融疗法结合而显著提高肿瘤疗效。射频消融是一种普遍应用的热消融技术,在电极周围的中心区域,射频电流的加热通常会产生高于50℃的温度,从而导致肿瘤组织/细胞的凝固性坏死。然而,肿瘤多血管区的“热沉效应”导致较大的热损失,从而使远离射频电极的周边区域温度迅速下降。动脉栓塞可有效减少血流“热沉效应”的发生,改善肿瘤内的热传播,增加肿瘤细胞对热的敏感性。但临床上二者的结合在部分患者中的疗效似乎并不显著,而金纳米粒子具有强化射频加热效应,与温敏纳米凝胶的嵌合可提高动脉栓塞效果。研究发现,将四氯金酸氢还原成具有Au(I)-GSH络合壳和原位形成的Au(0)核结构的双价金纳米粒子后,温敏纳米凝胶聚合物可通过Au-S配位键进一步修饰到双价金纳米粒子上。随后结合动脉栓塞疗法,提高治疗后的温度分布,抑制肿瘤生长和转移。这进一步揭示了金纳米粒子有望成为一种新型热消融加强剂。

钽纳米颗粒具有优异的生物相容性和高度不透X射线性等特性,在肿瘤栓塞治疗中具有潜在的发展空间。研究发现采用一步电喷雾方法可制备负载钽纳米颗粒的海藻酸钙微球,具备单分散性和不透射线性,钽纳米颗粒均匀地嵌入海藻酸钙基质中。动物体内研究表明该微球具备显著的栓塞功效和显影特性,可实时反馈微球的位置与分布,并且在4周后依然可以清晰成像。此外,该微球可以加载多柔比星,最大负载量为97.3mg/mL,释放曲线显示为pH依赖性。

硫酸钡纳米颗粒是一种基于重金属盐的不透X射线颗粒,与其他材料结合可用于显影栓塞材料的研发。先前的研究发现,通过一步微流体方法制备X射线下可显影且尺寸均一的藻酸钡微球,进一步于动物模型中证实在数字减影血管造影(digital subtraction angiography,DSA)监测下可见微球存在于体内动脉,并且在14天后仍可通过CT监测到其存在,有望在栓塞后直接监测栓塞效率及微球的位置。此外,根据病理学分析显示该微球的栓塞功效与市售藻酸盐微球栓塞剂相似。

(二)药物载体

一个理想的药物载体,应具备以下几个特性:①能够携带多种化学药物;②载体能够携带足量的药物,使靶部位药物浓度达到治疗浓度,而非靶区内药物浓度并不高;③在靶部位,载体释放活性药物的释放率必须能够控制并且可预测;④经体外包装过的药物在靶部位释放,仍应具有足够的生物活性;⑤具有在靶部位定位的能力;⑥有足够的循环半衰期,以确保到达靶部位;⑦载体或其生物学降解产物应能在体内被清除;⑧抗原性、致热源性小,不易形成血栓;⑨有效期长,便于储存。临床所应用的药物,尤其是抗癌的化疗药物大多存在毒副作用大,缺乏药理活性专一性的缺陷,因而设计出良好的载药系统,达到减毒增效的目的。药物载体的研究已成为近年来国内外研究的热点。

1. 生物医用无机纳米抗癌药物载体 纳米控释系统包括纳米粒子和纳米胶囊,它们是粒径10~500nm之间的固状胶态粒子,活性组分(如药物、生物活性材料等)通过溶解、包裹作用进入粒子内部,或者通过吸附、附着作用留在粒子表面。纳米控释系统具备提高药物在体内的吸收程度、改善药物的输送、替代病毒载体、催化药物化学反应和辅助设计药物等特点,因此在药物和基因输送方面具有许多优越性。比如对于基因治疗,基因载体是目前较突出的问题,病毒载体有其本身固有的缺点,如病毒制备困难,装载外源DNA大小有限制,病毒竞争性复制对人类安全存在潜在的威胁,病毒载体可能含有其他病原,诱发感染,并有高免疫原性,能诱导宿主免疫反应及潜在的致瘤性。而纳米控释系统具有病毒载体的优点,而没有病毒载体的缺点。纳米药物载体提高了药物吸收度和稳定性,改善药物性质和靶向性,药物缓释、药物作用时间延长,药物剂量减少,还能减轻或避免毒副作用。有报道选用无机物作为药物载体，如表面修饰二氧化硅纳米颗粒、外包葡聚糖的磁性四氧化三铁生物纳米颗粒、聚乙烯基吡咯烷酮分散硫化亚锑纳米胶粒。无机物对细胞毒性小，不易受到体内各种酶的消化。因此，用无机物制成的纳米颗粒可能比目前的药物载体更优越，已有研究表明其可以提高载药率，有望成为最有前景的药物载体材料。然而，上面提到的无机物纳米粒子作为药物载体却存在一个问题，即在体内不能降解。因此，选用可生物降解的无机物纳米粒子作为药物载体则可以避免上述问题，具有一定的优越性。

2. 生物医用高分子抗癌药物载体 利用具有生物相容性的高分子作为载体，化学结合或物理包裹抗肿瘤化学药物，可提高抗肿瘤药物在体内的稳定性和生物利用度。用于抗肿瘤药物载体的聚合物可分为以下几类：①天然高分子材料。如免疫球蛋白、白蛋白、脱氧核糖核酸、去唾液酸葡萄糖蛋白、葡萄糖等。②合成可生物溶释高分子材料，如聚乙烯醇、聚乙酸酯和聚碳酸酯等。这类高分子材料会逐渐转换成水溶性的大分子或小分子片段。③合成可生物降解高分子材料。如脂质体、微球制剂、毫微型胶囊、复合型乳剂等；这类材料在生物体内可经水解、酶解等过程逐步降解为低分子化合物或单体。④合成非生物降解高分子材料，如纤维素或尼龙、聚丙烯凝胶、乙烯 - 醋酸乙烯共聚物、聚氰基丙烯酸烷基酯等。

目前，对于制备纳米控释系统采用的载体材料多为高分子化合物，以合成的可生物降解的聚合物体系和天然的高分子体系为主。近年来，随着生物医用高分子材料在医学领域的广泛应用，基于不同材料基质的载药栓塞剂也随之合成以提高抗癌效果。

聚乳酸 - 羟基乙酸共聚物[poly(lactic-co-glycolic acid)，PLGA]是一种通过美国 FDA 认证的可降解高分子有机物，具有良好的生物相容性、无毒且价格低廉等优点，在生物医学工程领域有广泛的用途。一项基于 PLGA 特性制备负载多柔比星的多孔 PLGA 微球（P-PLGA@DN）的研究表明，肝动脉插管化疗栓塞术（TACE）联合微波消融在兔 VX2 肝瘤模型中证实该微球可将消融面积增加 50% 以上，并有效抑制肿瘤生长。这是由于该微球具备微波增敏特性，可增强局部肿瘤的热效应并减少热量损失。此外，Choi 等研发了由索拉非尼、三碘苯甲酸（用于 CT 成像）和直径 24.8~28.5μm 的 PLGA 基质组成的栓塞微球，体外证实 PLGA 基质通过水解逐渐降解为乳酸和乙醇酸，引发索拉非尼持续释放，药代动力学发现其低的血浆药物浓度和高的肿瘤药物聚集，并在大鼠肝癌模型中证实了微球栓塞治疗后微血管密度明显减低，且肿瘤生长受限。

聚 D，L- 乳酸[poly(d，l-lactide-co-glycolide)，PDLLA]微球是一类可装载多种药物的可生物降解微球，专为结合栓塞和控制局部化疗而设计。通过乳液溶剂法制备负载顺铂和 / 或索拉非尼的 PDLLA 微球，粒径为 200~400μm，扫描电镜发现顺铂微球表面光滑，索拉非尼微球和顺铂 + 索拉非尼微球表面多孔，且两种药物装载微球具有更快的药物释放速率。在体外细胞毒性研究中发现其强烈的毒性作用和对内皮细胞的抑制作用，进一步在动物肿瘤模型中观察到局部给药的协同抑制肿瘤作用，为 TACE 提供潜在的希望。

3. 生物医用复合纳米抗癌药物载体 生物医用纳米复合材料是纳米材料科学中一个正在发展的新领域。生物医用材料不同于药物，与生物系统的直接结合是生物医用材料的最基本特征，如直接进入体内的植入材料，人工心、肺、肝、肾等体外辅助装置中与血液直接接触的材料等。由于纳米材料的独特性能，在本世纪将成为生物医用材料的核心材料。因为生物复合材料广泛存在于整个生物组织（如贝壳、骨、牙齿、筋、腱）中，但真正人工合成的纳米生物复合材料较少，从仿生的观点看，模拟人体组织成分、结构与力学性能的纳米生物活性仿生医用复合材料作为抗癌药物载体将是一个非常重要的研究方向。在药物研究中为了更好地实现药物在体内的转运与吸收，提高药物对靶组织的针对性，以生物医用纳米复合材料制备药物载体越来越受到医药工作者的重视。目前，研究和开发无机 - 无机、有机 - 无机、有机 - 有机及生物活性 - 非生物活性的纳米结构复合材料是获得性能优异的新一代功能复合材料的新途径。上述物质作为抗癌药物载体的研究与应用经历的时间长短不同，特点也不尽相同，随着分子生物技术、免疫技术、基因、纳米等技术与药剂学的结合，抗癌药物载体系统的研究将更加完善。

二、传统栓塞材料

(一) 栓塞微球

栓塞微球应用于人体，与人体的肌体、血液、体液直接接触，因此需具有生物相容性、化学稳定性，同时又具备易于获得和加工的性质。栓塞微球载体材料分为天然与人工合成两大类，大多数为聚合物。其中因为存在重复治疗的可能性和需求，需要使用可降解性材料；而对于一些不希望肿瘤血管再通的恶性肿瘤治疗，就需要使用不可降解材料将肿瘤血管永久闭塞。

1. 不可降解栓塞微球

(1) 聚乙烯醇：目前市售的不可降解栓塞微球有 LC/DC Beads®、Bead Block®、DC Bead LUMITM、CalliSpheres®、8Spheres®、WizSphere®、DiaSphere® 等。

聚乙烯醇(polyvinyl alcohol，PVA)是通过聚乙酸乙烯水解形成的可溶性线性聚合物，有着良好的生物相容性并对人体无毒副作用。目前市售的栓塞微球，例如 DC Bead®、Calli-spheres®、DiaSphere® 等都是不可降解的 PVA 栓塞微球。DC Bead® 以磺酸基团修饰 PVA，通过反向悬浮聚合合成，从而能够携带如盐酸多柔比星(doxorubicin，DOX)类的阳离子药物，因其高负载能力和在特定部位控制释放负载药物的可能性，被广泛应用于离子药物的负载及药物传递。DC Bead LUMITM 是一种新开发的自身具有成像功能的商业化栓塞微球。它以 DC Bead® 为基础，通过 2,3,5- 三碘苯甲醛与 PVA 主链上的两个醇羟基反应形成环乙酰键，是一种本身具有不透辐射性质的栓塞产品，主要用于肝脏恶性肿瘤的治疗。将 40~90μm 与 70~150μm 的 DC Bead LUMITM 进行对比，小尺寸微球有着更长的悬浮时间及更强的血管穿透能力，然而载药量和生物相容性方面并未表现出显著区别。CalliSpheres® 是第一个中国自主研发并应用于临床的载药栓塞微球，其以 PVA 主链为骨架，以共价键形式与交联剂、活性蓝连接，因此具有可变弹性、生物相容性及不可吸收性等特点，其弹性极好，可压缩到原来直径的一半，使其可以顺利通过微导管，在通过微导管后迅速恢复到原来的形态，不堵塞微导管。

而 DiaSphere® 区别于市场上其他栓塞微球，其具有独特的仿生核壳结构，主要是通过调控合成过程中交联剂的加入方式和加入量制备而成的，该工艺制备的微球具有“内柔外刚”的力学性能。该技术的核心在于，早期加入的交联剂可促使微球互穿网络聚合物(IPN)分子互穿网络骨架形成，受此微球骨架的阻力影响，后续加入的交联剂，只有极少量可以渗透进入微球内部，大部分主要集中于骨架外层，从而逐渐在原有骨架的基础上形成交联剂含量更高的外壳，最终形成外部更加致密、内部相对疏松的微球。目前常见的均一结构的水凝胶微球，往往很难同时平衡强度和弹性：增强致密度可以提高强度，但是弹性会下降，导致微球在合成和递送过程中容易破碎和造成血管损伤；降低致密度，微球强度和弹性降低，受压形变后难以回弹，递送过程中容易变形、粘连，导致堵管，难以递送到靶向位置，也难以在目标血管起到良好的支撑和栓塞效果，容易发生术后再通。因此，外表致密、内部疏松的核壳结构微球与均一密度的微球相比，可以更好的平衡强度和弹性。基于此原理，具有核壳结构的水凝胶栓塞微球具有更优异的力学性能，可以同时平衡高强度和高弹性，特别适用于血管栓塞。DiaSphere® 微球可被压缩 50% 而不破裂，减除压力后仍可回弹恢复至初始球形。此外，载药基团更加集中于微球内部，内外的浓度差使微球具有更高的载药量和更快的载药速度。DiaSphere® 微球可实现 5min 内加载 95% 多柔比星，极大缩短了操作时间，提高了手术操作便捷性和患者体验感。再次，致密的壳结构可有效阻挡已加载药物的自由扩散，既可阻止药物递送过程中非靶区域扩散，又能在靶区域实现更好的缓释效果。动物实验的药代动力学研究结果显示，术后 90 天在栓塞部位的组织中检测到药物的浓度仍然高于半抑制浓度(IC_{50})值，表明其在体内可维持 90 天以上的药物释放有效时长，从而对肿瘤起到长效的杀伤作用，利于肿瘤的彻底凋亡。

当前对于 PVA 栓塞微球的研究集中在实现微球自身的可成像能力。Li J 等采用一步电喷雾法制备包裹 Fe_3O_4 纳米颗粒的 PVA 微球(262~958μm)，其球体为黑色，可用于 MRI，同时可以装载 DOX，实现栓塞、化疗、成像 3 种效果，并且有着良好的生物相容性。另一项研究中，Li X 等将硫酸钡纳米粒子与凝血酶负载到 PVA 微球之中，得到了直径 100~300μm 且球形度好的栓塞微球，该微球具有非细胞毒性及可接受的溶血率，X 射线可见度随硫酸钡纳米粒子含量的增加而增加，同时凝血酶的负载使微球的止血能力进一步增强。目前，国产可视化栓塞微球的前瞻性全国多中心随机对照研究启动会已在东南大学附属中大医院举行，该临床试验旨在探索显影栓塞微球用于肝癌经动脉化疗栓塞的安全性与有效性。据披露，该微球通过化学键连接能强烈吸收 X 射线的含碘显影剂，能够在 X 射线检测设备下成像，从而实现术中和术后的可视化操作。显影栓塞微球有 40μm、70μm、110μm、160μm、250μm、350μm 和 450μm 七种精准粒径规格，每个粒径又分 0.5mL、1mL、2mL 和 3mL 四种装量，共 28 种细分的规格型号。目前 FIM 临床结果显示，显影栓塞微球具有良好的安全性和有效性，具有优异的 X 射线检测设备下显影能力，利于实现术中精准栓塞、术后无创随访和联合治疗。

(2) 聚乙二醇(polyethylene glycol，PEG)：PEG 是一种由重复的乙二醇单元组成的聚合物，有着良好的生物相容性及亲水性，但是 PEG 链段在人体内很难降解。LifePearl™ 是目前唯一一款市售的由 PEG 组成的栓塞微球，是由 PEG 和 3- 丙烯酸丙酯的水凝胶网络组成，其尺寸分布因为校准的严格而变得更加精确。LifePearl™ 可装载各种蒽环类药物，如 DOX、表柔比星和吡柔比星。

当前，PEG 栓塞微球的研究主要集中在将其他可降解部分引入 PEG 结构，从而获得可降解型 PEG 微球。Louguet S 等以两亲性聚乙二醇甲基丙烯酸酯[poly(ethylene glycol) methacrylate，PEGMA]和可生物降解的 PEG- 聚乳酸羟基乙酸[poly(lactide-co-glycolide)，PLGA]为原料，制成了尺寸为 300~500μm 的可生物降解聚合物微球，其可在 2 天内降解，降解产物在成纤维细胞 L929 中诱导的毒性作用最小，在动物体内仅产生较轻微的炎症反应，因而作为安全的可生物降解微球应用于 TACE，具有广阔的前景。Vogt 等采用四臂 PEGMA、聚乙二醇二硫醇与硫酸钡纳米粒子作为原材料，使用一步微流控方法制备尺寸分布在 90~472μm 且可成像、可降解的 PEG 微球，含有 20% 硫酸钡的微球平均 CT 衰减值为 1 510HU，与皮质骨相似，可以用于软组织可视化。装载硫酸钡的微球降解时间约 60 天，未装载的微球降解时间约 25 天。硫酸钡负载也导致了凝胶微球、降解时间及力学性能的增加，有可作为临床上用于追踪的可成像栓塞微球的潜力。

2. 可降解栓塞微球　聚合物微球材料的可吸收性对于改进栓塞、靶向、减少非靶点栓塞和长期免疫反应及优化结果至关重要。可降解微球旨在提供短暂、有效的栓塞，从而在手术达到临床效果之后可以从身体移除而不影响其他器官的功能。在设计可生物降解微球时，微球应该降解为小的可溶性成分，避免大碎片脱落导致非靶点栓塞或炎症，药物释放应以受微球降解控制或在微球降解时间框架内的控制方式发生。市售的可降解型栓塞微球包括 KMG、Occlusin™ 500 等。

(1) 海藻酸钠：海藻酸钠是从天然植物褐藻中提取，由 β-D- 甘露糖醛酸(M 单元)与 α-L- 古罗糖醛酸(G 单元)组成的线性聚合物。海藻酸钠易与二价阳离子如 Ca^{2+}、Ba^{2+}、Sr^{2+}、Mn^{2+} 和三价阳离子如 Fe^{3+}、Al^{3+} 在溶液中反应形成凝胶，凝胶机制是 Ca^{2+} 与 G-G 片段之间配位键的形成。海藻酸钠具有良好的生物相容性、生物黏附性、体内降解性、亲水性，由于 Ca^{2+} 对人体无毒性，所以被人们首选用来作为交联剂。KMG 是目前市售的一款海藻酸钠栓塞微球，目前已经被应用于肝癌、子宫肌瘤等肿瘤的治疗。

当前以海藻酸钠为基础的栓塞微球研究热点方向在于实现微球的多功能化。Hou FL 等采用微流控技术将金纳米颗粒原位封装在粒径 200μm 的海藻酸钙微球中，可以同时装载抗癌药物 DOX，在近红外光的作用下还可以促进药物的释放，是一种同时具有放疗与热疗作用的一种多功能栓塞剂。Rong JJ 等采用静电液滴技术制备了含有凝血酶的海藻酸钙微球，具有良好的生物相容性、生物安全性，虽在动物实验中会有一定的炎症反应，但随着微球逐渐降解，炎症反应也随之消失，与造影剂混合过程中会表现不同程度的对酶功能的抑制；大型动物实验表明，含有凝血酶的海藻酸钙微球混合血栓通过经导管血管栓塞术(transarterial embolization，TAE)治疗腹部实体脏器出血是有效、安全的。Zeng J 等采用一步电喷雾法，将海藻酸钠与钽纳米颗粒混合液喷到氯化钙溶液中，得到均匀嵌入钽纳米颗粒的海藻酸钙微球，微球的形态、不透明度及尺寸(150~1 200μm)可以通过修改参数来调节，以满足各种临床需求，在家兔肾脏栓塞过程中，这种栓塞微球提供了良好的 X 射线成像能力及栓塞效果。这种同时具备成像、载药、栓塞功能的微球有着巨大的发展潜力。

(2) 聚乳酸羟基乙酸：PLGA 是聚乳酸（polylactic acid，PLA）和聚乙醇酸（polyglycolic acid，PGA）的共聚物，已被美国食品药品监督管理局（Food and Drug Administration，FDA）批准用于临床，由于其在生理环境中良好的生物相容性和降解性，被广泛用作药物传递载体。PLGA 的生物降解产物是乳酸（lactic acid，LA）和乙醇酸（glycolic acid，GA），对生长细胞具有生物惰性，通过正常的代谢途径从体内去除。PLGA 的组成形式通常通过其单体比例来确定，并且这种比例会影响 PLGA 的降解性能。PLGA 也可以与其他聚合物或分子偶联，使最终的共聚物具有更好的力学和生物性能。即便是具有类似组成的 PLGA，不同的来源也会有着很明显的理化性质差异，这也会对 PLGA 微球的粒径分布及内部微结构造成很大的影响。Occlusin 500 是由涂有 Ⅰ 型牛纤维胶原蛋白的 PLGA 微球组成，在物理上阻塞血管结构中的血流，并与血小板结合，有效巩固凝块的形成，并诱导进一步缺血。

当前 PLGA 栓塞微球研究重点在实现微球自身的可成像和多功能方面。Choi JW 等采用乳化法制备了平均粒径在 29μm 且装载有索拉非尼（sorafenib tosylate，SOF）及 2,3,5- 三碘苯甲酸（2,3,5-triiodobenzoic acid，TIBA）的 PLGA 微球，其适合用于小血管的栓塞，并且同时具有载药、成像及栓塞的功能。在大鼠肝癌模型当中与不载药的微球相比，多功能微球有着更好的效果，与口服的 SOF 相对比，多功能微球更有选择地将 SOF 输送到肿瘤区域。在另一项研究当中，Wang WH 等首先合成了 3 种不同分子量的线性梳状 PLA，随后将 TIBA 接枝到线性梳状 PLA 的末端羟基上，并且制成了平均粒径为 180μm 的栓塞微球，在 3 个月的降解实验过程中，合成的栓塞微球依然保持了良好的不透辐射性能，可以作为一种长期的栓塞剂进行使用。

3. 放射性微球 放射性核素微球是将放射性核素 ^{90}Y、^{32}P、^{131}I、^{125}I 等与载体（树脂、陶瓷、玻璃等非生物降解物质）结合而制成的栓塞剂。放射性核素要求核素为高能量点状放射源，同时载体具有高靶向性，可在靶组织持久滞留起到永久性栓塞作用，同时辐射作用可导致管腔产生放射性闭塞及抑制侧支循环形成。除经动脉栓塞外，放射性核素微球还可以直接向瘤内注射，注射后微球不受血流影响，主要分布在肿瘤组织内，很少向周围正常肝组织弥散，可杀伤肿瘤组织而不损伤正常肝组织。

目前临床最常用的是 ^{90}Y 微球。^{90}Y 是高能量纯 β 射线发射体，半衰期为 64.2h，最大能量为 2.27MeV（平均 0.93MeV），在软组织中最大射程 11mm（平均 2.5mm）。由于 β 射线射程短，可以避免对正常组织的损伤。目前临床上主要应用的 ^{90}Y 微球有 2 种：一种是 ^{90}Y 玻璃微球（TheraSphere®），直径 20~30μm。另一种是 ^{90}Y 树脂微球（SIR-Sphere®），直径为 20~60μm。因为以树脂或陶瓷为载体制成的核素微球，^{90}Y 易从微球表面泄漏入血引起骨髓抑制、肺纤维化等严重不良反应，一定程度上限制了该方法在临床上的应用。

Salem 等对 245 例 HCC 患者进行对比研究。其中 123 例患者应用 TheraSphere® 微球治疗（^{90}Y 组），122 例患者应用碘化油化疗栓塞（TACE 组）。术后应用 WHO 实体肿瘤近期疗效标准评价结果显示，两组的总缓解率（49% *vs.* 36%，P=0.104）。至肿瘤进展时间（13.3 个月 *vs.* 8.4 个月，P=0.046），中位生存期（20.5 个月 *vs.* 17.4 个月，P=0.232），转氨酶升高患者比率（29% *vs.* 11%，P=0.004）。在致肿瘤进展时间上前者明显长于后者，这就为术后患者接受肝移植或手术切除提供机会。同时由于 ^{90}Y 组不应用化疗药物，从而减少了化疗药物对肝功能的损伤及对全身的不良作用。

4. 磁性栓塞剂 目前磁性栓塞剂还处于研究试验阶段，但无疑为栓塞剂的研究提供了一个方向。目前较多应用四氧化三铁（Fe_3O_4）作为磁性物质，将其制成颗粒，在磁场的作用下聚集在靶器官或靶血管周围，产生作用。可以应用 Fe_3O_4 做单独的栓塞，也可以应用其携带抗癌药物形成带药颗粒进行栓塞。研究证实，Fe_3O_4 微粒栓塞血管安全持久、释放容易，出导管后由于其磁性相互作用，可集聚成较大颗粒，既可做较大血管栓塞，也可行微血管栓塞，且栓塞后不易形成侧支循环。关于其磁性作用，可有效地防止栓塞剂通过动静脉瘘、动静脉短路、毛细血管而导致异位栓塞的并发症。

20 世纪 90 年代王平康等临床研究报道，磁性微球除具有栓塞、化疗的双重抗癌作用外，尚独有在体外磁导向的优良性能，特定血管（如肝癌、肺癌、胃癌、贲门癌、食管癌）的靶向准确性很高，治疗恶性肿瘤疗效显著，并且安全可靠，可适用于临床。国外有人报道，在外加磁场及无磁场下，对多柔比星磁性微球在小鼠体内释放活性比较研究得出，外加磁场可增加多柔比星释放活性，对正常心、肝、肾无明显影响。

（二）明胶海绵

明胶海绵是一种海绵状高分子固体材料，取材方便，无毒性，并且具有良好的组织相容性、血液相容性、生物可降解性、弱抗原性和生物安全性。它是一种中期栓塞材料，在血管内引起机械性栓塞减缓或终端血流。在体内 14~90 天可降解吸收，在致密堆积的情况下也可产生永久性闭塞。

既往临床应用明胶海绵一般是将外科止血用的明胶海绵条按要求剪切成不同大小的颗粒，手术台上随用随剪。因手工剪切的直径极不均匀一致，颗粒大小不一，虽使用方便、价格低廉，但不易控制栓塞血管的直径与范围。现市场上已有具有中国自主知识产权的不同大小的成品颗粒。它利用现代科技方法生产，直径大小较为一致，易于精确控制被栓塞血管的直径与范围。

基于明胶海绵中期可降解性，在用于近端分支动脉栓塞加强栓塞效果的情况下，再通后有利于正常组织恢复供血和功能保护，无论是在 TACE 治疗患者肝功能的保护上，还是在子宫动脉栓塞治疗患者的生育功能保护上，均具有积极的意义；并且由于其取材方便、经济，结合我国基本国情，在患者可及性、可负担性方面具有重要意义。

三、液体栓塞剂

（一）生物胶

α- 氰基丙烯酸正丁酯组织胶（N-butyl-2-cyanoacrylate，NBCA）是一种组织黏合剂，在血液或组织液中的微量阴离子的引发下，单体分子原位快速聚合，固化形成聚合物，具有良好的生物相容性。主要应用在皮肤伤口黏合、创面封闭止血、血管栓塞、缓释控制剂等。单一组分的 NBCA 配比少量稳定剂可以达到聚合速度适中、反应完全的特性，可以减少游离基单体的残留，因此也具有良好的生物相容性。

在血管栓塞应用中 NBCA 组织胶可以单独使用，也可以与碘化油配比，配比碘化油的作用是调节 NBCA 的凝固速度、降低聚合热、增加栓塞材料柔韧性并提示显影，临床治疗中可以根据不同的血管栓塞要求与碘化油进行不同比例的配比混合。与碘化油混合后的组织胶水从液体到固体动态转变过程可控，聚合前具有流动性能、与血管壁键合、使胶体更好的贴附血管壁并栓塞血管。

早期临床医生尝试用 NBCA 栓塞脑血管畸形，现已广泛用于门静脉高压食管胃静脉曲张破裂出血栓塞治疗，以及其他外周血管破裂出血、肝穿刺道的封闭、外周动静脉瘘、血管畸形、动脉瘤的栓塞治疗。NBCA 液体栓塞剂与固体栓塞剂相比，更容易进入细小血管，借助液体凝固前的弥散性实现血管的完全栓塞，术后影像检查不会产生金属栓塞材料的伪影现象。因此在血管栓塞介入治疗中受到广泛关注。

（二）温度响应性栓塞材料

温度响应性栓塞材料主要是利用体内和体外的温度变化诱导栓塞材料发生相变，从而阻断病变部位的血供，理想状态下栓塞材料在通过导管时应为流动的溶胶，在高温的响应目标部位变为收缩的凝胶。由于其空间微拓扑结构，纳米凝胶表现出更显著的剪切变稀特性。此外，它们具备很高的载药能力和缓控释放的特性，可以作为很好的药物载体。

1. 聚类纳米凝胶（N- 异丙基丙烯酰胺 - 甲基丙烯酸丁酯） 经导管动脉栓塞过程中栓塞材料应具备永久性和周围性栓塞的特点，Zhao 等研究发现温度敏感的聚类纳米凝胶（N- 异丙基丙烯酰胺 - 甲基丙烯酸丁酯）[poly（N-isopropylacrylamide-co-butylmethylacrylate），PIB] 作为一种新型血管栓塞材料在肝肿瘤介入治疗中可以满足这一需求。PIB 纳米凝胶随着温度的升高可以呈现出膨胀的凝胶、流动的溶胶和收缩的凝胶三种状态，这是基于温度敏感型聚类纳米凝胶（N- 异丙基丙烯酰胺，PNIPAM）在大约 32℃的温度下会经历线圈 - 颗粒转变，同时纳米凝胶是 10~1 000nm 的交联聚合物网络，因其独特的微拓扑结构使纳米凝胶分散体具有更低黏度和更强剪切稀化能力。由于高于相变温度后的疏水作用，PNIPAM 纳米凝胶在低于相变温度时为溶胶状态黏度较低，很容易通过细导管，但注射后可形成凝胶强度较高的水凝胶网络。在 TAE 治疗过程中，临床医师常常选用亲水性碘海醇作为造影剂，然而碘海醇的分子结构中的亲水性集团提升了 PIB 纳米凝胶的体积相变温度（VPTT），所以将疏水性甲基丙烯酸丁酯单体在 PNIPAM 纳米凝胶中聚合从而来降低凝胶的体积相变温度。

在兔 VX2 肝癌的肝动脉栓塞实验表明，用 PIB-I-6150 进行外周栓塞 14 天后肿瘤的所有外周血管均被这种材料完全堵塞，然而碘化油栓塞 14 天后出现了血管再通现象，这说明 PIB-I-6150 与碘化油相比具有明显的稳定性。同时证实 PIB-I-6150 能显著抑制肝肿瘤的生长速度，改善肿瘤组织的坏死程度。所以 PIB-I-6150 纳米凝胶这种新型血管栓塞剂在肝肿瘤等疾病的 TACE 治疗中具有广阔的应用前景。

2. 新型可注射不透射线壳聚糖 /STS 水凝胶　基于目前常用栓塞材料的缺点，Fatimi 等结合了血流阻断和内皮消融特性，开发了一种可注射、不透射线且含有硬化剂十四烷基硫酸钠（STS）的新型水凝胶。壳聚糖是由一种天然的氨基葡萄糖和 N- 乙酰氨基葡萄糖残基的杂聚合物通过几丁质的脱乙酰化获得，作为栓塞剂具有许多优点。首先，它可以形成热凝胶。当与弱碱［如 b- 甘油磷酸盐（b-GP）］结合时，b-GP 可避免 STS 和壳聚糖相互作用后产生沉淀，在室温和生理 pH 下保持溶液状态。但在生理温度下变成凝胶，经历热诱导凝胶化，便于注射且可避免发生栓塞的风险。其次，壳聚糖具有生物相容性，形成可被细胞渗透的多孔基质。此外，它具有止血作用。最后，它是一种相对便宜的产品，可以通过加热进行消毒。该物质的缺点是不透射线也不硬化，表现出较弱的机械性能和较长的凝胶化。基于此，研究者加入了 STS，STS 是一种 7- 乙基 -2- 甲基 -4- 十一烷醇硫酸钠，已证实有 40 多年的安全性和有效性记录。STS 作为 1% 或 3% 的溶液已广泛用于静脉曲张和血管畸形的硬化治疗。研究发现，壳聚糖中添加造影剂和 STS 后可产生不透射线的硬化水凝胶，并且显示出快速凝胶化和增加的机械性能。

通过对壳聚糖 /STS 水凝胶进行表征和优化，证实它们具有快速凝胶化和良好的机械性能，以及硬化性能。在动物实验中对栓塞动脉瘤的可行性进行了初步体内评估，发现壳聚糖 /STS 水凝胶治疗的三个动脉瘤均未发现内漏。壳聚糖 /STS 水凝胶作为新型栓塞材料在临床治疗中具有很大潜力。

3. 可注射 PEG/ 聚酯热液体栓塞剂　由于水凝胶在进入注射部位后会因温度、pH、物理、化学等刺激在给药部位原位形成固态水凝胶，所以该新型材料目前被广泛应用于生物医学领域。Yang 等在研究中开发了一种用于肿瘤切除术的临时性栓塞材料聚乙二醇（PEG）/ 聚酯共聚物热凝胶，因其温度诱导的可逆性凝胶化和良好的生物相容性，成为短期血管栓塞的候选材料。该研究评估了甲氧基聚 PEG- 聚（D，L- 丙交酯）（mPEG-PLA）共聚物热凝胶在活体猪模型中 TAE 临时栓塞的可行性和安全性。通过核磁共振氢谱（^{1}H-NMR）分析了聚合物的化学组成和分子量，测定热凝胶体系的溶胶 - 凝胶转变和流变特性，表明含有碘酰胺醇的热凝胶系统会随着体内温度的变化发生相变，具有作为栓塞治疗原位形成水凝胶的潜力。

4. 泊洛沙姆 407 和海藻酸盐的温敏复合水凝胶　Raymond 等提出，泊洛沙姆 407 是一种温度敏感聚合物，可在几种动物的动脉和静脉中产生暂时性闭塞。也有学者研究了泊洛沙姆 407 作为几种动物动脉中的临时温度敏感栓塞剂，发现它的腐蚀速度很快，向泊洛沙姆凝胶中添加大分子，已被用于构建复合水凝胶，以改善其缓释性能。有研究显示，在泊洛沙姆 407 中加入卡拉胶、右旋糖酐和壳聚糖大分子可以减少其体外侵蚀。此外，研究发现 Ca^{2+} 可通过分子内桥与海藻酸钠形成水凝胶。基于此，Huang 等研究了以泊洛沙姆 407、海藻酸钠、羟甲基纤维素和碘黄醇（PSHI）为基础的热敏复合水凝胶，并且结合 Ca^{2+} 制备了温敏性水凝胶 PSHI-Ca^{2+} 作为 TAE 治疗肝癌的液体栓塞剂。

通过流变试验表明，PSHI 具有良好的流动性和良好的黏弹性，凝胶温度（GT）为 26.5℃。侵蚀研究表明，PSHI 具有与钙离子相关的侵蚀特性，在水环境中侵蚀速度较慢。当与 L929 细胞孵育时，热敏复合水凝胶在体外的细胞毒性较低。数字减影血管造影和计算机断层扫描图像的分析结果表明，在正常家兔的肾动脉中有良好的栓塞效果。对 VX2 荷瘤兔的血管造影和组织学研究表明，PSHI-Ca^{2+} 成功地阻断了肿瘤，包括周围血管。总之，PSHI-Ca^{2+} 是一种有前途的经动脉栓塞治疗栓塞剂。

（三）pH 响应性栓塞材料

pH 响应性栓塞材料主要是材料进入体内前和到达肿瘤部位后利用 pH 值的变化从而诱导材料发生溶胶 - 凝胶转变。同温度响应性栓塞材料一样，它们以液体的形式输送，并且在目标部位形成凝胶，以响应 pH 值的变化。

1. 水溶性天然多糖制备的原位形成栓塞水凝胶 Lin 等构建的新型原位形成水凝胶由羧甲基壳聚糖（CCN）和羧甲基纤维素（CMC）组成，是一种非细胞毒性、可降解、高度多孔的材料，能够装载和释放药物的同时实现栓塞特性，并最终被再吸收到组织环境中，而不会产生任何毒性或对止血产生影响，这可能会提高疗效，并减少并发症。原位成型水凝胶是一类水凝胶材料，可由流动的液态变为固态。在用于制造原位形成水凝胶的材料中，多糖因其与合成材料相比，有较好的生物相容性和生物降解性而被应用。壳聚糖是一种生物相容性好并且可生物降解的聚合物，但它在生理 pH 下不可溶，所以当羧甲基被引入壳聚糖的结构中时，使壳聚糖在生理 pH 下易于溶解。在体外动脉瘤模型注射中发现水溶性天然多糖制备的原位形成栓塞水凝胶易通过导管、不堵塞，注入病变部位后形成凝胶，此外，因为其载药 / 释放能力，水凝胶有可能与四环素等硬化剂混合，并在动脉瘤腔内修复术（EVAR）期间使用，以防止内漏形成。这种材料在各种临床条件下的应用是可行的，例如治疗肿瘤、动静脉畸形和动脉出血，以及辅助使用支架移植物进行主动脉瘤的血管内治疗。

2. pH 敏感磺胺二甲嘧啶水凝胶 Nguyen 等构建的 pH 敏感水凝胶是由聚乙二醇（PEG）和聚氨酯硫化物磺胺二甲嘧啶（PUSSM）组成（PEG-PUSSM），其特点是合成简单、生物相容性好，在体外是流动易于注射的放射不透性栓塞剂，且一旦到达目标部位，就会因环境 pH 值的变化而形成凝胶，这克服了以往温度敏感和化学交联水凝胶在应用时可能出现的局限。磺胺二甲嘧啶（SM）因其弱阴离子性质（pKa 为 7.4）能够在高 pH 下呈现电离状态，而在生理 pH 下呈现出去离子状态。聚乙二醇（PEG）为亲水性共聚物，简单地将 PEG-PUSSM 共聚物的水溶液与水溶性 X 射线造影剂碘海醇混合后制备出不透射线的栓塞材料，将它们通过微导管输送到黏稠的容器中后，证实了在高 pH 值下呈液态，然后在生理 pH 值下发生亲水疏水性转变，呈现凝胶状态。此外在兔肾动脉模型中进行初步栓塞给药，并在兔肝模型中进行试验评估，也证明了该材料作为可注射 pH 敏感栓塞剂的可行性。在 SD 大鼠皮下注射 PEG-PUSSM 溶液，在 12 周后体内仍然有高稳定性的凝胶。这些结果表明，PEG-PUSSM 无论在肾动脉和肝动脉中都是一种有效的栓塞剂，揭示了这种材料在介入治疗中有良好的应用前景。

（四）无水乙醇

自 Enman 于 1980 年用无水乙醇经导管栓塞肾动脉的实验结果首次报道以来，许多学者对应用无水乙醇作为栓塞剂做了深入细致的研究。

无水乙醇，又称无水酒精，是一种良好的血管栓塞剂和组织坏死剂。据研究显示，乙醇注入血管后产生的生物效应有：①使血管内皮细胞收缩，表面变粗糙；②血液中蛋白质变性沉淀，血细胞受损，开始凝集并进入组织间；③改变血液流体力学性质，使血细胞、血浆和水分离；④能直接穿透细胞，进入组织间隙，使组织细胞变性；⑤血管内迅速形成微血栓。因上述综合作用及动脉痉挛，血管很快闭塞。作用部位主要为末梢血管，大血管继发性闭塞，而且取材方便，价廉，具有无水和灭菌的特点。

目前无水乙醇的临床应用途径除了经导管血管内栓塞，还有直接经皮方法进行注射，即无水乙醇注射（PEI），是通过破坏肿瘤血管内皮，血管内微血栓形成，致使血管闭塞，从而引起组织的蛋白脱水变性、凝固坏死，肿瘤失活，达到治疗目的，对于直径<2cm 的肿瘤达到与热消融类似的效果。PEI 的优点是微创安全，特别适用于癌灶贴近于肝门、胆囊及胃肠道组织等高危部位，同时也推荐用于因胆肠反流、肿瘤与胃肠道粘连等肝癌患者。目前国内药字号无水乙醇的获批，为临床医生在用药安全上提供可靠的保障的同时也为患者提供了更优的用药选择。

但无水乙醇也存在一定的缺点：由于其渗透特性而对周围组织（包括神经、皮肤和黏膜）造成损害的风险；患者可能会经历严重的手术疼痛；当酒精剂量大于 1mL/kg 或总体积超过 60mL 时，监测全身毒性也很重要；副作用可能包括中枢神经系统抑制、溶血和心搏骤停。鉴于这些可能的影响，重要的是尽量减少非靶栓塞的发生率。用于降低这种风险的技术包括缓慢注射、使用球囊阻塞动脉流入物或球囊阻塞引流静脉。

（五）碘化油

碘化油为含碘油剂。经肝动脉注射后能长期滞留于肝癌组织内，时间可达数月甚至 1 年以上，而在正常肝组织内数天后就消失。这一特性是 1979 年 Nakakuma 首先发现的。自此以后，各种碘化油抗癌药化疗栓塞剂被广泛应用于肝癌的诊断和治疗。一般注入动脉后可引起暂时性的轻微血管栓塞。但其可携带化疗药物选择性停滞于恶性肿瘤的血窦内，使其有导向化疗的作用。最近的研究表明，加热至 120℃的碘化油注入血管后可造成血管栓塞。主要用于肝癌的化疗性栓塞治疗，亦可用于其他恶性肿瘤。目前临床应用的碘化油大致有两大类：一类是国产的 40% 碘化油，另一类是国外产品 Iipiodol（碘化油）或者 lipiodol-ultraflui（超液态碘油）等。前一类碘化油黏度大，与化疗药物混合后难以经导管注射，后一类黏度较低而易于注射。

（六）其他新型液体栓塞剂

1. 受海洋沙堡蠕虫海底黏合剂启发的水性血管栓塞剂　Joshua P. Jones 和团队成员受海洋沙堡蠕虫海底黏附性的启发，描述了一种基于静电凝聚、带相反电荷的聚电解质——复合凝聚体水性原位凝固液体栓塞剂。在高离子强度下，栓塞凝聚物是可注射的液体，可以通过长而窄的微导管输送，而在生理离子强度下，栓子凝聚后转变为非流动固体形态。本研究中天然黏合剂用一组带相反电荷的聚电解质（PEs）代替，它由聚阳离子硫酸盐胺（Sal）和聚阴离子肌醇六磷酸钠（IP6）构成，研究中使用的带相反电荷的 PEs 是离子强度高于生理离子强度的相分离复合凝聚物，在生理离子强度下为不溶性黏合凝胶。当流体、高离子强度黏合剂凝聚体被引入低离子强度环境中时，随着离子强度的降低，流体转变为黏合剂凝胶。当液体黏合剂暴露在海水中时，因 pH 值、离子组成和浓度的变化会触发形态的转变。通过流变试验表明栓塞凝聚物的黏度由溶液中的盐度来调节，增加 NaCl 浓度会降低凝聚物黏度。此外经动脉导管引入血管，再次证明了高离子强度凝聚剂不会与血液混合并且强烈黏附在血管壁上，随着离子强度向生理离子强度降低而固化，从而堵塞血管。体内实验表明 Sal-IP6 穿透兔肾的整个动脉血管系统，排除肾皮质或导管的静脉侧，并且实现了良好的栓塞长度。该栓塞凝聚剂是一种很有前途的血流阻断剂，不仅可以到达大血管也可渗入到毛细血管水平，防止血管缺陷和畸形出血，促使肿瘤萎缩，在组织切除或创伤期间控制出血，从而延长和提高人类生活质量。

2. 聚乳酸 / 苯乙烯 - 马来酸酐核壳微粒载 DOX 用于 TACE 治疗材料　由于肿瘤药物的肝内给药需要一种特殊的给药系统，所以 Davaa 等成功地利用微流控技术研制了尺寸可控的聚乳酸 / 苯乙烯 - 马来酸酐（PLGA/pSMA）核壳 MPs。疏水性的聚（乳酸 - 乙醇酸）（PLGA）作为核微粒，两亲性聚（苯乙烯 - 马来酸酐）（pSMA）装封 PLGA 表面，同时引入 MT1-MMP 靶向肽作为 DOX 和 MPs 之间的连接分子，促进了 MPs 与 DOX 的结合，增强肿瘤靶向性。疏水性聚乳酸 - 羟基乙酸（PLGA）是一种生物相容性好、具有吸引力的聚合物，已广泛用于生物和生物医学领域。另一种聚合物，两亲性聚（苯乙烯 - 马来酸酐）（pSMA），是一种含有活性酸酐基团的商业共聚物，pSMA 的酸酐基团因可以很容易地与其他氨基、羟基或巯基共轭，所以 pSMA 聚合物可促进 DOX 与肽链连接后负载到 PLGA 药物递送系统。MT1-MMP 是一种跨膜基质金属蛋白酶，不仅在组织重塑和发育过程中维持细胞外基质的稳态，还在许多癌细胞上过度表达，尤其是伴有静脉浸润的肝细胞癌（HCC），所以 MT1-MMP 及其肽底物已以各种方式用于癌症特异性靶向治疗和诊断。这种材料可以作为肝癌 TACE 治疗的潜在候选材料。

3. 碘乙醇联合卡铂用于毛细血管栓塞　经导管肾动脉栓塞目前几乎完全用于姑息治疗，主要是因为过去使用的栓塞材料和给药技术无法实现完全的动脉 - 毛细血管梗死。许多研究表明乙醇单独在毛细血管水平上可产生栓塞，即使可存在广泛的梗死，肿瘤的某些区域仍然存活。而乙醇中添加碘化油已被证明在实验和临床上是有益的。在实验上，1∶1 的乙碘唑醇 / 乙醇混合物（EEM）被证明是一种独特的栓塞剂，与单纯的乙醇相比具有不同的作用机制。化疗药物卡铂是一种粉状抗癌药物，便于与其他药物混合使用。据报道，如果与暂时性血流阻滞联合使用，卡铂会在肿瘤部位聚集。基于此，Kónya 等研究了 1∶1 的乙碘唑醇 + 乙醇混合物（EEM）联合卡铂是否可以进一步提高栓塞化疗效果。

尽管传统栓塞材料，包括氰基丙烯酸酯聚合物、聚乙烯醇（PVA）微粒、碘化油和乙烯（乙烯醇）聚合物和沉淀剂凝胶已被用于阻断肿瘤血管，但在临床应用中存在多种危险。因此，开发设计一种不良反应少能负载药物且实现在目标位置缓释药物的栓塞递送载体，是当前生物医学和材料学等领域的重中之重。以温敏性 P-I-6150、pH 敏感水凝胶等为例的新型栓塞材料的出现逐渐得到了人们的认可，此外通过体外实验、细胞毒性、溶血、组织切片和肝功能、动物实验等表明，这些新型栓塞材料在介入治疗中具有良好的生物相容性，并且可明显提高肿瘤局部化疗药物浓度，延长化疗药物作用时间，提高治疗效果。

然而，新型栓塞材料的应用仍存在着一些局限，值得之后的研究探讨。首先，目前的研究尚未形成统一的制备应用流程，对材料合成所使用单体的选择、剂量仍然处于探索当中，所得出结论也不尽相同。并且大多为动物实验，对应用于临床还有一段距离。此外，目前的研究多为短期的回顾性、小样本分析，其长期疗效仍然不够明确，需要大样本、多中心、长期的随机对照试验来评价。除了上述新型介入栓塞材料外，还有更多的材料正在优化研究进行中。相信随着新型介入栓塞材料的出现，对肿瘤的治疗方法、化疗药物、治疗技术的优化及多样化，将有更多的患者从中获益。

四、血管硬化剂

（一）鱼肝油酸钠

鱼肝油酸钠属不饱和脂肪酸钠盐，是一种血管硬化剂。临床常用于静脉曲张、血管瘤的硬化治疗。作用机制是造成静脉内皮细胞损伤、脱落，血管内皮下的胶原暴露激活内源凝血系统，使聚集起来的血小板大量黏附导致血栓形成。国内李彦豪等首先将其应用于动脉栓塞。注入动脉后先引起微循环及动脉末梢受损，表现为通透性增加和组织内的出血性渗出，然后引起血细胞崩解，血浆成分析出造成靶血管和末梢血管广泛血栓形成，使靶器官严重坏死从而达到永久栓塞目的。鱼肝油酸钠可单独应用，用量为 5~30mL，如与碘化油和明胶海绵合用可减少用量，与碘化油合用其比例为 1∶1 或 2∶1。鱼肝油酸钠的局部刺激性较大，栓塞时疼痛较明显，应做好对症处理，偶可引起皮疹等过敏反应。

（二）聚桂醇

1944 年 Orach 最先提出泡沫硬化剂的治疗概念，经过几十年的不断完善和发展，聚桂醇栓塞已经成为静脉学领域最重要也最简单的治疗手段。聚桂醇的化学名称为聚氧乙烯月桂醇醚，是一种国产清洁剂型硬化剂，其临床应用剂型为 1% 聚桂醇注射液，该硬化剂具有疗效确切、安全性好、疼痛轻微等临床优势，是目前临床应用最广泛的一种硬化剂。聚桂醇也可以制作成泡沫硬化剂使用，聚桂醇泡沫硬化剂增大了硬化剂与血管内皮的接触面积，延长了接触时间，减少了用量，提高了疗效。聚桂醇具有麻醉功效，在硬化治疗时耐受性好，最常见的并发症为治疗后血管瘤区域组织肿胀，几天后消退；少数注射过量可致局部坏死，极少引起全身性反应。

聚桂醇的作用原理为：硬化剂注入靶血管，迅速损伤血管内皮细胞，使作用部位的纤维蛋白原、血小板、红细胞聚集形成血栓，阻塞血管；同时药品的化学作用使血管内膜产生无菌性炎症，导致纤维组织增生，管腔闭塞，引起靶血管损伤，血栓纤维化，使血管瘤组织逐渐吸收缩小至消失。

五、机械栓塞剂

（一）弹簧圈

弹簧圈可产生永久性血管栓塞作用。最早为 Gianturco、Anderson 和 Wallace 三人设计，后来对钢圈进行了重要改进。弹簧圈一般以不同粗细的螺旋形弹簧丝夹带羊毛、丝线或涤纶线制成，无毒性。放在导管内，弹簧圈伸长成直线状。脱离导管后，因弹簧圈的力量在血管内蜷曲成团，从而阻塞血管。弹簧圈栓塞的机制是机械性阻塞和涤纶织物在血管内引起的异物反应，形成血栓后堵塞血管。它的主要优点是栓塞作用永久，可用于较大动脉的近端栓塞，如肝动脉、肾动脉主干和髂内动脉等的栓塞，而且便于随访观察。缺点是不能栓塞肿瘤内血管，易形成侧支循环，单独使用时效果不佳。螺圈的规格有直径 2mm、3mm、5mm、8mm、10mm、12mm 和 15mm，分别用于不同口径的血管。早期的螺圈在其尾端携带有羊毛线，只能使用 7F 的特氟纶导管和特制的硬导丝进行栓塞操作，使用很不方便。至 1978 年，发明了微型弹簧圈，可以通过 5F 的聚乙烯导管。进入 20 世纪 80 年代后，弹簧圈进一步完善，可以通过 5~6F 的各种形状导管（Cobra、Hook 和 Simmons 等）进行操作，采用 0.038 英寸（0.096 52cm）的普通导丝即可推送。

目前临床应用的弹簧圈有：①不锈钢金属丝弹簧圈，其金属丝为不锈钢，患者应用不锈钢成分钢圈后不能再接受 MRI 检查，使用前须告知患者。此类钢圈有逐渐淘汰的趋势。②镍钛合金丝钢圈，钢圈的金属丝是镍钛合金丝，此类钢圈与 MRI 兼容。尽可能应用 MRI 兼容性钢圈。无论外用血管栓塞，或是颅内动脉瘤栓塞，都在应用 MRI 兼容性合金圈替代不锈钢圈。③镍合金丝弹簧圈，既具有良好形状记忆特性，又具有优良的 X 射线显影性。颅内微弹簧圈具有良好的显影性便于精确定位和控制释放，可分为释放后呈球形主体框架结构的成蓝钢和发挥填塞作用的螺旋形圈。

（二）血管塞

血管栓塞塞子是由先天性心脏病的封堵伞演变而来，是用镍钛合金丝编织而成的圆管状盲端结构，圆管内置促使血栓快速形成的阻膜。直径可达数厘米，用于栓塞巨大动静脉瘘、巨大脾肾分流通道。

血管塞比弹簧圈大，并且单个就可以在较大的血管中产生焦点闭塞。Amplatzer 血管塞是此产品中最常用的，另外美杜莎血管塞和 MVP 微血管塞系统也均于 2013 年获得美国食品药品监督管理局（FDA）的批准，用于外周脉管系统。MVP 微血管塞是一个较小的栓塞系统，通过微导管输送以阻塞小血管。

六、物理消融设备

（一）冷冻消融

1. 基于液氮超低温技术新型冷冻球囊治疗系统

“冷冻消融设备”由冷冻装置、真空系统、低温工质输送回路和控制系统组成。“球囊型冷冻消融导管”由设备连接部件、操作控制部件和血液接触部件组成。上述两个产品配套使用，在治疗过程中，“冷冻消融设备”可将氮气经热交换器冷却后输送至球囊内腔，使与组织接触的球囊达到超低温（-120℃ ~150℃），对肿瘤进行消融达到原位灭活，并且可以通过导管反馈的温度，动态调控冷冻介质的压力和流量，将球囊表面温度维持在规定范围内。同时，该设备真空泵持续抽取导管外层管路内的空气，使产品外层管路达到高真空的隔热状态，确保非消融区域的安全，提高了手术安全性。目前这种新型冷冻球囊治疗系统在肺癌的应用中，其消融范围直径可以达到 4cm 以上，从而实现对病灶完全覆盖，且这种通过柔性导管、经气道方式入路的治疗方式，可以大大减少气胸、咯血等并发症的出现。

2. 多模态复合式冷热消融系统

采用新型多模态冷冻消融技术，通过微创经皮介入方式对肿瘤组织进行靶向性物理杀伤，在国际上首次实现了集深低温冷冻治疗与高强度热疗功能于一体，创新性地集成了冷冻消融和高温热消融的优点，在同一微细探针中实现了从 -196℃至 80℃的宽泛温度范围，突破了以往单一冷冻治疗或高温热疗的局限。该治疗系统通过整合深低温冷冻消融和高温热疗优点，有效扩大了冷冻消融的作用范围，同时解决了以往冷冻消融存在的不足，如肿瘤坏死不够彻底、易复发、针道出血风险高及针道种植风险等，具有鲜明的临床优势。

3. Cryocare CS™ 系统

Cryocare CS™系统是一个集手术计划、探针置入和肿瘤治疗为一体的低温治疗系统，旨在简化冷冻疗法。冷冻消融疗法可用于微创治疗多种癌症，包括前列腺癌，肾癌和肺癌以及肝转移和姑息性干预。该系统可将成像中的“冰球”可视化，以确认与易损结构（脊柱和肠道）相邻的消融区域，并降低热损伤风险。

4. Visual-ICE®

Visual-ICE® 拥有十个冷冻消融针连接通道(每个通道支持两个针端口),可为术者提供灵活可定制的布针方案。由于肿瘤的位置复杂多变,对于毗邻重要区域的肿瘤,既要保证肿瘤有效覆盖,又保留足够的安全边界,避免伤及重要组织。Visual-ICE® 可提供 4 点测温功能,可在超声或 CT 下对冰球形成过程以及不同区域的组织温度进行多点实时监控,结合产品全面的冰球等温线数据,提高冷冻消融的可控性和可重复性,助力术者对肿瘤实施准确打击,同时有效保护患者的正常组织免遭误伤。冷冻消融通常使用氦气升温,且氦气成本较高,同时增加了操作的复杂性和患者的医疗成本。而 Visual-ICE 冷冻消融系统升级技术,无须氦气辅助也可完成加热流程,同时还提供了高温烧灼功能。

5. ProSense 系统

ProSense 系统是一种比较先进的冷冻治疗技术,通过一根由超声波扫描引导的超薄探针将液态氮泵至 −274F(−170℃),在不影响周围组织的情况下对肿瘤进行冷冻消融治疗,并且整个过程大约只需要 15 分钟。ProSense 系统较其他冷冻消融系统能够更快速度地达到冰点,并且低温保持时间约可以达到其他消融设备的 40 倍左右。

(二) 微波消融

微波消融通过非极性水分子的剧烈运动摩擦生热而导致细胞凝固坏死。我国微波消融设备国产产品市场占有率高,种类及功能繁多。

目前临床应用的微波消融针具有直柄与弯柄之分,拥有 14G、15G、16G、17G、18G、19G 不同规格,消融范围可以根据临床需要进行调节,水冷系统直达针尖,冷却效果更佳。部分水冷微波消融针产品具有防粘连处理,治疗过程中不会与周围组织粘连;具有影像增强功能,显影更清晰。

当前微波消融系统新技术包含三维智能微波消融系统、核磁下实时微波消融技术、基于 3D 脏器模型的肿瘤精准消融系统、实时温度监控系统、超声信号强化技术、球形消融技术、全天线水冷技术、双通道技术以及便携式微波消融治疗仪等。另外,微波治疗仪除了在肿瘤领域的使用,在静脉曲张、前列腺及理疗等方面也有相应的专用产品。

(三) 射频消融

1. 多极射频消融设备

目前临床应用的射频消融设备除了单极射频消融系统,还有多极射频消融系统,即开伞型射频消融针系统,可根据肿瘤大小而调整消融范围。开伞型射频针尖区域有主针及子针共 5 个温度感受点,达到预设温度后开始射频消融,可监测并确保消融的效果。RITA 开伞型射频消融的优点:①疗效好,对早期肺癌的局部控制率达 85%~90%,尤其适用于周围型肺癌。②微创性,穿刺切口仅几毫米,并发症少、安全性高。③治疗时间短,15 分钟消融灶直径达 5cm。④可根据靶病灶大小调节消融范围,单次消融可形成直径 2cm~5cm 的消融区域。

2. 骨肿瘤射频消融设备

目前,最新一代的 OsteoCool™射频消融系统突破了消融温度范围不易控制的难点,可在单一电极针上的两个电极(同轴双极)周围形成局部电流回路,采用智能主机的实时温度监测系统,采用骨肿瘤专用演算法控制输出消融功率,并有内循环水冷电极针工艺,在直径 17G(约 1.4mm)的电极针内部形成内水冷循环,达到稳定且安全的温度控制。同时,智能主机能实时监测阻抗,避免组织炭化发生限制消融范围,进而形成超出电极针电极位置的较大消融区域。而对于超出电极针的消融区域定位和控制,手术使用 OsteoCool™专用手术器械可进行 OsteoMAP 物理定位技术,达到可预测且可重复的消融范围,使微创的射频消融手术更安全,并有研究指出,选择接受 OsteoCool™射频消融治疗的骨转移瘤患者得到了快至 3 天、持续 12 个月的快速、显著且持续的疼痛缓解和生活质量的提升,且没有产生消融部位术后骨折的报道。

3. 妇科射频治疗仪

锐扶刀(妇科射频治疗仪)是专门用于治疗宫颈疾病的平台式设备,其射频消融原理是将射频治疗源介入到病变处，病变组织的离子在射频电磁波的作用下，会振动摩擦而自行产热，组织细胞受热膨胀、破裂、蛋白变性，不增加血管开放，也就避免未被及时清除或重复感染的人乳头状瘤病毒（HPV）再次种植的风险。同时，锐扶刀治疗系统具有人体阻抗监测技术，能控制消融和凝固临界点，可控制组织的变性程度和范围，使病变组织被消融去除，具有组织表面不结痂、操作过程不出血、无烟尘等优点。

七、技术与方法

肿瘤微创介入技术，主要分为非血管性介入和血管性介入两大类，前者包括经皮穿刺活检术、消融术（化学消融、射频消融、微波消融、冷冻消融、激光消融、高强度聚焦超声）、放射性粒子植入术、经皮穿刺引流 / 硬化术、非血管管腔成形 / 支架置入术、骨 / 椎体成形术等，后者主要指经肝动脉灌注化疗术（hepatic arterial infusion chemotherapy，HAIC）和肝动脉插管化疗栓塞术（trans-arterial chemoembolization，TACE）、血管成形 / 支架置入术等。这些介入技术在以往的肿瘤诊治中得到了不同程度的应用，在某些情况下发挥了重要作用。

（一）经肝动脉化疗栓塞

肝动脉插管化疗栓塞术（trans-arterial chemoembolization，TACE）是应用 Seldinger 技术经皮穿刺股动脉或远桡动脉，超选择性插管至肝肿瘤靶血管后，经导管注入化疗药及栓塞剂，从而阻断肿瘤的血供，导致肿瘤缺血、缺氧，达到抑制肿瘤生长促使肿瘤细胞坏死、凋亡的目的，是一种把肿瘤细胞“饿死”的介入治疗技术。

自 1978 年由日本大阪市立大学医学部的山田教授提出 TACE 以来，至今已有 40 余年历史，TACE 的问世具有里程碑式的意义，是人类医学史上第一次通过破坏滋养血管的方法治疗恶性肿瘤，经过 40 余年的发展，TACE 已成为中期肝癌最常用的治疗方法。TACE 治疗的优点在于选择性地将导管置入肿瘤供血动脉，注入高浓度细胞毒性药物和栓塞材料至血供丰富的瘤体内，从而减少药物对正常肝细胞的损害。此外，栓塞剂与化疗药物结合也有利于降低患者全身药物浓度，降低药物毒性。因此，TACE 作为临床治疗肝癌的重要方法，具有微创、精准、安全、高效、可重复性等优点。

目前，根据技术方法及栓塞剂的不同，TACE 可分为：

（1）球囊阻塞 TACE（balloon-occluded TACE，b-TACE）：日本学者 Irie 等对传统 TACE 的栓塞技术进行了改良，首先用球囊导管阻塞肿瘤供血动脉，然后再通过同轴技术进行栓塞，命名为球囊阻塞 TACE。起初，Irie 的目的是防止栓塞材料反流，后来发现 b-TACE 可使病灶的碘化油沉积更加致密，并可使碘化油通过微吻合进入其他供血动脉，从而实现更为彻底的栓塞。理论上，b-TACE 可以取得较传统 TACE 更优的效果，但目前尚无随机对照试验（RCT）研究证据。

（2）常规 TACE（conventional TACE，cTACE）：采用碘化油化疗药物乳剂为主，辅以颗粒型栓塞剂栓塞的治疗方案，颗粒型栓塞剂包括：明胶海绵颗粒、空白微球、聚乙烯醇（polyvinyl alcohol，PVA）颗粒等。碘化油作为栓塞剂可栓塞肿瘤末梢血管，阻断肿瘤的动脉血供，能有效预防侧支循环的产生；并且碘化油具有药物运载作用和高度肿瘤选择性，超过 80% 的碘化油可进入肿瘤组织，长时间选择性地黏附于肿瘤细胞壁，延长了运载的化疗药物与癌肿的作用时间，而碘化油或以颗粒的形式通过主动转运进入肿瘤的细胞核和 / 或胞浆，促进细胞凋亡。同时，由于碘化油在 X 线透视下可以显影，因此碘化油还可用于肿瘤鉴别及监测治疗效果。

（3）药物洗脱珠动脉化疗栓塞，又称载药微球 TACE（drug eluting beads-TACE，DEB-TACE/d-TACE）：以药物洗脱微球作为栓塞材料的治疗方案，微球可栓塞肿瘤供血动脉使肿瘤坏死，同时又可作为化疗药物载体，使化疗药物在肿瘤局部缓慢、持续释放，维持肿瘤局部较高的血药浓度，进一步杀伤肿瘤细胞。DEB 是由聚乙烯醇和 2- 丙烯酰胺基 -2- 甲基丙磺酸聚合而成，通过静电吸附多柔比星、伊立替康、顺铂、奥沙利铂等带正电荷的药物。上市的产品主要有 DC/LC-Beads®、alliSphere® 和 HepaSphere® 等。与传统 TACE 相比，DEB-TACE 可降低化疗药物的最大血药浓度（C_{max}）和曲线下面积（AUC），具有缓释优势。关于 DEB-TACE 的临床疗效是否优于传统 TACE，目前已有不少报道，但结论不尽一致。尽管部分研究认为前者优于后者，但研究设计上存在不足，影响研究结果的可信性。Han 等和 Kodama 等的荟萃分析发现 DEB-TACE 在疾病控制、并发症控制方面并不优于传统 TACE。因此，DEB-TACE 是否真正带来临床获益尚不明确。

近年来，国内有学者在精细化 TACE 的基础上提出 TACE 三段式栓塞理念及复合 TACE（mixed-TACE，M-TACE）概念。其中三段式栓塞主要包括：①超末梢栓塞，碘化油乳剂栓塞，可达到进入肿瘤组织、逆流入门静脉分支形成动脉及门静脉的双重栓塞、阻断肿瘤微动脉侧支形成的目的；②末梢动脉栓塞，用小粒径微球（载药微球可能更好）栓塞；③分支动脉栓塞，用较大粒径微球或微粒加强栓塞。而 M-TACE 是指：先予适量碘化油乳剂行超末梢栓塞，再以小粒径微球为主要栓塞材料行远端末梢动脉栓塞，最后再辅以较大粒径颗粒栓塞近端动脉，做到不同级别（肿瘤组织、门静脉分支、微动脉侧支、肿瘤供血动脉）及不同管径肿瘤供血动脉多层次全程栓塞，以提高 TACE 疗效。

TACE 的疗效与适应证的把握密切相关。目前，国际公认的 TACE 的良好适应证是巴塞罗那肝癌临床分期（Barcelona Clinic Liver Cancer，BCLC）为中期的肝癌。但临床实践中，TACE 的应用不局限于此。对于不适合外科手术和射频消融术（radiofrequency ablation，RFA）的早期 / 超早期肝癌，TACE 也是一种可行的替代疗法。TACE 还是最常用的肝移植前的桥接治疗方法。对于一些门静脉分支阻塞或主干阻塞但侧支循环已建立，而肝功能较好的 BCLC 晚期患者也可采取 TACE 治疗，其总生存期（overall survival，OS）和疾病进展时间（time to progression，TTP）与索拉非尼无差别。因此，我国专家制定了更符合国人病情特点的分期及指导治疗方案，根据最新《原发性肝癌诊疗指南（2022 年版）》，TACE 被推荐为中国肝癌临床分期（China liver cancer staging，CNLC）方案Ⅰb～Ⅲb 期患者的治疗方法，其中Ⅱb、Ⅲa 期为首选。目前，在不可手术切除的中晚期肝癌真实世界治疗中，TACE 为基础的综合治疗已成为共识和常用治疗模式。此外，TACE 在肝脏良性肿瘤，如血管瘤、腺瘤以及局灶性增生性结节的治疗中均发挥了重要作用，并取得了不错的临床疗效。

TACE 作为微创的肿瘤治疗技术，经过几代介入人共同努力，TACE 治疗技术不断提高、理念不断创新、规范不断增强，疗效明显提高，以 TACE 为基础，整合多学科、多方法的综合模式将成为我国肝癌治疗的趋势。

（二）经肝动脉放射性栓塞

研究表明，肝癌是一种放射敏感性肿瘤。虽然外照射治疗可以改善肝癌患者的预后，使肝癌组织发生影像学上的应答，但是应用于临床的外照射剂量往往大于 35Gy，除了肿瘤组织要接受这样的剂量外，正常肝组织接受了该治疗剂量的照射后，发生放射性肝炎的概率大大增加，即使应用立体定向放射治疗系统，正常肝组织也不可避免地发生放射性损伤，因此外放疗在肝癌的综合治疗中受到很大的限制。

经肝动脉放射性栓塞（transarterial radioembolization，TARE）是不同于外照射治疗的一种方法，TARE 属于选择性的内部放射疗法（selective internal radiation therapies，SIRT）的一种，该方法通过肿瘤的载瘤动脉注入能产生具有近程放疗作用的放射性微球粒子，对肿瘤进行持续照射而达到杀灭肿瘤的目的。TARE 的历史可追溯到 19 世纪 60 年代，其在肝癌的应用甚至早于 TACE。由于操作烦琐、价格昂贵、环境污染等原因，至今仍未广泛应用。

在过去几十年里，第一个用于常规放射性栓塞的同位素是 ^{90}Y，目前，上市的 ^{90}Y 放射性微球有 SIR-Spheres® 和 TheraSphere®，分别是 ^{90}Y 树脂微球和 ^{90}Y 玻璃微球，可产生 β- 射线，半衰期 64.2h，在组织中的平均射程为 2.5mm，最大射程为 11mm。SIR-Spheres® 和 TheraSphere® 的直径分别为 20~60μm 和 20~30μm，几乎没有栓塞作用。^{90}Y 微球通过血管介入的方法输入到肿瘤内部的血管内，对肿瘤产生持续的照射作用，而周围正常肝组织受到辐照控制在 40Gy 以下。^{90}Y 微球产生持续放射效应，导致肿瘤的上皮细胞、基质和内皮细胞形成不可逆的损伤，从而引起坏死与诱导性凋亡发挥抗肿瘤效应。与传统的 TACE 不同，放射性栓塞术主要是 ^{90}Y 微球的放射作用发挥主要的抗肿瘤作用，而不是依赖微栓塞导致的缺氧和化疗药物的化疗作用。因此，TARE 对肝功能的影响较 TACE 小，可用于内放射性肝段 / 肝叶切除术、肝移植的过渡治疗、不可切除的中晚期肝癌的姑息性治疗。

不同于传统的 TACE 手术，在施行放射性栓塞术前，特别要做好术前评估、给药方式的选择和注入剂量的制定。术前的肝血管评估是 ^{90}Y 微球治疗的关键一步，包括选择性动脉造影、预防性栓塞 ^{90}Y 微球可能发生异位栓塞的动脉、异常吻合和动静脉瘘。在放射性栓塞术之前的 1~2 周，使用经锝 -99m 标记的大分子白蛋白进行术前模拟栓塞，该种白蛋白经 SPECT-CT 显像后能大致地勾勒出栓塞区域的靶区，还可发现异常的肝 - 肺动脉分流道，从而在术前就大致了解 ^{90}Y 分布在肿瘤区域的实际放射剂量，并预防性栓塞该肝 - 肺动脉分流道以防止异位栓塞，无明显动静脉分流且肺分流量小于 20% 的患者才适合 TARE。

^{90}Y 放射性栓塞术适应证有：(1) 中期肝癌因肿瘤体积过大、数目过多或合并有门静脉栓子的，不适合进行 TACE 者（①单个结节、多个结节且肿瘤负荷小于 20% 的肝实质，肝功能正常，Child-Pugh A 级，PS 0；② Okuda Ⅱ，多灶性或双叶，肿瘤负荷占 20%~40% 的肝实质，肝功能良好，Child-Pugh A 级，PS 0，胆红素 < 2mg/dL）；(2) 晚期肝癌有段或者叶级的门静脉癌栓，无肝外转移，肝功能良好，PS 0；(3) 有可能通过放疗栓塞达到肿瘤降级而能接受根治性治疗者；(4) 经全身或局部治疗不佳（如 TACE 或索拉非尼）、治疗反应差或治疗后仍然进展者。

^{90}Y 放射性栓塞术禁忌证：①怀孕或者哺乳期妇女；②肝功能较差，转氨酶水平超越基线水平 5 倍以上，胆红素水平 > 3.0mg/dL，Child-Pugh 评分 > 7 分；③肾功能较差，血清肌酐水平 > 2.0mg/dL；④合并血液系统疾病如粒细胞减少症、血小板计数低于 50×10^9/L；⑤预计单次放射治疗肺部累积剂量超过 30Gy，或多次治疗肺部累积剂量超过 50Gy；⑥存在分流量较大的肝胃分流或者肝肺分流，无法通过预防性栓塞进行纠正者；⑦合并有严重肝外疾病；⑧一般情况差，无法耐受导管介入手术者；⑨门静脉主干大范围癌栓形成者尚存在较大争议。

^{90}Y 放射性栓塞术总体术后不良反应较传统的 TACE 术发生率更低，表现更加轻微，但需警惕非靶血管栓塞引起的肝内或者肝外器官的损伤，如放射性消化道损伤、放射性胆囊炎、放射性胆管炎、放射性肺炎、放射性胰腺炎、放射性皮炎、放射性肝病、放射性肺纤维化、放射性血细胞减少和幽门十二指肠狭窄梗阻等并发症。对于并发症要争取早期发现、早期干预，防止出现不良的后果。

挑战放射性栓塞术的关键之一是预测微球的分布，从而预估治疗肿瘤所需的辐射剂量。了解微球分布及其剂量分布是很重要的，因为临床研究表明，放射性栓塞术的效果取决于肿瘤是否获得足够的辐射剂量。由于 ^{90}Y 微球缺乏可视化的特性，因此其在肝脏中的分布反馈和控制程度非常有限。荷兰乌特勒支大学医学中心（UMCU）的临床团队研发了基于同位素钬 -166 元素（Holmium-166）的微球，Holmium-166 微球除了具有与 ^{90}Y 相当的治疗潜力，其在给药后的分布可实现精确可视化。这种以钬为基础的可成像的微球，还可以在临床团队在给患者治疗之前，通过使用小的“测试剂量”来验证肿瘤所需的剂量。同时它允许验证治疗，确保治疗可能按计划进行，也有可能验证预期剂量最终是否准确地进入了肿瘤，而不是进入到周围的健康组织，确保治疗的安全性。使用钬 -166 微球进行放射性栓塞的安全性和有效性已在各种临床试验中得到证实，其治疗肝转移瘤（HEPAR 1）和神经内分泌肿瘤转移瘤（HEPAR PLuS）的临床试验结果已发表在相关专业杂志。

这种以钬为基础的可成像的微球，因其独特的成像特性，非常适合正在进行中的，从“一刀切”到“量身定制”的放射性栓塞治疗的模式转变。此外，目前拉德堡德医学中心正在进行研究，利用实时磁共振引导或调整放射性栓塞手术中治疗剂量。这符合个性化治疗和图像引导放疗的大趋势，可对辐射剂量进行即时调整和定位，提高疗效和安全性。

放射性微球栓塞术对肝恶性肿瘤的治疗有着广阔的前景，特别是对于不可切除肝癌的治疗，挑战了当前对于肝脏恶性肿瘤的传统治疗格局。其优点为可用于治疗原发性肝癌和转移性肝癌，发挥动脉内放疗和血管栓塞的双重作用，使得肿瘤细胞坏死，肿瘤体积减小，降低肿瘤分期。由于放射性微球可在肿瘤周围产生持续有效的放射剂量而对正常肝组织的影响较小，提高了放射性栓塞术的耐受性。同时其也有不良反应小、能控制肿瘤进展、降级降期的优点，可以作为肝肿瘤患者的辅助治疗，为不可切除的肝癌患者创造了手术机会，提高了肝移植手术的预后。

（三）近距离放射治疗

Pierre Curie 于 1901 年在国际上首次提出近距离治疗的基本概念及理论。1914 年法国 Pasteau 和 Degrais 医生首次使用镭管经尿管尿道插植治疗前列腺癌，开启了肿瘤组织间近距离治疗的先河。但当时没有精确的影像导引和相关防护系统，近距离放疗进展缓慢。20 世纪 70 年代后期，随着低能核素的研发及 CT/MRI/ 超声等影像新技术的临床应用，组织间近距离治疗运用更多。

近距离放射治疗（brachytherapy）是放射治疗的其中一种方法，使用辐射源直接置入肿瘤核心或肿瘤周边，以近距离作放射治疗。这种近距离模式的治疗，可使肿瘤接受到最大的辐射剂量。同时，它也有辐射剂量快速衰减的特点，故此周边的健康组织只会受到最少的辐射剂量。目前，临床常用的近距离放射源主要有镭 -226（^{226}Ra）、铯 -137（^{137}Cs）、钴 -60（^{60}Co）、铱 -192（^{192}Ir）、金 -198（^{198}Au）、碘 -125（^{125}I）及钯 -103（^{103}Pd）等十余种，其基本特点：在人体中具备一定穿透性，易于防护；放射性半衰期不长；可制备成微小粒子。其中 ^{125}I、^{103}Pd、^{198}Au 可作为永久性粒子植入治疗。近距离放射治疗的主要方式有经组织间植入照射治疗以及腔内照射治疗。

对于实体肿瘤主要采用组织间植入照射治疗的方式，通过经皮穿刺将含有放射性核素的密封粒子直接植入到肿瘤内部（即放射性粒子植入治疗），通过持续释放射线对肿瘤细胞进行杀伤，其具有微创、精准、大剂量及一次性等技术优势。放射性粒子植入作为一种新兴的近距离放疗手段具有广泛的适应证，在众多癌种的治疗中发挥着至关重要的作用。^{125}I 低剂量率放射性粒子治疗是目前国内应用最广的一种放射性粒子治疗，在颅内、头颈部、肺部、腹部及盆腔等多部位的肿瘤显示出良好的效果及应用前景。在欧美国家，放射性粒子植入治疗已经成为早期前列腺癌的首选治疗方案。临床上，放射性粒子植入通常在 CT、MRI 或 B 超引导下完成，以便显示肿瘤的形态、位置、大小及邻近器官、血管的关系，并且可以确定植入粒子的数量和位置。除了影像引导的方式，对于手术切除后治疗边缘残留或经探查后无法手术的肿瘤，还可以采用术中植入的方式，而对于腔道内生长肿瘤可以在内镜直视下植入。对于植入体内的放射性粒子剂量有严格要求，一般依据治疗计划系统（treatment planning system，TPS）制定治疗前计划，确定肿瘤病灶、植入的放射性粒子数量及位置，还需依据治疗需要选择放射性粒子种类、放射性活度、进行靶区剂量估算等。放射性粒子植入后必须进行术后验证和质量评估，以保证治疗效果，如有必要可进行补种。

对于人体腔道内病变，经皮穿刺粒子植入技术恐难取得满意的粒子分布。基于 ^{192}Ir 对人体腔道内近距离放疗的启发，有学者开始尝试将放射性粒子置入导管内串成链条状结构或粒子链支架置入人体的腔道进行近距离放疗并取得成功。目前 ^{125}I 粒子链已经应用于恶性胆管梗阻、门静脉癌栓、下腔静脉癌栓、输尿管癌、食管恶性梗阻的近距离治疗中。但在实际临床过程中，^{125}I 粒子链的剂量分布往往受多种因素的干扰，尤其是介质对于粒子链的剂量分布有较大的影响，在肝脏、骨、前列腺等不同的部位都呈现不同的剂量分布差异。因此，在实际肿瘤临床治疗过程中，应该谨慎把握各组织的剂量分布特点。国内学者通过 3D-TPS、蒙特卡罗模拟、玻璃剂量计及 IP 板等方法，探究揭示了 ^{125}I 粒子链的剂量分布特点，为临床工作提供了参考。^{125}I 放射性粒子链腔道近距离治疗虽然具有独特的适形性及“一箭双雕”的优点，但粒子链也存在着诸多缺陷：①粒子衰减较快，不适用于增殖较快的肿瘤；②国内技术较为混乱，没有统一的制作与置入标准；③缺乏高质量的循证医学证据；④缺乏粒子与支架或导管的一体化研究，期待出现更多的新技术和产品研发。

^{125}I 放射性粒子植入作为应用较为广泛的近距离放射治疗，是治疗中晚期或者无法手术的实体瘤患者的有效方法之一。^{125}I 放射性粒子植入技术与常规放疗相比具有手术操作简单、住院时间更短、效果更持久、适应证广泛等优点，在肿瘤的综合治疗方面有很好的发展前景。然而目前仍有很多问题需要去解决，如制订放射性粒子植入技术在肿瘤综合治疗中应用的原则及标准；继续规范、优化放射性粒子植入技术操作流程及布源手段，更好地推广 ^{125}I 放射性粒子植入技术。

（四）支气管动脉灌注化疗

支气管动脉灌注化疗（bronchial arterial infusion，BAI）是肺癌介入治疗中最早、最常用的手段，采用

Seldinger 技术穿刺股动脉或桡动脉，透视下插管至支气管动脉灌注化疗药物。

血管生成对肿瘤生长至关重要，也是经血管进行区域性治疗的解剖基础。由于肺有两个独立的循环，即负责气体交换的肺循环和负责肺和支气管自身营养的支气管动脉等体循环。早期不少学者认为肺癌是双重血供，因此需要经肺动脉和支气管动脉等体循环分别进行区域性灌注化疗。随着现代医学影像学的发展和不断研究，证实肺癌的供血动脉是支气管动脉等体循环，肺动脉不参与肺癌的血供。因此，选择以支气管动脉为代表的体循环供血动脉插管是肺癌血管介入治疗的最主要途径。但支气管动脉比较细小，数目和起始部位不恒定，一般左右各有 2 支，研究表明正常情况下支气管动脉直径在 2mm 左右，正常人的显示率是 57%~70%，肺癌患者的支气管动脉显示率是 92%。很多学者认为支气管动脉大都由胸主动脉发出，是肺支架组织的营养血管，供应呼吸性支气管以上各级支气管，并与肺动脉末梢毛细血管吻合，支气管动脉发源部位及支数变异较多。

BAI 可分为一次性冲击疗法和持续灌注化疗，临床多采用一次性冲击化疗。使肿瘤组织局部的药物浓度保持在很高的水平，更加有力地杀伤肿瘤细胞，而机体其他的重要器官内药物浓度却很低，从而减少了全身的不良反应，降低了肿瘤耐药性的形成。Shimizu 等研究认为于支气管动脉处灌注丝裂霉素时，靶器官的药物浓度为静脉给药时的 2~6 倍，而肿瘤局部的药物浓度则增加 1 倍，其杀灭肿瘤细胞数量可增加 10 倍以上，大大提高了临床治疗中的抗癌药物的作用。相关研究表明，BAI 治疗肺癌后，可以明显提高患者无进展生存期（progression free survival，PFS）和总生存期（overall survival，OS），值得推广。

BAI 的适应证主要是不能手术切除或者拒绝手术切除的中晚期肺癌或肺转移癌，以及行同步或序贯放化疗、术前辅助化疗的非小细胞肺癌（non-small cell lung carcinoma，NSCLC）患者。影响 BAI 疗效的因素主要是肿瘤的分期、血供类型、组织学类型及其对化疗药物的敏感性。BAI 可能会导致一些严重的不良反应，如脊髓麻痹、支气管溃疡、食管溃疡、咯血、肺毒性、肾损伤等。除此之外还包括一般化疗药物导致的骨髓抑制、神经毒性、肝肾功能损害、胃肠道反应等，以及穿刺插管有关的并发症。随着 DSA 设备和超选择性插管技术的改进，BAI 相关并发症有所减少。

在 BAI 的基础上，栓塞支气管动脉使局部血流中断，使肿瘤组织营养不足从而抑制其生长，并且还可以延长化疗药物在肿瘤组织的停留时间，起到更强的杀伤肿瘤作用，临床上称作此法为支气管动脉化疗栓塞（bronchial arterial chemoembolization，BACE）。周俊等研究表明，应用 BACE 治疗肺癌的有效率高达 69.7%，并且未出现脊髓损伤、食管气管瘘等严重并发症。BACE 的并发症和 BAI 相似，最严重的是截瘫和食管气管瘘等。随着 DSA 设备的更新、微导管及超滑导丝的应用以及插管技术的改进，加上栓塞材料的多样化，BACE 在临床上的应用逐渐增多，疗效确切，不良反应及并发症逐渐减少。

BAI/BACE 的适应证主要包括：①已经失去外科手术治疗的中晚期肺癌者；②无法耐受外科手术或者全身静脉化疗的患者，特别是老年肺癌患者；③外科手术有难度的肺癌，术前进行介入治疗，短期缩小肿瘤后进行外科手术治疗，以减少手术难度并提高疗效（相当于外科手术术前的新辅助化疗）；④肺癌合并咯血者，可行灌注 + 栓塞术，达到抗肿瘤和止血的双重疗效；⑤放化疗之后进展的患者；⑥对于可耐受全身静脉化疗剂量的患者，可行血管内介入化疗 + 补充剂量静脉化疗，以增加局部治疗效果并保证全身剂量；⑦中央型肺癌、动脉血供丰富和巨大的周围型肺癌以及多发肺转移癌。

BAI/BACE 禁忌证主要有：①血小板 $<50\times10^9$/L；②有严重出血倾向、短期内不能纠正的凝血功能障碍者（凝血酶原时间 >18s，凝血酶原活动度 <40%）；③严重肺纤维化和肺动脉高压者及各种原因所致肺循环血供减少者；④穿刺部位皮肤感染没有很好控制且无法更换穿刺部位、全身感染、高热 >38.5℃者；⑤严重肝、肾、心、肺功能不全者，严重贫血、脱水及营养代谢严重紊乱无法在短期内纠正或改善者；⑥恶性胸腔积液、心包积液控制不佳者；⑦预期生存期 <3 月者；⑧对含碘对比剂过敏、不能仰卧、不能配合完成穿刺、插管和造影，或发作期精神病患者；⑨术中造影发现不能超选择插管完全避开脊髓动脉等危险血管者；⑩胸主动脉覆膜支架置入术后，术前评估无法完成选择性支气管动脉插管者。

尽管缺乏高级别循证医学证据，暂时未能列入肺癌治疗相关指南与规范，但 BAI/BACE 有着微创、低副作用和较好的客观缓解率等优点，随着技术的不断改进，介入治疗相关的循证医学证据不断涌现，其应用越来越广泛，且安全性越来越得到保证，具有较高的临床价值。BAI/BACE 治疗肺癌还需要多学科共同提高认识和重视，在实践中不断探索进步，开展更深入的研究，使其日臻完善，尽快进入肺癌治疗的相关指南和规范，造福更多患者。

（五）物理消融治疗

近年来，随着技术的不断发展与进步，影像引导下的肿瘤消融成为精准医学的重要组成部分，以其精准、微创、高效等优势成为继手术之后肿瘤患者主要的治疗方法之一。目前常用的消融技术主要有射频消融术（radiofrequency ablation，RFA）、微波消融（microwave ablation，MWA）、冷冻消融（cryoablation，CA）、高强度聚焦超声（high-intensity focused ultrasound，HIFU）和激光消融（laser ablation，LA），可用于肝癌、肾癌、肺癌、骨癌、乳腺癌、转移癌等多种病理类型肿瘤的治疗。其中，射频消融、微波消融、高强度聚焦超声和激光消融通过将局部组织加热到 60℃及以上达到损伤靶组织的目的，而冷冻消融通过将局部组织逐渐冷却到 –40℃ ~160℃从而造成靶组织死亡。

1. 射频消融

射频是指电磁波谱中频率为 3Hz~300GHz 的无线电波。在临床中通常使用的频率为 460~500kHz。射频消融的电极充当整个电路的阴极，患者背部或大腿贴上接地垫构成阳极，形成闭合回路。利用射频交流电在靶组织中产生电阻性加热，其中电子（e^-）构成射频交流电，离子（Na^+、K^+ 和 Cl^-）构成电阻。由于组织的导电性差，流经组织的电流会导致离子的振动和摩擦热的产生。因此，靠近射频电极的组织会经受最大的电流，温度上升最快（即直接加热）；远离射频电极的组织主要通过热传导来进行加热（即间接加热）。由于射频电极本身不是热源，其主要通过产生射频交流电引起相邻离子不停地振动、摩擦，从而产生热量。当局部组织升温到 100℃而发生沸腾、气化或炭化时，“烧焦的组织”相当于绝缘体，其电阻骤然增加，限制交流电的流动，降低热量传递效率，导致消融范围缩小。因此，射频消融往往是一个自限的过程，需要缓慢、匀速地升高温度。

射频消融的优点：①为微创治疗，创伤小、恢复快、可重复治疗；②对周围正常组织的损伤较小；③通常无须全身麻醉。

射频消融的缺点：①过于依赖良好的组织导电性和导热性；②射频交流电局限于射频电极周围，消融范围有限（最大径 ≤ 3cm）；③易受热沉效应的影响，难以根除肿瘤。热沉效应是指当靶组织紧邻大血管（内径 ≥ 3mm）时，流动的血流带走部分热量的现象。由于热沉效应限制了邻近大血管的肿瘤组织急速升温，容易导致消融不完全，从而影响预后。

2. 微波消融

微波是指频率为 300MHz~300GHz 的一种电磁波，介于无线电波和红外线之间。临床中通常使用的频率为 915MHz 和 2.45GHz。微波由微波发生器内的磁控管产生，经电缆和天线传递至靶组织，通过在靶组织周围产生交变电磁场，其以每秒 20 亿 ~ 50 亿次的速度改变极性，迫使靶组织中的偶极分子（主要为水分子）与振荡电磁场的速度保持一致。由于偶极分子无法跟上快速振荡的电磁场，部分电磁能转化为偶极分子简谐振荡的动能，从而将交变电磁场的能量转化为热能，提高靶组织的温度。其中，产热率（Q_h）与外加电场强度（E）的平方成正比，即 $Q_h = \sigma|E|^2$，σ 代表有效电导率（S/m），用于表示微波吸收的程度。由于人体内水分含量高，大多数组织具有较高的电导率，因此容易吸收微波能量，产生较大的消融范围。

微波消融的优点：①与射频消融不同，微波消融的能量不是电流，而是传播的电磁场，更少受到热沉效应的影响，容易穿过烧焦或脱水的炭化组织；②微波不依赖或绝少依赖相邻组织的传导，可在导电性差的组织（如骨、肺）中传播，因此应用范围更广泛；③微波频率较高，能产生更多的热量，多个微波天线同时应用能产生协同作用，加热速度更快、热场分布更均匀，消融范围更广。微波消融的缺点：①设备（电缆、天线）笨重；②天线容易过热，需要冷却装置保护天线的表面结构。

3. 冷冻消融

冷冻消融是指应用细胞毒性低温破坏肿瘤组织的治疗方法，主要应用于前列腺、肺、肾肿瘤和骨转移肿瘤等。冷冻消融需要先将冷冻探针置于靶组织内，当冷冻探针的内部温度降低至 -160℃以下时，低温通过对流和热传导迅速转移到冷冻探针的金属壁上，进而在冷冻探针的最远端形成冰球。冰球与靶组织发生物理接触并通过热传导将热量转移，从而将靶组织温度逐渐降至 -40℃ ~160℃。冷冻探针本质上是一个高压、闭合的气体膨胀系统，所用气体多为液态高压气体（如氩气、氦气）。当高压的针内氩气进入冷冻探针最远端的小腔室之前，会被强制通过一个狭窄的节流阀，之后快速膨胀到大气压。由于存在焦耳 - 汤姆孙效应，快速膨胀的氩气温度大幅急剧下降，随后从针毂中排出。理想的冷冻消融过程要求快速冷冻靶组织，缓慢而完全地解冻靶组织，然后进入第二次冻融循环。在靶组织的解冻过程中，冷冻探针的升温和组织的解冻是在同一系统内通过高压氦气完成。

冷冻消融的优点：①可实时监测消融区，相较于高温气体对超声图像产生的干扰，冷冻的冰球能被超声、CT 图像清晰显示，便于实时观察，通过调节和控制气体释放速率，有利于精确控制消融范围；②数个冷冻探针能够产生协同作用，扩大消融范围；③通常无须全身麻醉，由于组织的冷却本身就具有局部麻醉作用，冷冻消融患者往往较射频消融和微波消融患者痛苦更少；④较少受到热沉效应的影响；⑤有利于治疗靠近胶原组织和弹性组织的肿瘤，由于胶原组织和弹性组织（如支气管和血管等）能够耐受低温，冷冻消融不会破坏其组织完整性，从而可以安全地对靠近这些结构的肿瘤进行消融。

冷冻消融的缺点：①可能会引起低温休克，包括低血压、多器官功能衰竭和弥散性血管内凝血等，进而导致出血；②成本较高，需要购买和储存足够的液态氩气和氦气；③极低的温度可能会造成神经损伤。

4. 高强度聚焦超声

高强度聚焦超声是非侵入性热消融治疗方式，通过将多个超声波聚焦于一点，使局部组织温度瞬间升高到 60℃及以上，从而产生热损伤，同时其还能在组织中产生机械效应，导致细胞死亡。与传统超声能量密度（约 720mW/cm^2）相比，HIFU 的能量密度可达 100~10 000W/cm^2，通常仅需 0.5~1.0s，即可产生 60℃及以上的高温以快速消融靶组织。HIFU 主要通过热效应诱导细胞发生凝固性坏死。此外，还能产生一系列物理化学效应，包括空化作用、微射流和声辐射力。高强度声压引起细胞内微气核和组织内气泡（微米量级）不断发生膨胀和收缩，这一空化气泡急剧崩溃闭合的过程即为空化作用。微气核和气泡收缩、塌陷的同时，会向周围组织释放冲击波，产生微射流和声辐射力，造成细胞机械性损伤（核膜、线粒体和内质网的崩溃、塌陷），从而导致细胞死亡。高强度超声波的聚焦类似于放大镜聚焦光线，使用由自聚焦压电陶瓷构成的超声聚焦换能器（工作频率为 200kHz~4MHz），利用其平面换能器、声聚焦透镜和电子相控阵装置聚焦超声波、生成焦点，将能量传递至靶组织。这类超声聚焦换能器不仅体积小、声强大、能量集中、损耗小，还具有焦点可调的优点。

HIFU 的优点：①超声波通过皮肤和浅表组织到达深处的肿瘤靶区，无须侵入性操作；② HIFU 产生的焦点仅有数个立方毫米（<20mm^3），能够精确消融靶组织，适合治疗体积较小的肿瘤，精确度极高；③由于聚焦区声能高度集中，穿过中间组织的超声波具有较低的声能，对周围正常组织的损伤较小；④加热速度快。

HIFU 的缺点：①当超声聚焦换能器与皮肤之间的声学耦合剂不充分时，由于空气滞留，导致声束散焦，声能沉积在皮肤表面，造成皮肤烧伤；②治疗时间较长，即在连续两次 HIFU 治疗之间，必须间隔一段冷却时间，以防止邻近正常组织受到热量积累的影响；③肺、骨骼等器官和肿瘤组织内的钙化灶限制了超声波的传导，故 HIFU 不能治疗具有或靠近这些结构的肿瘤。

5. 激光消融

激光消融利用红外光谱中不同波长的激光，将波长从 810~1 064nm 的激光照射到靶组织上，其能够被靶组织血流中的血红蛋白吸收，进而导致不同程度的微血管反应。如靶组织吸收过多光能时，组织内出现微血管凝结和缺血性损伤，进而发生凝固性坏死。用于肿瘤激光消融的设备和系统与用于临床激光治疗的设备和系统相似，均由掺钕钇铝石榴石激光器产生的光（波长为 1 064nm）通过光学纤维放大器照射到靶组织上。光学纤维植入靶组织后，激光光源发射光子的热能聚焦于光学纤维尖端，导致局部组织升温超过 100℃；随后，热能在靶组织中扩散、传递，最终引起细胞发生凝固性坏死。

激光消融的优点：①激光消融拥有纤细灵活的激光纤维，对靶组织进行消融操作简便；②能够消融 1~2cm^2 的极小区域，适合治疗体积较小的肿瘤组织，精确度高；③相较于射频消融，激光消融功率较小、能量集中，更加安全和准确。激光消融的缺点：①由于烧焦组织增加了光的散射，降低了热量传递效率，因此激光消融与射频消融类似，是一个自限的过程；②消融范围小，由于大多数激光消融系统通过增加激光纤维来增加消融区的大小，但代价是侵入性增加、消融程序更复杂、成本更高；③激光穿透深度浅，仅适合消融浅表肿瘤组织。

消融技术主要利用热效应和机械效应损伤靶组织，引起细胞的酶学改变、基因突变、蛋白质变性和凝固性坏死。射频消融、微波消融、冷冻消融、HIFU、激光消融损伤靶组织在生物学机制方面虽是殊途同归，但在技术层面却大相径庭，在临床应用方面更各有千秋。因此，正确选择合适的热消融技术是治疗时需要考虑的问题。不同的热消融技术具有不同的优缺点，应该综合考虑肿瘤类型及大小、毗邻位置、并发症和治疗费用等因素，趋利避害，尽可能为患者提供最佳的治疗。

（六）不可逆性电穿孔

不可逆电穿孔（irreversible electroporation，IRE）技术是一项新的肿瘤微创消融技术，采用高电压短脉冲引起细胞膜发生不可恢复的纳米级穿孔，引起细胞内微环境破坏，导致细胞凋亡与坏死。该治疗技术具有消融边界清晰，消融区域血管、胆管、神经等重要组织结构得以保留，治疗区域可快速被正常细胞取代等优点，已在美国、欧盟等国家和地区批准进入临床应用。

与传统的消融技术相比，不可逆性电穿孔具有独特的优势。①界限清晰：明显区分消融区与非消融区，这能够最大程度地减少对周围正常组织的损伤，减少并发症的发生，且不管肿瘤的位置、大小及形状如何，消融区的肿瘤细胞均能被完全消融，临床疗效比较可靠。②组织选择性好：不可逆性电穿孔能保护被消融区的重要结构，如神经、血管、胆管、胃肠道、输尿管等细胞成分少的结构。③不受大血管血流的热/冷吸除作用影响：不可逆性电穿孔可在瘤内产生较完全的消融，而其他具有吸除作用的消融技术由于热量流失到流动的血液中，可能引起血管周围消融不完全，容易导致肿瘤的复发。④消融时间短：不可逆性电穿孔可在微秒到毫秒的治疗时间内使组织坏死，单次消融时间小于 5 分钟，多次重叠消融时间也不会超过 15 分钟，其省时的优点能够缩短患者的麻醉时间，减少疼痛等不良反应的发生。⑤引起细胞死亡的机制是凋亡：不可逆性电穿孔可引起消融区细胞生理性程序性死亡，避免产生坏死相关的并发症，且不可逆性电穿孔能激发免疫介导性细胞死亡，引起细胞吞噬作用，清除消融后残屑，促进正常组织的修复与再生。⑥治疗过程可实时监控：治疗过程中能够通过超声（ultrasound，US）、计算机断层扫描（computed tomography，CT）和磁共振成像（magnetic resonance imaging，MRI）进行影像导航和监控。在影像设备的辅助下，可以对探针的定位、标靶区域的消融过程以及最终消融区的大小进行实时监控，而且影像中消融区边界的精确度可与组织学上的精确度相媲美。用超声或 CT 监控到的消融区与病理分析中测量真实的消融区的尺寸偏差仅有几毫米。由此可见，不可逆性电穿孔消融的影像监控的精确度非常高。影像中还能清楚显示未消融的残余癌症细胞，因此医生能够对其再次进行消融。另外，实时监控还可以让医生观察到消融区周围组织的变化，从而推断出并发症出现的可能性，保障病人的安全以及有助于其术后快速恢复。⑦适应更多更复杂的病情：传统的消融治疗中，一旦肿瘤靠近大血管、胆管、胰管、肝门静脉等危险区域，则无法进行治疗，另外对于前列腺肿瘤或者脊椎附近肿瘤，消融容易导致神经受损而发生瘫痪、性功能丧失等情况。由于不可逆性电穿孔不损及管道和神经，对于以上情况均能进行安全而有效的治疗，对该类患者具有不可替代的作用。

不可逆性电穿孔理想的适用条件是：①直径在 3cm 以下的实质性肿瘤，局限于某一器官而无全身转移；②因合并全身性疾病而无法耐受手术者；③因肿瘤的大小和位置不适合行手术切除者。同时不可逆性电穿孔治疗肿瘤也存在一些局限性：①电流可刺激神经肌肉接头，引起肌肉强烈收缩，治疗时需行全身麻醉、气管插管或使用肌松药；②电流可刺激心脏，引起恶性心律失常，需用心电同步激发，以避免此种并发症的发生；③对于电导率不均质的组织，消融效果可能是不均质的。因此，戴有起搏器者，近期有心律失常、心肌梗死者，肿瘤附近有金属物者，肿瘤直径大于 5cm 者，有远隔器官肿瘤转移者，均不适用于不可逆性电穿孔治疗。

科学技术的进步极大地促进了肿瘤微创治疗的发展，不可逆性电穿孔消融术作为一种新兴的消融方法，与传统物理消融（射频、冷冻、微波、激光等）、化学消融、放射性粒子植入等相比，因其具有“选择性消融”的独特优势，在保证肿瘤组织灭活的同时有效地保护了周围重要结构，在诸多恶性肿瘤的治疗中已取得肯定疗效，而且更适用于诸如胰腺癌、肝门部胆管癌等靠近胰管、胆管、肝门复杂部位的肿瘤微创治疗。

许多研究均显示了不可逆性电穿孔治疗胰腺癌、肝癌、肾癌等的安全性和有效性。但不可逆性电穿孔的治疗仅限于直径 ≤ 3cm 的肿瘤，并且肿瘤越小，治疗效果越佳。然而对于直径 > 5cm 的大肿瘤，不可逆性电穿孔的完全反应率较低，约为 10%~25%。不同脏器消融后发生的并发症虽略有不同，但大多数并发症是可控的。由于不可逆性电穿孔多是应用于不适合接受其他手术治疗的病例，多数病灶靠近血管、神经、胆管、胰管等结构，其治疗风险及难度较大，出现并发症的可能性也增加。

不可逆性电穿孔与传统的物理消融相比，具有独特的优势。作为一种肿瘤微创消融新技术，不可逆性电穿孔弥补了传统消融技术的诸多不足。但是不可逆性电穿孔同样也存在一定的局限性和不足之处。相信随着科研上治疗参数的不断优化以及实践中长期有效性和安全性的论证，不可逆性电穿孔在肿瘤微创介入治疗领域具有广阔的前景。

（七）骨 / 椎体成形术

经皮骨 / 椎体成形术（percutaneous osteoplasty/vertebroplasty，POP/PVP）是在影像导引下，将穿刺针经皮穿刺到骨肿瘤部位后，注射骨水泥可加固骨骼、缓解疼痛、降低病理性骨折的发生率，并改善行动功能。

自从 1987 年法国医师 Galibert 等介绍了经皮骨水泥成形术能很好治疗椎体血管瘤以来，由于 PVP 术创伤小、效果好而且迅速，这项技术已广泛应用于治疗椎体良、恶性病变。作为经皮椎体成形术的外延，经皮骨成形术（pecutaneous osteoplasty，POP）概念在国内首先由周兵等提出，广义上指应用于身体各部位的经皮骨水泥注射技术，狭义上指椎体外其他骨骼的经皮骨水泥注射技术。POP 可以为那些不适合外科手术治疗或对放疗、化疗耐受的椎外骨肿瘤患者提供即时的疼痛缓解和机械稳定。

2013 年介入放射学会 SIR/ 美国神经外科医生协会 AANS/ 神经外科医生大会 CNS/ 美国放射学会 ACR/ 美国神经放射学会 ASNR/ 美国脊柱放射学会 ASSR/ 加拿大介入放射学协会 CIRA/ 神经介入外科学会 SNIS 声明中指出：经皮椎体强化术（percutaneous vertebral augmentation，PVA）是治疗脊柱肿瘤性疾病的有效手段。目前大多数的关于 PVA 文献都与治疗良性骨质疏松性压缩性骨折有关，然而 PVA 最初被用来治疗脊柱椎体原发和转移性肿瘤，术后能够有效镇痛并使椎体结构加固，证明了 PVA 治疗脊柱肿瘤疾病的安全性和有效性。Berenson J 教授研究发现骨肿瘤患者经 PVA 治疗后症状和体力较前明显改善，证明 PVA 是一种重要的、安全的、有效的治疗脊柱肿瘤性疾病的方法。

2014 年由中华医学会放射学分会介入学组制定《经皮椎体成形术操作技术专家共识》，共识中肯定了经皮椎体成形术（percutaneous vertebroplasty，PVP）在椎体转移性肿瘤、椎体骨髓瘤及骨质疏松性椎体压缩骨折患者中应用取得的良好疗效和极低的并发症发生率，获得包括放射科、骨科及神经外科等各个相关学科医师的认可，已成为上述疾病的主要治疗方法。

2017 年欧洲心血管与介入放射学会（Cardiovascular and Interventional Radiological Society of Europe，CIRSE）指南中提出经皮椎体强化术（vertebra augmentation procedure，VAP）的概念，它是治疗椎体压缩性骨折（VCF）的几种技术的总称，其中包括经皮椎体成形术（percutaneous vertebroplasty，PVP）、经皮椎体后凸成形术（percutaneous kyphoplasty，PKP）、经皮椎体植入术（percutaneous implant techniques，PIT）。采用不同的椎体增强术来治疗椎体压缩性骨折（vertebra compression fracture，VCF），目的是加固稳定骨折部位，缓解疼痛，并在可能的情况下实现椎体高度的恢复，并总结出经皮椎体强化术的适应证、禁忌证、安全性和疗效。

2018 年由中国健康促进基金会《骨质疏松性椎体压缩骨折规范化诊治白皮书》编写组牵头制定的

《经皮椎体后凸成形术的规范化操作及相关问题的专家共识》再次肯定经皮椎体后凸成形术在全球范围内广泛用于微创治疗骨质疏松性椎体压缩骨折(osteoporotic vertebral compression fracture,OVCF),取得了显著的临床疗效。文中指出,截至2016年12月,我国共有1 443家医院在330本杂志报道约73 992例次接受经皮椎体后凸成形术治疗,使病椎即刻得到强化和稳定,恢复其负重功能,迅速缓解患者疼痛,明显提高生活质量,得到医生和患者的广泛认可。

2019年,国际骨髓瘤工作组共识声明:多发性骨髓瘤椎体压缩骨折经皮椎体成形术和球囊后凸成形术骨水泥填充的作用。声明中指出PVP治疗恶性脊柱疾病能够显著控制疼痛和改善功能的作用。并提到Chew教授等在骨髓瘤和转移性脊柱疾病的PVP前瞻性研究中报道了视觉模拟评分法(visual analogue scale,VAS)下降2.8分,这与其他涉及骨质疏松症患者的前瞻性研究相似。

从不同的指南或者共识中我们可以看到,经皮骨/椎体成形术在全球范围内广泛用于微创治疗肿瘤导致的相关骨疾病,取得了显著的临床疗效,得到医生和患者的广泛认可。虽然经皮骨/椎体成形术疗效令人满意,但其手术的高风险性仍不容忽视。骨水泥渗漏、肺动脉栓塞等并发症不仅会造成脊髓神经损伤、瘫痪,甚至危及生命。在术前诊断,术中穿刺、复位、灌注,术后处理等方面仍存在相关问题有待解决。为此,临床医师应重视经皮骨/椎体成形术的规范化操作,掌握手术应用过程中常见问题的处理策略,降低手术并发症的发生率。

(八) 局部灌注性化疗术与药物选择

经导管动脉灌注化疗(transcatheter arterial infusion chemotherapy,TAIC)是一种用于治疗恶性肿瘤的辅助手段,通过动脉注入化疗药物,增加肿瘤局部药物浓度,从而提高抗肿瘤的疗效。1950年Klopp首次报道动脉内灌注氮芥治疗淋巴瘤的研究结果,随后动脉灌注技术用于头颈、盆腔等部位的肿瘤,20世纪80年代由林贵等人将其引入中国。目前,动脉灌注疗法已经成为肝癌、胆管癌、结直肠癌、胃癌、肺癌、胰腺癌、盆腔肿瘤等多种恶性肿瘤治疗选择手段之一,甚至在常规治疗方案无效的情况下,仍可取得肿瘤情况或临床症状的缓解,改善肿瘤患者的生存质量。目前动脉灌注疗法倾向于联合多种治疗药物(靶向药物/免疫抑制剂)或多种治疗方式(静脉化疗/栓塞化疗)同时运用。本文主要详细介绍局部灌注疗法的技术要点以及化疗药物的选择,供临床参考实践。

1. 局部灌注化疗术

临床常用的穿刺路径主要有3种:

(1)经股动脉穿刺置管:由于股动脉管径粗、穿刺技术便捷、易掌握,目前临床最常使用。

穿刺点的选择:穿刺点应选择在腹股沟下方约2cm处,即股动脉搏动最强烈处的正下方。如果两侧腹股沟处股动脉搏动相当,根据穿刺的便捷程度及穿刺习惯,一般常选择右侧股动脉。另外,应避免反复多次穿刺以免形成局部血肿,若一侧穿刺失败可选择对侧使用。

局部浸润麻醉:局部皮肤消毒、铺巾,采用2%利多卡因进行麻醉,先在皮内注射形成皮丘,然后沿穿刺方向推进至股动脉周围逐层行皮下麻醉。

操作步骤:采用Seldinger技术,左手指腹并拢置于穿刺点上方股动脉搏动最明显处,右手持穿刺针与皮肤呈30°~45°角,将穿刺针斜面向上进针,当持针手感觉到明显动脉搏动时,刺破血管前壁即可见搏动性血流喷出,缓慢推送引导导丝,退出穿刺针,沿导丝送入动脉鞘组,随后用肝素盐水冲洗鞘管。如选择穿刺鞘管组套,须运用透壁穿刺法,穿刺到动脉后壁,再后退穿刺鞘管,待血流喷射时,推送导丝及交换留置导管。

(2)经桡动脉穿刺置管:若患者合并腹主动脉以下的血管病变、近期使用抗凝药物、心功能较差不能平卧等情况,不宜选择股动脉路径,则可选择经桡动脉穿刺路径,其具有安全、无卧床时间限制及方便护理等优势。

适应证:Allen试验(艾伦试验)阴性,桡动脉血供良好者。Allen试验:同时压迫同侧手掌的桡动脉和尺动脉,随后松开对尺动脉的压迫。松开后手掌应迅速恢复红润(7秒内),则该试验结果阴性,提示该侧手掌有良好的双重血供。

禁忌证：Allen 试验阳性；穿刺点或周围合并感染、外伤者；凝血功能障碍或有出血倾向者；伴有脉管炎的血管疾病者等。

操作步骤：患者通常采用仰卧位，左上肢外展 20°~30° 置于托手架上，手掌朝上，手指指向穿刺者。将塑料小枕置于患者腕部，使腕关节抬高 5~8cm 处于过伸状态。穿刺者左手的示指、中指、无名指自穿刺部位由远至近触及桡动脉搏动最强处，一般穿刺点在桡骨茎突近端 5mm，即第二腕横纹处。静局部麻醉后行桡动脉穿刺，针尖指向与血流方向相反，针体与皮肤呈 30°~45° 夹角，斜面向上缓慢进针，当发现针芯有回血时，再向前推进 1~2mm，固定针芯，此时套管尾部应向外搏性喷血，提示桡动脉穿刺成功。

(3) 经肱动脉穿刺置管：穿刺点一般选择在肘横纹下 5~10mm 处，即肱动脉在肘部分叉前搏动最强处。穿刺点处消毒、麻醉后，采用改良 Seldinger 技术或微穿刺技术将穿刺针送入血管腔，见血液从穿刺针尾部喷出后，送入导丝及鞘管。

(4) 给药方式：动脉灌注化疗技术操作并不复杂，前提需要熟悉掌握人体血管解剖结构。灌注药物前需要完成动脉给药通道留置，一般先对腹主动脉、腹腔干、肠系膜上动脉等行血管造影，明确肿瘤供血动脉来源，避免化疗药物反流入胃肠道等空腔器官的供血动脉所导致的异位灌注或栓塞。必要时，可对非肿瘤供血动脉进行保护性栓塞，防止化疗药物进入非肿瘤供血动脉而损伤正常组织器官。

使用导管或微导管成功植入肿瘤供血动脉后，根据给药方式的不同分为以下 3 种方式：

团注给药：导管置入目标血管后，将稀释的化疗药物一次性注射，此方式适用于浓度依赖型化疗药物(顺铂、米铂、表柔比星等)。此方式给药时间短，在介入过程中完成给药，无须留置动脉导管，缩短患者卧床时间。

动脉留置导管：导管留置于肿瘤供血动脉，持续长时间灌注化疗药物，适用于时间依赖型化疗药物，化疗结束后方可拔除导管。此方式可根据化疗药物的特点调整给药时间，也可根据每次动脉造影真实的血管变化调整导管位置或栓塞分支血管，让肿瘤变成暂时性单支供血，便于肿瘤区域的药物覆盖。但采用动脉留置导管给药不足在于患者卧床时间较长，再次治疗需重新置管，增加治疗费用。

动脉药盒：导管成功植入肿瘤供血动脉后，将导管连接输液港并埋置于髂窝皮下。化疗时连接压力控制输液泵，从而控制药物速度，化疗结束后用肝素盐水封管。此方式无须重复置管，操作简单方便。但药盒留置需合理把握距皮肤表面的深度，尽量减少皮肤张力且需避免药盒埋置过深而不便于穿刺留管，注意预防感染、堵塞等。如果出现导管移位或堵塞，需要重新埋置动脉药盒。

(5) 灌注化疗的优点：灌注化疗具有以下优点：①可以有效地提高肿瘤局部的药物浓度，研究表明，局部药物浓度每增加 1 倍，其杀灭肿瘤细胞数可增加 10 倍，疗效呈对数增加。②经导管动脉灌注可减少化疗药物与血浆蛋白的结合，增加游离药物的浓度，提高细胞毒性作用，有利于杀伤肿瘤细胞。③经导管动脉灌注化疗，既能抑制肿瘤原发病灶的生长，又可防止肿瘤细胞进一步扩散。④经动脉灌注化疗药物能够避免或减少肝脏首过效应(某些药物经胃肠道给药，在尚未吸收进入血液循环之前，在肠黏膜和肝脏被代谢，而使进入血液循环的原形药量减少的现象，又称第一关卡现象)⑤用药总量少、全身毒副作用小、见效快等。

2. 灌注化疗的药物选择

(1) 常用化疗方案：临床实践中使用的动脉灌注化疗方案多达 10 余种，由于缺乏大规模随机对照研究，目前尚无最佳方案。常用的化疗药物多达 10 余种，如多柔比星、表柔比星、丝裂霉素、雷替曲塞、氟尿嘧啶、顺铂、洛铂、奥沙利铂、羟基喜树碱等。

原发性肝癌：日韩地区通常使用以顺铂为基础的化疗方案，如单药顺铂方案、低剂量氟尿嘧啶联合顺铂(fluorouracil and cisplatin，FP)方案或者持续灌注氟尿嘧啶联合皮下注射干扰素。此外，以奥沙利铂为主的化疗方案(oxaliplatin，fluorouracil，and leucovorin，FOLFOX 方案)常用于晚期结直肠癌的一线治疗，但近年来逐渐在肝癌领域使用。上述化疗方案的客观缓解率均优于索拉非尼，但是生存获益方面仍有争议。支气管肺癌：①鳞癌(表柔比星或多柔比星 + 顺铂或卡铂)②腺癌(顺铂或卡铂 + 丝裂霉素)③小细胞肺癌(表柔比星、顺铂、依托泊苷等)。胰腺癌：表柔比星 + 丝裂霉素 + 氟尿嘧啶、顺铂 + 丝裂

霉素 + 氟尿嘧啶、吉西他滨 + 顺铂。盆腔恶性肿瘤：常用顺铂、表柔比星、博来霉素、依托泊苷等。肝转移癌：根据原发部位组织学类型不同而选用相应敏感的化疗药物。结直肠癌、胃癌：常用 FOLFOX 化疗方案类似原发性肝癌。

(2)化疗药物的使用原则及相互作用：化疗药物按其作用机制可分为 6 类(细胞毒类、抗代谢类、抗生素类、生物碱类、激素类及其他药物)。由于部分化疗药物经动脉使用，血管刺激性强烈，因此并不是所有静脉化疗药物均可用于动脉灌注。用于动脉灌注的药物不仅需要符合全身化疗的基本原则，而且需要满足局部动脉灌注特性。化疗药物选择时，考虑最佳疗效的同时，尽量减少不良反应的发生。动脉灌注常选择浓度依赖型抗癌化疗药物，另需联合不同作用机制的化疗药物，以提高抗癌效果，降低耐药性而不增加化疗毒性。通常采用细胞周期特异性和非周期特异性药物联合，使药物能够形成协同作用，有利于增加化疗效果。周期特异性化疗药作用弱而慢，属于时间依赖型药物(如抗代谢类、微管抑制剂、拓扑异构酶抑制剂等)，需要一定时间才能发挥杀伤肿瘤细胞的效果；而周期非特异性化疗药杀伤效果强且起效迅速，属于浓度依赖型药物(如抗生素类、烷化剂等)，即药物浓度越高，抗肿瘤效果越显著(表 1-3)。

表 1-3 抗肿瘤化疗药物分类

是否周期依赖	类别	药物
周期依赖特异性药物(时间依赖型)	抗代谢类	抗叶酸类(甲氨蝶呤、培美曲塞等) 抗嘌呤类(巯嘌呤、硫鸟嘌呤) 抗嘧啶类(氟尿嘧啶、卡培他滨、吉西他滨、阿糖胞苷等)
	拓扑异构酶抑制剂	拓扑异构酶Ⅰ抑制剂(喜树碱、伊立替康等) 拓扑异构酶Ⅱ抑制剂(依托泊苷、替尼泊苷等)
	抗生素类	博来霉素
	微管抑制剂	长春碱类(长春碱、长春新碱、长春地辛等)
周期非特异性药物(浓度依赖型)	烷化剂	铂类(顺铂、卡铂、奥沙利铂等) 亚硝脲类(卡莫司汀、洛莫司汀) 其他(环磷酰胺、异环磷酰胺、氮芥、白消安等)
	抗生素类	蒽环类(多柔比星、表柔比星、吡柔比星等)

氟尿嘧啶与顺铂的协同作用：氟尿嘧啶通过其活性代谢产物破坏 RNA 的合成和抑制胸腺嘧啶核苷酸合成酶而抑制 DNA 的合成。顺铂可直接抑制 DNA 复制和阻断蛋氨酸在肿瘤细胞内的运输。另外，顺铂能增加细胞内叶酸水平，从而参与氟尿嘧啶的活性代谢产物氟脱氧尿苷三磷酸与胸腺肽合成酶的结合。

亚叶酸钙与氟尿嘧啶的协同作用：亚叶酸钙是氟尿嘧啶的增效剂，联合使用可提高氟尿嘧啶的疗效。一般先给予亚叶酸钙，增加细胞内活性叶酸的浓度，促进氟尿嘧啶和胸苷酸合成酶形成一个稳定的三联体，使氟尿嘧啶抑制胸苷酸合成酶作用时间延长。若先使用氟尿嘧啶，则无法起到增效的作用。

(3)安全性与并发症：尽管已明确动脉灌注化疗会导致多种不良反应，但目前报道很少出现危及生命的副作用。动脉灌注化疗的并发症可分为导管相关并发症和药物相关并发症。随着近年来操作技术的成熟，导管相关并发症发生率明显降低(0~4%)，如导管移位、导管脱落、动脉狭窄或梗阻、导管堵塞、出血及感染等。药物相关并发症有发热、肝功能损害、胃肠道症状、骨髓抑制等。有报道提出肝肾功能衰竭等并发症，可能与本身肝脏疾病或肿瘤进展有关，而不一定由于局部灌注化疗导致的。动脉灌注化疗属于侵入性治疗方式，因此需要精确的导管尖端留置，以优化肿瘤区域性灌注化疗并减少正常组织器官的毒副作用；另外需要加强术后护理，以免发生穿刺部位血肿或导管相关的感染。

(4)肝动脉灌注化疗：结直肠癌肝转移：据统计，结直肠癌全球在恶性肿瘤中发病率中位居全球第 4

位，肝转移发生率大约 15%~25%。虽然外科手术是目前首选的治疗方式，但术后复发率高达 75%。因此，如何才能降低手术复发风险并延长患者生存时间，学者们一直不断探索结直肠癌肝转移的最佳治疗策略。

传统的静脉化疗已经沿用多年，由于静脉化疗药物到达靶器官时所剩具有生物活性的药物量较少，容易发生继发性或原发性耐药现象以及药物的不良反应等问题，很大程度上限制了化疗药物的疗效，因此化疗方式有待进一步提高。1962 年 Clarkson 首次报道经肝动脉灌注化疗在肝转移性直肠癌的临床应用效果，13 例患者中 5 例均在 2 个月内疾病得以控制。随后多项研究证实，结直肠癌肝转移患者行肝动脉灌注化疗可获得 54%~73% 的肿瘤客观缓解率，7~16 个月的中位生存时间。1982 年 Frei 提出新辅助化疗的概念，20 世纪 80 年代末术前全身化疗开始用于结直肠癌的治疗。当然，术前全身化疗在临床实践中化疗药物不良反应较为严重，因此有学者提出术前区域化疗的理念。有研究针对术前行动脉灌注化疗的直肠癌手术标本进行病理分析发现，经术前灌注化疗的肿瘤组织出现不同程度坏死，细胞核伴有固缩碎裂，细胞间质涌现大量炎症细胞，且肿瘤组织肠黏膜表面的微血管密度降低。由此可见，经动脉灌注化疗药物能够使肿瘤细胞核发生不同程度的变化，从而具有杀伤肿瘤细胞的作用。另外，化疗药物通过刺激肿瘤血管，促进血管炎的发生，从而增厚血管内膜促进血栓形成，影响肿瘤细胞的供血，加剧肿瘤组织的坏死。

目前，肝动脉灌注化疗已经在结直肠癌肝转移领域取得较好疗效且技术也在逐步改善。最近的研究表明，直肠癌肝转移单纯行肝动脉灌注化疗，其肝内疾病控制率不如动脉灌注联合全身化疗，且联合治疗组的生存时间更长。这结果归因于结直肠具有分段供血的特点，其肝转移瘤供血主要来自动脉，化疗药物经高选择性动脉聚集于肿瘤内部；另外结直肠的静脉回流经门静脉至肝脏，故门静脉内的药物浓度也高于全身器官，因此动脉灌注联合静脉用药能够提高杀伤肿瘤细胞的效果，有助于肝转移的预防及治疗。

原发性肝细胞癌：原发性肝细胞癌占据全球癌症死亡原因的第 5 位，约 70% 肝癌患者确诊时已处于疾病晚期。虽然索拉非尼及仑伐替尼作为目前全球推荐用于晚期肝癌的一线方案，但研究显示，日本肝动脉灌注化疗约占所有原发性肝癌治疗方式的 4.5%，尤其在晚期肝癌的治疗领域显得格外重要（约 71.4%）。

肝动脉灌注原理基于肝脏特殊的解剖：肝实质主要由门静脉供血，而肝肿瘤血供源于肝固有动脉。学术界对于化疗药物的给药途径一直存有争议，研究表明，持续灌注的肿瘤细胞杀伤效果优于团注给药，且经动脉灌注的方式肿瘤细胞杀伤的效果优于下腔静脉及门静脉。此外，与 5- 氟尿嘧啶（5-fluorouracil，5-FU）相比，氟尿苷（floxuridine，FUDR）作为 5-FU 的衍生物，其肝内滞留率更高，且骨髓毒副作用更小。这现象可能与两者不同的药物作用机制相关：氟尿嘧啶的活性代谢物 5- 氟尿嘧啶脱氧核苷、甲基四氢叶酸及胸腺嘧啶核苷酸合成酶形成三联复合物，使该酶活性受抑制而影响 DNA 合成；此外，氟尿嘧啶可转化成三磷酸氟尿嘧啶核苷，干扰 RNA 的正常生理功能而影响蛋白质合成。氟尿苷为氟尿嘧啶的衍生物，由于肿瘤组织中胸苷磷酸化酶的活性比正常组织高，因此大部分的氟尿苷选择性到达肿瘤细胞内，并在胸苷磷酸化酶催化作用下转化成氟尿嘧啶而发挥抗肿瘤功能，故既能最大限度发挥肿瘤杀伤作用又能降低对正常人体细胞的损害。另外，相同的药物经不同给药方式（动脉灌注 *vs* 动脉团注），两者的药理学存在差异，所获得的剂量强度固然不同。例如对于环磷酰胺，经上述两种不同给药方式的剂量强度无明显差异，然而对于异环磷酰胺，动脉灌注的剂量强度明显高于动脉团注。另外，对于代谢类抗癌药物的剂量强度根据给药时间不同，不同的给药方式的剂量强度有明显变化。临床实践中，对于血浆半衰期较短的抗癌药物可通过持续动脉灌注给药增加化疗药物暴露时间，既可实现最大程度杀伤肿瘤细胞的效果，又能较好地控制剂量强度，减少药物毒副作用。

20 世纪 60 年代，国外已经开始探索氟尿嘧啶单药动脉灌注方案用于晚期肝癌的治疗，20 世纪 80 年代，顺铂 + 氟尿嘧啶联合用药的肝动脉灌注化疗方式逐渐在日本肝癌领域兴起。21 世纪初，研究已经证实以奥沙利铂为主肝动脉灌注化疗对于原发性肝癌是安全有效的。奥沙利铂属于第 3 代铂类抗癌药物，具有第1代铂类药物顺铂相似的化学结构，虽然两者均可与DNA链形成交联，但奥沙利铂不同于顺铂导致的DNA双链断裂引起肿瘤细胞死亡，而是通过诱导核糖体合成应激杀伤肿瘤细胞。由于奥沙利铂在顺铂顺式结构基础上新增了二氨基环己烷配体的疏水结构，从而可以阻止修复蛋白与DNA的结合，因此对顺铂耐药的肿瘤都有较好的抑制作用。此外，奥沙利铂具备顺铂所欠缺的能够调节机体免疫应答的功能，从而提高了树突状细胞识别肿瘤细胞的能力，激活细胞毒性T淋巴细胞攻击肿瘤细胞，导致肿瘤免疫性死亡的产生。目前多项临床研究及meta分析均显示，以奥沙利铂为基础的肝动脉灌注化疗使用于晚期肝癌的疗效优于一线的索拉非尼。

胆管细胞癌：胆管细胞癌发病率较低，临床上根据解剖学分为肝内胆管癌及肝外胆管癌，其中肝内胆管癌最常见，约占原发恶性肝脏肿瘤的10%~15%。可行外科手术的肝内胆管癌即使通过手术切除原发肿瘤，一般治愈率很低且术后疾病复发率高达60%。

至今，临床上对于不可手术切除的肝内胆管癌首选吉西他滨联合顺铂的全身化疗方案，研究表明吉西他滨联合奥沙利铂的全身化疗也有类似的疗效。大部分肝内胆管癌表现为病变局限，但由于肿瘤位置或多发性子灶无法行手术切除。理论上，通过肝动脉持续灌注化疗高剂量的化疗药物，既可实现杀伤肿瘤细胞的作用，又不会影响肝实质的正常血供。临床研究证实，经肝动脉持续灌注奥沙利铂及氟尿嘧啶对于肝内胆管癌是一种有效安全的治疗方法，尤其对于浸润型胆管癌疗效更优，肿瘤客观缓解率高达67.7%，总生存期长约20.5个月。Meta分析显示，晚期肝内胆管癌使用局部动脉灌注化疗较其他局部治疗方式更为有效。最近一项研究显示，局部动脉灌注氟尿苷联合静脉输注吉西他滨+奥沙利铂化疗疗效似乎优于单纯静脉化疗且化疗毒副作用无明显增加。

目前，局部动脉灌注化疗治疗肝内胆管癌的相关临床研究正在进行中（NCT 02989857，NCT02073994），前期数据显示，动脉灌注的疗效可能与体细胞染色体*IDH1/2*、*BAP1*及*TP53*基因位点的突变有关，提示未来动脉灌注化疗趋向于精细化及精准化。

（5）肢体动脉灌注化疗：骨与软组织肉瘤属于常见的肢体恶性肿瘤，不仅严重危及患者生命，而且极大地影响生活质量，其5年生存率由5%~20%提高至70%~80%，归功于术前新辅助化疗-手术切除重建-术后辅助化疗的综合治疗模式，术前经软组织肉瘤的供血动脉行局部动脉灌注化疗，实现缩小病灶同时减少患侧肢体血供，降低手术风险，有效地保护患者肢体。

以往静脉化疗在软组织肉瘤的治疗中发挥着极其重要的作用，但高剂量化疗药物的不良反应及常见的耐药现象，迫使临床医生寻求新的化疗方式。1971年日本学者Ohno报道了经支气管动脉灌注化疗预防软组织肉瘤肺转移的初步疗效，且经肢体动脉灌注化疗原发病灶疗效也较为理想。国内研究也证实，术前经肢体动脉灌注化疗有利于缓解疼痛，显著缩小原发病灶，为手术切除创造了条件。虽然有研究显示，经动脉灌注化疗相对于静脉化疗并不能够延长软组织肉瘤患者的生存时间，但能明显减少化疗不良反应以及提高肿瘤客观缓解率。目前，肢体灌注化疗已成为软组织肉瘤保肢的重要手段，常用的灌注化疗药物有多柔比星、顺铂、甲氨蝶呤、异环磷酰胺等。

（6）疗效评价标准：肿瘤疗效评价系统是评价临床治疗效果的重要参考依据，其不仅能够了解癌症患者治疗后的病灶缓解程度，而且还能够分析不同临床试验间的结果差异原因。在过去的40年里，随着肿瘤治疗方式及影像学技术的发展，基于影像学的疗效评价标准变得更加完善。

1981年世界卫生组织（World Health Organization，WHO）确定了实体瘤双径测量的疗效评价标准，其将疗效定义为完全缓解、部分缓解、疾病稳定和疾病进展四个等级。1999年Jame等在美国ASCO会议上首次提出单径测量代替传统的双径测量评价方法，并于2000年由美国国家癌症研究所及加拿大国立肿瘤研究院制定成实体瘤疗效反应评价标准（Response Evaluation Criteria in Solid Tumors，RECIST）。RECIST标准完善了WHO标准的疗效等级定义，补充了可测量病灶的概念（CT/MRI ≥ 10mm或胸片 ≥ 20mm的病灶），界定了靶病灶的数目（选择评价的病灶应代表所累及的器官，器官数目选择不超过5个，靶病灶最多每个器官选择2个，且总数不超过10个）。2009年在RECIST标准原版基础上修订出RECIST 1.1版，更新了靶病灶数目（选择评价的病灶总数由原来最多10个更改成最多5个），引进了有病理意义的淋巴结疗效评价（CT ≥ 15mm 的淋巴结），且倡导了疗效重复确认的重要性。随着靶向治疗在恶性肿瘤中广泛使用，RECIST 标准似乎不能准确反映肿瘤病灶内部真实的情况。因此，美国肝病研究学会倡导使用存活肿瘤（动态 CT/MRI 动脉期显示造影剂摄取的区域）作为评价对象，并修订成了针对肝细胞癌疗效评价的标准（modified RECIST，mRECIST）。

局部动脉灌注化疗为恶性肿瘤的治疗提供了选择，但如何才能获得最佳的治疗效果已成为临床应用的关键问题。因此，如何客观评价动脉灌注化疗的临床疗效显得尤为重要。虽然目前对于动脉灌注化疗的疗效评价尚未形成统一的评价标准，前期临床研究多采用 RECIST 标准及 mRECIST 标准进行疗效评价，且两种评价标准均可较好地反映动脉灌注化疗的效果。

（7）临床治疗策略：目前精准医疗时代，靶向及免疫治疗为大多数晚期恶性肿瘤提供更多且有效的治疗策略，传统的化疗似乎进入瓶颈期，但在肿瘤综合治疗方面仍发挥着不可替代的作用。以化疗为基础的局部动脉灌注化疗能够迅速控制肿瘤，缓解部分癌症患者的临床症状。动脉灌注化疗作为新辅助治疗用于晚期肿瘤，使高浓度化疗药物聚集肿瘤内部，实现高效杀伤癌细胞作用，减轻肿瘤负荷，降低临床分期，增加手术机会以及降低手术难度。术后动脉灌注化疗能够有效降低肿瘤远处转移，减少局部复发，且效果优于全身静脉化疗。另外，动脉灌注化疗对于不同瘤种而言，所具备的临床意义也不尽相同。通常情况下，局部动脉灌注化疗多用于晚期恶性肿瘤的姑息治疗，但近年来，许多研究表明动脉灌注在原发性肝癌及结直肠癌肝转移领域临床效果并不劣于一线的靶向治疗，也为该类疾病提供更多治疗方式选择。恶性肿瘤是一种全身性疾病，临床中应注重整体性思维，目前晚期恶性肿瘤趋向于多管齐下的联合方案，如动脉灌注联合靶向治疗 / 免疫治疗，或者三者同时使用，可能成为将来治疗恶性肿瘤更有效的治疗策略。

（熊 斌 邢文阁 赵 明 邵海波 高 炜 王 艳）

第三节 影像引导与影像评价

介入肿瘤学是介入放射学的一个专业领域，已发展成为现代肿瘤学的一个独立支柱。在 X 线、超声、CT 或 MRI 等影像引导协助下，将介入器械（例如活检针、消融电极、血管内导管）定位，并对人体各个器官的肿瘤进行诊断和精准治疗，主要包括肝脏、肾脏、肺和骨骼等器官的肿瘤。不同的影像引导方式都有其各自的特点，取其长避其短才能保证介入放射学操作的顺利进行，下面就简述这些引导手段的特点。

一、影像引导方式

（一）X 线透视

X 线透视是传统的、基本的、实时显像的监测手段。在 X 线透视下进行介入放射学操作应用的历史最早，范围最广泛。现在应用的导管等介入器械几乎都被设计成 X 线下可视或标记可视。DSA 是在此基础上发展起来的利用计算机技术消除骨骼软组织等对于注入血管对比剂影像的影响，提高了血管显示的清晰度，是血管系统介入首选的方法。肿瘤介入中，DSA 可帮助显示肿瘤轮廓及供血血管情况并规划后续治疗路径，临床广泛应用的 TAE、TACE、SIRT/TARE、HAIC、门静脉栓塞（portal vein embolization，PVE）等均需通过血管造影进行治疗，DSA 也成为这些治疗方案最常用的引导技术。在恶性腔道梗阻的支架置入、胃肠道营养管 / 减压管植入等肿瘤的姑息性治疗中，DSA 亦发挥了很大的作用。作为最常用的引导技术之一，X 线透视也有其不足，如成像层次重叠，密度对比小，需依据对比剂的使用，且对术者和患者有电离辐射等。

（二）超声

超声引导具有使用方便和实时显像的特点，且对人体无明显伤害。作为穿刺的定位手段，有其独特的优越性。特别是对实质性脏器、胸膜、乳腺或其他体表病变的穿刺定位，超声检查具备良好的监视能力。腔内超声还可以帮助引导胰腺、前列腺等深部器官的穿刺活检。此外，增强超声可以实现更大的对比度与组织信号比，可将存活的肿瘤区域与坏死/囊性区域区分开来，达到更精准的诊断及治疗效果，实现连续、实时、动态地观测及显示肿瘤，在肿瘤介入中有着广泛的应用前景。然而，超声的成像深度有限，有部分脏器无法使用超声检查，适合扫查的目标脏器也会出现相对的"盲区"（如肝脏紧贴膈下的部位等）。另一方面，由于探头对于靶器官的位置千变万化，对于操作者的经验和技术提出了很高的要求。

超声在肿瘤消融的引导中应用最为广泛，但也存在一定的不足，如对于较大的病灶，在布针消融时高度依赖术者的经验，很可能在布针时出现"漏空现象"，导致消融不够彻底。并且有时肿瘤显示不清晰，容易导致定位不准确、消融范围不够，从而引起术后复发。

（三）CT

由于是断层影像，CT 能够使病灶显示更加清楚，在临床得到广泛的应用。肿瘤介入中，CT 引导在诊断性穿刺活检及各种消融技术中发挥了很大的作用。CT 引导较超声引导可以清晰显示病灶与周围组织的关系，有助于合理选择布针的路径。而且 CT 还可以清晰显示消融针与病灶的关系，在治疗过程中可及时调节射频针的角度与深浅，从而保证消融治疗的效果及安全性。此外，CT 还能比较清晰地显示病灶内部因消融出现的"气泡征"，有助于术者及时调整治疗方案。另外，CT 引导下 3D 打印共面模板穿刺技术可进一步提高穿刺精准度，可在活动度不大的脏器中广泛应用。由于介入手术对实时性的需求，实时 CT 透视技术也逐渐发展起来，获得的实时图像可以帮助肿瘤介入医生，无须像传统 CT 引导那样每次操作穿刺针后进出手术室，但连续扫描会导致放射剂量增加。多排螺旋增强 CT 引导下肝癌消融治疗，可以在消融前帮助明确病灶的具体位置及其与周围血管的关系，辅助设计进针路线；也可以在消融后帮助评估消融效果及确定是否需要追加消融。此外，CT 灌注成像可通过检测对比剂的血流动力学循环，对毛细血管水平的血流进行定量分析，用于定量观察栓塞治疗术后的灌注变化。

总的来说，CT 引导的优点有分辨力较高，定位准确；病灶与重要解剖结构的关系可清晰显示，穿刺活组织检查的成功率高。而缺点有电离辐射，图像常局限于轴面，活组织检查入路常受到限制等。

（四）MRI

MRI 作为特殊的引导方法，没有电离辐射，观察范围大，采用特殊技术可以达到实时监视的程度，越来越被临床所认识。虽然现在由于设备的普及程度、性能和专用无磁性介入器材开发程度所限，临床应用受到一定限制，介入用 MRI 设备空间较小，信噪比相对较低，临床应用具有诸多限制。但术中 MRI 仍有着众多优势，如 MRI 可在无需对比剂的情况下产生 2D 和 3D 血管图像，可采用特殊序列进行实时动态成像，可用稀释的对比剂进行类似 DSA 的血管造影，可获取三维成像对肿瘤的血管内治疗提供路线图，亦可用于观察血管壁斑块负荷、血管成形术术后的血管壁损伤、药物洗脱支架及药物涂层球囊药物的释放等，仍具有广阔的应用前景。MRI 及 X 线设备还可以联合引导，在特殊的 MRI 及 X 线设备之间来回切换，达到近实时的术中成像。在消融治疗的引导上，MRI 相对较为昂贵，并且手术时间较长，但可实现不同扫描序列的组合，包括灌注成像等，更好地对消融术后的病灶情况进行评估。此外，采用 MRI 引导的高强度聚焦超声（high-intensity focused ultrasound，HIFU）也越来越多地受到关注，批准应用于多种恶性肿瘤的治疗。

（五）锥体束 CT（cone-beam CT，CBCT）

传统的透视软组织分辨力低，仅能显示二维投影，在非血管介入中应用较为受限。平板探测器的出现使 DSA 设备同时具备了 CT 成像的功能。通过平板探测器的旋转，CBCT 能直接获取二维投影图像，在专用工作站对采集的图像进行重建及后处理，较短时间内即可形成二维图像并进行三维重建，使得术者能在一套设备下获得透视和 CT 的数据。在采集图像前向导管内注射造影剂，还可通过调整造影剂的体积、稀释度、注射速率和图像采集的延时时间等来提高正常肝实质与肿瘤组织的对比度，被临床广泛应用于血管和非血管介入诊疗中，包括制定手术计划、定位器械、监测手术进展，评估治疗反应等。目前，商业化的 CBCT 软件有 XperCT/Philips、InnovaCT/GE、DynaCT/Siemens 及 Lci/Toshiba 等，也产生了单期 CBCT、双期 CBCT、自动血管探测、虚拟实质灌注、实质血容量 CBCT 等不同成像技术。并且，将 CBCT 技术与动态 DR 技术相结合，可开发出具备三维成像功能的 DR，即 CBCT-DR，实现多角度的三维成像，以动态可视化的方式观察人体组织。此外，CBCT 技术在中此领域也有应用。西门子的 Cios Spin “一站式 VATS” 解决方案，可辅助医生完成肺小结节的精确定位以及切除手术，避免患者在 CT 室和手术室来回奔波，消除了清醒状态下的穿刺痛苦，降低出血、气胸等并发症的发生率。

目前，CBCT 在肿瘤的诊疗中已经有着广泛的应用。在 TACE 术中联合 CBCT 及 DSA 对富血供的 HCC 有着较好的诊断能力，能提供更多的肿瘤血供信息，显示亚厘米的微小富血供结节、肝外小动脉及强化区，提高病灶检出率和肿瘤血管识别能力，还可以通过软件自动识别肿瘤供血动脉，预测术后栓塞范围，最终提高治疗效果，减少 X 线暴露和对比剂使用。通过联合导航软件，CBCT 在穿刺活检及消融中有着更广泛的应用。相比于传统 CT，CBCT 可缩短肿瘤消融操作时间，提高诊疗的准确率，并可用于引导子宫动脉栓塞、肾肿瘤栓塞、前列腺栓塞、支架置入及内漏修补等。将透视图像与 CBCT 图像进行融合，在导航软件帮助下，可实时监测进针，避开重要血管；提高肿瘤消融的技术成功率。并且，CBCT 还可结合造影或术前 CTA 或 MRA 图像，甚至可以在术中免于使用对比剂。

与传统 CT 相比，CBCT 具有更低剂量、更高分辨、更高效率、更低成本，甚至可移动的优势，但图像质量上仍然存在一定的差异。从技术逻辑上，CBCT 的图像质量未来有望比肩 CT，随着临床应用场景的逐渐增加，CBCT 技术可能在不同细分领域具有更大的未来，不断涌现出更多不同形态的 CBCT 或具备 CBCT 功能的细分设备。

（六）正电子发射计算机体层成像

正电子发射计算机体层成像（positron emission tomography-computed tomography，PET-CT）可显示肿瘤的代谢活动，检测到常规解剖成像中无法显示的病灶，在评估因手术、消融、栓塞或放疗后复发的小病灶方面具有特殊的价值。实时 PET-CT 较其他传统成像方法对于恶性肿瘤的检测具有较高的敏感性。PET-CT 引导进行肺肿瘤消融，术后显示肿瘤的摄取完全消失。但实时 PET-CT 引导也会将患者与术者同时暴露在较高的辐射剂量中，且重复扫描非常耗时，不便于操作，在介入的影像学引导中应用受限。

（七）内镜

目前内镜在介入中的应用相对于其他成像技术并不广泛，然而其在胆道，胃肠道和泌尿生殖道的介入中起到了不可或缺的作用。内镜逆行胰胆管造影（endoscopic retrograde cholangiopancreatography，ERCP）是胆道梗阻的一线治疗方法，可进行内镜引导的胃肠道及泌尿生殖道恶性肿瘤的穿刺活检，以及内镜引导下消化道支架置入治疗恶性梗阻。但可能因胆道解剖改变、导管狭窄或肿瘤压迫而导致内镜逆行胰胆管造影技术困难或失败。此时，可考虑采用经皮经肝胆管穿刺引流（percutaneous transhepatic cholangial drainage，PTCD）。

（八）电磁导航（electromagnetic navigation，EMN）

EMN 将 GPS 导航的原理应用于人体，通过电磁场发生器产生磁场，利用其发射和接收电磁信号来确定靶目标的空间位置，实现辅助引导作用及介入术中的实时可视化。EMN 较传统 CT 引导更精准，所需的成像次数也更少，有助于对传统技术无法达到的病灶进行干预，可减少手术时间和穿刺次数，减少手术相关辐射剂量。但同时，EMN 也有诸多限制，比如：目标对准误差较大、热消融针的跟踪较为困难（需要平行或同轴放置一根可探测的针作为辅助）、消融针可能会偏离预定路线，因此在管腔内介入中的应用非常有限。此外，EMN 的磁场可能会受到外部磁场的干扰，也限制了其在 MRI 引导下的应用。

（九）光学导航

光学导航是一种三维示踪系统，能够交互式控制扫描层面，可方便、及时地制定手术穿刺计划并快速确定最佳进针点和角度，实时跟踪安装标记点的介入器械，获取手术过程中标记点的空间位置，医生结合术前重建的图像分辨出病人的主要器官以及相关靶点，能与 MRI 等多种成像方式兼容。与 CT/ 超声引导活检相比，MRI 联合光学导航准确性更高，可对较难探测或穿刺部位的肿瘤进行治疗。光学导航要求在探测器和标记器械之间有畅通的路径，这种特性限制了部分器材的使用，特别是当病灶位置较深的时候。激光导航是一种特殊的光学导航技术，也已用于介入手术的引导实施。激光导航系统需要可移动的激光发生装置，投射激光指示穿刺点及最佳轨迹，可减少手术时间及辐射暴露。将激光导航与其他成像模式结合可对较难穿刺的病灶实施成功穿刺。然而，介入医师在使用激光导航前必须接受一定的培训，具有一定的学习曲线，且在对活动度大的脏器引导进行介入诊疗时较易出现校准偏差，且成本较高。

（十）机器人导航

导航机器人为介入医师经皮和血管内治疗提供了更高的可追踪性和可操作性。在肿瘤、心脏、神经及大血管介入方面有着重要的突破。现已有数种自动化程度各不相同的机器人导航装置：MAXIO 系统（Perfint Healthcare，Chennai，India）是通过扫描 CT 图像后经智能导航系统处理设计后引导穿刺并由临床医生操控的立体定位机械辅助设备。与常规技术相比，在消融模型中可显著减少消融后的残余肿瘤组织。FS-02N（Kawasaki Robotics，Detroit，MI）是一款全自动 CT 集成系统，能够进行图像捕获，与术前图像融合并沿预定路径进行穿刺。Magellan 机器人系统（Hansen Medical，Mountain View，CA）则允许介入医生从工作站远程操作导管，并通过触觉反馈来引导导管或穿刺针的远端，降低医生的辐射暴露。Epione® 机器人（Quantum Surgical）集成了史陶比尔机器人和人工智能技术，提高了穿刺的可靠性和准确性，主要用于肝癌的微创经皮介入消融手术。IQQA®-Guide 和赛诺威盛智的机器人靶向导航穿刺系统等可帮助减少降低手术时间、穿刺次数、辐射剂量及并发症发生率。SGNIO 机器人系统突破传统“定位与导航”概念，基于自研 REMIND 分布式介入手术机器人操作系统，融合术前 CT、术中近红外光学、超声、语音、力觉和视觉信息等多维信息，实现全域感知和混合现实穿刺临场感重建，实现了呼吸感知、力觉反馈、肋间侧自动悬停等复杂功能。然而，目前的机器人导航系统尺寸较大，便携性有待进一步提高。此外，导航机器人在触觉反馈方面仍有较大的改进空间，当前可用的系统也无法与实时 MRI 相兼容。

（十一）图像融合

图像融合是将图像重叠成复合图像的过程。通常可将术前横断面成像（如增强 CT、MRI 或 FDG-PET）投影在实时 US 或 CT 平扫图像上进行融合，以达到术中引导的作用。通过图像融合，介入医师可清晰地观察病灶及周围组织，提高穿刺的准确性，并指导术中布针，达到更好的疗效。较单一的实时成像，图像融合在术中更易评估消融范围。US-CT/MRI 融合成像技术结合了 US 的实时性以及 CT/MRI 的高分辨力优势，用于引导肝癌的活检及热消融。其通过后处理，将 US-CT/MRI 所得图像在空间上配对合并形成多模式图像，经过信息互补来提升诊断和治疗准确性。使用 US-CT/MRI 引导消融，不仅能提高肿瘤的检出率，也能更好地显示血管、胆管和存活肿瘤的边缘，指导穿刺路径及布针，避开易损结构，提高消融的有效性并指导术后疗效评估。对于特殊位置的肝癌或难以显示的小肝癌，通过 US-CT/MRI 融合技术也能进行有效的消融。

1. US/MRI 图像融合

实时 MRI 成像技术易受运动伪影影响，且操作复杂，配套器械贵重，较难在临床上广泛应用。而 US 可实时指导调整穿刺路径，通过将 US 与术前 MRI 进行图像融合，可将两者的优势结合。通过 US-MRI 图像融合及 EMN，前列腺恶性肿瘤的检出率可达随机活检的两倍，其在前列腺癌内放疗计划中也有应用。

2. US/CT 图像融合

CT 扫描增加了患者甚至术者的电离辐射，降低管电流及增加扫描层厚则会降低图像质量。需增强 CT 显示的病灶在术中易显示不佳，引导 z 轴穿刺时也较为困难。此外，重复扫描以调整穿刺路径并不能称为实时引导，在穿刺位置不佳的病灶时则会耗费大量时间。CT 透视虽可实时引导，但辐射剂量会大大增加，且需要专用透视设备。US/CT 图像融合可克服以上这些限制。将诊断用 CT 图像及实时 US

图像进行融合，不仅可清晰观察病灶，也能在无电离辐射的情况下进行实时的 US 引导。采用 CT/US 或 US/MRI 融合技术可大大增加肝脏肿瘤病灶的可视度。

3. US/PETCT 图像融合

相比于 PET-CT 实施引导，US/PET-CT 融合成像可引导对常规成像显示难以穿刺的病灶进行活检及消融，节约大量的操作时间。Venkatesan 等人采用该技术，对常规影像学检查中难以显示，但在 PET-CT 上呈高摄取的病灶进行了成功活检及消融，并且短期内未发现局部复发。

4. CT/MRI 三维融合成像

CTA 能提供肝动脉、门静脉及肝静脉系统清晰的走行、变异情况及有无脉管侵犯等血管信息，然而 CT 对直径 ≤ 1cm 的肝癌诊断率不高。肝细胞特异性造影剂因其在小肝癌检出率和肿瘤边界显示方面的优势，在 MRI 增强扫描中的应用越来越广泛。术前整合两者优势，有利于精准治疗策略的制定。近年来，三维可视化技术迅速发展，CT/MRI 三维融合成像可统一，直观、全面地显示肝脏肿瘤的大小、部位及形态、肝内血管解剖及变异，协助判断肿瘤与肝内重要血管的空间位置关系，为准确的术前评估和制定最佳的手术方案提供了支持，并可动态了解术后是否有肿瘤的复发转移。

二、术前、术中及术后影像学评估

（一）预后相关影像学指标

影像学评估对于肿瘤的治疗策略及预后预测具有重要作用。HCC 的早期复发与微血管侵犯（microvascular invasion，MVI）、组织学分化恶性程度及微卫星灶等相关，远期复发则与肝硬化等肝脏本身情况相关。然而，部分指标需通过病理学检查确认，但病理检查并不是必须环节，因此通过评估特定影像学指标的预后价值筛选出潜在指标，对 HCC 的预后预测有重大意义。Wang 等纳入 1 604 例患者，通过验证建立了最大肿瘤直径（cm）+ 肿瘤数目的预测模型，以 6 和 12 分将得分分为三个等级，不同等级的患者预后具有明显差异。有研究建立了纳入术前酰胺质子转移成像的信号强度、体素内不相干运动（intravoxel incoherent motion，IVIM）成像的 D 值以及肿瘤大小的预测模型，取得了较好的预测效果，术后 24~48h 的 IVIM 成像参数与无进展生存期也有显著关联，甚至较 mRECIST 更佳。术后采用 LI-RADS 2018 的肿瘤反应评估可预测消融后的残余肿瘤及肿瘤坏死情况。在伴有门静脉癌栓的患者中，术后碘化油沉积较无明显沉积者有更好的生存率。目前，影像组学运用定量高通量提取方法将医学图像转换成高维可提取数据的技术，定量提取高维影像特征，为肿瘤的诊断、预后及预测提供有价值的信息，正引起越来越多关注。Sun 等研究认为术前 MRI 提取的组学特征是预测 TACE 疗效的独立预测因子，将 T_2、弥散加权成像、表观弥散系数等多参数结合后可取得更好的预测作用。

MVI 是肿瘤内或瘤周血管内的微观检测下的癌栓，肿瘤细胞向肿瘤血管早期浸润的标志。部分 MVI 阳性患者中局部热消融疗效不佳，术后复发率较高。但是，术前影像学检查很难直接显示 MVI，因此，如何采用影像预测 MVI 也逐渐受到关注。Banerjee 等将肿瘤基因表达与影像特征相结合，显示预测 MVI 的准确性、敏感性及特异性均高于穿刺活检。Chou 等研究结合 HCC 形态学和血流动力学特点进行分析，显示肿瘤边缘不光整是 MVI 的独立危险因素。Reginelli 等研究发现不仅肿瘤边缘不光整，肿瘤包膜不完整也是 MVI 的危险因素。MRI 增强能显示肿瘤的边缘、包膜、瘤周强化等，对于 MVI 的预测具有重要价值。采用钆塞酸二钠增强 MRI 进行增强检查时，肝胆特异期瘤周低信号也是 MVI 的独立危险因素，不过也有研究人员对此持反对意见。此外，ADC 值、两个病灶间 DWI 信号值及 ADC 值的相似性也都与 MVI 相关，IVIM-MRI、化学位移成像中的瘤内脂肪、PET 检查中的 ^{18}F-FDG（18F- 氟代脱氧葡萄糖）摄取量也对 MVI 有预测作用。Peng 等研究显示影像组学特征、甲胎蛋白（AFP）水平、低密度晕、肿瘤内部动脉及肿瘤边缘不光整是 MVI 的独立预测因子。

（二）消融范围和边界评估

肿瘤卫星结节的存在和体积增大均与局部进展（local tumor progression，LTP）相关，通常肿瘤根治原则要求消融边缘超出肿瘤边缘至少 5mm，不足的消融边界（ablative margin，AM）可能导致较高的

LTP。相较于外科手术，消融治疗 HCC 伴有较高的 LTP，其危险因素包括病灶直径、毗邻大血管、病理分化情况及消融范围等。能否获得足够的安全 AM 是 LTP 的重要影响因素，也是消融准确疗效评价的重要环节。

临床上常采用 US、超声造影（contrast-enhanced ultrasound，CEUS）、CECT 或 MRI 等图像技术评价 HCC 热消融治疗的效果。但常规 US 在 HCC 消融治疗时难以清楚探及边界，也不能准确区分凝固性坏死范围。CEUS 可实时显示病灶，通过术中造影能对困难病灶进行引导定位穿刺，并在消融术后及时准确判断热消融治疗后肿瘤是否完全灭活，指导肿瘤残余部分的补充治疗，进而达到完全消融。但其也存在一次造影只能观察一个病灶的弊端。CECT 是消融疗效评估的一个较好方法，将消融前后的 CT 二维图像进行对比，大致估计或以肝内解剖标志点做参照评估消融治疗是否达到安全边界，准确度有限，尤其是对肿瘤上下径或斜径方向的测量更为困难。利用图像融合技术，可将不同影像引导方式的优势互补，对 AM 进行更好地评估。Tomonari 等通过工作站将患者术前 CT 和术后 CECT 的横断面影像进行图像融合评估 AM，有效性显著。术后采用 CEUS-CT/MRI 图像融合评估 AM 也较为可靠。Tang 等采用基于 CT 的 3D 图像融合，可精确评估肿瘤 AM，较 2D 更为精准判断肿瘤消融是否成功，并预测术后复发。3D、CT/MRI 图像融合等技术在进行消融术后的消融范围评估，均显示了较好的评估效能，并可以预测局部复发。

MRI 温度成像利用了氢质子 T_1 弛豫时间的温度敏感性进行成像，在监测消融温度、评估消融治疗方面可提供准确、无创、可广泛使用的方法，能在手术过程中、术后即刻和随访中准确定位热源，有效引导热沉积，减少靶区周围正常组织的损伤。质子共振频率位移（proton resonance frequency shift，PRFS）是目前临床及研究中最常用的方法，通过利用水分子中质子与周围氧原子之间的氢键受温度影响，质子所在局部磁场会随温度而改变，导致质子共振频率改变进而成像，具有灵敏度高、与温度呈稳定的线性关系，与组织类型无关等优点，但易受局部磁化率影响，而磁化率又与组织解剖、所采用的介入器械、脂肪含量、运动伪影及磁场漂移相关。此外，T_2、弥散、质子自旋密度、质子化学位移、磁化传递等多种技术以及温度敏感性对比剂被开发用于温度成像，不同 MRI 测温技术也不断提高灵敏度和测量精度。

但消融治疗在组织内导致的升温效应较为复杂，不同组织吸收电磁波 / 声波能力不同，相同组织的吸收能力也会随消融过程的温度升高而改变。当组织接近或超过 100℃时会产生不必要的气泡，影响观察及疗效。在 RFA 和 WMA 消融中，探针中配有的温度计只能测量一个点，因此提供的温度信息相当有限。而在 HIFU 中，换能器通常在体外，温度探头虽可以在体内，也只提供了有限的点测量。由此，能测量组织绝对温度的方法应运而生。利用光谱成像技术，以组织脂肪或代谢物为内参，可获得绝对温度；利用化学位移的 MRI 测温法能消除由局部场不均匀引起的温度测量误差。

（三）肿瘤疗效评估

术后疗效评估对临床判断肿瘤的治疗是非常关键的，决定了病人下一步诊疗的策略以及病人是否获益。以肝癌为例，从 20 世纪 WHO 便制定了肿瘤疗效评估标准开始，随后出现了实体瘤疗效评价标准——RECIST 标准，并数次修订，对肿瘤的疗效评估。

1. WHO 标准　由 WHO 基于以肿瘤反应为主要研究终点的实体瘤疗效评价标准，将肿瘤病灶分类为可测量病灶、单径可测量病灶及不可评价病灶。对于前三者，采用完全缓解（complete remission，CR）、部分缓解（partial remission，PR）、疾病稳定（stable disease，SD）或无变化（no change，NC）、疾病进展（progressive disease，PD）进行疗效评价，而对于不可评价病灶则采用 CR、SD/NC 及 PD 进行评价，以指导后续治疗及预测预后。但存在如下问题：将“可评价”和“可测量”的概念混为一谈，使得疗效评价出现差异；缺乏对最小病灶的大小及最少病灶数量的明确规定；单个病灶进展和肿瘤整体（所有病灶测量的总和）进展的概念界定不清。

2. RECIST 标准　由欧洲癌症研究与治疗组织（European Organization for Research and Treatment of Cancer，EORTC）、美国国立癌症研究所（National Cancer Institute，NCI）和加拿大国立癌症研究所制

定，采用简易精确的单径测量代替传统的双径测量方法，将病灶分为可测量病灶及不可测量病灶，对肿瘤基线状态以及治疗后的疗效进行评估。

对于目标病灶的评价，采用如下分类：

CR：所有目标病灶消失；

PR：基线病灶最大径之和至少减少 30%；

PD：基线病灶最大径之和至少增加 20% 或出现新病灶；

SD：基线病灶最大径之和有减少但未达 PR 或有增加但未达 PD。

而对于非目标病灶的评价，则采用如下分类：

CR：所有非目标病灶消失和肿瘤标志物恢复正常。

未完全缓解（incomplete response，IR）/ 病变稳定 IR/SD：一个或多个非目标病灶持续存在和 / 或肿瘤标志物高于正常。

PD：出现新病灶和 / 或非目标病灶明确进展。

临床上，有多种治疗方法被证实可延长患者生存，但无法有效缩小肿瘤大小，RECIST 标准在此情况下无法很好地评估疗效。并且，肝硬化背景、肝脏血流动力学改变、肝门淋巴结肿大或腹水等都可能影响肿瘤显示，导致误读。WHO 与 RECIST 方法对于可测量病灶疗效评价标准的异同通过下表简示（表 1-4、表 1-5）。

表 1-4 WHO 标准与 RECIST 标准比较

疗效	WHO	RECIST
	两个最大垂径乘积变化	最大径总和变化
CR	全部病灶消失，至少维持 4 周	全部病灶消失，至少维持 4 周
PR	缩小至少 50%，至少维持 4 周	缩小至少 30%，至少维持 4 周
NC/SD	介于 PR 和 PD 之间	介于 PR 和 PD 之间
PD	增加超过 25%，或出现新病灶	增加超过 20%，或出现新病灶

注：CR 完全缓解，PR 部分缓解，NC 无变化，SD 疾病稳定，PD 疾病进展

表 1-5 RECIST 的总疗效评价

目标病灶	非目标病灶	新病灶	总疗效
CR	CR	否	CR
CR	IR/SD	否	PR
PR	Non-PD	否	PR
SD	Non-PD	否	SD
PD	CR、PR、SD、PD	是 / 否	PD
CR、PR、SD、PD	PD	是 / 否	PD
CR、PR、SD、PD	CR、PR、SD、PD	是	PD

注：CR 完全缓解，PR 部分缓解，NC 无变化，SD 疾病稳定，PD 疾病进展，IR 未完全缓解

3. RECIST 系列标准 2009 年后，RECIST 1.1 取代 RECIST1.0 开始应用，把总的目标病灶降到了五个，并且每个器官测量病灶数 5 个降到 2 个。RECIST 1.1 对目标病灶的评价如下。CR：所有目标病灶消失；PR：基线病灶长径总和缩小 30%；SD：基线病灶长径总和有缩小但未达 PR 或有增加但未达 PD；PD：基线病灶长径总和增加 20% 或出现新病灶。随着免疫治疗的发展，在 RECIST 1.1 基础上，免

疫相关 RECIST(irRECIST)、免疫治疗 RECIST(iRECIST)和免疫改良 RECIST(imRECIST)等标准也应运而生。这些标准均采用单径来评价疗效,对于 PD 的定义也有所不同。iRECIST 中病灶的进展分为未明确进展(unconfirmed progression,iUPD)和明确进展(comfirmed progression,iCPD)。iUPD 四周后需再次进行评估确认是否为 iCPD。iRECIST 对于 PD 的评价更为重视,以减少错误地将假性进展评估为 PD。imRECIST 和 irRECIST 相似,前者对无进展生存定义和对数种癌症预后关系的评估更为详细。目前,iRECIST 和 imRECIST 相对较为简便实用,但尚无哪个标准更优的结论。

4. mRECIST 标准 AASLD-JNCIRECIST 指南考虑到肝癌及其治疗的复杂性,将“存活肿瘤”区域的概念补充到 RECIST 标准中,形成 mRECIST 标准,有效地评估经治后肿瘤内部的坏死程度,排除了肿瘤坏死的干扰,弥补了传统 RECIST 的不足(表 1-6)。同时还可通过评价淋巴结、腹水、门静脉癌栓及新发肝脏结节,防止了 PD 的过度诊断。被 EASL、ESMO、AASLD 等多项指南推荐在早中期 HCC 的临床实践和临床试验中来评估肿瘤局部疗效,如客观缓解率(objective response rate,ORR)、无进展生存期(PFS)和 TTP。mRECIST 与 RECIST 1.1 一样,采用最多 5 个、每个器官 2 个目标病灶的方法。通过测量目标病灶、非目标病灶及新病灶,对疗效进行评估。对于目标病灶的评价采用 CR:所有目标病灶动脉期增强显影均消失;PR:目标病灶(动脉期增强显影)的直径总和至少减少 30%;PD:目标病灶(动脉期增强显影)最大径之和至少增加 20% 或出现新病灶;SD:缩小未达 PR 或增加未达 PD。非目标病灶的评价则包括 CR:所有非目标病灶动脉期增强显影均消失;PD:出现一或多个新病灶和 / 或非目标病灶的明确进展;IR/SD:一或多个非目标病灶动脉期强化持续存在。

表 1-6 RECIST 与 mRECIST 的区别

	RECIST	mRECIST
CR	所有目标病灶消失	所有目标病灶动脉期增强显影均消失
PR	基线病灶最大径之和至少减少 30%	目标病灶(动脉期增强显影)的直径总和至少减少 30%
SD	基线病灶最大径之和有减少但未达 PR 或有增加但未达 PD	缩小未达 PR 或增加未达 PD
PD	基线病灶最大径之和至少增加 20% 或出现新病灶	目标病灶(动脉期增强显影)最大径之和至少增加 20% 或出现新病灶

注:CR 完全缓解,PR 部分缓解,SD 疾病稳定,PD 疾病进展

总疗效评价(表 1-7):总体评估结合了目标病灶、非目标病灶和新病灶三者。三者任何一个进展都代表整体进展。

表 1-7 mRECIST 总体疗效评价

目标病灶	非目标病灶	新病灶	总疗效
CR	CR	否	CR
CR	NC	否	PR
PR	Non-PD	否	PR
SD	Non-PD	否	SD
PD	CR、PR、SD、PD	是 / 否	PD
CR、PR、SD、PD	PD	是 / 否	PD
CR、PR、SD、PD	CR、PR、SD、PD	是	PD

注:CR 完全缓解,PR 部分缓解,NC 无变化,SD 疾病稳定,PD 疾病进展

目前，mRECIST 已经是测量 HCC 早期和中期放射学终点的标准工具，被广泛用于评估早 / 中期 HCC 局部消融或 TACE 治疗的影像学终点，也有越来越多的证据表明它在晚期 HCC 中应用的合理性，但其与 RECIST 的优劣仍有待讨论。相比较 RECIST 标准，mRECIST 标准除了在目标病灶的界定方面基于存活肿瘤外，对于非目标病灶和新病灶的进展设定也更为保守。mRECIST 淋巴结短轴应至少有 20mm（RECIST 为 15mm），且腹水和胸腔积液的进展需要细胞学证实恶性。就新病灶而言，进展是指大于 1cm 且明显增强的新病灶，或至少增加 1cm（RECIST 进展定义为出现直径 1cm 的任何新病灶）。总体而言，在局部和系统性治疗评估中，大多数的 mRECIST 的 ORR 高于 RECIST。晚期肝癌患者的肿瘤反应与 OS 之间具有相关性，基于 mRECIST 的 ORR 是生存的独立预测因素，可预测局部治疗患者的生存率。因此，在分析肿瘤局部控制效果时应充分考虑现有肝内 / 外病灶的进展、新肝内病灶的进展引起的总体进展，以及新肝外病灶的出现和 / 或血管侵犯。尤其是对于免疫疗法，由于产生肿瘤反应需要更长的时间，并且可能出现假性进展，更需要结合 irRECIST、iRECIST、imRECIST 等标准进行修正和完善。

（朱海东）

第四节 肿瘤微创介入与免疫治疗

一、治疗现状与挑战

2018 年，美国得克萨斯大学安德森癌症中心的詹姆斯·艾莉森（James P. Allison）教授与日本京都大学的本庶佑（Tasuku Honjo）教授因新型癌症免疫治疗方法（针对负性免疫调节创立治疗肿瘤的新方法）获得了诺贝尔生理学或医学奖。这一成果充分体现了基于免疫学原理的新策略在治疗肿瘤方面取得的重大进展，为恶性肿瘤防治手段的革新带来了新的思路，也预示着肿瘤免疫生物治疗的巨大前景。肿瘤的免疫药物治疗也就成为了继化疗、分子靶向治疗之后的第三大药物治疗。

细胞毒性 T 淋巴细胞相关蛋白 4（cytotoxic T lymphocyte associated antigen-4，CTLA-4）和 PD-L1（B7-H1）/PD-1 是目前临床上此类单抗最常用的靶分子，并在恶性黑色素瘤等肿瘤的临床治疗中显示令人振奋的结果。其中 CTLA-4 单抗 Ipilimumab（伊匹木单抗）已被 FDA 批准用于治疗晚期黑色素瘤；PD-1 单抗 Nivolumab（纳武利尤单抗）和 Pembrolizumab（帕博利珠单抗）被 FDA 批准用于治疗非小细胞肺癌和黑色素瘤。同时，以上 3 种单抗用于头颈癌、肾细胞癌、卵巢癌、膀胱癌、尿路上皮癌以及小细胞肺癌治疗的临床试验正在进行中。除此之外，CTLA-4 单抗 Tremelimumab、PD-1 单抗 Pidilizumab、B7-H1 单抗 MPDL3280A 以及 BMS936559 等均处于不同阶段的临床试验中。针对其他共抑制分子如 OX40、4-1BB 的单抗也在研发之中。FDA 目前批准上市 3 种 PD-L1 单抗，包括用于局部晚期或转移性尿路上皮癌和非小细胞肺癌的阿替利珠单抗和度伐利尤单抗以及治疗晚期或转移性尿路上皮癌以及转移性 Merkel 皮肤细胞癌的 Bavencio（avelumab）。最近的研究还揭示了肿瘤微环境中检查点分子的表达调控机制，可为未来治疗提供更多的潜在靶点。

除了 CTLA-4 和 PD-1/PD-L1，在肿瘤免疫中发挥关键作用的新检查点分子不断被鉴定，有望成为免疫治疗的新靶标。*Siglec-15* 是一个唾液酸结合性免疫球蛋白样凝集素家族基因，正常仅在髓系细胞表达，肿瘤发生时 *Siglec-15* 在肺癌、卵巢癌和头颈癌等多种肿瘤细胞以及肿瘤微环境中的 M2 型巨噬细胞中表达上调，且其表达与 *B7-H1*（PD-L1）是互斥的。研究表明，Siglec-15 在体内外均能抑制抗原特异性 T 细胞反应，可作为免疫正常化策略的潜在靶点。目前 Siglec-15 单克隆抗体（NC318）用于人实体肿瘤治疗的 Ⅰ / Ⅱ 期临床试验（NC03665285）正在进行。TIM-3（T cell immunoglobulin domain and mucin domain-3）是 T 细胞激活后诱导表达的一类抑制分子。肿瘤发生时，TIM-3 会在衰竭 T 细胞及肿瘤浸润的树突状细胞中表达，通过减少死亡肿瘤细胞核酸的免疫原性抑制天然免疫。研究发现 TIM-3 和另一种表达在活化 T 细胞并参与 T 细胞抑制的分子 CEACAM-1（carcinoembryonic antigen cell adhesion molecule 1）所组成的异源二聚体对于 TIM-3 发挥抑制功能至关重要，对 TIM-3 和 CEACAM-1 的共阻遏会增强结肠癌小鼠模型的抗肿瘤应答。淋巴细胞活化基因 3（lymphocyte-activation gene 3，LAG-3，CD223）是一个在活化 T 细胞上发现的跨膜蛋白，作为受体传递抑制性信号，负调控 $CD4^+$ 和 $CD8^+$T 细胞的增殖、活化、效应功能及其稳态。纤维介素蛋白 1（fibrinogen-like protein 1，FGL1）是 LAG-3 的一个重要的功能性配体，FGL1-LAG-3 相互作用是独立于 B7-H1/PD-1 通路的另一条肿瘤免疫逃逸通路，阻断这条通路能和抗 PD-1 治疗起到协同作用。

大量的临床实践证明，肿瘤免疫治疗药物的肿瘤谱较广，可使患者生活质量明显提高，生存期显著延长，甚至使部分患者带瘤长期生存成为可能。然而随着临床用药时间的延长，逐渐发现一些治疗中的问题，存在着应答率不高，部分患者也会出现耐药，甚至出现病情“超进展”等现象。而且免疫检查点单抗治疗是通过活化 T 细胞来达到杀伤肿瘤的目的，其缺陷之处在于无法专一地激活肿瘤特异性 T 细胞应答。治疗所引发的多克隆 T 细胞活化给患者带来一些不良反应，例如接受伊匹木单抗治疗的患者往往会出现疲劳、腹泻、皮疹、肠道炎性反应等不良反应，主要与 CTLA-4 在淋巴结中表达较高相关。有临床试验采用 CTLA-4 和 PD-1 单抗的联合疗法，虽然疗效优于单独使用，但有较为强烈的不良反应。为此，全球正在开展着上千个临床试验试图采取各种方法如与化疗、放疗、抗血管生成药等以及其他肿瘤免疫治疗药物联合应用，以探索新的肿瘤综合治疗新模式，免疫联合微创介入治疗也是热点领域。

二、肿瘤微创介入治疗与免疫反应

肿瘤微创介入治疗包括多种治疗技术方法：包括血管栓塞治疗（单纯栓塞、化疗栓塞、放射栓塞等）、物理性消融（射频消融、微波消融、激光消融、高强度聚焦超声消融）、化学消融、不可逆电穿孔等一系列治疗技术。尽管不同的治疗技术在诱导细胞死亡的机制上是多种多样的，但它们有一个共同的关键特征：在原位杀伤肿瘤，肿瘤细胞在坏死吸收的过程中诱导局部炎症反应，为刺激机体抗肿瘤免疫反应提供物质因素。

（一）经肝动脉栓塞治疗与免疫反应

目前，TACE 对免疫调节的作用尚存在不同观点。TACE 治疗可以诱导肿瘤相关抗原（tumor-associated antigen，TAA）特异性免疫反应，伴随抗原反应的多样性及强度的增加。有研究发现肝癌患者检测到三个不同表位甲胎蛋白（alpha fetoprotein，AFP）（137-145）、AFP（249-258）和 AFP（364-373）特异性 $CD4^+$T 细胞，而慢性肝病患者和健康供体未检测到。TACE 术后肝癌患者 AFP 特异性 $CD4^+$T 细胞对三种免疫显性表位的反应显著增强。而且治疗后 AFP 特异性 $CD4^+$T 细胞频率升高与肿瘤坏死率 >50% 及临床转归改善显著相关。另有研究报道肝癌患者 TACE 后循环 GPC3 特异性细胞毒性 T 淋巴细胞增加 44%。这两项研究的结果都提示 TACE 术后的肿瘤坏死诱导了特异性的抗原免疫反应。但在另一研究中采用高灵敏度的肽 /MHC 四聚体富集法确定靶向 glypican-3、NY-ESO-1、MAGE-A1 和 MAGE-A3 的 TAA 特异性 $CD8^+$T 细胞的异质性，结果发现在肝细胞癌（hepatocellular carcinoma，HCC）患者中 TAA 特异性 $CD8^+$T 细胞的频率与健康献血者或肝硬化患者相比没有增加。尽管肿瘤组织中存在抗原，但有相当比例的 TAA 特异性 $CD8^+$T 细胞是幼稚的。因此，TACE 治疗后没有真正诱导针对 4 种不同免疫显性表位的循环 TAA 特异性 $CD8^+$T 细胞。

TACE 后炎性细胞因子的变化更复杂，可能影响了 TACE 后一段时间内的免疫反应。一项研究探讨了肝细胞癌患者 TACE 治疗前后 T 细胞因子和调节性 T 细胞（regulatory T cell，Treg）的临床意义。全血检测 142 例 HCC 患者 T 细胞因子（IL-1β、IL-2、IL-4、IL-5、IL-6、IL-9、IL-10、IL-12p70、IL-13、IL-17A、IL-22、IFN-γ、TNF-α）和 Treg。Child-Pugh 分级 A 级患者 IL-4 或 IL-6 的检出率明显低于 Child-Pugh 分级 B/C 级患者，但 IL-22 的检出率高于 Child-Pugh 分级 B/C 级患者，IL-6 水平与肿瘤分期密切相关，IL-17A 的检出与肝外转移密切相关。细胞因子中 IL-6 仍然是独立的生存预测因子。TACE 后 IFN-γ/IL-10 比值的升高和 IL-6 水平的不升高与生存期延长有关，而基线 Treg 可影响 Th1/Th2 平衡。

但是，TACE 治疗后也存在一些免疫抑制因素。如栓塞治疗可引起缺氧微环境，导致缺氧诱导因子（hypoxia inducible factor，HIF）-1α 亚基表达上调，释放免疫抑制因子，降低免疫功能；增加免疫细胞、肿瘤细胞表面 PD-L1 的表达，导致免疫抑制。另外，接受 TACE 治疗的 HCC 患者多为中晚期患者，很难做到肿瘤供血动脉的精准栓塞，通常同时损伤正常肝组织，也导致免疫功能损害。

（二）消融治疗与免疫反应

射频消融术是治疗肝细胞癌的方法之一，被认为能增强宿主的免疫应答。然而，增强免疫应答的表位、对患者预后的影响以及诱导的 T 细胞的功能和表型仍不清楚。有研究使用 11 种 TAA 衍生肽分析了 69 例肝癌患者 RFA 前后的免疫反应。用酶联免疫斑点试验（enzyme linked immunospot assay，ELISPOT）和外周血单个核细胞四聚体法分析免疫应答。RFA 后 62.3% 的患者经 ELISPOT 检测 TAA 特异性 T 细胞数量增加。增强 T 细胞反应的抗原及其表位是多种多样的，其中一些是新诱导的。RFA 后 TAA 特异性 T 细胞的数量与肝癌复发的预防有关，单因素和多因素分析表明，TAA 特异性 T 细胞的数量可以预测 RFA 后肝癌的复发。

还有研究观察了射频消融治疗对远处肿瘤生长的影响，将皮下 R3230 腺癌（10mm ± 1mm）大鼠分为 3 种不同的射频剂量（60℃ 10 分钟、70℃ 5 分钟或 90℃ 20 分钟），分别诱导相同大小的消融或假手术。结果发现射频消融 7 天后，射频治疗组远处肿瘤生长大于假手术组，并且低射频剂量组（60℃ 10 分钟）生长更明显，联合抗热休克蛋白 70 治疗，可降低肿瘤生长速度。提示肝射频治疗后改变了热休克蛋白 70 的表达，从而影响和刺激远处肿瘤的生长。还有动物实验结果提示，不完全射频消融可通过肿瘤细胞分泌的 CCL2 趋化单核细胞和肿瘤相关巨噬细胞至肿瘤局部，促进肿瘤的进展。但具体机制尚有待进一步明确。

冷冻消融导致的坏死肿瘤细胞通过自身吸收后形成大量肿瘤特异性自身抗原，释放到血液循环，由主要组织相容性复合体 I 类分子（major histocompatibility complex class I，MHC-I）处理并递呈，激活细胞毒性 $CD8^+$ T 淋巴细胞，产生抗肿瘤免疫作用，进而使消融后远处转移和术区残留病灶消失。有研究利用肿瘤再种植模型对小鼠 MT-901 乳腺癌细胞进行冷冻消融，发现单纯手术切除肿瘤的小鼠术后肿瘤复发率高达 86%，而冷冻术后小鼠肿瘤复发率仅为 16%；冷冻消融导致血清白细胞介素 -12（interleukin-12，IL-12）及 γ 干扰素（interferony-γ，IFN-γ）水平显著升高，自然杀伤细胞活性显著增加。天津医科大学肿瘤医院介入治疗团队对前列腺癌小鼠进行冷冻消融治疗的实验研究发现，冷冻消融后肿瘤局部树突状细胞的数量及活化比例明显增加，外周血 Th1 细胞因子明显升高，同时可诱导肿瘤特异性 T 细胞反应，但持续时间短，不足以防治肺转移。

相关临床研究也显示消融治疗可以提高患者的抗肿瘤免疫反应。有研究收集 22 例肾癌患者冷冻消融前及消融后 3 个月的肿瘤组织和部分患者血液样本，发现冷冻消融后组织中 $CD8^+$、$CD4^+$、颗粒酶 A、CD11c 转录水平均显著升高，CD8/FOXP3 升高，且 T 细胞受体 β（T cell receptor-β，TCR-β）全谱分析显示冷冻消融引起肿瘤组织中某些 T 细胞扩增，提示冷冻消融可诱导肿瘤免疫反应增强。天津医科大学肿瘤医院的研究中，收集冷冻消融治疗前后前列腺癌患者外周血的单核细胞，发现冷冻消融后可诱导外周血 T 细胞的肿瘤特异性杀伤活性，但此免疫反应在术后 8 周明显减弱。同时也发现冷冻消融后部分患者外周血调节性 T 细胞下降，但也有患者调节性 T 细胞比例上调，提示冷冻消融后机体免疫状态的改变持续时间短且具有个体差异性。

目前，没有证据表明哪一种治疗方式对免疫反应影响更明显。冷冻消融相比射频可诱导更多血清细胞因子，提示冷冻后可能获得更明显的免疫反应。不同消融可导致不同的抗原谱，抗原与消融前 T 细胞相互作用，影响 T 细胞最终反应。但消融也存在一部分负性调节因素，表现为促进肿瘤的生长或转移。如肿瘤 RFA 消融后 IL-6、HIF-1α、HGF、c-MET 表达增加，也可通过 HIF-1α/VEGFA 促进残余肝癌组织的血管生成和非小细胞肺癌细胞的肿瘤生长，或通过 IL-6、c-met 或 HGF 依赖性途径诱导肝再生和肿瘤发生。这些因子与免疫检查点蛋白表达上调有关，也为消融联合免疫治疗提供理论依据。

（三）内照射治疗

内照射治疗如 ^{125}I 粒子，^{90}Y 放射性微球、粒子支架等广泛应用于多种恶性肿瘤。目前尚没有直接研究表明内照射治疗对免疫反应的作用。但外放疗的研究提示，放疗可破坏肿瘤细胞的同时，导致远处转移瘤的缓解，称为放疗的远隔效应。可能的机制包括：放疗诱导免疫源性肿瘤坏死，暴露肿瘤细胞浆、释放腺苷三磷酸（adenosine triphosphate，ATP）、高迁移率族蛋白 B1（high mobility group box-1 protein，HMGB1）等。钙网蛋白（calreticulin，CRT）、ATP 与 CD91、嘌呤能受体 P2RX7、Toll 样受体 4（Toll-like receptor 4，TLR4）结合，促进树突状细胞（dendritic cell，DC）向肿瘤聚集，呈递抗原。TLR4 激活 MyD88、核因子 -κB（NK-rB），促进 DC 成熟，上调 MHC 分子。放疗可上调炎性因子，促进巨噬细胞 M1 转化，表达诱导型一氧化氮合酶（inducible nitric oxide synthase，iNOS），增加细胞间黏附分子 1（ICAM1）、血管细胞黏附分子 -1（VCAM1）表达，增加 T 细胞归巢。放疗上调肿瘤细胞 MHC- Ⅰ表达，促进抗原提呈。

经肝动脉放射性栓塞（TARE）逐渐成为肝癌微创介入治疗的重要手段。一项研究分析比较了术前 TACE 或术前 SIRT 与术前无辅助治疗肝切除的病理结果。比较三组患者的临床病理因素、肿瘤浸润淋巴细胞（tumor infiltratinglymphocyte，TIL）、$CD4^+$、$CD8^+$ T 细胞、颗粒酶 B（granzyme B，GZB）表达及术后总生存率和无进展生存率。结果发现：与 TACE 组和直接手术组相比，SIRT 组的 TIL、$CD4^+$、$CD8^+$T 细胞和 GZB 表达显著增加。而且在 SIRT 组，照射剂量影响免疫浸润类型。在接受 <100Gy 治疗的患者中，肿瘤周围区域的 $CD3^+$ 细胞比率显著高于接受 >100Gy 治疗的患者，而肿瘤内 $CD4^+$ 细胞比率则高于接受 >100Gy 治疗的患者。这些结果提示 SIRT 比 TACE 对肝癌免疫微环境的影响更明显。但对产生免疫原性效应的 SIRT 的最佳剂量和将要使用的免疫治疗类型的评估需要在前瞻性研究中进行进一步的评估。

另外，肿瘤的免疫微环境影响着介入治疗后反应。可通过活检评估肿瘤局部微环境，或外周血单核细胞检测评估系统免疫状态。中性粒细胞与淋巴细胞比率（neutrophil-to-lymphocyte ratio，NLR）、中性粒细胞与单核细胞比值（neutrophil-to-monocyte ratio，NMR）是介入治疗的预后指标，可以反映促肿瘤炎症因子与免疫反应的平衡。HCC 射频后 NLR 降低的患者比 NLR 升高的患者预后好。而且术后 NLR 变化与肿瘤大小一样可作为预后指标。^{90}Y 治疗的结直肠癌肝转移患者，NLR 升高（>5）是预后差的预测因素。术前高 NLR、术后 NLR 升高是肾癌射频治疗后局部复发、远处转移的危险因素。更进一步的研究有助于根据 NLR 选择合适的介入治疗手段及治疗时间。

三、肿瘤微创介入与免疫治疗联合

微创介入治疗与免疫治疗联合的研究起步较早，最早是源于借助介入治疗技术将免疫调节因子注入肿瘤局部。如肝癌术后辅助性肝动脉灌注 IL-2、IFN-γ 等，也有报道栓塞联合 OK-432 可延长无疾病生存期。此外还有经肝动脉灌注自身 DC、细胞因子诱导的杀伤细胞（cytokine-induced killer cell，CIK cell）的报道。随着对微创介入治疗诱导免疫反应相关机制的认识，微创治疗联合免疫治疗的研究也逐渐成为热点，联合方案包括消融后局部肿瘤内注射树突状细胞、联合细胞因子 IL-12、免疫刺激剂粒细胞 - 巨噬细胞集落刺激因子（granulocyte-macrophage colony stimulating factor，GM-CSF）、免疫检查点抗体等等。一项临床前研究使用了一种 TLR7 激动剂咪喹莫特和冷冻消融治疗 B16-OVA 黑色素肿瘤。再次种植肿瘤后，单独用咪喹莫特治疗的小鼠没有一只存活，冷冻消融治疗的小鼠只有 30%~35% 存活，而在冷冻消融和咪喹莫特联合治疗后 90% 的小鼠存活。还有临床联合应用咪喹莫特和冷冻消融治疗高度复发的基底细胞癌患者的报道，临床治疗有效率达 100%，治疗后 18 个月复发率为 5%，表明联合治疗模式具有协同效应。天津医科大学肿瘤医院开展的冷冻消融联合抗 CTLA-4 抗体的前列腺癌动物实验发现，冷冻联合 CTLA-4 抗体可明显降低小鼠外周血调节性 T 细胞的比例，同时提高肿瘤特异性免疫反应，前列腺癌移植瘤小鼠肿瘤生长延迟了 14.8 天，且死亡率较单纯冷冻消融降低 50%，提示抗 CTLA-4 抗体可显著增强冷冻消融介导的免疫反应，延长生存期。另外一个冷冻联合 PD-1 抑制剂治疗小鼠肾细胞癌的研究，发现联合治疗对肿瘤转移性生长的抑制作用明显强于单独给药或单纯冷冻，且 PD-1 抑制剂对冷冻引起的免疫反应具有明显增强作用（包括 $CD8^+$CTL 数目增加、INF-γ 和颗粒酶 B mRNA 表达水平增加）。一项临床研究纳入 56 例原发性肝癌患者，男 28 例，女 28 例，中位年龄 62 岁（36~76 岁）。患者每 4 周接受 CTLA-4 单抗 2 个剂量水平，第 36 天患者接受次全射频消融或化学消融，然后每月 3 次，直到达到非治疗标准。结果在 19 例可评价的患者中，有 5 例（26.3%）患者评价 PR，6 个月和 12 个月无肿瘤进展生存率分别为 57.1% 和 33.1%，中位肿瘤进展时间为 7.4 个月。中位总生存期为 12.3 个月。2019 年的一项研究报道将 RFA、冷冻消融和 / 或经动脉化疗栓塞术与抗 CTLA-4 单抗（tremelimumab）联合治疗索拉非尼治疗失败的 31 例 HCC 患者。这些患者分别获得了 9.2 个月、15.0 个月、13.8 个月的总中位生存时间，并且没有严重副作用（主要是瘙痒和皮疹）。此外，还有 ^{90}Y 放射栓塞联合 PD-1 抗体治疗 BCLC C 期肝癌达到病理完全缓解的病例报道。但目前微创治疗联合免疫检查点抗体的临床报道都限于经验性应用，大量的前瞻性随机对照研究正在进行中，尚未获得最终结果。

四、问题与展望

免疫治疗对于介入肿瘤学医师是一个全新的领域，要开展微创联合免疫治疗的研究面临更多的问题与挑战。

开展与介入放射学相关的肿瘤免疫研究，建立相关标准非常必要。目前多个名称用于描述免疫反应，如免疫源性、远隔效应、抗肿瘤免疫，多种说法意义相同。脱靶效应（off-target effect）也被用于描述在治疗区域以外肿瘤、组织、器官中的效应状态。将来，还要区别肿瘤局部治疗后其他部位肿瘤的生物学效应，或肿瘤治疗靶区内的生物学效应。消融治疗不同技术、不同程序的差异存在不同的原癌基因效应，组织损伤方式、消融边界程度、升温方式、对终点有特别反应。标准化报告对最终判定有重要意义。

未来的研究需确定观察到的有无免疫效应，因为不同的器官系统、肿瘤类型、介入治疗、治疗后续反应的时间节点发生变化。需要确定特定的患者或肿瘤将从某种介入治疗或联合治疗中受益，最佳的治疗时机，以及哪些患者存在促癌风险。每种治疗的免疫调节效应需进一步确定，明确其特征。进一步确定如何更好地控制免疫反应，它与个体有关，与联合治疗、治疗顺序相关。如何诱发介入治疗的最强免疫效应，确定免疫治疗与介入治疗的结合顺序很重要，这个顺序也许因肿瘤类型、免疫状态、治疗模式而有所改变。

关于局部治疗后肿瘤刺激效应的话题包括：①刺激效应发生的时间因不同器官、不同肿瘤类型、不同介入治疗和给药的细节、治疗后副反应的时间等因素而有所不同；②怎样鉴别存在肿瘤刺激效应高危因素的人群和肿瘤类型；③何时以及如何采取额外措施以减少潜在的非预期肿瘤刺激。要了解这些作用存在很多挑战，目前多数研究都集中于局部治疗的有效性，存在这些肿瘤刺激反应的患者没有被随访或相关数据没有收集。此外，对多数患者来说，治疗效应的标记物多是治疗组织的生化标记物或全身循环标记物，没有局部标本，需要在以后的研究中重点关注。

免疫系统相关因素的成像对于评估肿瘤免疫治疗反应是非常必要的。目前正在开发几种成像方法捕捉肿瘤的临床相关元素，包括免疫系统的微环境，如生物传感器位移和磷的冗余偏差成像 3T 磁共振波谱。利用化学交换饱和转移成像各种化合物（如乳酸）的技术也在发展中，这些化合物通过绕过标记或放射性同位素的水信号间接观察。在诊断和随访影像学中应用新的可靠的影像学技术对于早期确定治疗效果和筛选无反应者至关重要。首先，确定一个或几个免疫系统成分的组合作为可成像的生物标记物，用于确定治疗易感性，评估治疗的成功率和反应。这些可能包括目标分子（如程序性细胞死亡蛋白 1 受体状态和 c-Met 状态)，细胞分泌物，如颗粒酶 B、免疫细胞群(即树突状细胞、M1 巨噬细胞、T 细胞亚群)和肿瘤微环境(含有细胞外 pH 和组织缺氧等元素)。其次，必须开发适当的分子成像技术(即分子探针、纳米粒子、特异性造影剂和示踪剂)，用于 MRI 或 PET 系统，以成像测量免疫系统活性的相关因素。最后，前瞻性临床试验，包括对纵向成像必须进行系统的应用，评估发展方法的临床价值并制定新的客观肿瘤反应标准。

总之，微创介入联合免疫治疗是肿瘤综合治疗的全新领域，有效的联合方式的评估、受益人群的筛选、不同器官疾病预后因素的评价、免疫治疗方法的个体化、联合治疗副反应的管理、疗效评价等一系列问题都需要大量细致的临床及基础研究进行相关探索。

(司同国)

第二章　肺　　癌

第一节　肺磨玻璃结节的诊治策略

随着肺癌筛查的广泛普及，磨玻璃结节（ground glass nodule，GGN）检出率显著提高，随着肺部GGN检出率的提高，人们对GGN的认识逐渐加深。GGN被定义为在薄层CT肺窗影像上表现为肺实质内不完全遮盖支气管和血管结构的局部密度增高影，根据GGN的密度是否均匀及有无实性成分，可将其分为纯GGN（pure GGN，pGGN）和混合GGN（mixed GGN，mGGN）。GGN形成可能与肺泡上皮增生、肺泡间隙增厚、肺泡气体减少、细胞数量增多或局部液体增多有关，而且GGN与肺腺癌密切相关。

2011年，国际肺癌研究协会/美国胸科学会/欧洲呼吸学会多学科委员会针对肺腺癌提出了新的分类，将肺腺癌分为浸润前病变、微浸润性腺癌（minimally invasive adenocarcinoma，MIA）及浸润性腺癌（invasive adenocarcinoma，IAC）3类，其中浸润前病变包括不典型腺瘤样增生（atypical adenomatous hyperplasia，AAH）和原位腺癌（adenocarcinoma in situ，AIS）。近几年，关于肺腺癌的研究有了新的进展，并强调了AAH、AIS、MIA到IAC是一个自然发展过程。研究报道AAH、AIS和MIA患者的5年无病生存率几乎达到100%，显著高于IAC患者（80%），因此正确诊断表现为GGN的肺腺癌病理亚型对于有效提高患者的生存率至关重要。

一、影像与病理相关性

AAH影像表现为pGGN、直径<5mm（少数10~20mm）、形态规则，术后5年生存率为100%。AIS病理类型多非黏液性。影像表现为pGGN或部分实性结节，直径5~30mm，CT值较AAH略高，术后5年生存率为100%。MIA病理类型多非黏液性。影像表现为部分实性结节，实性成分≤5mm，直径10~30mm，形态有分叶、支气管充气征、血管改变、胸膜凹陷。多项研究证实，MIA完全切除（肺叶切除或亚肺叶切除）后，5年生存率达100%，累计复发率为0%。浸润性腺癌的贴壁为主型影像表现为部分实性结节或实性结节，直径>10mm，实性成分直径>5mm，预后与实性成分直径呈反比。浸润性腺癌分为腺泡状、乳头状、微乳头状、实性为主型，影像表现为实性结节，直径>10mm，较贴壁为主型预后差。

二、影像学评估

1. 胸部CT检查常作为肺结节的标准检查方法　对胸部不定性结节常需要进行多次随访，建议采用低剂量扫描技术以降低放射损伤，薄层CT扫描可更好地检测和描述结节。二维直径评估和三维体积评估是目前测量肺结节大小的常用方法。早期指南对肺结节管理多以测量结节直径为基础，2017年，英国胸科学会（British thoracic society，BTS）指南和Fleischner学会指南引入结节体积指标。此外，依据结节直径或体积计算体积倍增时间（volume doubling time，VDT），被认为是量化结节生长速度的重要指标。除了结节大小，结节密度反映了病变之间的组织学差异，也可影响恶性肿瘤的检出概率。

2. GGN自然生长的评估标准　判断GGN生长受限于人工测量误差，现阶段临床常用GGN生长判断标准为：①结节直径或实性部分直径增加超过2mm；②结节中出现新的实性成分。然而，当GGN表现为直径无变化但CT值均匀增加时，上述标准不能及时检测出结节生长并进行临床干预。有学者提出结节质量能够更灵敏地反映 GGN 的生长，测量 GGN 质量变化纳入了结节直径、体积和密度（平均 CT 值），建议将生长评估标准设置为体积或质量增加 30%，更能客观地评估结节生长。然而，测量 GGN 体积与质量需要手动或半自动勾画结节边缘范围，均存在测量误差。因此，临床对 GGN 的生长判断需排除测量误差所导致的假阳性。美国放射学会（American college of radiology，ACR）2019 年公布 *Lung-RADS* 第二版（V1.1），将非实性结节分类界定从 20mm 调整为 30mm，一定程度上减少了过度诊断问题。现代影像学分割技术的进步也进一步推动了肺结节的定量评估，对于未来精准预测可能具有较好的指导作用。当前影像组学和人工智能技术方兴未艾，基于临床和影像学特征数据预测并量化评估 GGN 生长，能够为制定 GGN 临床诊疗策略提供参考，有重要的临床应用前景。

三、临床管理

有关肺结节的随访与临床管理，国内外已有多个指南或共识发布。2020 年，美国国立综合癌症网络（National Comprehensive Cancer Network，NCCN）更新了肺癌筛查指南肺结节筛查建议和随访策略。2017 年，Fleischner 学会指南重新修订肺结节评估指南。美国胸科医师学会（American college of chest physicians，ACCP）指南于 2013 年发布第三版。2015 年 6 月，BTS 发布了肺结节的调查和管理指南。2016 年，亚洲肺部疾病和胸外科多学科专家小组在 ACCP 指南基础上结合亚洲患者的自身特点，制定了亚洲肺结节患者的评估指南。国内专家共识包括：《肺结节诊治中国专家共识（2024 年版）》、《肺亚实性结节影像处理专家共识》（2015 年）、《中国肺部结节分类、诊断与治疗指南（2016 版）》和《中国肺癌筛查标准（T/CPMA 013—2020）》。

（一）Fleischner 学会肺结节管理指南

2013 年，Fleischner 学会发布了磨玻璃结节的诊疗指南，2017 年进行了更新。新指南将 5mm 的临界值提高为 6mm，且延长了随访间隔。pGGN 结节<6mm 时可不必常规随访；结节 ≥ 6mm 时，建议随访 6~12 个月以确定其稳定性，之后每 2 年复查 1 次，直至 5 年。部分实性结节<6mm 时，无须常规随访；结节 ≥ 6mm 时，建议随访 6~12 个月以确定其稳定性，且实性成分<6mm 时，每年复查 1 次，直至 5 年。

（二）NCCN 肺癌筛查指南

pGGN 结节<6mm 时，无须常规随访；结节 ≥ 6mm 时，建议随访 6~12 个月以确定其稳定性，之后每 2 年复查 1 次，直至 5 年。部分实性结节实性成分<6mm 时，无须常规随访；实性成分 ≥ 6mm 时，建议随访 3~6 个月以确定其稳定性，且实性成分<6mm 时，建议每年复查 1 次，直至 5 年；实性成分 ≥ 6mm 且高度怀疑肺癌时，建议行活检或手术切除。

（三）2013 年 ACCP 肺结节指南

对于 ≤ 5mm 的 pGGN，不建议进一步评估（证据级别 2C），对于>5mm 的 pGGN，建议每年随访，至少随访 3 年（证据级别 2C）；对于 ≤ 8mm 的部分实性结节，建议第 3、12、24 个月随访，随后每年随访（证据级别 2C），对于>8mm 的部分实性结节，建议每 3 个月重复 CT 评估，对持续存在的结节，采用 PET、非手术活检和 / 或手术切除进一步评价（证据级别 2C）。

（四）2016 年肺结节亚洲共识

对于 ≤ 5mm 的 pGGN，建议每年复查 1 次；对于>5mm 的 pGGN，建议每年复查 1 次，连续 3 年复查后，如果结节无明显变化，仍建议每年复查 CT。对于 ≤ 8mm 的部分实性结节，建议第 3、12、24 个月随访，随后每年随访；对于>8mm 的部分实性结节，建议每 3 个月复查，并抗炎治疗，对持续存在的结节，采用 PET、非手术活检和 / 或手术切除进一步评价。

四、肺结节穿刺活检

肺结节初诊的主要目标是尽可能确诊，非手术性活检是疑似恶性结节的重要诊断方法，包括经皮肺穿刺活检和经支气管穿刺活检。多个指南对肺结节穿刺活检的适用范围做了界定。其中 NCCN 指南认为肺活检适用于：①筛查发现的实性肺小结节直径≥15mm，增强CT扫描和/或联合PET-CT检查高度怀疑恶性；②随访过程新发实性结节直径≥8mm，增强CT扫描和/或联合PET-CT检查高度怀疑恶性；③随访过程增大的实性结节直径≥8mm（直径增大>1.5mm），增强CT扫描和/或联合PET-CT检查高度怀疑恶性；④筛查发现的部分实性结节，实性成分≥8mm，增强CT扫描和/或联合PET-CT检查高度怀疑恶性；⑤随访过程实性成分增大（>1.5mm）的实性成分≥4mm，增强CT扫描和/或联合PET-CT检查高度怀疑恶性；⑥筛查发现的无实性成分新发结节，随访过程增大（>1.5mm）直径≥20mm；中国肺部结节分类、诊断与治疗指南认为，直径≥15mm或表现出恶性CT征象的直径8~15mm的实性结节，多学科会诊可考虑活检明确诊断；实性成分直径≥8mm的部分实性结节，多学科会诊可考虑活检明确诊断。

关于肺结节活检，传统支气管镜活检肺结节阳性率不高，电磁导航引导下支气管镜活检阳性率65%~84%，超声支气管镜（endobronchial ultrasound，EBUS）活检阳性率为46%~77%，对<2cm结节和周围性结节的检出率不高。CT引导下胸腔镜活检阳性率约91%，但伴有较高的气胸发生率。CT引导下穿刺活检在小结节穿刺方面具有更大优势，创伤小、阳性率高，且可重复活检。值得注意的是，影响CT穿刺活检结果的因素包括结节大小、形态、穿刺路径长度、C型臂系统、多维重建和现场细胞学检验等。CT引导下穿刺活检直径≤1cm肺结节的诊断准确率为86.5%~89.1%；直径≤2cm肺结节的诊断准确率为86.5%~92.5%。对于更小结节（≤8mm），CT引导下细针穿刺活检的准确率有所降低（81.4%）。术中出现肺实质出血是诊断准确率降低的风险因素；与粗针活检比较，细针抽吸活检诊断准确率有所降低。

（司同国 杨雪玲）

第二节 肺癌诊治指南进展与微创介入

根据最新全球癌症统计，原发性肺癌高居恶性肿瘤发病率第二位和死亡率第一位。在我国，其发病率和死亡率均位居恶性肿瘤的第一位。从病理和治疗角度，肺癌分为非小细胞肺癌（non-small cell lung cancer，NSCLC）和小细胞肺癌（small cell lung cancer，SCLC）两大类，其中NSCLC约占80%~85%，其余为SCLC。由于SCLC独特的生物学行为，治疗上除少数早期病例可进行外科手术切除外，主要采用化放疗结合，并使用免疫治疗维持的综合治疗。在本节中，如果没有特别说明，肺癌指NSCLC。

目前常用的肺癌临床诊疗指南包括：NCCN肺癌诊疗指南、美国临床肿瘤学会（American society of clinical oncology，ASCO）肺癌诊疗指南、欧洲肿瘤内科学会（European society of medical oncology，ESMO）肺癌诊疗指南，中国临床肿瘤学会（Chinese society of clinical oncology，CSCO）肺癌诊疗指南以及原中国卫生部发布的原发性肺癌诊疗规范等。各个指南在总体原则上并无明显差异，但在具体的处理细节上有所区别。除此之外，还有各个专业学会制定的针对肺癌诊疗中某一专题的专家共识，例如美国近距离治疗学会关于肺癌近距离治疗的共识指南、ACR关于早期肺癌的适当性标准（appropriateness criteria）、中国抗癌协会肿瘤介入学专业委员会制定的《胸部肿瘤经皮穿刺活检中国专家共识（2020版）》、中国抗癌协会肿瘤微创治疗专业委员会组织制定的《热消融治疗原发性和转移性肺部肿瘤专家共识（2017年版）》《放射性125I粒子植入治疗肺恶性肿瘤山东专家共识（2015，济南）》等。这些专家共识不仅提供了一些诊疗基本原则和意见建议，而且更加详尽并具有可操作性。

介入技术分为非血管性介入和血管性介入两大类，前者包括经皮穿刺活检术、消融术（化学消融、射频消融、微波消融、冷冻消融、激光消融、高强度聚焦超声、不可逆电穿孔）、放射性粒子植入术、经皮穿刺引流/硬化术、非血管管腔成形/支架置入术、骨/椎体成形术等，后者主要指经动脉灌注化疗和栓塞术、血管成形/支架置入术等。广义的介入技术还包括支气管镜下的介入操作。以上这些介入技术在肺癌的诊治中得到了不同程度的应用，在某些情况下发挥了非常重要的不可替代的作用，但由于缺乏高水平的循证医学证据，以及临床各学科医师对介入诊疗技术认识不足，因此，在各种肺癌的诊疗指南中关于介入治疗的内容并不多，与原发性肝癌相比，介入治疗在肺癌诊疗中的地位比较微弱。因此，急需开展高水平的临床研究，争取让更多的介入治疗技术在肺癌诊疗中占有“一席之地”，这是广大介入工作者需要努力的方向之一。

本节将对主要的肺癌诊疗规范，结合各种专家共识，对其中涉及到的微创介入治疗技术做简单介绍。具体的介入技术原理、适应证、禁忌证、操作要点、疗效和并发症在后续章节中会有详细描述。

一、NCCN 肺癌诊疗指南

NCCN 是 21 家世界顶级癌症中心组成的非营利性学术联盟，其制定的《NCCN 肿瘤学临床实践指南》不仅是美国肿瘤领域临床决策的标准，也已成为全球肿瘤临床实践中应用最广泛的指南，在中国也得到了广大肿瘤医生的认可与青睐。

（一）肺癌的诊断与活检

降低肺癌发病率和死亡率的有效方法是对高危人群进行低剂量螺旋 CT 的筛查。对于经筛查发现的肺结节，根据其大小、形态、数目和有无高危因素，NCCN 指南提供了不同的随访和诊疗建议。对于直径大于 8mm 的实性肺结节，不论患者有无肺癌的高危因素，指南均建议进行间隔 3 个月的 CT 复查、PET-CT 评估或者进行活检。对于含有部分实性成分的亚实性结节，其是恶性的可能性更高，指南推荐对实性成分 ≥ 6mm 的结节，进行 PET-CT 检查或活检。

对于根据高危因素和影像学特征，临床高度怀疑为Ⅰ期或Ⅱ期的肺癌患者，在外科手术之前没有必要进行活检。但是，对于临床怀疑不是肺癌或者考虑术中取得病理诊断困难或者很危险的患者，应在术前采用组织块切割或细针抽吸的方式进行活检。在任何非手术治疗之前，均应明确肺癌的病理学诊断，应由包括介入放射学家、胸外科医生和介入肺病学家在内的多学科医生会诊来决定取得病理学诊断最安全和有效的方式。在包括痰细胞学、支气管镜检查、经皮经胸肺穿刺、胸腔穿刺、纵隔镜和外科手术活检等多种诊断方法中，影像引导下经胸组织切割活检是优选方式。

根据患者状况、病变的大小和位置、有无纵隔和远处病变、操作者的经验和技术水平进行个体化选择肺癌的病理活检方式。其基本原则是：应首选侵袭性最小而获得标本量最大的活检方式，例如对于中心性肿块或可疑支气管内受累的患者应进行支气管镜检查，对周围性肺结节，导航支气管镜、径向支气管内超声或经胸针吸活检更为合适。对于伴有胸腔积液或心包积液的患者，应进行引流和细胞学检查。对于怀疑淋巴结或其他部位转移的肺癌患者，对淋巴结或转移病灶也应进行活检证实。在高度怀疑侵袭性或进展期的肺癌患者，应在活检前进行 PET-CT 检查，以指导确定活检部位（肿瘤活性最高的部位、提高肿瘤分期的部位）。

（二）影像引导下热消融

对于临床诊断为ⅠA 期的非小细胞肺癌，指南推荐对患者进行肺功能、支气管镜、PET-CT 和纵隔淋巴结评估。纵隔淋巴结评估国外认为纵隔镜比较准确，但考虑到其有创性和操作复杂性，国内更多地采用 EBUS、超声内镜检查术（endoscopic ultrasonography，EUS）或 CT 引导下穿刺活检。对于纵隔淋巴结阴性的确诊为ⅠA 期的非小细胞肺癌，首选外科手术切除，如果因为身体原因，不能耐受外科手术，则建议进行包括立体定向放射治疗在内的根治性放射治疗，对于其中的一些患者，也可以进行以射频消融为代表的影像引导下热消融治疗。

热消融治疗的另外一种适应证是多原发肺癌。对于经评估存在根治性局部治疗可能的多原发肺癌，可选择尽量保留肺实质的手术切除、放射治疗或者热消融治疗。

对于ⅠB 期、Ⅱ期和Ⅲ期肺癌，主要的治疗方式是手术和放化疗，可辅助免疫治疗，NCCN 指南中并没有提到热消融在其中的作用。

对于出现远处转移的Ⅳ期肺癌，或者治疗后局部复发者，包括靶向药物治疗后进展者，只要是缓慢进展或寡转移，经临床评估存在局部确定性治疗可能性者，除了进行再次手术切除或者放疗以外，对一些患者，热消融治疗也是可行的治疗选择。

（三）介入技术在肺癌姑息治疗中的作用

由于影像引导下的介入治疗具有定位准确、操作相对简便、创伤小、适应证广、并发症少、疗效显著且快速等优点，多种介入治疗技术在肺癌的姑息治疗和急症救治方面发挥了重要作用。

NCCN 指南指出，对于伴有胸腔积液或心包积液的ⅣA 期肿瘤，推荐进行胸腔穿刺或心包穿刺，如果在引流液中查到癌细胞，则考虑进行胸膜硬化、置管引流等治疗措施，再配合系统治疗。

对于出现支气管内梗阻的肺癌患者，指南建议采用外放疗 / 近距离治疗、手术切除或者支气管镜下的介入治疗（如激光、支架置入或光动力疗法）。在 X 线透视下放置气管或支气管支架是放射介入医生早已熟练掌握和普遍应用的一种技术，与支气管镜下放置支架相比较，操作更简单、定位更准确、成功率也更高。当然，如果能将支气管镜下介入和放射介入技术相结合，对患者的诊治会更加全面和安全。

上腔静脉阻塞综合征是肺癌的常见并发症之一，处理不及时会严重影响患者的生活质量甚至危及其生命。指南把上腔静脉支架列为首选的治疗方法之一，可与同步放化疗或者外放疗联合应用。与 2017 年 NCCN 指南单纯把同步放化疗、外放疗和上腔静脉支架三者并列推荐相比，2023 年版的指南建议在同步放化疗或外放疗的同时联合上腔静脉支架治疗，这显示了上腔静脉支架在快速解除梗阻、改善患者症状方面的巨大优势和显著疗效。

对于肺癌引起的严重咯血，指南推荐包括外放疗、近距离治疗、激光、光动力、经支气管动脉栓塞和外科手术在内的任何组合治疗。毫无疑问，经导管动脉造影和栓塞是治疗急性大咯血的首选治疗方式，其安全性和有效性已经得到大量病例和临床研究的证实。尽管指南提到了多种治疗方法，但是对于肺癌引起的急性大咯血，经支气管动脉或其他体动脉侧支血管造影和栓塞常常是唯一可行的急诊治疗手段，其安全性和近期疗效都比较确切。

二、欧洲肿瘤内科学会肺癌诊疗指南

在 2017 年发布的《早期和局部进展非小细胞肺癌诊断、治疗和随访 ESMO 临床实践指南》中，对于Ⅰ期和Ⅱ期非小细胞肺癌患者，首选的治疗方法是外科手术切除。如果因合并其他疾病不能耐受外科手术的Ⅰ期非小细胞肺癌或者患者拒绝手术，指南推荐进行立体定向放射治疗，疾病局部控制率可达 90% 左右。只有对于同时存在外科手术和 / 或立体定向放射治疗禁忌证的Ⅰ期非小细胞肺癌患者，指南才建议射频消融作为备选的治疗方法，但认为循证医学证据质量不高，仅来自观察性研究。

在 2022 年发布的 ESMO 关于 *EGFR* 突变型 NSCLC 治疗的专家共识中，对第三代表皮生长因子酪氨酸激酶抑制剂（EGFR-TKI）出现非中枢神经系统的局部或寡进展期的患者，可采用包括射频消融在内的局部治疗作为挽救性治疗手段，但该建议基于回顾性研究，证据级别仍有限。

三、中国原发性肺癌诊疗规范

为进一步规范我国肺癌的诊疗行为，提高医疗机构肺癌诊疗水平，改善肺癌患者预后，保障医疗质量和医疗安全，由原卫生部医政医管局组织制定了《原发性肺癌诊疗规范（2011 年版）》，后续又进行了更新，分别形成了 2015 年、2018 年和 2022 年版的《原发性肺癌诊疗规范》。

在所有版本的原发性肺癌诊疗规范中，关于肺癌的治疗原则，表述都是基本一致的，即肺癌的治疗应当采取多学科诊疗（multiple disciplinary team，MDT）与个体化治疗相结合的原则，根据患者的机体状况、肿瘤的病理组织学类型和分子分型、侵及范围和发展趋向采取多学科诊疗的模式，有计划、合理地应用手术、放疗、化疗、分子靶向治疗和免疫治疗等手段，以期达到最大程度地延长患者的生存时间、提高生存率、控制肿瘤进展和改善患者生活质量的目的。

在 2011 年和 2015 年版的原发性肺癌诊疗规范的外科手术治疗部分，都提到“对心肺功能等机体状况经评估无法接受手术的Ⅰ期和Ⅱ期非小细胞肺癌(NSCLC)患者,可选择根治性放射治疗、射频消融治疗和药物治疗等"。遗憾的是,尽管2018年版原发性肺癌诊疗规范在肺癌的危险因素、高危人群筛查、临床表现、影像学检查、病理分型和分期、手术、放射治疗和药物治疗方面描述更加具体和全面,却完全没有提到影像引导下的经皮消融治疗,对经动脉栓塞治疗咯血和上腔静脉支架治疗方面的内容也没有涉及。2018年版的规范增加了支气管镜介入治疗的内容,指出:对不能手术和放疗的患者,在严格掌握适应证、明确治疗目的、客观评估拟采用的某项治疗技术能否实现预期目标的前提下,可采用各种支气管镜介导的激光、高频电刀、射频消融、氩等离子体凝固术(argon-plasma coagulation,APC)、微波、激光、光动力疗法、冷冻、气道支架、球囊扩张、黏膜下或瘤体内药物注射等局部治疗手段作为治疗选择。

《中华医学会肺癌临床诊疗指南(2023版)》将穿刺活检作为肺癌及可疑恶性肺结节诊断的手段之一,并将CT或超声引导下经胸壁肺穿刺活检作为诊断周围型肺癌的首选方法之一。然而,对于不适合手术切除的早期NSCLC患者并未推荐消融治疗,仅在同期多原发肺癌中对有局部根治可能的病变可考虑消融治疗。

四、中国肿瘤整合诊治技术指南

该指南是由樊代明院士牵头制定的我国首部针对多种肿瘤诊治技术的指南,其中《中国肿瘤整合诊治技术指南(CACA)——微创诊疗》中对肺肿瘤的消融适应证进行了阐述,作为治愈性消融治疗,推荐射频消融作为Ⅰ期周围型NSCLC(肿瘤最大径≤3cm,无淋巴结转移及远处转移),合并心肺功能差、高龄或拒绝外科手术切除的患者。包括多原发肺癌的治疗选择。作为姑息性消融治疗,其治疗的主要目的是最大程度使肿瘤发生凝固性坏死,达到减轻肿瘤负荷、缓解症状和改善生活质量的目的,其适应证为肿瘤最大径>3cm,需进行多点或多次治疗,或联合其他治疗方法;原发性肺癌术后肺内孤立性复发;周围型NSCLC放化疗或分子靶向药物治疗后肺部肿瘤进展或者复发;周围型SCLC经过放化疗以后肿瘤进展或者复发;合并恶性胸腔积液的周围型肺癌在胸膜活检固定术后;肿瘤侵犯肋骨或胸椎椎体引起的难治性疼痛,对肿瘤局部骨侵犯处进行消融,可达到止痛效果。关于微波消融和冷冻消融在肺癌中的应用,CACA指南也同样做了类似的推荐。

五、美国临床肿瘤学会肺癌诊疗指南和中国临床肿瘤学会肺癌诊疗指南

这两个指南是由肿瘤内科医生主导,联合放射治疗专家和胸外科专家共同编写的,没有包含微创介入方面的内容。

六、美国胸外科学会和胸部医师学院关于高危Ⅰ期非小细胞肺癌评估和处理的专家共识

肺叶切除加系统性纵隔淋巴结评估是Ⅰ期非小细胞肺癌的标准治疗,但是高达25%的患者因为合并严重疾病不能接受标准的肺叶切除手术。本专家共识针对合并高危因素的Ⅰ期非小细胞肺癌患者,对亚肺叶切除、放射治疗和经皮消融治疗的疗效和适用人群进行了评述。其中,对于以射频消融为代表的经皮消融治疗,共识的意见是:①对于直径<3cm的周围型Ⅰ期非小细胞肺癌患者,射频消融是合理的治疗选择,但由于其局部肿瘤控制率较低,因此仅用于不适合进行亚肺叶切除或立体定向放射治疗的患者;②当肿瘤直径大于3cm时,建议射频消融联合放疗,但对于其疗效并未达成共识;③不建议使用射频消融治疗邻近支气管血管束或食管的肿瘤。

这是首个由胸外科专家主导编写和发布的认可经皮消融治疗高危Ⅰ期非小细胞肺癌地位和作用的专家共识,尽管此共识发表时间较早(2012年),未能反映最近数年肿瘤消融技术的新进展,一些观点值得商榷,但其对于促进经皮消融治疗技术在肺癌中的应用开展和深入研究,具有里程碑式的意义和巨大作用。

七、美国放射学会关于早期肺癌的适宜性标准

ACR 针对某一特定的临床情况，每 3 年组织多学科专家制定具有循证医学证据的适宜性标准（ACR appropriateness criteria）。其于 2013 年发布了针对早期非小细胞肺癌的标准，对于不能手术的患者，提到了射频消融治疗，其主要观点与上述的美国胸外科学会和胸部医师学院关于高危 I 期非小细胞肺癌评估和处理的专家共识类似，认为由于缺乏与立体定向放射治疗比较的前瞻性研究，射频消融的地位和作用尚待进一步明确。

八、中国专家制定的热消融治疗原发性和转移性肺部肿瘤专家共识

我国开展热消融治疗肺部肿瘤的工作起步较早，基本与国外同步，特别是在微波消融和冷冻消融方面，不管是在病例数量还是开展临床研究的深度和广度方面均居于世界领先水平。叶欣教授和范卫君教授于 2014 年组织国内肿瘤微创诊治领域的 18 位知名专家共同讨论制定了《热消融治疗原发性和转移性肺部肿瘤的专家共识(2014 年版)》，并发表在《中国肺癌杂志》上，英文版 2015 年在 *Thoracic Cancer* 杂志上发表。此后，又于 2017 年以中国抗癌协会肿瘤微创治疗专家委员会的名义，对此专家共识进行了修订，形成了《热消融治疗原发性和转移性肺部肿瘤专家共识(2017 年版)》，在《中国肺癌杂志》上发表，英文版 2018 年在 *Journal of cancer research and therapeutics* 上发表。这两个专家共识的发表，对我国热消融治疗肺部肿瘤的发展起到了积极促进作用，同时也为国际热消融治疗肺部肿瘤的发展做出了贡献。为此，世界著名的肿瘤消融治疗专家，来自意大利的 Solbiati LA 教授在 *Journal of cancer research and therapeutics* 上发表述评，对专家共识的意义和作用给予高度评价。

刘宝东教授和支修益教授组织相关专家于 2014 年制定了《影像引导下射频消融治疗肺部肿瘤的专家共识》，并于 2017 年进行了修订。肖越勇教授组织亚洲冷冻治疗学会的专家，制定了《影像学引导肺癌冷冻消融治疗专家共识 2018 版》。这两个单项消融技术治疗肺肿瘤的专家共识，在技术操作方面比较具体和完善，对临床工作的开展具有较好的推动和指导作用。叶欣教授和范卫君教授组织相关专家于 2021 年制定了《热消融治疗肺部亚实性结节专家共识》，为肺部亚实性结节的热消融治疗提供了参考依据。

基于上述共识，关于热消融治疗原发性和转移性肺部肿瘤，中国专家主要观点是：①射频消融、微波消融和冷冻消融是目前临床上常用的肺部肿瘤局部消融治疗技术，并各有一定特点、优势和不足，三者在疗效方面无显著差异；②肺肿瘤热消融的适应证分为治愈性和姑息性消融两大类，适应证的选择建议多学科(胸外科、肿瘤科、放射治疗科、介入医学科、影像科等)共同讨论做出决定，要严格掌握消融的禁忌证；③对于原发性肺癌，消融治疗前行经皮病灶穿刺活检或纤维支气管镜检查以明确诊断。当转移病灶不典型时建议消融治疗前对病灶进行活检；④肺部肿瘤消融手术的并发症大多轻微且易于处理，但是严重甚至致命的并发症也有一定的发生率，要高度重视严重的致死性并发症的预防和处理；⑤关于肺部肿瘤的治疗，微创治疗是未来发展的方向之一，尤其是影像引导下的经皮热消融技术在治疗肺部肿瘤方面具有许多优点，未来这一技术会在肺部肿瘤的综合治疗中得到越来越广泛的应用，其地位有可能成为继手术、放疗、化疗之后的一种新的治疗模式。但目前热消融技术治疗原发性和转移性肺部恶性肿瘤还存在许多问题，需要进一步开展工作以改变传统肿瘤工作者对热消融技术的认知，使得该治疗方法得以普及和规范化应用。

九、美国近距离治疗学会关于肺癌胸部近距离治疗的共识指南

美国近距离治疗学会于 2016 年发布了关于肺癌胸部近距离治疗的共识指南，主要对支气管腔内近距离治疗和放射性粒子组织间插植的病例选择、治疗前评估、治疗过程和剂量学等内容进行了描述。此共识的主要建议是：对于支气管腔内近距离治疗，推荐进行 CT 模拟和 CT 下三维靶区勾画，推荐采用高剂量率或脉冲剂量率；对于组织间粒子植入，主要在亚肺叶切除术中进行，针对可能残余肿瘤的切缘

进行 ^{131}Cs 或 ^{125}I 的放射性粒子植入，术后采用 CT 验证危及器官的剂量。此指南虽然提到了组织间放射性粒子植入，但是主要是在手术中进行的，与我们通常理解和采用的 CT 引导下放射性粒子植入相差甚远。

十、美国介入放射学会关于非小细胞肺癌及肺转移癌消融治疗质量提升标准

美国介入放射学会于 2021 年发布了关于 NSCLC 及肺转移癌消融治疗质量提升标准，主要对消融治疗 NSCLC 及肺转移癌的适应证、禁忌证及手术操作、术后并发症分级标准、并发症发生率、疗效评估等围消融期管理进行全方位阐述，对于原发性肺癌，推荐消融治疗作为ⅠA 期或因肺功能较差、多种基础疾病或其他治疗后残余 / 复发的无法手术切除患者的治疗选择。

十一、欧洲心血管介入放射学会原发性及继发性肺癌消融治疗实践标准

欧洲心血管介入放射学会于 2020 年发布了关于原发性及继发性肺癌消融治疗质量提升标准，主要对消融治疗 NSCLC 的适应证、禁忌证、术后并发症分级标准、疗效评估等方面进行阐述，对于原发性肺癌，推荐消融治疗作为有外科手术禁忌证或有根治性意图且 T 分期为 1a 或 1b 的ⅠA 期 NSCLC 患者的治疗选择，也可作为其他分期有外科手术或立体定向放射治疗禁忌证的治疗选择。

十二、放射性 ^{125}I 粒子植入治疗肺恶性肿瘤的中国专家共识

放射性 ^{125}I 粒子植入属于组织间植入近距离治疗范畴，是放射治疗的方法之一，主要通过影像引导技术将密封的放射源直接植入肿瘤病灶内，通过放射性核素持续释放射线对肿瘤细胞进行杀伤，在我国已经用于多种恶性肿瘤的微创治疗。山东省医师协会综合介入医师分会、山东省抗癌协会肿瘤介入学分会在国内率先组织多学科专家参与制定了《放射性 ^{125}I 粒子植入治疗肺恶性肿瘤山东专家共识（2015 年版）》。在此基础上，2019 年由中国抗癌协会肿瘤微创治疗专家委员会放射性粒子分会组织制定了《^{125}I 粒子植入治疗原发性和转移性肺肿瘤专家共识》的英文版，发表于 *Thoracic Cancer* 杂志上。

此共识指出，放射性 ^{125}I 粒子植入治疗肺恶性肿瘤的适应证包括：①心肺功能差或高龄不能耐受外科手术者；②拒绝行外科手术者；③术后复发不能再次手术者；④放化疗后肿瘤残留或进展的患者；⑤其他抗肿瘤治疗后进展的患者；⑥功能状态评分（PS）≤ 2 分，预期生存期 ≥ 3 个月。适应证的选择建议多学科共同讨论做出决定。主要禁忌证包括：①病灶周围感染性及放射性炎症没有得到很好控制者，穿刺部位皮肤感染、破溃；②有严重出血倾向、血小板 $<50 \times 10^9/L$ 和凝血功能严重紊乱者（凝血酶原时间 >18s，凝血酶原活动度 <40%）；且在粒子植入前，应停用抗凝和 / 或抗血小板聚集药物至少 5~7d；③粒子植入病灶同侧恶性胸腔积液没有得到很好控制者；④肝、肾、心、肺、脑功能严重不全者，严重贫血、脱水及营养代谢严重紊乱，无法在短期内纠正或改善者，严重全身感染、高热（>38.5℃）者；⑤ PS 评分 >3 分。

共识对放射性 ^{125}I 粒子植入治疗肺恶性肿瘤的术前准备、操作流程、并发症及处理、随访、疗效评估以及相关技术准入和放射防护都做了详细的介绍。

十三、肺癌骨转移诊疗专家共识

骨转移是肺癌主要的血行转移部位之一。随着治疗方法和技术的进步，晚期肺癌患者的生存时间逐渐延长。患者在生存获益的同时，发生骨转移及骨相关事件的风险亦随之增高。骨转移常预示患者生活质量的下降和生存期的缩短。因此，在控制原发疾病的同时，积极预防和治疗骨转移尤为重要。

在《肺癌骨转移诊疗专家共识（2014 版）》的基础上，北京医学奖励基金会肺癌青年专家委员会与中国胸外科肺癌联盟制定了《肺癌骨转移诊疗专家共识（2019 版）》。关于肺癌骨转移的治疗，此版专家共识大幅增加了介入治疗的内容，主要体现在两个方面，一是提出肺癌骨转移的镇痛治疗包括药物治疗和非药物治疗，后者包括放疗、手术和神经阻滞术、神经松解术、经皮椎体成形术、神经损毁性手术及射频

消融术等介入治疗；二是把影像引导下的微创介入治疗技术在肺癌骨转移局部控制、减轻疼痛、改善生活质量方面的应用单独列为一个小节进行详细介绍。这些介入治疗技术主要包括消融治疗、骨成形术和放射性粒子植入。

消融治疗（射频消融、微波消融、激光消融、冷冻消融以及高强度聚焦超声等）肺癌骨转移的适应证包括：①因全身情况差不能耐受手术或拒绝手术、放疗后复发者；②病灶数目 ≤ 5 个，病灶边缘距脊髓、神经等重要结构 ≥ 1cm；③中重度疼痛，疼痛评分 ≥ 4 分。消融治疗肺癌骨转移，起效迅速，疼痛缓解持续时间较长。

骨成形术是经穿刺通道将甲基丙烯酸甲酯（PMMA，又称骨水泥）注入病灶内，从而达到稳定骨结构、缓解疼痛和局部控制肿瘤的介入治疗技术。包括经皮椎体成形术、后凸成形术、全身不规则骨及四肢长骨骨水泥灌注术等。骨成形术可显著缓解患者骨转移部位的疼痛且复发率低。

近距离治疗（放射性粒子植入）治疗肺癌骨转移，局部控制率很高，术后 2~12 个月，患者疼痛的感觉明显减轻，缓解率接近 100%。生活质量（包括睡眠质量、饮食、精神状态、KPS 评分）较治疗前亦有明显改善。同时，因近距离治疗具有局部肿瘤完全辐射而周围正常组织剂量低、瘤体内剂量分布均匀、可重复植入等优点，是一种局部控制肿瘤、减轻疼痛的有效治疗方法。

综合上述，国内外主要的肺癌诊疗指南和各个专业学会制定的专家共识，可以看出，多种微创介入诊疗技术在肺癌的不同分期和不同情况下得到了不同程度的应用，其地位和重要性各不相同。例如：经皮经胸穿刺活检是公认的获得肺癌病理学诊断的重要方法之一；影像引导下经皮热消融主要用于不能耐受外科手术和立体定向放射治疗的早期非小细胞肺癌，以及治疗失败后的缓慢进展和寡转移病灶的局部挽救性治疗，多属于后线治疗的备用选择；在肺癌急性并发症的处理和骨转移的姑息治疗方面，包括经皮穿刺引流、气道支架、上腔静脉支架、经支气管动脉栓塞、消融治疗、骨成形术和放射性粒子植入等多种介入治疗技术具有安全简便、效果显著、作用迅速等优点，疗效得到认可。而经支气管动脉灌注化疗或栓塞尽管在国内有一定程度的开展，近期疗效也不错，但是缺乏高水平的临床研究，国外应用甚少，在主要的肺癌诊疗指南中均没有提及。

（李晓光　徐 圣）

第三节　肺癌消融治疗

一、肺癌常用物理消融技术比较

目前常用的肺部肿瘤消融技术包括射频消融（RFA）、微波消融（MWA）、冷冻消融、激光消融，属于能量依赖型消融。RFA、MWA 和冷冻消融是目前临床上常用的 3 种肺部肿瘤消融治疗技术，每种消融技术都有其优缺点。但是到目前为止，尚缺乏上述 3 种消融技术的前瞻性随机对照临床研究，如何选择适宜的消融技术，仍是临床上面临的问题。

通常对于直径 ≤ 3cm 的肿瘤，RFA、MWA、冷冻消融均可获得良好的治疗效果。RFA 电极的适形性好，可以通过调节消融电极来保护邻近脏器，但是受血流和气流的影响较大。对于直径>3cm，尤其是>5cm 的肿瘤，MWA 因其消融时间短、消融范围大，明显优于其他两种消融方式，且 MWA 受到血流灌注的影响小，更适合治疗邻近大血管的肿瘤。冷冻消融形成的“冰球”边界清晰，易于监测，可用于邻近重要脏器的肺部肿瘤消融。此外，冷冻消融较少引起局部疼痛，对于肿瘤距离胸膜 ≤ 1cm 或有骨转移引起骨质破坏的肿瘤患者，冷冻消融明显优于 MWA 和 RFA。与上述三种消融相比，肺部肿瘤的激光消融在临床上开展相对较少，因其消融范围较小（1.0cm × 1.5cm）、消融时间极短、穿刺损伤小、并发症少（如出血、感染），对于肺内多发的、重要器官旁、最大径<1.0cm 的肿瘤有一定优势。

最近的一项前瞻性单臂Ⅱ期研究（SOLSTICE多中心试验）纳入了128例肺转移患者，共224个转移病灶接受了冷冻消融治疗，结果显示：12个月和24个月时局部复发率分别为85.1%和77.2%；在对复发性病灶进行第二次冷冻消融治疗后，12个月和24个月时二次局部无复发率分别为91.1%和84.4%；12个月和24个月的总生存率分别为97.6%和86.6%。此外，在一项纳入34项研究的荟萃分析中，对接受了RFA、MWA或冷冻消融的1 840例患者的2 520个肺部肿瘤（1 318个原发性和1 202个转移性）的疗效进行了评估，RFA和MWA的局部进展率明显优于冷冻消融（OR值分别为0.04和0.02，$P<0.01$），但RFA和MWA之间无显著差异（OR值为0.04，$P=0.745$），3种技术之间的主要并发症无显著差异。

总之，尽管少数回顾性研究和荟萃分析比较了不同治疗技术的疗效差异，但在这些研究中，肿瘤群体异质性较大，包含不同分期的原发性和转移性肺部肿瘤，并报告了不同的结果。冷冻消融术是目前最新的IGTA技术，但其数据极其有限，需要进一步的研究。尽管与RFA相比，MWA可能提供一些理论上的优势，包括更快的消融时间和更大的消融区域，但仍缺乏总生存率或局部复发方面高水平的循证医学证据。因此，IGTA技术的选择综合取决于患者因素、肿瘤大小位置和操作者所掌握的专业技术。

二、消融技术在肺部肿瘤治疗中的地位

2006年NCCN指南首次将RFA作为拒绝手术、体力较差和/或因合并症而不能耐受手术的淋巴结阴性肺癌患者的治疗选择。2009年NCCN指南首次把RFA作为独立的治疗项目，用于治疗外周孤立性病灶<3cm的Ⅰ期肺癌；也可用于既往照射组织及作为姑息治疗选择。2010年NCCN指南首次将肿瘤消融术列入手术治疗类别，包括RFA、冷冻消融等。2015年NCCN指南指出包括RFA、冷冻消融在内的肿瘤消融技术，可用于多原发肺癌患者、拒绝或不能耐受外科手术且病灶<3cm的Ⅰ期周围型肺癌患者或其他方式治疗后局部复发患者。2020年以来，NCCN指南将包括RFA、MWA、冷冻消融在内的肿瘤消融技术单列，统一称为影像引导的热消融治疗（image-guided thermal ablation，IGTA），IGTA是一种保留肺实质的技术，恢复后肺功能几乎不受影响，可选择适用于ⅠA期NSCLC患者、多发性肺癌患者或胸部局部复发的患者。

由原卫生部组织制定的《原发性肺癌诊疗规范（2011年版）》、原国家卫生和计划生育委员会组织制定的《中国原发性肺癌诊疗规范（2015年版）》建议：对于心肺功能等机体状况经评估无法接受手术的Ⅰ期和Ⅱ期的患者，可改行根治性放疗、射频消融治疗以及药物治疗等。由国家卫生健康委员会组织制定的《原发性肺癌诊疗规范（2018年版）》《原发性肺癌诊疗指南（2022年版）》建议：对于不能手术和拒绝手术的中央型气道狭窄患者，可考虑内镜下腔内介入治疗，包括热消融（高频电刀、射频消融、氩等离子体凝固术、微波、激光等）、光动力疗法、冷冻、气道支架、黏膜下或瘤体内药物注射等技术。

由中华医学会肿瘤学分会组织制定的《中华医学会肺癌临床诊疗指南》（2018版、2019版、2021版、2022版、2023版）建议：①对于功能状况可能无法耐受根治性手术切除的Ⅰ、Ⅱ期NSCLC患者，进行多学科团队讨论后，可选用SBRT、冷冻或射频消融等局部治疗方式；②对于有症状或发展成有症状风险高、有局部根治可能的多原发肺癌患者，可行保留实质切除、放疗或消融。

中国抗癌协会肿瘤微创治疗专业委员会肺癌微创治疗分会组织撰写的《热消融治疗原发性和转移性肺部肿瘤的专家共识》（2014年版、2017年版）是国内第一部关于消融治疗肺部肿瘤的专家共识，从消融的概念及技术、操作平台、消融的适应证和禁忌证、手术操作流程、并发症处理、随访和疗效评价以及与其他治疗联合等方面进行了翔实介绍。在此两版共识基础上，由中国临床肿瘤学会（CSCO）肿瘤消融治疗专家委员会、中国医师协会肿瘤消融治疗技术专家组、中国抗癌协会肿瘤消融治疗专业委员会、中国医师协会介入医师分会肿瘤消融学组组织制定了《影像引导下热消融治疗原发性和转移性肺部肿瘤临床实践指南（2021年版）》，为IGTA治疗原发性和转移性肺部肿瘤临床实践提供参考。

三、肺癌消融随访、疗效评估与并发症

（一）随访

术后前3个月，应每个月复查1次胸部增强CT；以后每3个月复查胸部增强CT或PET-CT和肿瘤标志物；2年后每6个月复查1次，主要观察局部病灶是否完全消融、肺内有无新发病灶、肺外转移以及并发症等。胸部增强CT是目前评价消融效果的标准方法，有条件的可使用PET-CT，PET-CT/增强CT两者相结合可以更准确地判断消融后的疗效。

（二）疗效评估

1. CT评估　以消融后4~6周时的病灶为依据判断疗效。①完全消融。出现下列表现任何一项：病灶消失；完全形成空洞；病灶纤维化，可为瘢痕；实性结节缩小或无变化或增大，但CT扫描无造影剂强化征象和/或PET-CT肿瘤无代谢活性；肺不张，肺不张内的病灶CT扫描无造影剂强化征象和/或PET-CT肿瘤无代谢活性。②不完全消融。出现下列表现任何一项：空洞形成不全，有部分实性，且CT扫描有造影剂强化和/或PET-CT肿瘤有代谢活性；部分纤维化，病灶部分纤维化仍存有部分实性成分，且实性部分CT扫描有造影剂强化和/或PET-CT肿瘤有代谢活性；实性结节，大小无变化或增大，且伴CT扫描造影剂有强化征象和/或PET-CT肿瘤有代谢活性。

2. PET-CT评估　PET-CT是目前判断消融后疗效最准确的手段之一，对于发现肿瘤残留、复发及远处转移是十分有益的。由于消融后的炎症反应，3个月内行PET-CT检查发现局部肿瘤残留假阳性率较高。消融3个月后随着消融区域炎症反应的减轻或消退，PET-CT能够比较客观地反映出消融后肿瘤的代谢活性。如果PET-CT检查消融后的肿瘤无代谢活性，说明肿瘤达到了完全消融。如果PET-CT检查消融后的肿瘤有代谢活性或出现新代谢活性区域，说明肿瘤残留或进展，未达到完全消融。消融后出现肺门或纵隔淋巴结肿大是转移还是炎症反应有时很难确定，如果在消融后3个月，肿大的淋巴结无代谢活性或代谢活性较前明显减低，说明为炎症反应，反之则为转移。

3. 临床疗效评估　在判断局部疗效的基础上，应定期随访。技术成功和安全性评价至少随访6月；初步临床疗效评价至少随访1年；中期临床疗效评价至少随访3年；长期临床疗效评价至少随访5年；对于惰性肺癌如“GGO样肺腺癌”，可能需要更长的随访时间。生存时间是最重要的临床疗效指标，要记录患者1、2、3、5年的生存情况。对于姑息消融的患者，要观察患者生存质量的改善情况（生活质量量表）、疼痛缓解情况（疼痛评分评估）及药物用量等。

（三）并发症

肺肿瘤消融相对安全，并发症的发生率报道不一，一般在10%~60%，严重并发症的发生率低于10%。消融导致的不良反应包括术中和术后疼痛、咳嗽、胸膜反应、消融后综合征（发热、乏力、食欲不振）等；常见并发症包括气胸、胸腔积液、出血、感染等；相对少见的并发症包括非靶区热灼伤或冻伤、肋骨骨折、冷休克、血小板降低、肿瘤针道种植、神经损伤（臂丛、肋间、膈、喉返等神经）等；罕见但可能造成严重后果甚至死亡的并发症包括各种肺炎（包括间质性肺炎、霉菌性肺炎）、肺脓肿、大出血/大咯血（包括肺动脉假性动脉瘤破裂出血）、支气管胸膜瘘、肺栓塞、空气栓塞及急性呼吸窘迫综合征。根据目前的文献报道，肺部肿瘤消融手术相关病死率最低为0%，最高为2.6%。

四、肺癌消融与综合治疗

肿瘤消融术作为一种局部治疗方法，在使患者获得有效局部控制的基础上，还可与多种治疗方法联合，获得更好的疗效。目前的消融技术既可以单独治疗早期肺癌，也可以与全身化疗、放疗（包括外照射放疗和近距离放疗）、靶向治疗、免疫治疗等方法进行联合治疗进展期肺癌。

（一）消融治疗早期肺癌

评估IGTA治疗早期肺癌的前瞻性研究很少。Lencioni等开展的前瞻性单臂研究对106例肺部肿瘤患者的183个病灶（≤3.5cm）进行了RFA治疗。其中，33例为原发性NSCLC，包括13例Ⅰ期患者，

病灶中位大小 2.5cm（范围 0.7~3.0cm），13 例Ⅰ期患者的 2 年总生存率为 75%（45%~92%），2 年癌症特异性生存率为 92%。前瞻性多中心的 ACOSOGZ4033 试验报道了 51 例Ⅰ期 NSCLC 患者接受 RFA 治疗的结果，1 年和 2 年总生存率分别为 86.3% 和 69.8%，2 年局部无复发率为 59.8%，其中病灶 ≤2.0cm 患者的 2 年生存率为 83%。J.Palussière 等开展的前瞻性多中心试验报告了 32 例接受 RFA 的ⅠA 期 NSCLC 的疗效，结果表明 1 年及 3 年的总生存率分别为 91.67% 和 58.33%。两项前瞻性研究评估了 MWA 治疗肺部肿瘤的疗效，但这两项试验都包含了原发性和转移性肺部肿瘤的患者。其中一项研究为 Iezzi 等对 54 例患者（原发 25 例，转移 29 例）进行了 69 次 MWA 治疗，在 25 例原发性肺癌中，病灶大小均<4cm，1 年和 2 年的总生存率分别为 95.7% 和 78.1%，1 年和 2 年的局部无进展生存率分别为 71.4% 和 62.5%，并且肿瘤大小增至 4cm，不增加队列的局部进展率。另一项前瞻性试验有显著局限性，入组的患者非常少，仅纳入了 6 例结直肠肺转移患者和 4 原发性肺腺癌患者，1 年的无复发生存率为 86%，长期结果没有报道。

大量的回顾性队列研究评估了早期（Ⅰ和ⅡA）NSCLC 患者接受 RFA、MWA 和冷冻消融治疗的预后。在这些研究中，肿瘤平均大小介于 1.4~3.0cm 之间，2 年及 5 年总生存率分别为 57.1%~94.1% 和 25%~67.8%，局部复发率为 5.7%~47.6%。评估 IGTA 疗效的研究在试验设计上差异很大，而且大多数研究随访时间相对较短，局部复发率相对较高且与肿瘤大小有关，但由于 IGTA 技术可以重复多次治疗，因此复发者只要能够再次治疗，和局部无复发者相比，总生存率也相似。近期，一项由 Ye 开展的关于 MWA 治疗无法手术Ⅰ期 NSCLC 多中心研究的长期随访结果公布：共 105 例患者的 105 个病灶接受了 MWA 治疗，患者平均年龄为 70.7 岁（范围：40~86 岁），病变平均直径为 2.4cm（范围：0.9~4.0cm），中位随访时间为 54.8 个月，中位无病生存期（DFS）为 36.0 个月，1 年、3 年和 5 年的无病生存率分别为 89.5%、49.4% 和 42.7%，中位癌症特异性生存期（CSS）和 OS 分别为 89.8 个月和 64.2 个月。1 年、3 年和 5 年的总生存率分别为 99%、75.6% 和 54.1%，癌症特异性生存率分别为 99%、78.9% 和 60.9%。其中，ⅠA 期患者的中位 DFS 和 OS 显著高于ⅠB 期患者（22.3 个月 *vs.* 未达到；37.3 *vs.* 89.8 个月）。因此，MWA 可能是一种治愈不能手术的Ⅰ期 NSCLC 患者的安全、有效方法。

近年来，一些研究探索了 IGTA 在磨玻璃结节（GGN）样肺癌中的疗效，这些结节的组织学类型涵盖非典型腺瘤性增生（AAH）、原位腺癌（AIS）和微浸润腺癌（MIA）。这种病变完全切除后，患者 5 年的癌症特异性生存率接近 100%。针对这些病变的治疗仍存在较大的争议，特别是 AAH 和 AIS，因其生物学行为的惰性表现，外科切除通常被认为过度治疗。此外，这种病变通常是多灶性的，不适合手术切除，而针对较大或进展性病灶实施保留肺实质的 IGTA 较为适宜，且 IGTA 可以在肺中多次重复。Yang 等对 51 例 GGO 样腺癌（包括纯 GGN 和部分实性 GGN）患者进行了 52 次消融，结果显示 3 年局部无进展生存率为 98%，3 年的癌症特异性生存率为 100%，3 年的总生存率为 96%。此外许多其他研究也报道了使用 IGTA 治疗多发 GGN 的良好疗效。多灶性 GGN 患者的最佳治疗方法仍存在争议，目前 NCCN 指南特别讨论了 IGTA 在多原发肺癌中的应用，建议 IGTA 可以作为 SABR 的替代治疗方案。

（二）消融治疗进展期肺癌

消融可以联合化疗、靶向治疗、放疗、免疫治疗等方法治疗进展期肺癌，也可以单独或联合骨水泥治疗肺癌骨转移。

1. 消融与化疗联合治疗

近年来，尽管随着多种新药的不断研制发展，尤其是以三代药联合铂类为基础的两药联合化疗方案的应用，明显延长了进展期非小细胞肺癌（NSCLC）患者的无进展生存期（PFS）和总生存期（OS）。但是目前临床使用的化疗药物有效率仅为 30%~40%，5 年生存率不足 10%，大部分患者随着疾病的进展会出现耐药。消融治疗作为一种有效的局部治疗方法，可以直接杀灭经过全身化疗后残存的局限性病灶，弥补了化疗耐药的不足，使得肿瘤局部控制率明显提高，从而延长了患者的生存期。另外，消融治疗没有化疗药物的全身不良反应，对患者的生活质量影响不大，甚至通过消融这种局部治疗方法还可以减轻患者肿瘤残存或进展造成的局部症状，明显提高患者的生活质量。

消融联合化疗治疗进展期NSCLC的临床研究报道显示：对于全身化疗失败的局部进展病灶或者残留病灶，联合热消融技术可以获得有效的局部控制，从而延长了患者的生存期。在韩国开展的一项前瞻性随机对照研究中，把进展期NSCLC患者分为两组，对照组单用全身化疗，试验组在全身化疗的基础上，加用了射频消融术治疗周围型原发灶，结果显示：实验组的PFS和OS较对照组明显延长。说明消融术作为一种局部治疗方法，可以有效控制局部病灶，同时联合全身化疗可以更好地改善患者的生存状况。另一项回顾性临床研究采用微波消融术对周围型肺癌的原发灶进行消融，并在消融后联合全身化疗，其PFS达到8.6个月，OS达到21.3个月，疗效优于单用化疗，且安全性良好。在一项大型前瞻性Ⅲ期临床试验中，Wei等比较了MWA联合化疗（148例）和单独化疗（145例）在ⅢB及Ⅳ期NSCLC中的疗效差异，MWA+化疗组的中位PFS显著长于单纯化疗组（10.3个月 *vs* 4.9个月，HR=0.44，$P<0.000\ 1$），MWA+化疗组中位OS显著长于化疗组（未达到 *vs* 12.6个月，HR=0.38，$P<0.000\ 1$），这表明MWA增加了患者的生存效益。

2. 消融与靶向药物联合治疗

近年来，随着基因检测技术的发展，EGFR-TKI及ALK/ROS1-TKI靶向治疗药物的出现，使得具有敏感驱动基因突变的进展期NSCLC患者的PFS和OS有了明显的改善，但是大部分患者随着疾病的进展会出现靶向药物耐药。对于靶向治疗后局部进展病灶的治疗，目前的指南和规范均一致性推荐加入局部治疗方法（包括外科切除、放疗及消融治疗）。消融作为一种有效安全的局部治疗手段，近年来随着大量临床研究的开展，得到了越来越多的应用，其具有创伤小、疗效好、治疗时间短、花费低等优势。

目前，消融治疗主要用在中枢系统以外的寡进展或者寡转移病灶中，经消融治疗有效控制局部进展灶后，可以继续应用靶向药物。相关的临床研究报道很多，有研究回顾性分析了54例进展期NSCLC患者采用EGFR-TKI治疗后出现局部进展，其中28例采用微波消融术治疗局部进展灶，术后继续口服靶向药物。另外26例采用全身化疗，比较两组患者治疗后的PFS和OS，结果显示：消融组的PFS为8.8个月，大于化疗组的5.8个月。消融组的OS为27.7个月，大于化疗组的20.0个月，差异均有统计学意义。Ni等探讨了MWA在一线EGFR-TKI治疗后无进展患者中的局部巩固治疗的作用：34例接受MWA+TKI治疗患者的中位OS显著高于52例接受单独TKI治疗患者（34.8个月 *vs.* 22.7个月，HR=0.45，P=0.04）；MWA+TKI组的中位PFS也显著高于TKI单独治疗组（16.7个月 *vs.* 12.9个月）。此外，Ni等评估了EGFR突变肺癌患者接受RFA和MWA治疗的获益，71例正在接受EGFR-TKI治疗的患者出现了80例颅外寡转移灶，对这些转移灶实施消融治疗后，继续进行当前的EGFR-TKI治疗，可额外获得10个月的疾病控制期。表明消融术作为一种局部治疗方法，可以有效控制靶向药物耐药后出现的寡进展灶，使得患者术后仍可继续口服靶向药物，不仅延长了患者的生存时间，而且提高了生活质量。NCCN指南讨论了IGTA在NSCLC局部复发中的作用，指出IGTA可应用于靶向治疗（如EGFR或ALK抑制剂）中疾病进展患者，这与介入放射学学会（SIR）关于IGTA的立场相一致。

3. 消融与放疗联合治疗

消融和放疗（包括外照射放疗和近距离放疗）都属于局部治疗方法，用于进展期NSCLC局部病灶的控制各有优势，二者联合可以获得更好的局部控制率。消融主要应用温度的变化使组织发生凝固性坏死，靠近瘤体中心部位的温度更高，坏死更明显。而对于直径较大的肿瘤，边缘部位可能由于温度达不到肿瘤坏死的温度，导致局部残留。外照射采用的是剂量比较均匀的辐射，对于肿瘤边缘富含血管的部位疗效更好，而对于肿瘤中心部位的乏氧细胞，则疗效较差。因此对于直径较大的肿瘤，采用消融控制肿瘤中心部位达到完全坏死，同时联合外照射放疗治疗肿瘤血运丰富的边缘部位，可以起到优势互补的作用。这一治疗原理也适用于近距离放疗（如粒子植入）联合消融术，因为近距离放疗适合用于病灶靠近胸膜、纵隔、大血管等部位的治疗，可以使局部获得更高的治疗剂量，而消融治疗对于靠近纵隔及胸膜的病灶则风险较大，局部控制率下降。二者联合可用于瘤体直径较大、靠近纵隔、胸膜等危险部位的肿瘤，不仅可以减少消融后支气管胸膜瘘的发生，还能明显提高肿瘤的局部控制率。

此外，消融治疗联合外照射放疗还可用于治疗周围型肺癌伴有纵隔肺门淋巴结转移的进展期NSCLC，消融治疗控制周围型原发灶，外照射放疗控制转移淋巴结而不必照射原发灶，可以明显提高淋巴结的照射剂量，同时减少放射性肺炎的发生。有研究报道了消融联合纵隔肺门淋巴结外照射治疗进展期 NSCLC 的疗效及安全性，结果显示：放疗组与消融组患者的纵隔肺门淋巴结局部控制率分别为85.1%、80.4%，肺内原发灶的局部控制率分别为 83%、100%，2 年 OS 消融组略长于放疗组，但差异无统计学意义。两组放射性肺炎的发生率分别为 31.9% 和 3.9%。表明热消融联合外照射放疗可以获得较好的局部控制率，同时明显降低放射性肺炎的发生率，从而改善患者的生活质量。

4. 消融单独或联合骨水泥治疗肺癌骨转移

肺癌易发生骨转移，常见的骨转移部位包括脊柱、骨盆、肋骨及股骨近端，可导致难治性疼痛、病理性骨折和活动障碍。骨转移局部治疗的主要方法为局部放疗 / 手术。放疗后疼痛完全缓解率约为60%，且容易复发。近年来，消融治疗广泛应用于骨转移疼痛的治疗，成本较低、可重复性好，可实时成像引导消融，操作时间短，且与其他治疗方法有协同作用。目前，消融治疗已被纳入骨转移的临床治疗指南中，且获得 I 级临床证据的支持。

单纯消融不能提高椎体骨转移灶的稳定性，甚至可能会导致病理性骨折，故对于病理性骨折风险较高的椎体溶骨性转移，与经皮骨水泥成形术联合应用，可产生更好的疗效：首先消融可以形成潜在的空腔，降低骨水泥注射时的压力；其次消融可使椎体内的微血管闭塞，减少骨水泥经微血管渗漏的途径。因此，先消融然后行骨水泥成形术，既能发挥二者的协同抗肿瘤及止痛作用，又能增加椎体的稳定性，还能减少骨水泥渗漏率。

5. 消融与免疫检查点抑制剂（ICI）联合治疗肺部肿瘤

RFA 产热区域只在电极附近几毫米，热量通过热传导方式缓慢向外传递，对微小血管损伤小，免疫细胞能更好地通过血管进入肿瘤。射频消融可以引起大量促炎性细胞因子升高，消融后数小时出现，持续数天。引起调节性 T 细胞（$CD4^{+}CD25^{+}Foxp3^{+}$）细胞数量减少，抑制性免疫反应减少，促进抗肿瘤免疫。RFA 也被证明会引起缺氧驱动的远离治疗部位（细胞凋亡）的转移性肿瘤生长。MWA 引起的免疫效应与 RFA 类似，但是由于肿瘤抗原变性及凝固性坏死更彻底，不利于抗肿瘤免疫效应激活，因此免疫效应较 RFA 弱。冷冻消融引起的液化性坏死较凝固性坏死能更好地保存肿瘤抗原免疫原性，并且有利于消融中心区损伤相关分子的释放以及免疫细胞浸润、抗原呈递及 T 细胞活化。冷冻消融比热消融（RFA、MWA）更能引起大量促炎性细胞因子升高，因此冷冻消融的免疫效应更高。

关于消融与免疫检查点抑制剂的联合治疗在肺癌中的作用目前研究较少。一项由 McArthur 等开展的初步研究评估了乳腺癌切除术前接受冷冻消融联合 CTLA-4 拮抗剂治疗的疗效及安全性，结果显示出联合治疗是安全的，联合治疗比单独 ICI 或消融更能产生持久的免疫反应。在外周血中，其特点表现为 Th1 细胞因子（IFN-γ）的升高及活化增殖的 $CD4^{+}$ 和 $CD8^{+}$T 细胞的增多。近期，在一项由 Wei 等开展的 MWA 联合卡瑞利珠单抗治疗 NSCLC 的研究中，77 名患者接受了 MWA+ 卡瑞利珠单抗单药或联合治疗，患者首先接受肺部病变的 MWA，5~7 天后进行卡瑞利珠单抗单药或联合治疗。MWA 的技术成功率和有效性分别为 100% 和 97.4%，ORR 为 29.9%，中位 PFS 为 11.8 个月，OS 未达到。结果初步显示 MWA 联合卡瑞利珠单抗治疗 NSCLC 可能是一种安全有效的方法。总之，消融联合 ICI 治疗肺癌仍处于初步研究阶段，缺少大样本的前瞻性随机对照数据，且消融联合 ICI 的具体协同机制仍需进一步深入研究，临床效果需要进一步证实。

总之，局部消融在治疗肺部肿瘤方面具有创伤小、疗效明确、安全性高、患者恢复快、操作相对简单、适应人群广等特点。消融治疗有可能成为继手术、放疗、化疗、免疫治疗之后的一种新的治疗模式。但目前消融在肺部肿瘤的治疗中还存在许多问题：①有可能成为早期不能耐受外科手术切除的周围型肺癌患者的首选，但是尚缺乏大规模的、多中心的、随机的、前瞻性的临床研究；②缺乏与其他传统治疗手段（如外科手术、立体定向放射治疗）的前瞻性的、多中心的临床比较研究；③热消融与其他治疗手段（如放疗、化疗、分子靶向药物、免疫治疗等）联合应用的临床研究相对较少；④如何提高局部完全消融率，降低局部复发率，也是今后研究的方向之一；⑤姑息消融在肺癌综合治疗中的地位有待进一步探讨；⑥基础研究相对滞后，如复杂热场分布、对机体免疫的影响等。

（叶 欣 黄广慧）

第四节 肺癌近距离放射治疗

放疗是肺癌局部治疗的有效手段之一，近年来也发展较快，三维适形放疗等手段在国际上已被广泛研究与应用。放疗效果的最大影响因素为放疗的剂量，放疗剂量的选择应当根据患者的肿瘤大小、病理分型及分期来确定。放疗分为外放射治疗和内放射治疗，其中组织间插植近距离放射治疗属于内放疗范畴，又分为永久性组织间插植近距离放射治疗和临时性组织间插植近距离放射治疗。目前用于实体肿瘤近距离放射治疗的多为永久性组织间插植近距离放射治疗，其中放射性 ^{125}I 粒子植入近距离放射治疗目前在肺癌治疗中应用最为广泛，多是作为一种姑息性的局部治疗手段，或者作为肺癌综合治疗的方法之一。本节主要讲述肺癌放射性 ^{125}I 粒子植入近距离放射治疗进展。

一、放射性粒子植入的手术方式

（一）粒子植入常用手术方式

1. CT 引导下经皮穿刺放射性粒子植入

CT 空间和密度分辨力较高，可全方位显示病灶及其邻近结构，已广泛用于治疗各部位病灶；3D 模板或机器人辅助的应用进一步提高了粒子植入定位的准确性，但对移动度较大的胸腹部肿瘤价值有限。

2. 支气管镜下放射性粒子植入

通过电子纤维支气管镜植入放射性 ^{125}I 粒子主要用于治疗早期中央型肺癌和无法通过手术或其他根治方法治疗的气管内肿瘤。

3. 外科手术术中植入

术中植入放射性 ^{125}I 粒子主要用于不能通过根治性切除术治疗的位于肺门、大血管或心脏附近的肺肿瘤，目前临床应用较少。

（二）粒子植入辅助穿刺技术研究进展

近年来，精准医学日益受到重视，适应临床需求，定位导航系统和机器人技术发展迅速，实时引导提高了穿刺的精准度与安全性，避免损伤周围重要结构及重复扫描，有利于降低辐射剂量。

1. 普通共面模板辅助引导穿刺方法

受前列腺癌粒子治疗模板的启发，国内专家开始在 CT 引导下 ^{125}I 放射性粒子植入治疗肺癌中使用方形矩阵式模板，模板上小孔同样间隔 5mm。通过使用模板可以使针道接近平行排布，提高了穿刺插植的精确性，很大程度上解决了放射性粒子植入术中质量控制这一难题。由于矩阵内圆形模板上没有相应的数字化坐标以对应术前计划中模板的数字化坐标，使用这种模板引导放射性粒子植入并不能做到术中植入与 TPS 术前计划相一致。同时由于模板厚度有限，长距离穿刺针道会有一定程度的偏移，此外模板内部旋转不能完全避开肋骨的遮挡。

2. 3D 打印模板辅助引导穿刺

3D 打印模板是指通过影像学数字化信息系统，把肺癌患者肿瘤扫描信息输入到计算机治疗计划系统，医生和物理师勾画靶区、定义处方剂量和设计针道信息，打印出指导放射性粒子植入的模板。通过

3D 打印技术打印出具有坐标系和标示系统的个体化模板。模板与人体表面能完美贴合，具有很好的适形性，适用于不同平面针道无法保持平行插植肿瘤的治疗，模板上标记有坐标系、标示系统和象限分隔，用于术中复位和指导穿刺。引导穿刺具有定位、定向准确的特点，可明显提高治疗的精确性，避免插植操作的盲目性。虽然 3D 打印模板技术有许多优点，但是如果肿瘤自身发生体积变化（3D 模板定制需 1 周左右时间，肿瘤体积因生长增大或因化疗缩小）或因穿刺形成气胸造成肿瘤位置改变等情况会影响模板与靶区的复位，进而影响术前计划的实施。

3. CT 透视技术

CT 是放射性粒子植入治疗肺癌理想的影像引导方式，但是常规 CT 不能做到实时引导穿刺，术者往往需要根据多次扫描来调整穿刺的角度和深度。如果肿瘤邻近心脏、大血管等危险器官，这种非实时影像引导穿刺会增加发生严重并发症的概率。CT 透视技术是指运用螺旋 CT 快速连续扫描实现在监视器中实时显示被检组织的断层图像。利用 CT 透视导技术引导穿刺进行 ^{125}I 放射性粒子植入，可以实时观察穿刺进针的方向和深度，使 ^{125}I 放射性粒子植入过程接近实时可视化，手术时间与传统 CT 引导相比明显缩短，而且手术相关并发症的发生率也明显降低。但是术者接受放射剂量也将增大，这也限制了 CT 透视技术在 ^{125}I 放射性粒子植入中的应用。

4. 机器人导航辅助穿刺方法

近年来机器人技术在医疗领域发展迅速，达芬奇机器人系统获得了巨大的成功。国内学者对机器人辅助 ^{125}I 放射性粒子植入进行积极的探索和尝试。但目前开展不多，机器人的应用也仅仅限于植入针的穿刺，放射性粒子植入还需手动完成，而其安全性和手术时间还需进一步观察。理想的肺癌放射性粒子植入机器人不仅能实现自动穿刺，而且能实现放射性粒子自动植入，在能提高手术安全性的前提下降低患者和术者接受的辐射剂量。目前用于前列腺癌放射性粒子植入的机器人及颅颌面部诊断穿刺机器人正在积极地研发中。相信不久的将来，会有较好的可操作性和稳定性，提高植入手术的安全性，满足穿刺和植入自动化的肺癌放射性粒子植入机器人应用于临床。

二、放射性粒子植入近距离放射治疗肺癌的剂量学

放射性粒子植入治疗过程必须满足肿瘤靶区的剂量合理分布。三维治疗计划系统（treatment planning system，TPS）提供了计算剂量的模型。有专家利用计算机 TPS 计算距离中心点不同部位的植入剂量，对指导临床应用放射性粒子治疗恶性肿瘤具有重要意义。^{125}I 粒子植入术的 TPS 计划共需进行 3 次，即粒子植入术前计划、粒子植入术中计划及粒子植入术后验证。

随着 ^{125}I 粒子植入作为治疗肺癌的手段不断发展，粒子的剂量研究逐渐被提上日程。剂量的确定是 ^{125}I 粒子植入中最为重要的环节之一，一般根据 TPS 计算治疗的剂量。TPS 系统为放射性 ^{125}I 粒子植入治疗肺癌的规范化操作提供了基础，但是因为缺乏统一的处方剂量，不同单位植入粒子的剂量差别很大，疗效及并发症存在较大差异。国际辐射单位和测量委员会第 83 号报告指出，处方剂量是根据循证医学或临床试验获得的有效辐射剂量，以控制局部肿瘤的目标体积。除了前列腺肿瘤，目前其他肿瘤尚无预期的剂量梯度研究。多篇文献在报道放射性 ^{125}I 粒子植入治疗肺癌时，推荐了不同的处方剂量。北京大学第三医院在 ^{125}I 粒子植入治疗肺癌中，推荐的处方剂量为 140~160Gy，复旦大学附属肿瘤医院在 ^{125}I 粒子植入治疗肺癌中，推荐的处方剂量为 100~150Gy，厦门大学附属第一医院在 ^{125}I 粒子植入治疗肺癌中，推荐的处方量为 110~160Gy。

三、放射性粒子植入治疗肺癌的临床应用

常规体外放射治疗常伴辐射相关并发症，如放射性肺炎、食管炎和骨髓抑制等，考虑到正常肺组织耐受剂量，多以 70Gy 为治疗肺癌的最大辐射剂量。相比外照射，近距离放射治疗能向肿瘤组织提供 100~160Gy 辐射剂量，在不损伤周围正常组织的同时有效控制肿瘤生长。放射性 ^{125}I 粒子治疗相较于外放射疗法的优势：①放射性 ^{125}I 粒子植入具有 3D 治疗计划设计，靶区定位精确，增加了目标区域辐

射剂量,对周围组织的辐射剂量迅速降低,在保存组织/器官功能方面具有显著优势。②可对进入不同分裂周期的肿瘤细胞进行不间断低剂量照射,提高生物效应。③ ^{125}I 粒子半衰期短、活性低、能量低、易防护。④克服了因呼吸运动及体位改变导致肿瘤在体表位置上的误差。缺点包括:①穿刺可能导致气胸、出血、胸腔积液等并发症。②操作程序往往依赖于医生的经验,这可能会影响治疗的精度和质量。③放射治疗剂量参数缺乏标准化,近辐射源处剂量较高,而在一定距离之外会出现剂量陡降,会导致靶区内剂量分布不均匀。

放射性粒子可应用于临床各期肺癌患者。文献报道 ^{125}I 粒子治疗Ⅰ-Ⅱ期 NSCLC 的 3 年和 5 年局部控制率分别为 77.5%、75.7%,相应的总生存率为 70.1%、54.4%,与局部消融治疗相类似。局部晚期(Ⅲ期)非小细胞肺癌患者中,即使在同步放化疗失败后,CT 引导下的粒子治疗联合支气管动脉化疗栓塞也是安全有效的。然而,很少有随机试验报道放射性粒子的临床优势和长期生存数据。因此,迫切需要更大规模的前瞻性研究来证实。此外,携带 ^{125}I 粒子的气管支架在开通气道的同时可以治疗气管腔内肿物;而且在临床上还用于不能耐受放化疗的老年性肺癌的姑息治疗及转移性骨痛的止痛治疗。

此外,肿瘤微环境也可能参与 ^{125}I 粒子的放射生物学调控。^{125}I 粒子获得的高剂量梯度可能是增强照射部位免疫原性反应的最佳选择,同时通过避免引流淋巴结的照射,最大限度地减少对周围免疫细胞的拮抗作用。据文献报道 ^{125}I 粒子治疗可增加局部炎症、调节抑制性淋巴细胞系和癌细胞对免疫原性细胞死亡的敏化来促进免疫治疗。目前已有放射性粒子逆转肺癌免疫耐药的病例报道,相关临床研究也正在开展。如此,放射性粒子的治疗将在中晚期肺癌的二线及后线治疗中发挥越来越多的作用。

(胡效坤 司同国)

第五节 肺癌支气管动脉灌注化疗与栓塞治疗

自 Kahn PC 等在 1965 年首次报道经支气管动脉灌注化疗(BAI)治疗肺癌以来,随着技术及器材的不断进步更新,经肿瘤供血动脉治疗肺癌已经成为肺癌介入治疗的常规方法。目前,肺癌经血管介入治疗的手段主要有 BAI、经支气管动脉栓塞(BAE)、经支气管动脉化疗栓塞(BACE)以及经支气管动脉载药微球栓塞(DEB-BACE)。

肺癌经血管介入治疗的基础是肺部非肿瘤疾病靶血管的成功栓塞。历史上,90% 的 BAE 治疗的病例为良性疾病导致的咯血,如肺间质性疾病和肉芽肿性疾病,而不到 10% 的病例为肺部肿瘤相关的并发症。BAE 在治疗良性疾病的技术成功率高达 90%,临床成功率同样达到 70%~90% 的较高水平,并且并发症的中位发生率低于 7%,这为肺癌经血管介入治疗的应用提供了坚实的基础。

目前文献报道 BAI/BACE 主要用于无法手术切除的ⅢB 期以上 NSCLC 和无法手术切除或放化疗后进展的 SCLC。对于发生肺外转移的患者,可采用 BAI/BACE 控制肺内病灶联合其他局部或全身治疗。

Jin 等回顾性分析了 513 例接受 BAI/BACE 治疗的ⅡA~Ⅳ期 NSCLC 患者,其中 264 例患者接受 BACE 治疗,249 例患者接受 BAI 治疗,两组均在靶动脉灌注顺铂和吉西他滨,BACE 组联合明胶海绵栓塞,研究结果显示 BACE 组显示出更好的疾病控制率,且不良反应发生率较 BAI 组更低。有趣的是,不同于 Boas 等的研究结果,Jin 等研究结果显示 BACE 组治疗后肺功能优于 BAI 组。Luo 等回顾了 41 例接受以碘化油作为栓塞材料行 BACE 治疗的晚期(ⅢB~Ⅳ期)NSCLC 患者,同样显示出较高的疾病控制率。

在一项针对晚期肺癌患者(Ⅱ~Ⅳ期)的小型回顾性研究中,Shang 等比较了 30 例接受 DEB-

BACE 治疗的患者和 30 例接受 BAI 治疗的患者，DEB-BACE 组治疗后 6 个月无进展生存率（87.5% vs. 57.1%；P=0.045）及总生存率（87.5% vs. 52.7%；P=0.024）明显优于 BAI 组，并且血清肿瘤标志物显著降低。Bi 等回顾性分析了 DEB-BACE 治疗的 29 例Ⅲ~Ⅳ期原发性肺癌患者资料，研究结果表明 DEB-BACE 具有较高的疾病控制率及生存率，并且部分患者的咯血和咳嗽 / 咳痰减少，无明显不良反应。

与单独 BACE 治疗一样，BACE 联合 BAI 治疗缺乏高质量研究数据。Lin 等进行了一项 DEB-BACE 联合 BAI 治疗的前瞻性试验研究，该研究纳入了 11 例复发 / 难治性 SCLC 患者，对纳入研究的病例先行支气管动脉灌注依托泊苷 / 顺铂，再用加载表柔比星的 DEB 微球栓塞，如达到 CR 或 PR，则接受依托泊苷 / 顺铂方案全身化疗。该研究在初始治疗后第 1、2、6 个月的 ORR 分别达到 63.6%、54.6%、36.4%，同时血清肿瘤标志物明显降低，患者生活质量及生存率显著提高。比较和回顾性研究表明，DEB-BACE 联合 BAI 优于传统的静脉化疗。在一项晚期 NSCLC（ⅢB~Ⅳ期）的回顾性研究中，Liu 等比较了 23 例接受 DEB-BACE 联合 BAI 治疗的患者和 21 例接受常规静脉化疗的患者。联合组通过支气管动脉灌注培美曲塞 / 卡铂治疗腺癌或吉西他滨 / 卡铂治疗鳞状细胞癌，并使用加载表柔比星的 DEB 微球栓塞支气管动脉直至血流接近或完全停滞，并根据副反应情况选择重复治疗。而静脉化疗组以 21 天为周期给予相同的药物。在初始治疗后的第 2、4、6 个月，联合组的疾病控制率均明显优于静脉化疗组（ORR：47.8% *vs.* 19.0%、56.5% *vs.* 23.8%、52.2% *vs.* 19.0%；DCR：100% vs. 85.7%、91.3% *vs.* 76.2%、87.0% *vs.* 61.9%），且差异有统计学意义。DEB-TACE 组在生活质量多个维度的评分均显著优于静脉化疗组，且不良反应发生率更低。

既往研究充分显示了 BAI/BACE 在肺癌治疗中的潜力与应用前景，但需警惕回顾性研究报告的偏倚，需要更多大样本的前瞻性、随机对照研究来提供更可靠的证据支持。另外，随着基因检测技术手段不断进步和抗肿瘤药物的创新，BAI/BACE 联合分子靶向药物或 / 和免疫治疗也凸显出令人欣喜的临床效果，未来以 BAI/BACE 为基础的综合治疗手段（如联合消融治疗或近距离放射治疗）将在肺癌的治疗中发挥更出色的作用。

（吴 刚 王 艳）

第六节 肺癌靶向、免疫治疗进展

肺癌是发病率和死亡率增长最快，对人群健康和生命威胁最大的恶性肿瘤之一。近 50 年来，许多国家都报道肺癌的发病率和死亡率明显增高。肺癌根据病理类型可分为非小细胞肺癌（NSCLC）和小细胞肺癌（SCLC）。其中，NSCLC 约占所有肺癌的 80%，且 50% 以上的患者在确诊时已处于局部进展期或晚期病程，失去了根治性手术治疗的机会，多以内科治疗为主。而 SCLC 有早期扩散的趋势，导致 80%~85% 的患者初诊时即为广泛期，亦无根治性治疗的机会。近年来，肺癌的治疗取得了重要进展，主要体现在靶向治疗和免疫治疗两大方面。这些新治疗方式的出现给肺癌患者带来了生存获益，但同时也面临着诸多挑战。

一、靶向治疗

靶向治疗给肺癌临床治疗带来了巨大的改变，其中 *EGFR*、*ALK* 为肺癌的两大经典靶点，此外还有 *cMET*、*RET*、*HER2*、*KRAS* 等少见靶点。

1. *EGFR* 突变　约 20% 的晚期 NSCLC 患者 *EGFR* 突变阳性，其常见突变包括 19 外显子缺失突变（19del）和 21 外显子 *L858R* 突变（21L858R）等。多项大型 RCT 试验验证了一、二代 EGFR-TKI（吉非替尼、厄洛替尼、埃克替尼、阿法替尼等）作为 *EGFR* 突变 NSCLC 的一线靶向治疗方案，结果显示此治疗方案可显著提升患者的无进展生存期（PFS）及客观缓解率（objective response rate，ORR），且其安全性良好。使 *EGFR* 敏感突变患者的生存期延长，生活质量进一步提高。另外，FLAURA 研究结果显示：对于 *EGFR* 敏感突变的 NSCLC 患者，与接受厄洛替尼或吉非替尼治疗相比，一线接受奥希替尼治疗患者的中位 OS 可以从 31.8 个月提高到 38.6 个月；且并未出现不可控的不良反应。基于此良好数据，目前 NCCN 等权威指南推荐奥希替尼单药治疗作为 *EGFR* 敏感突变晚期 NSCLC 患者的首选方案。靶向联合治疗模式近年来也在持续探索。NEJ009 研究结果显示，吉非替尼联合化疗患者的 PFS 显著延长，优于酪氨酸激酶抑制剂（TKI）单药；但是该研究的主要复合研究终点第二次疾病进展时间（PFS2）无差异，无法证明 PFS2 作为 OS 替代终点的优越性，OS 获益尚待验证，所以 TKI 联合化疗的治疗方案还需进一步探索；另外，吉非替尼、厄洛替尼联合抗血管生成药物的多项试验（NEJ026 等）均未达到 OS 终点。目前，奥希替尼联合含铂双药化疗一线应用的临床Ⅲ期 FLAURA2 研究也已启动，结果显示安全性良好，疗效结果也值得进一步期待。靶向药物与其他治疗方式联合的治疗模式还有待进一步探索。

相对少见的 20 号外显子插入（*EGFR* 20ins）突变（约占 *EGFR* 突变的 1%~10%），出现此突变的患者对一、二代 EGFR-TKI 及化疗效果均不理想。对于该突变位点，2020 年也有多项成果报道，如 ASCO 年会公布的 ECOG-ACRIN 5 162 研究（Abstract#9513）显示，高剂量奥希替尼（160mg）治疗 *EGFR* 20ins 患者的 ORR 为 24%，疾病控制率（disease control rate，DCR）为 82%，患者中位 PFS 可达 9.6 个月，体现出初步的抗肿瘤效果。波齐替尼（poziotinib）、mobocertinib（TAK-788）、amivantamab（JNJ-6372）等新型 EGFR 靶向药物，也纷纷报告了对 *EGFR 20ins* 突变患者的初步临床数据，其中 mobocertinib、amivantamab 治疗的 ORR 分别为 43%、36%，后续疗效仍有待验证。

2. *ALK* 基因融合　<8% 的转移性非小细胞肺癌患者存在 *ALK* 重排阳性，多见于年轻、女性、不吸烟的腺癌患者。大型 RCT 试验（PROFILE1014）证实 *ALK* 重排阳性的 NSCLC 患者一线接受克唑替尼治疗在 PFS、ORR 方面优于化疗。第二、第三代 ALK 靶向药在 2020 年也有多项临床数据发布及更新，其中目前被列为一线治疗优选的二代药物阿来替尼更新了Ⅲ期临床 ALEX 研究的 OS 数据，阿来替尼组的中位 OS 仍未达到，但较中位 OS 达 57.4 个月的克唑替尼组仍体现出显著获益趋势（HR=0.67）。塞瑞替尼也已批准一线用于 ALK 阳性的晚期 NSCLC 患者。国产二代 ALK 药物恩沙替尼也在Ⅲ期临床研究中，体现优于克唑替尼的 PFS 获益。国内关于布格替尼与阿来替尼对比治疗既往克唑替尼耐药的 ALK 阳性晚期 NSCLC 患者的临床研究正在进行中，其结果值得期待。第三代 ALK 靶向药洛拉替尼一线治疗的临床Ⅲ期 CROWN 研究，也在欧洲肿瘤内科学会（ESMO）年会上公布初步疗效数据，洛拉替尼较克唑替尼能显著延长患者的 PFS，PFS 的 HR 值为 0.28，是目前一线治疗中最好的，但 ≥ 3 级不良事件发生率，尤其是高脂血症发生率相对偏高。其安全性有待进一步评估。

3. 少见靶点　*cMET*、*RET*、*HER2*、*KRAS* 等少见靶点新药研发迅速，多种药物凭借临床早期研究数据获批上市，如 *MET exon14* 跳跃突变已有赛沃替尼、卡马替尼、特泊替尼（tepotinib）三种 MET 抑制剂，治疗经治患者的 ORR 在 40% 左右，卡马替尼Ⅱ期研究中报告初治患者的 ORR 可达 70%。国内评估谷美替尼治疗具有 *MET* 改变的晚期 NSCLC 患者有效性和安全性的临床研究也正在进行中。靶向 RET 的普拉替尼（BLU-667）、塞普替尼（LOXO-292）两种药物也有疗效数据公布，其中 BLU-667 治疗经治或初治 *RET* 突变晚期 NSCLC 患者的 ORR 分别为 61% 和 73%，LOXO-292 更新的颅内 ORR 为 81%，体现良好的颅内抗肿瘤活性。LOXO-292 在美国已上市，国内 LOXO-292 治疗晚期实体瘤的Ⅱ期研究也正在进行中。国内 2020 年 ASCO 年会公布的 DESTINY-Lung01 研究中期数据显示，抗体偶联药物德曲妥珠单抗（DS-8201）对 *HER2* 突变 NSCLC 具有良好疗效，ORR 为 61.9%，中位缓解持续时间（DOR）仍未达到，中位 PFS 可达 14 个月。靶向 *KRAS G12C* 突变的 Sotorasib（AMG 510）也于 ESMO 年会更新了Ⅰ期临床的疗效数据，单药治疗 NSCLC 的 ORR 为 32.2%，中位 PFS 为 6.3 个月，且治疗安全性良好，目前 Sotorasib 已进入Ⅲ期临床研究阶段。

在基因水平上，SCLC 似乎是非常异质性的，尽管目前在 SCLC 中已发现了经典癌基因和抑癌基因，例如 *MYC*、*TP53* 和 *RB1* 的体细胞突变已有相关的报道。也有多种靶向治疗 SCLC 的方法正在研究中，然而到目前为止，这些靶向治疗方法在临床试验中仅取得了有限的成功。安罗替尼是正大天晴药业集团研发的口服抗血管多靶点药物，ALTER 1202 研究评估了安罗替尼在 2 种及以上化疗方案系统治疗失败的 SCLC 患者中的疗效和安全性。结果显示安罗替尼作为 SCLC 的三线或后续治疗能够显著延长 PFS 和 OS，具有良好的安全性，基于该研究结果，国内已经批准安罗替尼用于 SCLC 的后续治疗。

靶向治疗在肺癌综合治疗中发挥着重要作用。第一，除 *EGFR* 和 *ALK* 等常见驱动基因之外，美国国立综合癌症网络（NCCN）指南将 *ROS1*、*NTRK* 也作为一类推荐的靶点，指南早已推荐克唑替尼用于 ROS1 阳性晚期 NSCLC 患者的治疗，我国自主研发的 TQ-B301 胶囊治疗 ROS1 阳性晚期 NSCLC 患者的有效性及安全性研究也正在进行中；二类推荐有 *RET*、*c-MET* 及 *HER2* 等靶点，也已证实 BLU-667、LOXO-292、赛沃替尼等药物对这些少见靶点突变的有效性；此外，还有一些更少见的靶点，如 *NGR1*、*KRAS* 等，针对这些治疗靶点，也出现了新的靶向药物，将会给更多肺癌患者带来福音。第二，靶向治疗已不再局限于只使用一个靶向药物，研究更多的是联合用药，如靶向治疗与化疗联合、与抗血管生成药物联合、不同的靶向药物之间的联合以及与放疗联合等，以进一步提高肺癌患者的治疗效果。但如何选择最有效的联合模式，如何选择最佳获益人群仍需要进一步研究探索。第三，在耐药机制方面，不论一线应用还是后线应用靶向药物的耐药机制，都有更多的研究正在进行，以期给靶向治疗耐药之后的患者提供更多的选择。此外，靶向药物的不良反应以及能否进入血脑屏障有效治疗脑转移病灶，也成为研究者关注的焦点。如何研发一些不良反应更低，并且能够克服中枢神经系统耐药的靶向药物，将成为今后发展的重要趋势。

二、免疫治疗

免疫治疗是目前肺癌治疗的热点，在不同阶段 NSCLC、SCLC 的治疗中取得了较好的疗效。

1. NSCLC 的免疫治疗　在晚期 NSCLC 患者的一线免疫治疗中，*PD-L1* 高表达（≥ 50%）患者已接近实现“去化疗”，如 KEYNOTE-001、KEYNOTE-024 等研究更新的 OS 数据均显示，免疫单药治疗的 5 年总生存率已超过 30%；且帕博利珠单抗单药一线适应证已由 *PD-L1* 表达>50% 扩展应用到 *PD-L1* 表达 ≥ 1% 的人群。为进一步提升疗效，已有研究探索免疫联合治疗用于 *PD-L1* 高表达患者，如 WJOG10718L 研究显示，贝伐珠单抗 + 阿替利珠单抗治疗 NSCLC 的 ORR 达 64.1%，中位 PFS 为 15.9 个月，初步疗效良好；目前国内信迪利单抗联合安罗替尼一线治疗晚期 NSCLC 的初步研究结果也显示，其 ORR 可达 72.7%。免疫 + 化疗也是 NSCLC 一线免疫治疗的重要发展方向，帕博利珠单抗联合化疗已被批准用于晚期 NSCLC 的一线治疗；2020 年国产 PD-1 抑制剂信迪利单抗、替雷普利单抗、舒格利单抗相继报告用于一线治疗 NSCLC，其Ⅲ期临床研究达到 PFS 终点。IMpower150 研究结果显示，在免疫 + 化疗基础上继续联用抗血管生成药物，或可进一步提升疗效；也可以为 *EGFR* 敏感突变患者 EGFR-TKI 耐药后提供一种新的选择。纳武利尤单抗 + 伊匹木单抗的双免疫联合治疗方案也已获批用于 NSCLC 一线治疗，ASCO 年会更新的Ⅲ期临床 CheckMate-227 研究数据显示，该方案对 PD-L1 阳性或阴性患者，均较化疗表现出明显的生存获益，PD-L1 阳性患者 3 年生存率为 34%，高于化疗的 22%，阴性患者为 34%，高于化疗的 15%，其中 6 个月时达到缓解（CR+PR）的患者明显获益更多。但帕博利珠单抗 + 伊匹木单抗的Ⅲ期临床 KEYNOTE-598 研究，由于不良事件过多且无获益趋势提前终止。MYSTIC（度伐利尤单抗 +CTLA-4 单抗 tremelimumab）等双免疫治疗研究中，生存曲线出现较早交叉的现象，提示仍需改善双免疫治疗的早期有效率。因此免疫联合免疫的治疗方式在疗效及不良反应方面仍需进一步探索。

2. SCLC 的免疫治疗　经过几十年的探索，免疫治疗为 SCLC 患者建立了治疗的新标准。IMpower133 研究是 20 年来第一个在广泛期 SCLC 一线治疗上，观察到超越标准治疗方案（依托泊苷

联合顺铂 / 卡铂方案)，取得 OS 有临床意义改善的研究。相比于单纯 EP 化疗，在 EP 方案的基础上联合阿替利珠单抗用于未经选择的广泛期 SCLC 一线治疗，可以显著延长 PFS 和 OS。阿替利珠单抗联合 EP 方案，未观察到预期以外的安全性事件，基于这一研究结果，阿替利珠单抗 +EP 方案被推荐作为初治广泛期 SCLC 患者一线治疗新标准。CASPIAN 研究是一项随机、开放标签的全球多中心Ⅲ期临床试验，研究将未经治疗的广泛期 SCLC 患者分成 3 组：一组接受双免疫（度伐利尤单抗 +CTLA-4 抗体）+ 化疗；一组接受度伐利尤单抗 + 化疗；一组单独使用化疗。结果显示，度伐利尤单抗 + 化疗组联合组的中位 OS 为 13.0 个月，而化疗单药组为 10.3 个月，度伐利尤单抗 + 化疗能降低死亡风险 27%。另外，无论是 12 个月的总生存率，还是 18 个月的总生存率，度伐利尤单抗联合化疗组均高于化疗组，分别为 53.7% *vs*. 39.8%，33.9% *vs*. 24.7%。2020 年 3 月 30 日，美国 FDA 正式批准阿斯利康的 PD-L1 抗体度伐利尤单抗注射液用于未经系统治疗的广泛期小细胞肺癌患者。但是 KEYNOTE-604 研究最终分析结果显示，帕博利珠单抗 +EP 虽然在意向性分析人群中能延长 OS（10.8 个月 *vs*. 9.7 个月），但没有达到统计学差异。不同的免疫检查点抑制剂联合化疗在 SCLC 患者中的疗效不同，其机制还有待进一步分析；亦需要寻找有效的生物标志物来帮助 SCLC 患者选择最佳的联合药物。

三、机遇与挑战

目前，免疫治疗在肺癌综合治疗中发挥着重要作用。未来，肺癌免疫治疗领域面临如下机遇与挑战：

1. 寻找合适的生物标志物，筛选免疫治疗优势人群　通过 *PD-L1* 表达、肿瘤突变负荷（tumor mutation burden，TMB）、微卫星不稳定性状态等生物标志物选择免疫治疗潜在获益人群是目前研究的热点，但这些指标并不能像突变靶点预测 TKI 疗效那样完美，对免疫治疗效果的预测作用有限。既往临床研究结果也提示，不同 *PD-L1* 表达水平的患者接受免疫检查点抑制剂治疗的获益程度相似，这提示 *PD-L1* 表达水平无法全面或准确预测 NSCLC 的免疫治疗效果，机体内可能还存在着其他的分子生物学标志物有待发现。因此寻找合适的生物标志物，筛选优势人群是需要重点关注的问题。

2. 选择最佳的联合治疗模式　目前，免疫联合化疗一线治疗晚期肺癌（包括 NSCLC 及 SCLC）取得了较好的疗效，且部分方案已获得 FDA 的批准。但是，不同化疗方案与免疫检查点抑制剂的协同作用机制是否不同，在选择与免疫联合的化疗药物时需要遵循什么样的原则或者参照什么标准，仍需进一步研究。基于 IMpower150 研究的结果，免疫联合化疗 + 抗血管生成药物也成了晚期非鳞 NSCLC 一线治疗的选择，但是这种模式并不适用于鳞癌及 SCLC 患者；另外，四种药物联合治疗对患者的体力状态及器官功能要求较高，该种治疗模式仅适用于部分患者。目前，抗血管生成药物与免疫检查点抑制剂联合治疗的“去化疗”模式正在探索中。此外，免疫联合免疫、免疫联合放疗的治疗模式虽然取得了一定的数据，但尚未成为标准的治疗模式。

3. 关注特殊人群　在免疫治疗时代，绝大部分的临床研究将脑转移、合并自身免疫性疾病、合并结核、合并不可控制的浆膜腔积液、需要系统性使用激素治疗、体力状态评分较差等患者排除在外，但是这类肺癌患者并非少数，因此仍需大规模临床研究评估这类患者接受免疫检查点抑制剂治疗的效果及安全性。寻找出这部分患者中的免疫治疗优势人群，为这部分患者提供更多的治疗选择。

（陈　鹏）

第七节　晚期肺鳞癌治疗进展

近年来，中国肺癌的发病率呈持续增长的趋势，肺癌在男性和女性癌症患者中均为癌症相关死亡的主要原因。按照生物学行为的不同，肺癌分为非小细胞肺癌（NSCLC）和小细胞肺癌（SCLC）两大类。NSCLC是最常见的肺癌类型,约占肺癌总数的80%。其中,肺鳞癌(又称肺鳞状上皮细胞癌,主要起源于段和亚段支气管黏膜上皮,经鳞状上皮化生、异型增生和原位癌等阶段逐渐进展为浸润癌;免疫组织化学标志P63、P40、CK5/6阳性,而TTF-1阴性)在NSCLC中占比30%,因其有独特的临床病理学特点:多为中央型肿瘤、高龄、诊断时分期晚、合并症多等,致使其治疗难度大、预后差,转移性肺鳞癌患者的五年生存率不足5%。因缺乏有效的驱动基因突变,对靶向治疗基本无效;因多为中心型肺癌容易出现出血等不良反应,抗血管生成药物应用也备受限制;在化疗方面也无太多进展,一线标准的含铂化疗方案疗效有限,许多尝试都无功而返。因此,晚期肺鳞癌的治疗充满了挑战。以往对于晚期肺鳞癌患者的全身性治疗方案选择余地极小,一般一线给予含铂双药,二线给予多西他赛或者厄洛替尼,除此之外,别无他法。近年来,随着治疗研究的深入和免疫治疗的突破,关于肺鳞癌的全身治疗,已经形成了化疗、分子治疗、免疫治疗三足鼎立的局面。小部分晚期患者生存期可达5年。

一、化疗

因绝大部分肺鳞癌无明确驱动基因突变,目前含铂双药化疗(紫杉醇、脂质体紫杉醇、白蛋白结合型紫杉醇、吉西他滨、长春瑞滨、多西他赛等联合铂类)是体力状态评分较好(ECOG 0~1分)患者的标准一线治疗方案;对体力状态较差(ECOG ≥ 2分)的患者,推荐单药化疗。这几种含铂双药化疗方案的疗效类似,ECOG1594研究结果显示,吉西他滨方案稍占优势。对比白蛋白结合型紫杉醇联合卡铂与紫杉醇联合卡铂治疗晚期肺鳞癌的研究结果显示,白蛋白结合型紫杉醇联合卡铂组的客观缓解率(overall response rate,ORR)比紫杉醇联合卡铂组提高了68%,为晚期肺鳞癌患者一线治疗提供了新的选择。LETS研究随机比较了S-1联合卡铂与紫杉醇联合卡铂一线治疗晚期NSCLC的疗效,亚组分析一线治疗肺鳞癌结果显示,S-1联合卡铂方案表现出延长OS的趋势。S-1联合卡铂组的神经病变较少,发生发热性中性粒细胞减少的比率(4%)比紫杉醇联合卡铂组(19%)显著减少(P=0.017),S-1联合卡铂方案的不良反应低,使得更多患者应用多西他赛二线治疗,可能提高生存期。基于该研究,认为S-1联合卡铂可考虑作为肺鳞癌的一线治疗选择。晚期肺鳞癌的一线化疗方案见表2-1。

表2-1 晚期肺鳞癌一线化疗方案

方案名称	ORR/%	PFS/月	OS/月
吉西他滨 + 顺铂	25	4.3	9.4
紫杉醇 + 顺铂	–	2.6	6.9
紫杉醇 + 卡铂	24	3.7	9.3
多西他赛 + 顺铂	–	3.1	8.1
白蛋白结合型紫杉醇 + 卡铂	41	5.6	10.7

诱导治疗后进行维持治疗是晚期肺腺癌的标准治疗模式,也有研究探索了维持治疗在晚期肺鳞癌患者中的应用价值。IFCT-GFPC 0502研究显示,吉西他滨联合顺铂诱导化疗后单药吉西他滨维持治疗组较观察组显著延长了无进展生存期(PFS)[3.8个月 *vs.* 1.9个月,HR=0.56(95% *CI*: 0.44~0.72),P<0.001]。另一项换药维持的Ⅲ期临床研究结果显示,一线吉西他滨联合顺铂化疗后即给予多西他赛维持治疗组较疾病进展后二线给予多西他赛治疗组的PFS显著延长(5.7个月 *vs.* 2.7个月,P<0.001),中位OS也有获益趋势(12.3个月 *vs.* 9.7个月,P=0.085)。因此一线接受吉西他滨联合铂类方案诱导化疗后有效且体力状态较好的患者可选择同药维持治疗,若选择换药维持治疗则可选择多西他赛。晚期

肺鳞癌患者二线治疗的方案多为吉西他滨或多西他赛单药治疗。

二、靶向治疗

分子检测技术的进步和靶向药物的出现改善了驱动基因阳性患者的生存获益，但是驱动基因阳性的患者主要见于肺腺癌亚型中，在鳞状细胞癌中的比例相当低，数据显示，*EGFR* 基因突变在亚洲鳞癌患者中约为 3%，*ALK* 基因重排在鳞癌中则更罕见。美国国立综合癌症网络（National Comprehensive Cancer Network，NCCN）指南推荐不吸烟或较少吸烟的晚期肺鳞癌患者常规进行 *EGFR* 和 *ALK* 检测，若有基因突变应首先应用相应的 TKI 治疗。但由于肺鳞癌患者 *EGFR* 突变、*ALK* 重排等发生概率极低，所以晚期肺鳞癌患者接受 TKI 治疗的机会很少。TITAN 研究对比了厄洛替尼和多西他赛二线治疗含铂双药化疗后疾病进展且不经基因状态筛选的 NSCLC 患者，其结果显示出非劣效性。另一项比较阿法替尼与厄洛替尼二线治疗含铂化疗后的晚期肺鳞癌患者 LUX-Lung8（NCT01523587）研究结果显示，阿法替尼较厄洛替尼能显著延长患者的 PFS（P=0.01），并且 OS 亦可获益。这可能为二线治疗无法接受化疗的患者提供了一个新的选择。肺鳞癌潜在靶点有 *EGFR*、*PI3KCA*、*PTEN*、*FGFR-1*、*DDR2*、*PDGFRA*、*BRAF*、*ERBB2* 和 *MET* 等，目前已有多个针对肺鳞癌驱动基因的靶向药物进入临床试验，但多数为Ⅰ/Ⅱ期临床研究，一些Ⅲ期研究因未能达到研究终点和/或不良事件而终止。虽然多种新型靶向药物的尝试未获成功，但在鳞癌常见突变靶点 *FGFR* 的继续研究和开拓常规通路及靶点以外的靶点及作用机制仍有重要意义。

三、抗血管生成治疗

VEGF 单克隆抗体贝伐珠单抗因在治疗肺鳞癌的Ⅱ期研究中出血事件发生率较高，而在Ⅲ期临床研究中排除肺鳞癌患者，后续上市后该药也无肺鳞癌适应证。但我国自主研发的抗血管生成药物重组人血管内皮抑制素（恩度）联合 NP（长春瑞滨＋铂类）方案治疗晚期 NSCLC 的随机、双盲、对照、多中心Ⅲ期临床研究纳入了 129 例晚期肺鳞癌患者，结果显示试验组患者的疾病进展时间（TTP）明显延长（6.5 个月 *vs.* 3.5 个月）且安全性良好。我国自主研发的另一抗血管生成药物安罗替尼，在其“用于晚期 NSCLC 三线及后线治疗的Ⅲ期临床研究”中亦纳入非中央型/空洞性肺鳞癌患者，结果显示鳞癌亚组（n=101）观察到 PFS 的改善［HR=0.37（95% CI：0.22~0.60），P<0.05］，OS 的获益趋势与总体人群一致［HR=0.73（95% CI：0.45~1.18），P=0.19］。因此中国临床肿瘤学会（Chinese society of clinical oncology，CSCO）指南也将安罗替尼纳入到晚期驱动基因阴性肺鳞癌治疗的指南中，用于周围型鳞癌的三线及以上治疗。

四、免疫治疗

免疫治疗是继化疗、放疗、靶向治疗、抗血管生成治疗后又一重要的治疗方法，其目标针对患者自身的免疫细胞，激活自身免疫细胞，利用这些被激活的免疫细胞去杀伤肿瘤，因此其不良反应相对较小，针对性强。免疫治疗在肺鳞癌中发挥着较大的作用，多个临床试验都证实，O 药和 K 药治疗肺鳞癌的效果显著优于化疗，患者的短期死亡风险大幅度降低，生存期延长。多个研究显示，免疫治疗联合化疗将有机会成为晚期肺鳞癌患者的首选治疗，而且不论 *PD-L1* 表达及 TMB 高低，患者均可从免疫治疗中获益。

（一）一线治疗

1. 联合治疗 ①KEYNOTE-407（NCT02775435）：是一项随机、多中心、双盲、对照试验，旨在探索 K 药联合卡铂和紫杉醇或紫杉醇结合蛋白化疗一线治疗转移性鳞癌的临床疗效及安全性。纳入患者随机分配到试验组［K 药 200mg，卡铂 AUC 6mg/（mL·分钟）和紫杉醇 200mg/m^2（或白蛋白结合型紫杉醇在每 21 天的第 1、8、15 天按 100mg/m^2 注射），每 21 天一次，共 4 次，之后使用 K 药 200mg，每 3 周 1 次］和对照组［安慰剂，卡铂 AUC 6mg/（mL·分钟）和紫杉醇 200mg/m^2（或白蛋白结合型紫杉醇 100mg/m^2 在每 21 天的第 1、8、15 天按 100mg/m^2 注射)，每 21 天一次，共 4 次，之后使用安慰剂，每 3 周一次]。试验结果表明，两组患者(K 药组 *vs.* 安慰剂组)的 OS 为 15.9 个月 *vs.* 15.3 个月(P=0.017)，PFS 为 6.4 个月 *vs.* 4.8 个月(P<0.001)，ORR 为 58% *vs.* 35%(P<0.001)，DOR 为 7.2 个月 *vs.* 4.9 个月(P<0.05)。该研究数据表明，帕博利珠单抗(pembrolizumab)联合化疗有望成为转移性鳞状 NSCLC 一线治疗的新标准，且无论 *PD-L1* 的表达状态如何。② RATIONALE 307：这是 2020 年在 ASCO 会议上公布的一项开放性、多中心的随机Ⅲ期临床试验，主要是基于中国肺鳞癌人群开展的研究。结果显示，我国自主研发的 PD-1 抗体替雷利珠单抗联合紫杉醇 + 卡铂组 *vs.* 替雷利珠单抗联合白蛋白紫杉醇 + 卡铂 *vs.* 化疗组的中位 PFS 为 7.6 个月 *vs.* 7.6 个月 *vs.* 5.5 个月；与化疗组相比，另两组的疾病进展风险分别降低 48% 和 52%。PD-L1 亚组分析显示，无论 *PD-L1* 表达状态如何，患者均能从替雷利珠单抗联合化疗中获益。

2. 单药治疗 KEYNOTE-024(NCT02220894)是一项开放、随机对照Ⅲ期临床试验，在 PD-L1 阳性(TPS ≥ 1%)、驱动基因阴性(*EGFR* 野生型 /*ALK* 融合基因阴性)的晚期 NSCLC 患者中对比了帕博利珠单抗与含铂两药联合化疗的疗效、生存及安全性。其纳入患者 1∶1 随机分配至 K 药组与化疗组，K 药组包含 107 例肺鳞癌患者，中位随访 12.8 个月。结果显示 K 药显著改善 TPS ≥ 50%(HR=0.69)、TPS ≥ 20%(HR=0.77)和 TPS ≥ 1%(HR=0.81)患者的 OS。该研究确立了帕博利珠单抗用于 *PD-L1* 表达 ≥ 50% 的驱动基因阴性晚期 NSCLC 一线治疗的地位。

(二) 二线治疗

1. 纳武利尤单抗 是第一个人源化抗 PD-1 的单克隆抗体，Checkmate-017 研究对比了纳武利尤单抗与多西他赛用于晚期肺鳞癌患者二线治疗的效果，结果显示，无论 *PD-L1* 表达与否，二线使用纳武利尤单抗后，鳞癌患者的 2 年总生存率达 23%，3 年总生存率达 16%，纳武利尤单抗组的 OS 明显好于化疗组(9.2 个月 vs. 6.5 个月，P<0.01)，PFS 和客观缓解率(ORR)均有明显提高。

2. KEYNOTE-010 研究 该研究比较了帕博利珠单抗对比多西他赛在 PD-L1 阳性 NSCLC 患者中二线治疗的疗效，结果显示，帕博利珠单抗的 2 个不同剂量治疗组(2mg/kg、10mg/kg)的 OS 均优于多西他赛组(75mg/m^2)，研究还发现，随着 *PD-L1* 表达增加，OS 也显著延长，提示 *PD-L1* 表达与帕博利珠单抗的疗效有关。在总人群中，帕博利珠单抗 2mg/kg 的中位 OS 为 10.4 个月，帕博利珠单抗 10mg/kg 为 12.7 个月，多西他赛组为 8.5 个月，虽然 OS 差异无统计学意义，但数据趋势表明帕博利珠单抗组确有临床获益。

3. OAK 研究 是一项阿替利珠单抗(atezolizumab)对比多西他赛治疗一线化疗失败的 NSCLC 患者的随机、开放、多中心的Ⅲ期临床研究。结果显示，阿替利珠单抗将患者的中位存活时间从对照组的 9.6 个月提高到 13.8 个月。在 *PD-L1* 表达率大于 1% 的人群中，阿替利珠单抗将患者的中位存活时间从对照组的 10.3 个月提高到 15.7 个月。在 *PD-L1* 低表达或者不表达的患者中也看到了总生存期的提高，中位存活时间从 8.9 个月提高到 12.6 个月。鳞癌和非鳞癌患者有相似的生存获益。阿替利珠单抗治疗组出现 3、4 级不良事件的比例较低，仅为 15%(90/609)，而在对照组中高达 43%(247/578)。2016 年，FDA 基于该研究数据批准了 PD-L1 检查点抑制剂 - 阿替利珠单抗用于治疗含铂化疗后出现进展的晚期 NSCLC 患者。

4. RATIONALE 303 研究(NCT03358875) 是一项随机、开放性、多中心的全球Ⅲ期临床试验，旨在评估替雷利珠单抗对比多西他赛用于治疗接受铂类化疗后出现疾病进展的二线或三线局部晚期或转移性 NSCLC 患者的有效性和安全性。研究发现接受替雷利珠单抗的患者获益更多。

在晚期肺鳞癌的治疗中，化疗仍是基石，针对特殊人群需综合评估年龄、PS 评分、器官储备功能及治疗意愿等选择合适强度的个体化治疗方案；亦可以选择我国自主研发的抗血管生成药物 - 重组人血管内皮抑制素联合化疗。而我国自主研发的另一抗血管生成药物安罗替尼可用于非中心型、无大出血的晚期肺鳞癌患者的后线治疗。鳞癌的靶向治疗仍在艰难的探索中，虽然 FGFR-TKI 的探索屡屡受挫，但对于鳞癌常见突变的靶向治疗探索仍有重要意义和价值；对肺鳞癌这样的突变复杂、高免疫原性肿瘤，免疫治疗似乎更有前景，但如何利用生物标志物（如 PD-L1、TMB 等）精准识别获益人群、如何能使免疫治疗在更广的人群中发挥更多作用、免疫治疗联合其他治疗（化疗、放疗、靶向治疗）的协同机制如何及是否具有可行性等，这些问题都需要在未来的研究中深入探索。

（陈　鹏）

第三章 肝癌与胆道恶性肿瘤

第一节 流行病特点、高危因素与病因学变化

一、流行病特点

原发性肝癌是全球第六大恶性肿瘤，也是癌症死亡的第四大常见死亡原因。2018 年，全球范围内每年新发 841 080 例肝癌和 781 631 例肝癌死亡事件，是全球主要公共卫生负担。东亚地区肝癌发病率及死亡率均高于世界平均水平。在我国，肝癌疾病负担仍居高不下。我国肿瘤登记数据资料显示，2015 年全国肝癌新发病例数约为 37.0 万（男性 27.4 万，女性 9.6 万），中标率为 17.64/10 万，世标率为 17.35/10 万。农村地区发病率（中标率 20.07/10 万，世标率 19.67/10 万）高于城市地区（中标率 15.90/10 万，世标率 15.67/10 万）。2015 年全国因肝癌死亡人数约为 32.6 万（男性 24.2 万，女性 8.4 万），中标率为 15.33/10 万，世标率为 15.09/10 万。农村地区死亡率（中标率 17.17/10 万，世标率 16.86/10 万）高于城市地区（中标率 14.00/10 万，世标率 13.81/10 万）。

1988—2005 年，我国肝癌粗发病率为 24.27/10 万，年龄标准化发病率为 18.55/10 万。男性年龄标准化发病率为 28.15/10 万，女性为 9.31/10 万，年龄标准化发病率呈下降趋势，年变化率为 –1.44%。整体而言，我国肝癌年龄标准化发病率呈下降趋势。

1989 年，男性肝癌平均发病年龄为 57.14 岁，女性为 61.69 岁。2000—2014 年间，男性肝癌平均发病年龄由 58.80 岁增高至 62.35 岁，女性则由 64.02 岁增高至 68.99 岁，平均发病年龄呈明显上升趋势。

不同年龄人群的发病率随年龄增加而增加，0~39 岁人群发病率较低，40 岁以后发病率处于较高水平，80 岁年龄组达到最高。2000—2014 年间，不同年龄发病率均呈下降趋势，其中 80 岁以上年龄组发病率下降趋势较为缓慢。

肝癌发生是多因素、多步骤综合作用的结果，危险因素作用于人体后逐渐积累导致发病可能是肝癌发病率随年龄增加而增加的重要原因。乙肝和 / 或丙肝病毒感染背景可直接影响肝癌患者血清肝纤维化标志物水平及肝纤维化分期，并影响肝癌患者免疫功能及甲胎蛋白水平。年龄越大、危险因素暴露时间越长也是导致这一现象的重要因素。此外，年龄在一定程度上影响组织器官和细胞的生理功能，老年人群伴随疾病较多（如糖尿病），因代谢引起的肝病损害也可能会增加肝癌的发病风险。

随着我国人口老龄化的加快，肝癌平均发病年龄增加和高龄组较高的发病率共同导致未来高龄肝癌患病人数的增加，针对高龄人群的治疗干预将是未来肝癌临床治疗领域所面临的重要问题。现有大多临床研究集中于 65 岁以下肝癌人群，高龄肝癌人群的治疗问题应引起更多关注。尽管高龄不是外科治疗的禁忌证，但手术带来的并发症（如术后肠梗阻、谵妄和心血管事件）是老年患者治疗选择的重要顾虑，微创介入治疗可能是高龄肝癌人群的重要治疗选择。

伤残调整生命年（disability-adjusted life year，DALY）常用于评价人群疾病负担，指从发病到死亡所损失的全部健康寿命年，包括因疾病早死亡所致寿命损失年（years of life lost due to premature mortality，YLL）和因疾病所致伤残引起的健康寿命损失年（years lived with disability，YLD）。全球肝癌所致 DALY 从 1990 的 52/10 万（47/10 万 ~72/10 万）上升至 2010 年的 99/10 万（61/10 万 ~114/10 万），且肝

癌所致 DALY 主要来自 YLL(99%),1% 来自 YLD,这与肝癌生存率较低有关。1990—2017 年间,我国肝癌所致健康寿命损失呈上升趋势,全因 DALY 排序从第 11 位上升至第 7 位,从 649.16/10 万上升至 789.61/10 万;全因 YLL 排序中从第 11 位上升至第 5 位,从 526/10 万(95% *CI*: 501/10 万 ~562/10 万)上升至 1 065/10 万(95% *CI*: 1 015/10 万 ~1 112/10 万),肝癌带来的疾病负担仍是我国面临的重要公共卫生问题。2005—2009 年间,我国肝癌的 5 年生存率为 11.8%~13.3%。整体而言,我国肝癌死亡率呈下降趋势,城市男性[年度平均变化百分比,average annual percentage change,AAPC)=–1.1%,$P<0.05$]和城市女性(AAPC=–1.4%)肝癌死亡率显著下降,而农村男性(AAPC=–0.1%)和农村女性(AAPC=–0.9%)肝癌死亡率保持稳定。与 15~19 岁年龄组相比,≥85 岁年龄组男性肝癌死亡率是 15~19 岁年龄组的 65 倍(城市)和 42 倍(农村),女性肝癌死亡率是 15~19 岁年龄组的 102 倍(城市)和 70 倍(农村)。

二、高危因素及应对

在我国,肝癌高危因素主要包括:具有慢性乙型肝炎病毒和/或丙型肝炎病毒感染、长期酗酒(酒精性肝病)、非酒精性脂肪性肝炎、长期食用被黄曲霉素污染的食物、各种其他原因引起的肝硬化,以及有肝癌家族史等的人群。同时,年龄 40 岁以上的男性风险较大。近年的研究提示糖尿病、肥胖和吸烟等也是 HCC 的高危因素,值得关注。

(一)慢性乙型病毒性肝炎

病毒性肝炎是原发性肝癌致病因素中最重要的因素,《中国原发性肝癌临床登记调查(CLCS)的中期报告》中指出我国 92.05% 的原发性肝癌由 HBV 感染导致。HBV 至少有 9 种基因型(A 型至 I 型)和 1 种未定基因型(J 型)。我国以 B 基因型和 C 基因型为主,B 型和 C 型 HBV 感染者的母婴传播发生率高于其他基因型,C 型与较早进展为 HCC 相关。

慢性 HBV 感染的发病机制较为复杂,迄今尚未完全阐明。HBV 不直接杀伤肝细胞,HBV 病毒引起的免疫应答是导致肝细胞损伤及炎症坏死的主要机制。HBV 在机体内不断复制繁殖,并通过免疫机制使肝细胞反复遭受破坏,肝细胞结节状再生,纤维组织不断增生,形成纤维隔,致使正常的肝小叶结构破坏,最后形成肝硬化。未经抗病毒治疗慢性乙型肝炎患者肝硬化年发生率为 2%~10%。乙型病毒肝炎肝硬化患者肝细胞癌年发生率为 3%~6%,而非肝硬化 HBV 感染者肝细胞癌年发生率为 0.5%~1.0%。

HBV 不仅是 HCC 发生的最重要致病因素,同样也在肝癌发展及预后等方面起着关键作用。相比于非 HBV 或非 HCV 相关肝癌,HBV 相关肝癌根治术后无复发生存率和总生存更低。

因此,在针对 HCC 的综合治疗基础上,通过抗病毒将 HBV 的复制抑制至最低水平,旨在减少 HCC 复发,减少 HBV 的再激活,控制疾病进展,改善生命质量,延长生存期。一项国际、多中心、队列研究,纳入 2000—2015 年 2 518 例诊断为 HBV-HCC 的患者,评估真实世界中,抗 HBV 治疗对 HCC 患者生存的影响。这些患者的针对 HCC 的治疗方式包括根治术、肝移植、射频消融、TACE/TARE/XRT、索拉非尼或仅支持治疗,结果显示对于整体人群抗病毒治疗组 5 年生存率为 45.3%,而未抗病毒治疗组仅为 27.9%。

《慢性乙型肝炎防治指南(2022 年版)》推荐:① HBV 相关肝细胞癌患者,若 HBV 表面抗原阳性,建议应用恩替卡韦、富马酸替诺福韦酯(tenofovir disoproxil fumarate,TDF)或富马酸丙酚替诺福韦(tenofovir alafenamide fumarate,TAF)进行抗病毒治疗;②因 HBV 相关感染进行肝移植患者,若 HBV 表面抗原阳性,建议在肝移植前开始应用恩替卡韦、TDF 或 TAF 进行抗病毒治疗。其中强调不可随意自行停药,因为在停药 3~6 个月后,患者可能出现病毒反弹。

综上所述,HBV 是我国原发性肝癌最重要的原因,在 HBV 相关性 HCC 的诊疗过程中必须重视抗病毒治疗,通过包括抗病毒治疗的综合治疗方案控制病情进展,防范 HCC 的复发,提高患者生活质量,最大限度降低死亡率。

(二)慢性丙型病毒性肝炎

丙型肝炎呈全球性流行趋势,不同性别、年龄、种族人群均对 HCV 易感。据世界卫生组织估计,2015

年全球有 7 100 万人有慢性 HCV 感染，39.9 万人死于 HCV 感染引起的肝硬化或原发性肝细胞癌。

研究显示：急性丙型肝炎病毒感染后，55%~85% 可能发展为慢性肝炎，约 5%~15% 在 20 年后可能发展为肝硬化，其中，肝硬化失代偿年发生率为 3%~4%，肝细胞癌年发生率为 2%~4%。

所有 HCV RNA 阳性患者，均应接受抗病毒治疗。抗病毒的药物主要有直接抗病毒药物 DAA 方案和含聚乙二醇干扰素 α 的方案两大类。《丙型肝炎防治指南（2019 年版）》优先推荐无干扰素的泛基因型方案，其在已知主要基因型和主要基因亚型的 HCV 感染者中都能达到 90% 以上的持续病毒学应答（治愈），并且在多个不同临床特点的人群中方案统一，药物相互作用较少，除了失代偿期肝硬化、DAA 治疗失败等少数特殊人群以外，也不需要联合利巴韦林治疗，因此，泛基因型方案的应用可以减少治疗前的检测和治疗中的监测，也更加适合于在基层对慢性 HCV 感染者实施治疗和管理。

成功的抗病毒治疗减少但不能消除肝癌发生的风险。抗病毒治疗终点为治疗结束后 12 或 24 周，采用敏感检测方法（检测下限 ≤ 15IU/mL）检测血清或血浆 HCV RNA 检测不到（SVR12 或 24）。然而，HCV 相关性肝硬化和 HCC 患者接受治愈性治疗（即使经过 DAA 治疗后获得持久病毒性应答）后仍维持较高的 HCC 复发率，针对该人群应进行密切监视。

（三）酒精性肝炎

长期酗酒会导致肝硬化和肝癌。在乙型肝炎病毒感染率较低的国家，酒精是肝癌的主要病因。患肝炎时饮酒会增加患肝癌的风险。目前认为酒精引起肝癌的原因主要有三点：①酒精引起肝硬化，每天摄入大量酒精会造成肝硬化，然后引起肝癌。②酒精本身作为一种致癌源和其他因素一起共同引起肝癌，酒精可以作为 HBV（乙型肝炎病毒）、性激素等肝癌危险因素的诱发剂、促进剂，可强化或促进致癌物的作用。肝炎史与饮酒对肝癌的发生有协同作用，饮酒与吸烟在肝癌发生中也起到协同作用。③酒精性肝病的进展与其他肝癌危险因素有关。一般说来，过量、长期饮酒会引起肝解毒功能下降、营养素摄入减少、机体免疫功能下降，并造成肝星形细胞激活，肝组织氧化应激，基因多态性改变。酒精及其代谢产物还有促纤维化作用，最终引起脂肪肝、酒精性肝炎及肝硬化等过程，导致肝癌。限制饮酒可以大大降低患肝硬化和肝癌的风险。

（四）非酒精性脂肪性肝炎

非酒精性脂肪肝和非酒精性脂肪性肝炎是影响肝脏的两种疾病，也可能导致肝硬化和癌症。它们不是由感染或高酒精摄入引起的，但似乎与严重肥胖和糖尿病有关。在经济发达社会，脂肪肝患者发生肝癌的风险仅次于丙型肝炎引起肝癌的风险。当今社会，肥胖、糖尿病、高脂血症人群迅速扩大，是脂肪肝发病率升高的主要原因。有报道，在肥胖、糖尿病患者中脂肪肝的发生率达到 50%，其中部分患者可发生肝硬化。生活方式不当也是脂肪肝发生的危险因素，上班族尤其要注意避免“过劳肥”，饮食不规律、缺乏必要的身体锻炼、长期透支体力、过度疲劳也会引起脂肪肝。

脂肪肝患者针对病因积极治疗是上策。伴有糖尿病、高脂血症者，单靠饮食控制远远不够，应对症按医嘱规范治疗；单纯脂肪肝患者可以从改变生活习惯和行为方式入手，如适当减少热量的摄入、锻炼身体、禁忌烟酒等。

（五）黄曲霉素污染的食物摄入

黄曲霉素是一种由真菌产生的有毒物质，当储存在温暖潮湿的环境中时，可以在食物（花生、小麦、大豆、花生、玉米和大米）上生长。若长期摄入时，它会引起肝细胞 DNA 的突变，使肝细胞变成癌细胞。减少接触黄曲霉素污染的食物可能降低肝癌的风险，特别是感染乙型肝炎病毒的人。因此，食品的加工过程中杜绝使用霉变食品原料，加工产品也要严格检测黄曲霉素水平，合格后方可上市。

（六）其他原因肝硬化

一些遗传性肝病也会导致肝硬化，例如血色素沉着病或 α1- 抗胰蛋白酶缺乏症。血色素沉着病是一种遗传性疾病，能引起食物中铁的高吸收，随后铁沉积在各个器官，主要是肝脏。在 α1- 抗胰蛋白酶缺乏症中，α1- 抗胰蛋白酶的异常形式沉积在肝细胞中。这些会导致肝硬化，增加患肝癌的风险。

（七）其他因素

1. 年龄 2019年《中国原发性肝癌临床登记调查（CLCS）的中期报告》首诊时患者的中位年龄为55.6岁（7.78~92.18岁），大部分为男性患者（82.69%），男女占比例为4.7∶1。

2. 吸烟 实验表明啮齿类动物暴露于香烟烟雾或其组成成分中导致原发性肝癌的发生率增高。吸烟被认为是肝癌发生的一个重要协同因素，随着吸烟量增加，肝癌发病风险也在增加。

3. 其他 自身免疫性肝炎、肝内胆管炎症（原发性胆汁性肝硬化和原发性硬化性胆管炎）和'肝豆状核变性等可能影响肝脏功能，增加肝癌发生风险。血吸虫病和胆石症也被认为是肝癌发生的危险因素。

三、病因学变化

危险因素患病率的差异是导致肝癌发生率变化的主要原因。病毒性肝炎是导致慢性肝炎后肝硬化进而发展形成肝癌的主要病因，在慢性肝炎长期破坏肝实质和肝细胞病理性再生相交替的过程中，肝脏纤维化和硬化的病理状态逐步形成。据估计，全球54%的肝癌病例是HBV感染所致，31%为丙型肝炎病毒（HCV）感染，15%为其他原因。由于疾病预防、诊断和治疗方面的发展进步，病毒性肝炎的发病率正在下降。

然而，随着生活水平的提高，代谢性肝病，包括非酒精性脂肪肝和酒精相关肝病的患病率将会上升（4.5%），最终导致终末期肝病（肝功能衰竭、肝硬化和肝癌）的病例增多。我国乙型肝炎和丙型肝炎的患病率分别为6.52%和0.72%，非酒精性脂肪性肝病的患病率已达22.4%（2012年），与欧美国家相当，但存在城乡差异。部分数据显示，2009—2016年间，需住院治疗的非酒精性脂肪性肝病患者数量已超过了慢性病毒性肝炎。与此平行，我国肝癌病因学变化呈现HBV所占比重逐步下降，HCV、酒精和非酒精性脂肪性肝病（nonalcoholic fatty liver disease，NAFLD）所占比重逐步上升的趋势。

在中国，NAFLD正成为一个更大的健康问题，随着代谢紊乱率的增加，如肥胖、2型糖尿病和血脂异常，NAFLD在2型糖尿病患者中的患病率为28%~55%，在高脂血症患者中的患病率为27%~92%。虽然NAFLD与肥胖和胰岛素抵抗密切相关，但其发病机制尚未完全阐明，也没有可靠的生物标志物来检测或预测NAFLD的炎症。近年来，许多与NAFLD相关的肠道微生物机制被提出，如肠道菌群失调引起肠道内皮屏障功能失调，导致细菌成分的易位，并导致肝脏炎症；肠道微生物群产生的代谢产物可能影响肝脏，从而调节NAFLD易感性。

美国SEER数据库分析结果显示：与非NAFLD-HCC组相比，NAFLD-HCC组主要为女性和年长者、心血管疾病多、转移性HCC常见、肿瘤较大，肝硬化和失代偿性肝病少见。与非NAFLD病因相比，NAFLD组接受任何治愈性治疗（肝移植、肝切除或射频消除术）的可能性降低47%。与非NAFLD-HCC相比，NAFLD-HCC肝移植术后中位生存期较差，肝切除术后生存期尚可，射频消融术后生存期无明显差异。研究认为，NAFLD患者中非肝硬化性患者可能会发生HCC，提示NAFLD-HCC存在特定的致癌途径。

综上，应从病因学角度关注肝癌的预防和临床治疗。抗病毒治疗可降低肝癌发生风险，且与肝癌死亡风险降低有关，然而抗病毒治疗的应用现状还存在诸多问题。国内外有关肝病指南均强调抗病毒治疗的重要性，我国肝炎群体抗病毒治疗现状值得进一步关注。

（杨雪玲 谢 尧）

第二节 肝癌临床诊疗共识与指南

原发性肝癌是常见的恶性肿瘤之一。数据显示，2020年，全球肝癌发病约90.57万人，死亡约83.02万人，发病率居恶性肿瘤第6位，死亡率居第3位。在我国，国家癌症中心2019年公布的数据显示，我国每年新发肝癌病例约37.0万例，居恶性肿瘤第4位，死亡约32.6万例，居恶性肿瘤第2位，均超过全球一半以上。在过去的二十余年,随着黄曲霉素暴露减少,以及普遍的乙肝疫苗接种,我国肝癌发病率降低了 20% 以上,但目前乙型肝炎依旧是我国肝癌的主要病因,近年来,全球范围内非酒精性脂肪性肝病(nonalcoholic fatty liver disease,NAFLD)患病率逐渐增多,与其相关的肝癌需引起更多重视。随着治疗手段与治疗效果的显著提高,肝癌死亡率降低了 33%。肝癌治疗手段已从单一的手术切除,发展为包括肝切除术、肝移植术、局部消融、经动脉介入、放射治疗、靶向治疗、免疫治疗、系统化疗等多学科综合治疗,近几年,随着微创介入治疗的兴起与快速发展,过去无法手术切除的中晚期肝癌,特别是合并门静脉癌栓的肝癌患者,在局部消融、经动脉介入、门静脉支架置入、内放射治疗、靶向治疗、免疫治疗等综合治疗下,肿瘤得到良好控制,生存时间显著延长,部分患者甚至得到治愈。早期患者可以通过微创介入治疗得到肿瘤根治并避免手术创伤;中期患者行微创介入得到肿瘤控制并延缓肿瘤进展;晚期患者依靠微创介入延长生存并提高生活质量。展望未来,微创介入是肝癌治疗的主要发展方向。

原发性肝癌主要包括肝细胞癌(hepatocellular carcinoma,HCC)、肝内胆管癌(intrahepatic cholangiocarcinoma,ICC)和 HCC-ICC 混合型 3 种不同病理学类型,其中 HCC 占 85%~90%。

一、肝细胞癌

目前,全球各国和地区根据自身特点制定了相应的 HCC 临床实践指南,公认比较权威的指南如下:①国家卫生健康委办公厅《原发性肝癌诊疗指南(2022 年版)》;②中国临床肿瘤学会(Chinese Society of Clinical Oncology,CSCO)指南;③美国肝病研究学会(American Association for the Study of Liver Diseases,AASLD)指南;④欧洲肝脏研究学会(European Association for the Study of the Liver,EASL)指南;⑤亚太肝脏研究学会(Asian Pacific Association for the Study of the Liver,APASL)指南;⑥美国国立综合癌症网络(National Comprehensive Cancer Network,NCCN)指南;⑦欧洲肿瘤内科学会(European Society for Medical Oncology,ESMO)指南;⑧日本肝病学会(Japan Society of Hepatology,JSH)指南;⑨韩国肝癌协会 - 国家癌症研究中心(Korean Liver Cancer Association and National Cancer Center,KLCA-NCC)指南;⑩中国香港癌症预防与筛查专家工作组指南(香港共识)。

各指南主要特点如下:

AASLD、EASL、APASL 及 JSH 指南,是由肝病学会组织制定,在指导肝细胞癌临床实践中,相对侧重于介绍肝细胞癌的流行病学、危险因素、预防及监测,主要面向肝病科医生,指导其在大量肝病患者中进行肝细胞癌的筛查、诊断并提供治疗决策建议;对于 HCC 的各种诊断及治疗手段介绍比较概略。

NCCN、ESMO、CSCO 指南,是由各肿瘤学会制定,相对侧重于介绍肝细胞癌的诊断、分期以及诊治流程,按照疾病分期介绍相应治疗手段,主要面向肿瘤科医生,指导其在大量肿瘤患者群中,识别并规范 HCC 患者的分期与诊治。

国家卫生健康委员会诊疗指南、KLCA-NCC 指南及香港共识,则是根据各国家和地区自身 HCC 特点制定的临床实践指南,不拘泥于国际上的指南及共识,根据本国本地区实际情况,面向不同专业学科医生,涵盖外科、介入科、肿瘤内科、放疗科等,致力于规范 HCC 的诊断、分期、治疗与随访。

近年来,随着诊治技术的发展,各指南也相应做了及时更新,主要更新如下:

2023 年 5 月,美国肝病研究学会时隔 5 年发布了 AASLD 肝细胞癌预防、诊断、治疗指南,这版更新主要包括,手术切除适应证扩大至部分巴塞罗那肝癌临床分期(Barcelona Clinic Liver Cancer,BCLC)B 期和 Vp1~Vp2 型门静脉癌栓的 C 期患者,同时,对于术后复发高危的患者,参考 IMbrave050 研究的结果,推荐阿替利珠单抗(atezolizumab)联合贝伐珠单抗(bevacizumab)的 T+A 方案作为术后辅助治疗,系统治疗方面,对于不适合经导管动脉化疗栓塞术(transarterial chemoembolization,TACE)治疗的中期肝癌或晚期肝癌患者,AASLD 推荐首选 T+A 方案,如果存在贝伐珠单抗使用禁忌,参考 2022 年 ASCO GI 公布的 HIMALAYA 研究结果,推荐使用 STRIDE 方案替西木单抗(tremelimumab)联合度伐利尤单抗(durvalumab)的 T+D 方案双免疫治疗。介入治疗领域最新版 AASLD 指南无重大更新。

2023 年,NCCN 肝胆肿瘤指南正式分为肝细胞癌和胆道肿瘤两份指南。新版 NCCN 指南主要更新了晚期肝细胞癌的系统治疗，重点增加了免疫治疗方案。介入治疗领域强调了消融术后辅助治疗尚无明确依据，经动脉治疗后，部分残留/复发肿瘤且不适合额外局部治疗的患者，可考虑联合系统治疗。

CSCO 指南更新于 2022 年，主要更新了放疗和系统治疗部分。介入治疗方面，Ⅰ期患者局部消融治疗Ⅰ级推荐将单个肿瘤直径≤5cm 调整为单个肿瘤直径≤3cm，提高了 HAIC 治疗在Ⅰ、Ⅱ、Ⅲa 期治疗中的地位。

ESMO 指南最近一版更新于 2021 年，着重更新系统治疗部分，BCLC B 期患者仍以 TACE 为一线治疗方案，并做ⅠA 推荐，但更换二线系统治疗原因，由“TACE failure/refractoriness”（TACE 失败/抵抗）改为“not suitable for local therapies”（不适合局部治疗），淡化了 TACE 抵抗的概念。

2022 版国家卫生健康委员会肝癌诊疗指南在介入治疗方面做了大量更新，其中最重要的是提出了“精细化 TACE”理念，包括：①微导管超选择至肿瘤供血动脉分支进行栓塞；②术中采用锥形束 CT 技术辅助靶血管的精准插管和监测栓塞后疗效；③栓塞材料的合理选用；④根据患者的肿瘤情况、肝功能情况和治疗目的采用不同的栓塞终点。同时进一步扩大了 TACE 治疗的适应证，包括：①有手术切除或消融治疗适应证，但由于各种原因不能或不愿接受上述治疗方法的中国肝癌临床分期（China liver cancer staging，CNLC）Ⅰa 期患者；②具有高危复发因素的肝癌术后患者；③初始不可切除肝癌患者的转化治疗；④肝移植桥接治疗和肝癌自发破裂出血患者等。并新增消融治疗与免疫治疗联合可产生协同抗肿瘤效应，指出局部消融可促进肿瘤相关抗原的释放，增强抗原特异性 T 细胞应答，激活或增强机体的抗肿瘤免疫应答。

近年来，随着肝癌外科手术及微创介入治疗在器械、技术及理念上的飞速发展，外科手术指征逐渐拓展到中晚期甚至合并门静脉癌栓的 HCC 患者，微创介入治疗指征拓展到早期和晚期 HCC 患者，同时，伴随靶向治疗、免疫治疗的日新月异，不同治疗方式存在广泛交叉重叠及协同，同一患者可能存在多种治疗选择，因此，在临床实践中，依托多学科诊疗（multi-disciplinary team，MDT）团队模式，根据患者实际情况，既讲求规范化、又注重个体化，不拘泥于指南或规范，真正做到一人一方案，从而实现个体化治疗。众多指南中，国家卫生健康委员会 2022 版原发性肝癌诊疗指南更符合我国国情，权威、实用、详细，是指导肝癌诊治的重要参考依据。

（一）分期

分期对 HCC 的诊断、治疗和预后评估具有重要指导意义，但各指南对于 HCC 的分期方法却不尽相同。

TNM（tumor node metastasis classification）分期系统，由法国人 Pierre Denoix 于 1943 年至 1952 年间提出，后由美国癌症联合委员会（American Joint Committee on Cancer，AJCC）和国际抗癌联盟（Union for International Cancer Control，UICC）修改并完善的国际性肿瘤分期系统，于 1968 年正式出版，每年均有更新。其中，T 指肿瘤原发灶的情况，N 指区域淋巴结受累情况，M 指远处转移情况，并在此基础上评估分期，从而指导治疗并预测预后。NCCN 指南主要采用 TNM 分期，其在多数实体肿瘤中得到广泛认可，但由于未考虑患者肝功能分级对于诊治和预后的影响，在 HCC 诊治中应用较少，从 2022 年起，NCCN 指南在保留原 TNM 分期系统的同时，引用了 BCLC 分期系统，同时推荐以肝癌可切除/不可切除为主的治疗分类方式。

巴塞罗那肝癌临床分期（Barcelona Clinic Liver Cancer，BCLC）系统，由 Llovet 在 1999 年提出，后经美国肝病研究学会于 2005 年进行修改并完善，历经 2012、2018 版，目前更新至 2022 版，该分期在依据患者肿瘤数目、大小、局部侵犯及远处转移的基础上，充分考虑患者肝功能状况及体力状态评分，给出 0 或 A 期根治性治疗（切除、消融、移植），B 期介入化疗栓塞为主，C 期系统治疗，D 期最佳支持治疗的建议。2022 版分期系统，对于肝功能状况评价，不再局限于传统 Child-Pugh 评分，而是改为肝功能代偿期/失代偿期，引入白蛋白-胆红素（ALBI）评分及 AFP 水平进行分层，选择治疗方案时，需兼顾临床显著门静脉高压、静脉曲张破裂出血、腹水等因素。对于 BCLC B 期患者，新分期系统进行了细分，提出：B1 期，肿瘤界限清楚，如果符合肝移植扩展标准，推荐肝移植；B2 期，即经典 BCLC B 期，门静脉血流良好,肿瘤界限清晰,推荐首选 TACE 治疗;B3 期,弥漫性肝癌,肝脏广泛受累,首选系统治疗。并提出了治疗分期迁移(treatment stage migration,TSM)和不可治疗进展(untreatable progression,UTP)的概念。当综合患者各项情况如:年龄、伴发疾病、患者意愿或治疗手段不可行时,考虑建议选择更晚分期的治疗方式,此为 TSM。UTP 主要应用于 TACE 治疗后患者,也适用于所有 BCLC 分期,当患者出现 TACE 抵抗、肝内明显进展、肝外病变、血管受累、肝功能恶化时,尽管其分期可能没有改变,仍处于治疗初始分期,但这时应该考虑更晚分期相对应的治疗方案,此为 UTP。对于治疗后进展患者,如果原位进展,参考 UTP;新病灶进展,建议同类治疗;BCLC C 期进展(门静脉受累,血管侵犯,肝外转移)则推荐更换系统治疗方案。BCLC 分期系统具有较高级别的循证医学支持,分类详细,监测判定预后较为客观,临床应用广泛,被美国肝病研究学会 AASLD、EASL 指南及肿瘤学会 ESMO 指南共同采用。

但 BCLC 分期在某些方面并不能完全适应我国肝癌的复杂性。①我国近 80% 的肝癌患者与乙型肝炎病毒(HBV)感染相关,而欧美及日本以丙型肝炎病毒(HCV)为主。②我国约 70% 的肝癌患者初诊时已是中晚期,遵循 BCLC 分期,多数只能选择 TACE 或系统治疗,但其中有部分患者属于临床可切除或潜在可切除,经过积极的转化治疗或综合治疗,部分患者可以得到肿瘤根治。③我国大量确诊时存在门静脉侵犯的 HCC 患者,参照 BCLC 分期,归于 C 期,只能行系统治疗,但其中部分患者门静脉癌栓属于 Vp 分型Ⅰ-Ⅱ型(程氏分型Ⅰ型)、肝功能维持良好、侧支血供充分代偿,存在手术根治可能,或者通过经动脉介入治疗(TACE 或 HAIC)联合门静脉支架置入、内放射、外放射治疗,可以显著延长生存期,预后明显优于单纯系统治疗。④ BCLC 分期尚不够精细,尽管 2022 版已将 BCLC B 期细分,但 C 期依旧较笼统,血管侵犯和肝外转移患者的治疗及预后差异显著。⑤得益于国内肝癌诊治的先进技术水平,部分中晚期肝癌患者仍能从手术切除中获益,部分早期患者能从精细 TACE 或 TACE 联合消融中得到根治,部分晚期患者能从 TACE 联合系统治疗中显著获益,而 BCLC 分期推荐的患者治疗选择相对局限。⑥系统治疗推荐药物的可及性、医保及患者承受能力国内外存在差异,如一线治疗药物替西木单抗(tremelimumab),二线治疗药物卡博替尼(cabozantinib)截至 2023 年 11 月尚未在国内上市,一线治疗药物阿替利珠单抗(atezolizumab)及度伐利尤单抗(durvalumab)国内价格较高,因此 BCLC 分期推荐的 C 期一线治疗 T+A 方案或 T+D 方案在国内应用均受到一定限制。⑦国内生物医药企业快速发展,国产靶向、免疫治疗药物信迪利单抗、卡瑞利珠单抗、替雷利珠单抗、多纳非尼、阿帕替尼等已在肝癌治疗中广泛应用,在提高疗效的同时,减轻了患者的经济负担。

综上,国家卫生健康委员会诊疗指南和 CSCO 指南采用依据中国国情制定的中国肝癌临床分期(China liver cancer staging,CNLC),其与 BCLC 分期主要区别如下:①手术切除的适应证扩展至中期和晚期(CNLC Ⅱa ~ Ⅲa 期)肝癌。②肝动脉插管化疗栓塞术(TACE)适应证扩展至早期(CNLC Ⅰb 期)和晚期(CNLC Ⅲa ~ Ⅲb 期)肝癌。③系统治疗可以拓展至中期(CNLC Ⅱb 期)肝癌。

APASL、JSH、KLCA-NCC 指南及香港共识根据本国本地区实际情况制定了相应分期标准,并在相应国家、地区得到普遍认可。总体而言,中国肝癌临床分期方案更适应国内肝癌现状。规范的分期可以协助不同科室医师制定合理的治疗方案,避免单科治疗的局限性,从而避免 BRIDGE 研究所揭示的 29.7%BCLC C 期患者接受外科手术这种不甚合理现象的发生。本章节主要介绍各诊治指南中微创介入部分,需要考虑各指南不同分期方式之间的差异。

(二) 诊断

1. 穿刺活检

目前,国内外各指南公认,根据临床病史、甲胎蛋白、影像检查可做出 HCC 临床诊断。AASLD、NCCN 指南均推荐采纳肝脏影像报告及数据系统(liver imaging reporting and data system,LI-RADS)作为诊断依据,LI-RADS 明确指出,LR-4、LR-5 及 LR-TIV(tumor in vein)需考虑行穿刺活检,LR-M(可能恶性但无肝细胞癌典型表现)强烈建议行穿刺活检。AASLD、APASL、JSH、CSCO 指南一致认为并建议,影像诊断不明确的 ≥ 1cm 的病灶,须行穿刺活检。EASL、ESMO、NCCN 指南对于穿刺活检更加积极。EASL 指南建议,对于肝硬化患者,如果病灶 < 2cm,影像诊断不明确时,需考虑活检;对于非肝硬化

患者，均建议行穿刺活检。ESMO 指南指出，穿刺活检是非肝硬化患者诊断 HCC 的必要条件。NCCN 指南建议，穿刺活检指征包括：①多时相 CT 或 MRI 检查高度怀疑病灶为恶性，但不符合 HCC 影像学诊断标准时。②患者病灶符合 HCC 影像诊断标准，但没有 HCC 高危因素（肝硬化、慢性乙型肝炎或 HCC 病史），或存在需要鉴别影像学上可能与肝癌混淆的疾病（心源性肝硬化、先天性肝纤维化、血管畸形导致的肝硬化如布 - 加综合征、遗传性出血性毛细血管扩张、肝结节性再生性增生等），或患者 CA199/CEA 升高并疑似肝内胆管癌或疑似为肝细胞癌与肝内胆管癌混合，均建议穿刺活检。

对于穿刺活检可能存在的并发症及假阴性风险，AASLD 指南提示，活检敏感性在 70%~93% 之间，在<2cm 的病灶中，其敏感性降低至约 60%，穿刺活检出血、肿瘤播散的发生率约 3%，采用同轴技术可以降低此风险。EASL、KLCA-NCC 指南明确表示，肝穿刺活检相对安全，并发症可控。文献提示，<1cm 的病灶行穿刺活检，假阴性率>10%，因此，国家卫生健康委员会指南、AASLD、NCCN、ESMO 等指南均提示，肝病灶穿刺活检阴性结果并不能完全排除肝癌的可能，仍需观察和定期随访。对于活检组织取样过少、病理结果阴性但临床上高度怀疑肝癌的患者，可以重复穿刺活检。荟萃分析提示，肝肿瘤穿刺活检后肿瘤播散的风险为 2.7%，出血的发生率约 3%~4%，如果采用同轴技术且在经验丰富的中心和术者操作下，这一比例显著降低。各指南推荐的引导方式主要为超声引导，必要时可结合 CT 及超声造影。

随着靶向治疗、免疫治疗、各创新疗法及临床试验广泛开展，穿刺活检渐趋必要，EASL、ESMO 指南明确建议，国家卫生健康委员会诊疗指南也指出，对于缺乏典型肝癌影像学特征的肝占位性病变，肝病灶穿刺活检可获得明确的病理诊断、病灶性质及分子分型，为明确肝病病因、指导治疗、判断预后和进行研究提供有价值的信息。

因此，随着靶向治疗、免疫治疗、各临床试验广泛开展，穿刺活检的重要性逐渐显现，已逐渐从可选项转变为必选项。

2. 数字减影血管造影（digital subtraction angiography，DSA）检查

DSA 是一种侵入性创伤性检查，国家卫生健康委员会诊疗指南（下文简称：卫健委诊疗指南）和 CSCO 指南认为，DSA 检查具有重要的鉴别诊断价值，同时还能明确显示肝肿瘤数目、大小及其血供情况，能够为血管解剖变异、肝肿瘤与重要血管解剖关系，以及门静脉浸润提供准确客观的信息，对于判断手术切除的可能性、彻底性以及制定合理的治疗方案具有重要价值。DSA 检查的优势在于诊断与治疗可以同步完成。

（三）治疗

1. 局部消融治疗

包括：射频消融术（radiofrequency ablation，RFA）、微波消融（microwave ablation，MWA）、无水乙醇注射（percutaneous ethanol injection，PEI）、冷冻消融（cryoablation）、高强度超声聚焦消融（high intensity focused ultrasound ablation，HIFU）、激光消融（laser ablation，LA）、不可逆电穿孔（irreversible electroporation，IRE）等。

对于早期 HCC，国内外各指南主要推荐的消融治疗为 RFA，部分指南指出 MWA 具有良好前景，PEI 可作为补充。对于直径 ≤ 3cm 的肝癌，SURF 研究显示，RFA 的疗效与手术切除相当，且更具有成本效益优势。对于不能手术切除的早期肝癌，研究表明 RFA 可获得根治性的疗效，推荐为不适合手术早期肝癌的一线治疗。

AASLD、EASL、APASL、NCCN、ESMO、CSCO 及卫健委诊疗指南均推荐，对于单发直径 ≤ 2cm、Child-Pugh A 级或 B 级 HCC 患者（BCLC 0 期），RFA 或 MWA 可作为一线治疗，尤其推荐应用于中央型肝癌。AASLD、EASL、APASL、JSH、KLCA-NCC、NCCN、ESMO 指南建议，病灶 1~3 枚、直径 ≤ 3cm、无肝外转移、无血管侵犯的 Child-Pugh A 或 B 级 HCC 患者（BCLC A 期），RFA 可作为手术切除的替代方案，卫健委诊疗指南将适应证进一步放宽到，单个肿瘤、直径 ≤ 5cm；或 2~3 个肿瘤、最大直径 ≤ 3cm，无血管、胆管和邻近器官侵犯以及远处转移的 HCC 患者（CNLC Ⅰa 期及部分 Ⅰb 期），推荐行局部消

融治疗，并认为可获得根治性的疗效。当病灶直径>3cm，单纯消融可能无法根治时，AASLD指南引用文献提示，TACE联合RFA可以提高疗效。KLCA-NCC、NCCN、CSCO指南建议，直径3~5cm无法手术切除的病灶，RFA联合TACE治疗可以显著延长生存。卫健委诊疗指南推荐，不能手术切除的直径3~7cm的单发肿瘤或多发肿瘤，可行RFA联合TACE治疗。目前国内外指南普遍认可MWA治疗在局部疗效、并发症发生率以及远期生存方面与RFA治疗无显著差异，但需进一步研究，其中AASLD、ESMO指南提示MWA在3~5cm病灶消融中，或在避免热沉效应时，可能优于RFA。EASL、APASL、KLCA-NCC、ESMO和卫健委诊疗指南建议，PEI可作为热消融困难病灶（邻近肝门、胆囊及胃肠道等高危部位）的替代选择，较适于直径≤2cm的病灶。AASLD、KLCA-NCC、NCCN、ESMO、CSCO指南均推荐，RFA可以作为肝移植等待期的桥接治疗。NCCN指南建议RFA、PEI可应用于HCC患者术前降期治疗。CSCO、卫健委诊疗指南建议，可在术中联合RFA消融切除范围外的病灶，以期达到根治。CSCO、卫健委诊疗指南提示，消融治疗提高肿瘤相关抗原和新抗原释放；增强肝癌相关抗原特异性T细胞应答；激活或者增强机体抗肿瘤的免疫应答反应，因此消融联合免疫治疗可以产生协同抗肿瘤作用。

EASL、APASL指南及卫健委诊疗指南均指出，RFA较传统手术切除，肝功能损害小，并发症发生率低、住院时间短、经济负担轻，尤其适用于高龄、肝功能基础较差、治疗后复发及中央型HCC患者。

冷冻消融、HIFU、LA及IRE在特定患者及条件允许的中心已广泛开展，在某些方面有各自独特的优势（如：冷冻消融与免疫治疗存在协同作用；HIFU治疗相对安全无创；激光消融对于肝功能影响较小；不可逆电穿孔在邻近重要结构的特殊部位肝癌消融中具有潜在优势等），这些治疗可以作为前述局部消融方式的有效补充或替代。

2. 经动脉介入治疗

包括：经动脉栓塞术（transarterial embolization，TAE）、经导管动脉化疗栓塞术（transarterial chemoembolization，TACE）、药物洗脱珠动脉化疗栓塞（transarterial chemoembolization with drug-eluting beads，DEB-TACE）和钇-90微球经肝动脉放射性栓塞（transarterial radioembolization with yttrium-90 microspheres，TARE）、经肝动脉灌注化疗术（hepatic arterial infusion chemotherapy，HAIC）。

目前，TACE治疗几乎可以覆盖肝癌治疗全程。对于BCLC B期（CNLC Ⅱb～Ⅲa期）患者，TACE是一线治疗。由于其他原因（如高龄、严重肝硬化等）不能或不愿接受手术治疗的早期肝癌患者，TACE可作为替代治疗。NCCN指南认为，所有肝癌病灶，无论位置，只要以动脉供血为主，且能避免非靶目标栓塞，均适合行经动脉介入治疗。近年来，随着化疗方案的改进，转化治疗、新辅助治疗的广泛开展，HAIC治疗逐渐受到重视，并贯穿肝癌治疗全程。

AASLD、EASL、ESMO指南推荐，TACE作为BCLC B期患者的一线治疗。APASL指南建议，对于肿瘤较大或病灶较多、不可切除，但无血管侵犯或肝外转移的HCC患者，TACE可作为一线治疗。JSH指南推荐，病灶数目≥4个，肝功能Child-Pugh A或B级的无肝外转移HCC患者，TACE治疗应作为首选。国内外指南均认可，不适合手术或局部消融治疗的早期HCC患者，可行TACE治疗。KLCA-NCC指南认为，TACE可作为特定血管侵犯、肝外转移HCC患者的二线治疗。卫健委诊疗指南建议，TACE可用于CNLC Ⅰ～Ⅲ期患者，包括Ⅰ～Ⅱa期的替代治疗，Ⅱb～Ⅲa期的一线治疗，Ⅲb期的姑息治疗，转化治疗、术前新辅助治疗、术后高危患者的辅助治疗。CSCO指南将TACE列为CNLC Ⅱb期患者ⅠA类推荐，并将TACE适应证扩大到CNLC Ⅰ～Ⅳ期患者。KLCA-NCC、NCCN、CSCO和卫健委诊疗指南均认可，血管侵犯不是TACE治疗的绝对禁忌证，如果肝功能维持良好、侧支血供代偿或联合其他治疗血管可以再通，均可以考虑行TACE治疗。卫健委诊疗指南和CSCO、NCCN指南建议，肝外转移患者经谨慎评估、多学科讨论后可行TACE治疗。EASL、AASLD、APASL、KLCA-NCC、ESMO指南认为，TACE与DEB-TACE疗效相近，DEB-TACE不良反应可能相对较小。AASLD、APASL、KLCA-NCC建议，经选择的部分患者，TARE可以作为TACE的替代手段。AASLD、EASL、ESMO、NCCN、CSCO指南推荐，TACE可作为肝移植过渡期的桥接治疗。APASL、CSCO和卫健委诊疗指南均认可，

TACE 可应用于术前降期治疗，其中 APASL 指南提示 TACE 为降期治疗首选。卫健委诊疗指南建议，肝癌破裂出血，如果肝脏储备功能差，血流动力学不稳定、无手术条件的病人，可选择 TAE 治疗。

近年来联合治疗方兴未艾。外科手术联合 TACE/HAIC 转化、新辅助、术后辅助治疗，为患者提供了既往无法实现的根治机会并有效降低术后复发。TACE 联合局部消融，对于不适合手术切除的直径 3~7cm 单发或多发肿瘤，其效果优于单纯的消融治疗，部分患者可获得根治。伴门静脉侵犯的 BCLC C 期（CNLC Ⅲa 期）患者，TACE 联合门静脉癌栓内 / 外放射治疗，在部分研究中获得良好效果。TACTICS 研究显示，对于不可切除 HCC，TACE 联合索拉非尼治疗后患者 PFS 明显改善。LAUNCH 研究显示，对于中晚期 HCC，TACE 联合仑伐替尼靶向治疗，PFS、OS 显著优于仑伐替尼单药治疗。对于中期肝癌，TACE 联合纳武利尤单抗（Nivolumab）免疫治疗的 IMMUTACE 研究初步达到预期。EMERALD-1 研究中，TACE 联合度伐利尤单抗及贝伐珠单抗的Ⅲ期临床研究，于 2023 年 11 月公布阳性结果。TACE 联合治疗前景广泛，但同时，所有指南均指出，并非所有患者在任何阶段，联合治疗效果均优于单纯 TACE 治疗，如 AASLD 指南就强调，暂时不推荐在临床试验之外对 BCLC B 期患者采用 TACE 联合系统治疗。因此，需结合患者实际情况，必要时 MDT 讨论后，审慎制定联合治疗方案。

3. 经门静脉介入治疗

包括：门静脉栓塞（portal vein embolization，PVE）、门静脉支架置入。

潜在 / 临界可切除肝癌的转化治疗中，部分患者因为残肝体积不足无法行一期手术切除，AASLD、APASL、KLCA-NCC、NCCN、CSCO 及卫健委诊疗指南均推荐可行 PVE，栓塞肿瘤所在的半肝，促使剩余肝脏代偿性增生，再行肿瘤切除，PVE 成功率约 60%~80%，余肝增生时间通常 4~6 周，但约有 20% 以上患者因肿瘤进展或余肝增生体积不足而失去手术机会。近年来，随着 TACE/TARE/HAIC 及系统治疗快速发展，PVE 在转化治疗中的应用逐渐减少。卫健委指南提示，对于合并门静脉癌栓患者，如果门静脉主干未完全阻塞，或通过门静脉支架置入可以恢复门静脉血流者，在 TACE 基础上可以使用门静脉内支架置入术联合碘 -125 粒子条或碘 -125 粒子门静脉支架置入术，可有效处理门静脉主干癌栓。

小结：微创介入治疗覆盖肝细胞癌治疗全程，对于单发直径 ≤ 2cm 的病灶，尤其是中央型肝癌，局部消融是首选治疗手段，疗效等同于手术切除。对于单发直径 2~3cm 病灶，或 2~3 枚病灶、最大直径 ≤ 3cm 时，局部消融可作为一线治疗手段。单发直径 3~5cm 病灶，消融联合 TACE 疗效显著，可达根治。多发病灶 ≥ 4 枚，无血管侵犯、远处转移，TACE 是首选治疗。合并血管侵犯或远处转移，谨慎选择，TACE/HAIC 联合系统治疗明显改善预后。介入治疗同样可广泛应用于术前转化、新辅助，术后辅助、肝移植桥接治疗中。所有肝功能代偿期肝癌患者，无论病灶位置，只要以动脉供血为主，且能避免非靶目标栓塞，均可行经动脉介入治疗。

二、胆道系统肿瘤

胆道系统肿瘤（biliary tract carcinoma，BTC）可分为：胆囊癌（gallbladder cancer，GBC）和胆管癌（cholangiocarcinoma，CC）。胆管癌可分为：肝内胆管癌（intrahepatic cholangiocarcinoma，ICC）和肝外胆管癌（extrahepatic cholangiocarcinoma，ECC），肝外胆管癌可再细分为：肝门部胆管癌（perihilar cholangiocarcinoma，PCC）和远端胆管癌（distal cholangiocarcinoma，DCC）。

目前，全球各国和地区根据自身特点制定了相应的胆道系统肿瘤临床实践指南，公认比较权威的如下：

①中国抗癌协会肝癌专业委员会胆管癌协作组《原发性肝癌诊疗指南之肝内胆管癌诊疗中国专家共识（2022 版）》；②中国临床肿瘤学会（Chinese Society of Clinical Oncology，CSCO）指南；③美国肝病研究学会（American Association for the Study of Liver Diseases，AASLD）指南；④欧洲肝脏研究学会和国际肝癌协会（European Association for the Study of the Liver-International Liver Cancer Association，EASL-ILCA）指南；⑤英国胃肠病学会（British Society of Gastroenterology，BSG）指南；⑥美国国立综合癌症网络（National Comprehensive Cancer Network，NCCN）指南；⑦欧洲肿瘤内科学会（European Society for

Medical Oncology，ESMO）指南；⑧日本肝癌研究组（Liver Cancer Study Group of Japan，LCSGJ）指南。

既往胆道系统肿瘤指南相对较少、更新较慢，但随着其发病率逐年上升，近两年各协会集中发布或更新了一批指南，如ESMO时隔6年于2022年更新了胆道肿瘤指南，NCCN于2023年首次将肝胆肿瘤指南分为肝细胞癌和胆道肿瘤两份指南，我国也于2022年首次发布肝内胆管癌诊疗专家共识，填补了相关领域的空白。

各指南主要特点如下：

AASLD、EASL-ILCA、BSG指南，主要由肝病学会组织制定，相对侧重于介绍胆管癌的流行病学、危险因素、预防及监测，面向肝病科医生，指导胆管癌的筛查、诊断并提供治疗决策建议。

NCCN、ESMO、CSCO指南，是由各肿瘤学会制定，完整介绍胆道系统肿瘤，包括细分的胆囊癌、胆管癌、肝内胆管癌、肝外胆管癌、肝门部胆管癌和远端胆管癌。侧重胆道系统肿瘤的诊断、分期以及诊治流程，严格按照疾病分期分型介绍相应治疗手段，主要面向肿瘤科医生，指导其识别并规范BTC的分期与诊治。

肝内胆管癌诊疗中国专家共识与LCSGJ指南，则是根据各国自身胆管癌特点，选择其中常见的ICC单独制定的临床实践指南。其中，中国专家共识根据我国实际情况，聚焦ICC的筛查与诊断、病理学诊断及分子分型、多学科综合诊疗、外科治疗、局部治疗、系统治疗，旨在提高临床医师对ICC的诊断与治疗能力，更符合我国国情，权威、实用、详细，是指导肝内胆管癌诊治的重要参考依据。

本章节主要介绍各诊治指南中微创介入部分，需要考虑各指南所涉及肿瘤范围之间的差异。

（一）分期

分期对BTC的诊断、治疗和预后评估具有重要指导意义，各指南对于BTC的分期方法略有相同。

胆道系统肿瘤的分期主要推荐采用国际抗癌联盟和美国癌症联合委员会（Union for International Cancer Control，UICC；American Joint Committee on Cancer，AJCC）UICC/AJCC TNM分期系统（2017年第八版）。其具有较高级别的循证医学依据，临床应用广泛，被NCCN、ESMO、CSCO及BSG指南共同采用，我国肝内胆管癌诊疗专家共识也采纳此分期系统。

AASLD、EASL-ILCA指南将胆管癌分为可切除/不可切除，LCSGJ指南则以肝功能为主要分期依据，再细分ICC是否可切除。

总体而言，UICC/AJCC TNM分期系统依旧是目前应用最广泛，更适应国内胆道系统肿瘤现状的分期标准，有助于不同科室医师制定合理的治疗方案并预测预后。

（二）诊断

胆道肿瘤活检病理标本主要来自引流胆汁脱落细胞、内镜逆行胰胆管造影（endoscopic retrograde cholangiopancreatography，ERCP）引导下胆道细胞刷检、胆道镜活检、细针穿刺或经皮穿刺活检。EASL-ILCA指南指出，ICC初始治疗前，强烈推荐先行活检，尽管对于可手术切除患者术前活检存在争论，但该指南仍明确指出，活检病理才是诊断金标准，无创检查不能取代活检，活检有助于：①肿瘤确诊；②区分病理类型；③明确分子分型。NCCN、ESMO、BSG、LCSGJ指南及我国肝内胆管癌诊疗专家共识建议，影像诊断明确，拟行根治手术治疗的患者，鉴于可能的种植转移风险，病理活检不是必需的。但所有指南均指出，非手术治疗（局部治疗、系统治疗）之前必须获得病理诊断，缺乏典型肝癌影像学特征的肝占位性病变也建议行活检，有助于与肝细胞癌、肝转移瘤、IgG4相关性胆管炎等鉴别，同时也为后续药物治疗选择提供重要依据。肝内胆管癌的诊断建议行经皮穿刺活检。

（三）治疗

1. 梗阻性黄疸处理

AASLD、NCCN、ESMO、CSCO、BSG指南指出，胆管癌合并梗阻性黄疸，术前可考虑行胆道引流，引流方式可选经皮经肝胆管穿刺引流（percutaneous transhepatic cholangic drainage，PTCD）或ERCP引流。引流可以减轻黄疸，改善肝肾功能、凝血功能，缓解胆管炎，提高预留肝脏的储备功能。CSCO指南推荐肝门部胆管癌术前行引流的指征为：合并胆管炎、长时间的胆道梗阻、血清总胆红素>200μmol/L以及需要做大范围肝切除时。BSG指南将远端胆管癌术前引流血清总胆红素阈值设定至>250μmol/L，并认为合并顽固性瘙痒、胆管炎和器官功能障碍的患者可能从术前引流中获益，肝内、肝门部胆管癌术前引流建议结合MDT讨论结果、手术规划及肝功能。NCCN、ESMO、CSCO、BSG指南均推荐，不可切除或转移性胆管肿瘤患者，如果合并梗阻性黄疸，应行姑息性胆道引流。NCCN、ESMO指南建议，必要时可考虑植入金属支架，ESMO指南建议支架应用于预期生存期>3个月的患者，置入支架前应告知患者支架保持畅通的可能期限，以及胆道再次梗阻及感染的风险。

2. 消融治疗

消融治疗主要包括PEI、RFA、MWA、LA、HIFU、IRE和冷冻消融，其中RFA和MWA是目前ICC局部治疗最常用的手段。EASL-ILCA指南推荐，<2cm单发ICC可考虑行消融治疗，且安全可行。ESMO、BSG、LCSGJ指南及我国肝内胆管癌诊疗专家共识指出，对于≤3cm的ICC，消融治疗与手术切除疗效相当，并发症发生率更低，推荐应用于无法/拒绝手术或复发ICC患者。

3. 经动脉介入治疗

包括：TACE、DEB-TACE、TARE和HAIC。我国肝内胆管癌诊疗专家共识建议，经动脉介入治疗可作为术前新辅助治疗，并能在失去根治性切除机会的ICC中广泛应用，其中，HAIC疗效优于TACE、DEB-TACE或TARE，HAIC联合系统治疗较单纯系统化疗可显著延长患者生存期。ESMO指南明确建议，局限于肝内无法手术切除的ICC，经动脉介入治疗联合系统治疗可显著改善疗效。NCCN指南提示，不可切除或转移性ICC，可选择经动脉介入治疗。但需注意，相对于HCC，ICC的动脉血供不丰富，对于乏血供的ICC，应根据情况谨慎选择TACE，不宜盲目栓塞。

4. 经门静脉治疗

针对预计术后残肝体积不足（<40%）肝衰竭风险较高的患者，EASL-ILCA、NCCN、ESMO、CSCO指南及我国肝内胆管癌诊疗专家共识均推荐，可行PVE栓塞患侧肝脏，促使剩余肝脏代偿性增生，其中ESMO、EASL-ILCA指南指出，拟右半肝/扩大右半肝切除术前最常应用PVE。

小结：近年来，微创介入在胆道肿瘤诊治中的地位逐渐上升，不再局限于传统的穿刺活检及减黄治疗，越来越多地参与到早期根治、术前新辅助、肝移植前桥接、术后辅助以及中晚期姑息治疗中，相信随着诊疗设备、技术及药物的快速发展，以及更多临床研究结果涌现，微创介入将造福更多胆道肿瘤患者。

第三节　肝癌消融治疗

肝脏肿瘤的局部消融是指在影像学引导下局部采用物理或化学的方法直接杀灭肿瘤组织的一类治疗手段，具有对肝功能影响少、创伤小、疗效确切的特点，使一些不适合手术切除的肝癌患者亦可获得根治机会。常用的引导方式包括：超声、CT、MRI、DSA等。物理消融术包括射频消融术（radiofrequency ablation，RFA）、微波消融（microwave ablation，MWA）、冷冻治疗（cryotherapy）、高强度聚焦超声（high-intensity focused ultrasound，HIFU），而光动力疗法（photodynamic therapy，PDT）、不可逆电穿孔（irreversible electroporation，IRE）、激光诱导间质肿瘤热疗术（laser interstitial thermotherapy，LITT）、复合式冷热消融（康博刀）等手段也正在尝试。化学消融包括无水乙醇注射（percutaneousethanol injection，PEI）、醋酸注射（aceticacid injection）、盐酸注射（hydrochloricacid injection）等。

不同消融治疗方式有着各自的优缺点：RFA目前在临床应用最广，但是由于受作用机制限制，RFA在临床应用中存在一些缺陷，如电流的加热过程具有自限性，组织气化、脱水和炭化可逐渐增加组织阻抗，从而降低电流产生的温度；人体的代偿能力，如灌注和通气使得大多数组织的热传导性较低。另外，对于危险部位的病灶，如邻近肝门部、膈肌、大血管及肠管的肿瘤，需采用保护性措施，如人工气腹、在肿瘤与相邻组织间注入生理盐水等。MWA 具有升温较快、治疗时间较短、瘤内温度高、受血流影响小、不受阻抗影响等优势，因此临床应用愈加广泛，但是由于其治疗温度较高，对于特殊部位的病灶，需谨慎对待。近年来研究发现，冷冻消融较热消融能更好地刺激机体免疫，其缺点是容易引起出血。对于肝内病灶所处解剖位置受肋骨遮挡，病灶靠近膈肌或邻近胆囊、肝内胆管、胃肠道、肝门部及大血管时，HIFU 应用受到影响。PDT 的组织凝固范围较小，治疗肿瘤时需多针适形布针，多用于小肝癌的消融治疗，PDT 目前已经不作为肝癌主要的消融治疗手段。IRE 对于含胶原较多的组织结构如血管、胆道及神经不易产生损伤，更适用于危险部位的肿瘤治疗。随着消融技术的发展，化学消融目前应用越来越少，主要用于不适于其他消融方式的病灶，如腹膜后淋巴结的消融等。

随着消融技术的不断发展，极大地提高了临床疗效及安全性。本文就肝癌消融治疗的进展进行介绍。

一、小肝癌消融治疗

对早期肝癌是选择手术切除还是消融治疗，目前仍存在争议。目前学界达成一致的观点认为：消融治疗具有损伤小、操作相对简便、不良反应少、并发症少、费用低、可重复性好等优点。国家卫生健康委员会下发的《原发性肝癌诊疗规范(2019 年版)》指出：尽管外科手术是肝癌的首选治疗方法，但因肝癌患者大多合并有肝硬化，或者在确诊时大部分患者已达中晚期，能获得手术切除机会的患者仅占 20%~30%。近年来广泛应用的局部消融治疗，具有对肝功能影响小、创伤小、疗效确切等特点，使一些不适合手术切除的肝癌患者亦可获得根治的机会。

一项回顾性研究比较了 2003 年 12 月至 2008 年 12 月收治的可切除的、尺寸为 2cm 或更小的 HCC 患者 145 例，其中 71 例接受了经皮射频消融治疗，74 例接受了手术切除。射频消融治疗的 1 年、3 年和 5 年的总生存率分别为 98.5%、87.7% 和 71.9%，而手术切除的总生存率分别为 90.5%、70.9% 和 62.1%，差异有统计学意义(P=0.048)。一项单中心研究评估了 235 例肝硬化患者(Child-Pugh A、B 级分别为 205 例、30 例)接受射频消融治疗的 5 年生存率和预后因素，共进行了 337 次 RFA 治疗，5 年生存率为 32%。一项回顾性研究对 1 502 例早期肝细胞癌(平均直径为 2.2cm)患者进行射频消融治疗结果显示：该组患者 5 年和 10 年肝内复发率分别为 73.1% 和 88.5%，肝外复发率为 19.1% 和 38.2%，总生存率为 59.7% 和 32.3%。尽管肿瘤复发率高，经皮射频消融作为肝细胞癌的一线治疗的 10 年生存率仍然很高。一项前瞻性随机多中心研究比较 MWA 与 RFA 治疗的直径 4cm HCC 慢性肝病患者的局部肿瘤进展和生存率，其中 RFA 组 73 例，MWA 组 71 例，结果显示：RFA 组的 20 个月生存率为 88.5%，MWA 组为 88.8%，差异无统计学意义(P=0.88)。关于肝癌冷冻消融，一项随机对照研究纳入了 2008 年 2 月—2013 年 10 月 3 个中心收治的 360 例 Child-Pugh A/B 级、病灶 1~2 个且直径<4cm 的肝癌患者，分别行氩氦刀或射频消融治疗，结果显示，两种治疗技术的一次性完全消融率、病灶局部复发率和肝内新发率，以及患者的总生存期和无瘤生存期差异无统计学意义；行亚组分析结果显示，两种技术治疗 1~3cm 病灶的局部复发率无明显差异，对于 3~4cm 的病灶，冷冻消融组的局部复发率明显低于 RFA 组。这项研究或许为大肝癌的局部消融提供了可靠的消融策略，且由于目前尚缺乏大规模前瞻性的对比研究，冷冻消融治疗尚没有被纳入肝癌诊治指南的治疗方案。已有研究证实 HIFU 是针对不可切除 HCC 最新开发的局部消融技术，一项研究报道，49 例因无法切除的 HCC 接受 HIFU 治疗，1 年和 3 年总生存率分别为 87.7% 和 62.4%。HIFU 是一种新的无创的肝癌热消融治疗方法，且并发症少，无剂量限制，可重复治疗，其功效的初步经验是有希望的，接受 HIFU 治疗 HCC 的患者是否会产生类似于 RFA 的生存获益尚不清楚，还需要更多的临床研究证实。

二、大肝癌消融治疗

既往研究显示，大肝癌的消融治疗一直是外科医生和介入科医生争论的焦点。对于大肝癌的治疗，目前的主要方案是联合治疗：TACE 联合消融治疗、免疫靶向治疗联合消融治疗。近年来的多项研究表明，TACE 联合消融治疗肝癌的效果显著。RFA 前行 TACE 治疗可通过碘化油栓塞有效地阻断肝癌病灶的动脉血供和动静脉分流，从而减少 RFA 治疗过程中消融区域血流的冷却效应，提高肿瘤的凝固坏死率。RFA 前行 TACE 治疗也可使肿瘤部分坏死缩小，使得消融范围尽可能完全覆盖肿瘤组织，达到完全损毁肿瘤的目的；TACE 还能治疗 RFA 术前未能发现的子灶和 CT/MRI 漏诊的病灶，从而减少术后的复发和转移。近年来多个荟萃分析研究也得出相似结论，即 TACE 联合 RFA 治疗 HCC 的效果优于单独 TACE 或 RFA。接受联合治疗的患者与单独接受 TACE 或 RFA 的患者相比，可以明显提高 1~3 年生存率，同时可以明显降低局部肿瘤复发率。

一项单中心研究回顾性分析 TACE 联合 RFA 对比单一 TACE 治疗 67 例原发性大肝癌患者的效果，结果显示应用 TACE 联合 RFA 治疗大肝癌患者具有良好的近期疗效，但与单一 TACE 相比差异无统计学意义；远期疗效方面，TACE 联合 RFA 治疗能有效延长患者的生存时间，两种治疗方法优势互补，对于大肝癌患者的远期预后水平具有重要的临床意义。Xu 等回顾性分析了 2007 年 1 月至 2011 年 7 月接受单次 MWA 手术的 82 例直径为 5~6cm 不可切除的 HCC 患者。结果显示其 1、3 和 5 年的总生存率分别为 92.7%、63.4 和 41.1%。无进展生存率分别为 65.9%、31.7% 和 23.0%。一项回顾性研究报道了 2010 年 1 月至 2015 年 1 月收治的 207 例肝癌术后复发的进展期肝癌患者，分为索拉非尼联合 TACE-RFA 组与单独使用索拉非尼组，结果显示，两组的中位总生存期（OS）分别为 14.0 和 9.0 个月；疾病进展时间（TTP）分别为 7.0 和 4.0 个月，提示索拉非尼联合 TACE-RFA 组的治疗效果明显优于单独使用索拉非尼组。在一项针对 152 例进展期肝癌的研究中，分两组采用不同的方案治疗。其中，75 例采用 TACE 联合索拉非尼治疗，77 例采用 TACE 联合索拉非尼联合 MWA 治疗，比较两组的 OS 和 TTP。结果表明，TACE 联合索拉非尼联合 MWA 的中位 OS 和 TTP 分别为 19、6 个月，而 TACE 联合索拉非尼治疗的中位 OS 和 TTP 分别为 13、3 个月，差异有统计学意义（$P<0.001$）；多因素分析表明，门静脉癌栓（PVTT）、索拉非尼使用时间、MWA 治疗与 OS 独立相关（均 $P<0.05$）；MWA 是影响 TTP 的独立因素（$P<0.001$）；但两组的并发症发生率相差不大（1.29% *vs.* 1.33%，$P=0.985$）。研究结果提示进展期肝癌患者在 TACE 联合索拉非尼治疗的基础上，采用 MWA 可有效延长患者的生存期。

三、消融治疗的影像引导方式

随着计算机技术的迅猛发展，目前临床上出现了许多新的引导方式，目前比较成熟的有电磁导航和三维重建导航系统。

电磁导航系统基本原理是利用已知空间分布的磁场，根据磁感应器在磁场中获得的数据实现对磁场中物体的定位。通过能在 CT 和 MRI 影像中被识别的配准工具实现 CT/MRI 影像和磁场坐标系的配准，在二维 CT 或 MRI 图像上事先显示好目标点、进针点、进针路径及进针距离。使用特制的具有磁感应功能的消融针实现在磁场中的实时定位，可以在二维 CT/MRI 图像上实时显示进针状态。李智等利用电磁导航技术对位于膈肌下的包括原发性肝癌和转移性肝癌的 19 个病灶共行 32 次热消融治疗，技术成功率达 100%，术后 1 个月的影像学检查提示 16 个（84.2%）病灶完全消融。在此基础上，还可使用带磁感应装置的超声探头记录探头的运动轨迹，在超声引导下将超声图像与 CT/MRI 图像实时融合，按照之前计划好的进针路径实现实时引导进针。

目前，具有三维影像重建功能的消融手术导航系统已初步应用于临床，该系统可将三维影像重建技术与手术导航技术相结合。其功能主要有术前三维影像重建，包括肿瘤及周围血管、脏器的分割与重建；肿瘤区域消融方案规划，即术前模拟进针及消融热场，保证消融区域覆盖肿瘤并保证安全消融边界；术中消融针穿刺路径的引导、定位。术中还可以将病灶消融范围与术前病灶范围融合，实时监控消融进程，并在术后辅助消融疗效评估。在术前重建影像足够完整、清晰的前提下，电磁导航系统可提供误差<1mm 的精确定位。Liu 等采用电磁导航技术辅助微波消融，于术后 3 天通过超声造影评估消融效果，结果显示，在采用三维影像重建导航技术组的 44 个肿瘤中，有 43 个（97.72%）达到完全消融；在二维图像上使用导航技术的 64 个肿瘤中，有 51 个（79.69%）达到完全消融。与普通二维导航技术比

较，三维影像重建导航技术更具优势，必将得到越来越广泛的应用。此外，还有比电磁导航系统更加精确的光学导航系统，该系统通过摄影机捕捉安装在消融针上的发光二极管发射的红外光或标记球反射的红外光实时显示消融针与靶点的相对位置，并将其投影到三维重建图像上，实现实时引导消融，光学导航系统的精度可达 0.1mm。

四、疗效评价

肝肿瘤消融治疗的疗效评价逐渐从单纯的影像学评价向多维的评价系统发展，主要包括患者一般状态、影像学表现和生存期三个方面。

（一）一般状态评价

患者一般状态评价包括：症状体征改善、肿瘤标志物变化、有无并发症发生、体力状态评分（KPS 评分法或 ZPS 评分法）等。

（二）影像学评价

目前以射频消融为代表的局部热消融治疗已成为肝癌综合治疗的重要方法，根据 2010 年巴塞罗那肝癌临床分期（BCLC）系统及治疗策略，针对小肝癌（≤ 3cm）的治疗，射频消融与手术切除的疗效相近，被认为是其首选治疗手段之一。但是高达 40% 的患者术后易复发，射频消融后 12 个月，12% 的患者发生原位复发。因此对行射频消融的肝癌患者，应行影像学检查作为客观评价的标准，其目的一方面是即刻评估肿瘤消融治疗情况、有无残余及并发症，另一方面是随访观察术后消融区有无肿瘤复发及新发转移，从而起到有效评估预后并指导后期治疗的作用。常用的影像学检查方法包括超声、CT、MRI 及 PET/CT。

肝肿瘤消融后的影像学疗效评价应采用改良的 WHO 可测量病灶疗效评价标准（mRECIST），以肿瘤获得完全消融的体积作为量化指标。完全消融是指病灶已发生彻底坏死，无血供。消融治疗后，肿瘤的影像学表现是一个逐渐演变的过程，不同部位的肿瘤，不同的随访复查时间，CT 或 MRI 平扫检查的表现各异，但是肿瘤完全消融的共同特征是消融范围完全覆盖整个肿瘤，增强扫描时肿瘤主体无强化，PET/CT 检查表现为无放射性摄取增高，且随着随访时间的延长，肿瘤应逐渐缩小或保持稳定不变。评价标准分为完全缓解（CR：病灶完全消融，持续 4 周以上，无新病灶出现）、部分缓解（PR：病灶完全消融体积 ≥ 50%，持续 4 周以上，无新病灶出现）、稳定（SD：非 PR/PD）和进展（PD：病灶未被完全消融，且增大 ≥ 25% 或出现新病灶）。

一般于术后 1 个月进行首次复查，此后第 3、6、9 和 12 个月各复查 1 次，以后每半年复查 1 次。复查期间，肿瘤可出现局部复发、新发或转移，应及时进行相应的治疗。

（三）生存期评价

生存期评价是评价肿瘤消融疗效的最终标准，术后应定期对患者进行随访，采用 Kaplan-Meier 法计算生存期，包括无进展生存期（PFS）和 OS 等。

（谢　辉）

第四节　肝癌经肝动脉化疗栓塞

一、传统经肝动脉化疗栓塞

（一）早期肝癌数据更新

介入治疗是非手术治疗原发性肝癌或者转移性肝癌的首选方法。对于早期肝癌，首选的治疗方法是手术切除治疗。如果患者因为不具备指征，身体不能耐受，或者主观上拒绝手术切除治疗的，可以实施介入治疗。目前,早期肝癌患者实施肝动脉化疗栓塞术后的2年生存率可以达到65%以上,如果配合肝脏病灶消融或者无水乙醇局部注射,可以获得更好的效果,3年生存率可以达到75%以上,具有与外科手术切除等同的治疗效果。

对于早期肝细胞癌患者,肝移植、外科手术切除或局部消融术通常是指南推荐的首选治疗方法。TACE主要推荐用于中期疾病患者。但在临床实践中,由于高龄、肝功能不全和严重合并症等因素,导致一些患者不能很好地接受手术。此外,肝脏供体的短缺是肝移植的一个主要限制因素。虽然局部消融被认为是一种更安全的选择,但对于特殊位置的病灶(如肝包膜下、膈顶、胆总管、大血管或肠管附近),并不适合消融治疗。这些不能接受消融治疗的早期肝癌患者,可能是TACE较合适的适应人群,这已经确立并由EASL和AASLD肝癌指南推荐。临床研究结果表明,TACE治疗由于各种因素不能接受根治性治疗的早期肝癌,有极高的客观缓解率和治疗效果。TACE也可作为肝移植前的新辅助治疗。当早期肝癌患者在等待肝移植前,肝移植外科医师将TACE视为一种降期治疗或桥接治疗,指导患者接受肝移植手术,并在EASL肝癌指南中明确。

肝移植外科医师参与的多项研究表明,TACE可降低肝移植患者的退出率3%~13%,特别是当肝移植预期等待时间超过6个月时;同时,肝移植术前TACE已被证实是移植术后减少肿瘤复发和延长总生存期的独立因素。意大利介入学者Irene Bargellini等进行了TACE治疗早期肝细胞癌的回顾性研究,选择米兰标准范围内但临床上不适合肝移植手术的极早期或早期不能切除HCC患者67例,进行TACE治疗。研究的主要终点是总生存率。TACE术后随访1个月,肿瘤完全缓解率(CR)达67.2%,部分缓解率(PR)达29.8%,术后1、2、3年总生存率分别为90.9%、86.1%、80.5%。中位局部肿瘤复发和肝内肿瘤复发时间分别为7.9和13.8个月。12例(17.9%)患者出现放射性疾病进展,中位时间为26.5个月。这虽然是项回顾性研究,但提示对于临床上不能行移植手术的早期HCC患者,TACE是一种安全有效的治疗方法,能显著提高患者的生存率。

Rita Golfieri等在2003—2009年对67例肝细胞癌和肝硬化患者进行连续前瞻性研究,其中53例采用TACE作为桥接治疗,14例采用缩小治疗。研究者通过对肿瘤坏死时的全病变进行病理分析,分析选择性/超选择性TACE与非选择性TACE在肿瘤坏死中的差异,其次是探讨肿瘤大小与TACE诱导坏死能力的关系。组织学平均坏死程度为64.7%;肿瘤完全坏死占42.6%。肿瘤直径与肿瘤平均坏死程度有密切关系(肿瘤直径<2cm时坏死占59.6%,2.1~3cm时坏死占68.4%,>3cm时坏死占76.2%)。选择性/超选择性TACE治疗3~5cm肿瘤的组织学坏死效果优于非选择性TACE手术,TACE治疗3~5cm肿瘤的疗效优于小肿瘤的效果。这是比较少见的从病理学角度考虑TACE效果的前瞻性研究,TACE治疗早期HCC的组织学平均坏死程度为64.7%,肯定了TACE的治疗效果。

(二)中晚期肝癌相关进展

索拉非尼是晚期肝癌的首选治疗方法,仑伐替尼也被推荐用于一线系统治疗后,被证明与索拉非尼效果相当。最近研究显示,阿替利珠单抗和贝伐珠单抗的联合治疗具有更好的总生存期(OS)和无进展生存期(PFS),明显优于索拉非尼,并已被美国食品药品监督管理局批准用于未接受过系统治疗的晚期肝癌患者的用药。国产的多纳非尼,作为目前唯一经随机对照试验(RCT)研究证明优于索拉非尼的酪氨酸激酶抑制剂(TKI)药物,已经被我国药监局批准为肝癌的一线用药。TACE的抗癌机制包括肿瘤栓塞效应导致组织坏死,除了局部给予高浓度细胞毒性药物外,TACE还引起组织缺氧,导致血管内皮生长因子(VEGF)表达上调,VEGF上调可能导致肿瘤血运重建局部复发。因此,抗血管生成药物可与TACE联合应用,有望抑制TACE诱导的VEGF上调的血管重建作用,可延缓肿瘤进展或复发。

已经有一些临床试验将TACE与其他系统性药物相联合。SPACE研究和TACE2研究实际上是比较TACE联合索拉非尼与TACE单独使用的效果,而对布立尼布(brivanib,VEGFR2抑制剂)的BRISK-TA研究和奥兰替尼(orantinib,多靶点酪氨酸激酶抑制剂)的ORIENTAL研究也有类似的效果。尽管这种联合治疗策略有合理的理由,但这4项关于TACE与全身药物联合应用的随机对照研究均显示对患者的总生存获益。日本著名介入专家Kudo教授提出了可能导致这些临床研究阴性结果的原因，包括：①研究的持续时间太短，无法将OS作为一个主要的评估指标终点。②进展后的试验后治疗可能会影响OS，使其难以控制使用操作系统评估治疗结果。③进展时间或PFS的定义也需要明确、更标准化，并根据TACE治疗的具体情况量身定做。基于以上临床试验的经验教训，Kudo教授主导并完成了TACTICS研究并获得阳性结果。TACTICS研究是一项随机的第二阶段比较TACE联合索拉非尼与单独TACE的试验，研究发现使用TACE联合索拉非尼治疗晚期肝癌能明显延长PFS，TACE联合索拉非尼组PFS为25.2个月，高于单纯TACE组的13.5个月，差异有统计学意义（P=0.006）。TACTICS研究的亮点在于对于新的肝内病变不被认为是疾病进展，因为根据肝癌的自然肿瘤生物学，它们并不意味着治疗失败。Kudo教授把进展定义为肝内肿瘤>25%，TACE后肝功能恶化至Child-Pugh C级，大血管侵犯，或肝外扩散。治疗一直持续到明显进展，或出现不可接受的毒性。TACTICS研究首次在TACE前2~3周开始服用索拉非尼。因此，TACTICS研究中的患者接受索拉非尼治疗的中位时间为38.7周，比之前试验的17.0~21.0周长得多。国内的介入学者在制定TACE相关RCT研究方案中，应根据肝癌的特殊生物学行为和TACE的特点，来确定相应的临床研究指标，才能取得接近临床实际情况的研究结果。

另外的研究热点是将免疫检查点抑制剂（主要是PD-1和PD-L1）与TACE相联合。局部治疗包括TACE在内，通过促进局部炎症因子释放和肿瘤特异性抗原释放来激活宿主免疫系统。TACE后给予免疫检查点抑制剂可以防止肝内微转移，这是比较好的降低复发转移的治疗策略。一项前瞻性研究表明，射频消融（RFA）和TACE等消融疗法可诱导外周免疫反应，提高了tremelimumab（阿斯利康公司生产的抗细胞毒性T淋巴细胞抗原4即CTLA-4全人源化单克隆抗体）治疗晚期肝癌的疗效。TACE与tremelimumab联合应用可获得良好的疗效，部分缓解率为26%，OS为12.3个月。目前，DEB-TACE联合durvalumab（度伐利尤单抗，阿斯利康公司生产的PD-1）和/或贝伐珠单抗（EMERALD-1研究）正在进行中（NCT03937830）。TACE与免疫检查点抑制剂的联合应用还需要更多关注，如TACE与免疫检查点抑制剂的治疗顺序，免疫检查点抑制剂与TKI药物的联合，免疫检查点抑制剂与TACE不良反应的鉴别与处理，都是值得进一步探讨的领域。

二、载药微球化疗栓塞

（一）载药微球材料方面的进展

1. **药物洗脱珠动脉化疗栓塞** 药物洗脱珠动脉化疗栓塞（drug-eluting beads transcatheter aterial chemoembolization，DEB-TACE），又称载药微球TACE，使用可加载一定量化疗药物的高分子材料制成的球状栓塞材料对肿瘤血管进行栓塞，并在体内缓慢释放所加载的药物。载药微球（drug-eluting beads，DEB）是具有承载、吸附抗肿瘤药物的栓塞微球，作为TACE治疗的一种新的药物递送系统，克服了传统制剂的不足，成为当前临床研究最热门的栓塞材料之一。DEB进入肿瘤血管后，一方面可以栓塞肿瘤供血血管，另一方面可以在术后较长时间内缓慢持续地释放化疗药物，持续作用于肿瘤内部。经典DEB的药物加载机制主要是通过阳离子与阴离子基团相互作用而结合药物，同时利用微球的吸附能力提高载药能力。现有的DEB大部分仅吸附传统化疗药物，而且吸附的化疗药物种类及吸附量均较小。最新的DEB药物吸附原理不但局限于电荷或空间吸附，而且出现了磁性吸附、化学吸附等吸附方式。目前，成功上市的载药释放微球有以聚乙烯醇为基础的DC Bead®，以及以高吸水聚合物为基础的Hepasphere®。DC Bead是以惰性材料聚乙烯醇与2-丙烯酰胺基-2-甲基丙磺酸（AMPS）聚合而成，是欧洲批准的名称，美国FDA批准的名称为LC Bead。Hepasphere分别在2004年和2006年被欧盟和美国FDA批准。近年来，中国恒瑞公司生产的聚乙烯醇微球CalliSpheres®也逐渐进入国内市场，其临床应用越来越引起相关专家的关注。

2. **化疗药物及负载剂量** DEB经批准负载的药物主要有多柔比星和伊立替康。多柔比星载药微球注射后的持续释放时间超过14天。理论负载多柔比星剂量可以达45mg，但说明书建议为了达到最好的洗脱过程，推荐的安全剂量范围是每毫升 DC Bead 吸附 25~37.5mg 多柔比星，每位患者的多柔比星用量为 100~150mg，需要根据胆红素水平进行调整。有研究建议可根据肿瘤大小确定剂量，肿瘤直径<5cm 可用多柔比星 75mg，≥ 5cm 需要多柔比星 150mg。目前所有的载药微球均为不可降解材料，载药原理都是吸附化疗药物，不是通过自身降解释放化疗药物。因此，可以称之为缓释载药微球。理想状态下的载药微球应由可降解母体材料制备，控释化疗药物。

另外，载药微球还可以吸附靶向药物（如索拉非尼）、抗血管生成药物（如贝伐珠单抗），而且在临床使用中取得了良好效果。加载 vandetanib、舒尼替尼、索拉非尼等小分子多酪氨酸激酶抑制剂（MTKi）或特异性抗血管内皮生长因子抗体贝伐珠单抗，可以很好地发挥抗肿瘤血管生成作用，同时与化疗药物有很好的协同抗肿瘤作用，有效弥补传统化疗药物无法抑制肿瘤新生血管的缺点。Pierre Bize 等研究载药微球加载舒尼替尼，对兔 VX2 肝肿瘤模型进行动脉插管实验结果显示，插管后 6h、24h 的局部舒尼替尼浓度分别是口服时的 3.5 倍和 1.3 倍，说明微球可以加载靶向药物并在肝脏局部维持高浓度状态，且肝脏局部低剂量舒尼替尼仍有显著的抗血管生成作用。另外，与传统口服舒尼替尼的全身毒性相比，载药微球加载舒尼替尼的毒性较低。

（二）不同粒径微球的新数据

Hepasphere® 有 50~100μm、100~150μm 和 150~200μm 3 种规格，装载药物后的规格大约为 200~400μm、400~600μm 和 600~800μm。DC Bead® 有 70~100μm、100~300μm、300~500μm、500~700μm 4 种规格。不过，由于学习曲线和使用经验的原因，国内大多数临床实践使用的载药微球直径大多为 300~500μm。由 DC Bead® M1 和恒瑞公司生产的最新规格直径为 70~150μm 的载药微球已经先后在欧洲和我国上市。

在微球直径方面，有专家建议选用直径 100~300μm 载药微球的栓塞效果更佳。最新的临床研究表明，小直径的载药微球在客观有效率、降期切除率、肿瘤坏死率等方面较 300~500μm 微球更有优势。2015 年，已有直径 40μm 的 DEB 应用于临床的报道。因此，在保证安全的前提下，微球直径越小，栓塞效果可能越好。当然，也有专家基于栓塞后并发症考量，在完成学习曲线前，使用较大直径的微球。

不同肿瘤在进行微球栓塞治疗时，应根据不同血供情况选择微球粒径。选择合适粒径的微球更容易输送到肿瘤内部或靠近肿瘤边缘的部位，实现充分而精准的栓塞。对于富血供和等血供肿瘤，首选粒径为 100~300μm 的微球进行栓塞，对于血供特别丰富者，可加用 300~500μm 的大粒径微球；对于乏血供肿瘤，应选粒径为 75~150μm 或 100~300μm 的微球进行栓塞。

对原发性肝癌，肿瘤大小也是影响微球粒径选择的重要参考因素之一。对于病灶直径小于 3cm 的肿瘤，建议根据肿瘤血供情况选用 75~150μm 或 100~300μm 的微球；对于病灶直径大于 5cm 的肿瘤，可先行 100~300μm 微球栓塞，再加用 300~500μm 的微球进行加强栓塞。对于较小病灶，使用一瓶 DEB 微球就可以达到较好的栓塞效果。对于较大病灶，可以加用适度白球。这要求手术者应在术前拟定好治疗计划，计算好所需微球量，以便提前进行载药工作。需要注意的是，对于肝脏转移性肿瘤，肿瘤的大小与载药微球的用量不成正比。

需要特别注意的是，在整个介入手术操作过程中，应该注意以下几点。对于合并动静脉分流的患者，如果是肝动脉门静脉分流，应首先根据分流程度及分流量大小应用明胶海绵颗粒或弹簧圈对瘘口进行栓塞，之后再行微球栓塞治疗，避免微球通过瘘口对非病变部位误栓导致不良后果；如果是肝动脉肝静脉分流，应首先使用大的明胶海绵颗粒或弹簧圈对分流通道进行栓塞，严禁使用 300μm 以下的微球，以避免形成肺栓塞。由于肝内胆管完全由肝动脉供血，且供血动脉直径一般小于 300μm，因此对肝内的胆管癌或胆囊癌转移灶进行栓塞时，一般选择 100~300μm 的微球，慎用 75~150μm 的微球，避免过度栓塞形成胆汁瘤。一定要避开胆囊动脉，防止对其造成损伤。对于肝内多发病灶的患者，应详细评估患者的体质与肝肾功能，对于栓塞后可能出现肝衰竭的高危患者，应采用分次栓塞方式，避免因一次性完全栓塞导致患者肝功能严重受损甚至肝功能衰竭等状况。

三、传统经肝动脉化疗栓塞与载药微球化疗栓塞相关对比研究

（一）客观缓解率、生存期比较

载药微球已经成为肝癌 TACE 临床研究的热点。不论是与放疗联合应用，还是肝移植，都已经成为 TACE 技术的金标准。载药微球的评价方式与碘化油为主的传统 TACE 有明显不同。Prajapati 等分别采用 RECIST、WHO、EASL、mRECIST 共 4 个标准评估药物释放微球治疗 HCC 的效果，研究发现 WHO、RECIST 1.1 版与生存无明显相关性，EASL、mRECIST 可判断患者预后，但 mRECIST 评估更有效。从治疗肿瘤分期上，Kunihiko Tsuji 等通过对多篇临床研究数据进行分析，发现载药微球的疗效与传统 TACE 的疗效相近。Roman Kloeckner 等指出，传统 TACE 与 DEB-TACE 在总生存期方面无明显差别，但载药微球需要治疗的次数明显少于传统 TACE，这使得载药微球在部分晚期肝癌患者的治疗中具有重要的应用前景。从生活质量角度，Xing 等发现，载药微球可使晚期肝癌患者保持长时间较高水平的生活治疗，经典 TACE 则随栓塞治疗次数增加而降低患者的生活质量。从卫生经济学角度，有学者指出，即便载药微球不能提高总生存率，但可以通过减少传统 TACE 导致的不良反应因此在住院方面减少相关医疗费用，具有良好的医疗经济学意义。

目前关于载药微球与传统碘化油 TACE 相比较的研究较多，但未能形成统一的结论。其原因可能是缺乏真正有里程碑意义的、直接对比载药微球与碘化油效果的 RCT 研究。

大多数研究表明，载药微球的临床疗效优于传统碘化油 TACE。有项前瞻性多中心 RCT 研究证实，与传统 TACE 比较，以多柔比星为载体的载药微球显示出更高的有效率和肿瘤坏死率。PRECISION Ⅴ期试验研究结果提示，212 例 HCC 患者在使用微球治疗后 6 个月的肿瘤坏死率更高，但总生存率分别为 51.6% *vs.* 43.5%，差异无统计学意义，表明药物释放微球可以部分代替以碘化油为基础的常规 TACE，短期疗效明确，且具有更好的耐受性，严重肝毒性事件发生率明显降低。Malagari 等完成的国际多中心 5 年随访研究发现，在 173 例不可切除的 HCC 患者中，41% 为 BCLC 分期 B 期的患者，5 年生存率为 22.5%，中位生存时间为 43.8 个月。其中 Child-Pugh A 级的生存率为 29.4%，B 级的生存率为 12.8%。Huang 等通过 Meta 分析比较了药物缓释微球与传统 TACE 的效果，研究纳入 7 个临床研究共 700 余例 HCC 患者，发现药物缓释微球组的肿瘤有效反应率明显高于传统 TACE（OR=1.92，95% CI=1.34~2.77，P=0.000 4），而风险系数低（OR=0.15，95% CI=0.07~0.24，P=0.000 3），1 年、2 年生存率明显升高，但半年、3 年生存率差异无统计学意义。

同时，也有研究认为与碘化油比较，药物缓释微球治疗 HCC 无明显优势。Mario 等研究了 150 例 HCC 患者，分别采用药物缓释微球和碘化油栓塞，结果显示，碘化油组的中位生存期为 46 个月，高于微球组的 19 个月，碘化油组的肿瘤进展中位时间为 30 个月，高于微球组的 16 个月，差异有统计学意义；表明微球的载药效果次于碘化油。Han 对 1979—2013 年的关于药物释放微球的 5 篇报道进行 meta 分析，包括 3 个多中心研究和 2 个病例对照研究，结果提示药物释放微球在疾病控制率、治疗并发症等方面无明显优势。

（二）哪些患者使用 DEB-TACE 更受益

到目前为止，几乎所有载药微球与碘化油相比较的临床研究结果表明，载药微球在短期内肿瘤坏死率方面具有优势，且不良反应低，但载药微球的中远期疗效仍缺乏高级别的循证医学证据，因此，cTACE 仍然是各大肝癌治疗指南中的首选治疗方法。目前几乎所有的载药微球试验均存在入组基线不均衡、研究方案不一致及样本量过小等问题。应开展多中心、大样本的 RCT 研究，以便进一步评估载药微球与传统 TACE 的优越性，这几乎是所有介入专家的共识。但关于如何设计、组织实施、统计学专家参与等细节，几乎所有临床研究中都没有详细介绍。需要开展围绕 DEB 为中心的临床研究，来回答临床关注的疑问，如 cTACE 与 DEB 治疗大肝癌的疗效比较，载药微球与非载药微球（白球）疗效比较，DEB 与 ^{90}Y 微球疗效比较等。

载药微球的出现改变了 TACE 的内容与形式。最近，有专家开始研究开发可视化载药微球，即在

Bead 多孔结构中掺入对比剂，或者通过化学修饰连接对比性材料，进而在介入手术过程中可实时观察 Bead 的分布信息，这对调整介入操作具有重要意义。这些新型载药微球材料可能成为新一代的栓塞剂。

近几年，国内也出现了很多新型材料载药微球，如壳聚糖载药微球、多聚糖载药微球、聚乳酸载药微球等。关于载药微球的研究正蓬勃发展，未来可期。随着生物医学工程和新材料在介入领域的广泛应用，新的载药微球不断的更新和发展。

最近国内外都在研究纳米载药微球，该微球的应用对于载药剂量和载药种类都有了很大的提高，在动物实验上也取得了可喜的效果。纳米载药微球颗粒均匀、大小均一、微球直径人为可控，与人体的相容性也优于传统载药微球。随着对可降解材料的研究，目前国内有学者研究出可降解的载药微球，可有效减少人体对载药微球的排异反应。

另外也有研究将放射治疗技术与动脉化疗栓塞术巧妙结合，形成放射性载药微球，综合了介入治疗创伤小、恢复快、指向性强的优势，又可以利用放射线的穿透作用和对肿瘤局部的杀伤作用，有效降低肿瘤细胞存活率。但目前这种微球仅在实验设计阶段，距离临床应用还有一段距离。还有学者研究出不透射线的载药微球，在 X 射线下实现可视化，使载药微球的术中安全性有所提升，还可以监测微球在肿瘤内的分布情况，但受目前技术限制，依然有原料制备方法单一、纯化难等弊端，未来还需进一步研究。

由于各地区的社会、经济及多方面原因，造成发展应用的不均衡。在欧美国家与亚洲等发展中国家，DEB 的应用是有很大区别的，如 2014 年 EPOIHCC 专家委员会中，仅有 31% 的亚洲专家在日常工作中使用 DEB。这提示某种先进器械或技术的广泛应用，除了其技术特性外，介入领域专家还需结合国情与具体实际情况。因此，目前符合中国国情的，并最终服务于我国肝癌介入治疗的，是关于载药微球与传统栓塞材料（碘化油、白球等）疗效的临床研究。

（于海鹏）

第五节 肝癌经肝动脉灌注化疗

一、概述

经肝动脉灌注化疗术（hepatic arterial infusion chemotherapy，HAIC）是一种经动脉留置导管，直接将化疗药物输送到肿瘤相关的肝动脉分支，增加肿瘤局部化疗药物浓度的同时降低在肝脏中的“首关效应”，有效减轻肿瘤负荷，降低全身毒性作用的治疗方法。HAIC 治疗肝细胞癌（hepatocellular carcinoma，HCC）在亚洲地区已被广泛应用。并在亚洲多个肝癌治疗指南中推荐为局部晚期的重要替代治疗方法之一。而 HAIC-FOLFOX 方案（奥沙利铂、亚叶酸钙、氟尿嘧啶联合化疗方案）是由我国学者首先提出并应用于肝癌的治疗。该方案已被中国临床肿瘤学会推荐为晚期肝癌的首选治疗策略之一。越来越多的证据表明 HAIC 是肝癌的重要治疗策略，近五年来涌现了许多关于 HAIC 治疗肝癌的重要临床研究成果，其涉及面之广，内容之丰富是肝癌治疗研究进展的重要组成部分。其中包括 HAIC 作为肝癌的新辅助或辅助治疗；HAIC 在肝癌转化治疗中的作用；HAIC 对比 TACE 在中期肝癌的争论；HAIC 在晚期肝癌中的疗效更新；HAIC 联合治疗的策略；HAIC 治疗的围手术期管理等。在这繁多的研究结果中不乏有共识性的成果，也有具有争议性的观点和问题。难能可贵的是其中绝大部分成果是由我国学者牵头并完成的，在这一领域我国的学界已经牢牢掌握了话语权及影响力。本文将对这些研究成果进行总结和归纳如下。

二、HAIC 治疗肝癌的疗效

肝动脉灌注化疗（HAIC）主要在亚洲作为局部晚期不可切除肝癌患者的替代治疗被广泛应用。近期的一项Ⅲ期临床研究论证了 HAIC 对于肝外寡转移的肝癌患者也是一种替代选择。近年来多篇高级别的临床研究报道了 HAIC 在肝癌的术前新辅助治疗、术后辅助治疗和转化治疗的作用。让 HAIC 治疗肝癌的范围推广到部分早中期可切除肝癌患者和潜在可切除肝癌患者。

（一）新辅助治疗和辅助治疗的疗效

部分具有潜在可切除的肝癌患者（BCLC B/C 期肝癌或超出米兰标准的 BCLC A 期肝癌）通过肝切除术能够获得生存改善。然而，这些患者术后复发率高，临床疗效仍有待提高。针对这些患者的围手术期治疗是十分重要的提高临床疗效的有效方法。一项回顾性研究比较了接受新辅助 HAIC-FOLFOX 方案和接受辅助门静脉灌注化疗的 BCLC B/C 期可切除肝癌患者，结果表明新辅助 HAIC 是一种有效且耐受性良好的策略，无 3 级或以上严重不良事件。在新辅助 HAIC 组中，总体累积 3 年总生存率为 78.3%，3 年无复发生存率（relapse-free survival，RFS）为 32.0%。一项多中心Ⅲ期临床结果显示，新辅助 HAIC 可显著改善超出米兰标准的可切除 BCLC A/B 期肝癌患者的预后，病理完全缓解率为 10.1%，ORR 为 63.6%。新辅助 HAIC 组 3 年总生存率为 63.5%，明显高于直接接受手术组的 46.3%。新辅助 HAIC 组的 6、12 和 18 个月 RFS 分别为 63.8%、47.3% 和 47.3%，而对照组的 RFS 分别为 52.7%、42.8% 和 34.8%。两组 RFS 比较差异无统计学意义（P=0.385）。另一项Ⅲ期随机对照试验纳入 315 例具有微血管侵犯且行根治性切除的肝癌患者。该研究结果表明肝切除术后辅助 HAIC 治疗组（治疗组）比未进行辅助治疗组（对照组）具有更好的生存优势，中位 RFS 分别为 20.3 个月和 10.0 个月（HR=0.59；95% CI=0.43~0.81；P=0.001）。两组患者的 OS 相似（HR=0.64；95% CI=0.36~1.14；P=0.130），治疗组和对照组的 1 年、2 年和 3 年总生存率分别为 93.8%、86.4% 和 80.4%，对照组为 92.0%、86.0% 和 74.9%。辅助 HAIC 组手术相关不良反应（adverse event，AE）发生率与对照组相似（P=0.60），且以 1 级 AE 居多。因此，新辅助 HAIC 治疗可降低复发风险高的肝癌患者术后复发和死亡风险。而对于肝切除术后微血管侵犯的肝癌患者，辅助 HAIC 治疗可降低术后复发风险，延长生存时间。因此，基于目前的文献证据，HAIC 新辅助治疗可能降低复发高危患者术后复发和死亡风险，但目前的文献报道较少，证据级别仍较低。对于肝切除术后有微血管浸润的肝癌患者，辅助 HAIC 治疗可降低术后复发风险，延长生存时间，且治疗相关不良反应较轻，值得推广。

（二）HAIC 在转化治疗中的作用

转化治疗是将不可切除肝癌转为可切除肝癌，然后切除肿瘤。肝癌不可切除的主要原因包括病人全身情况不能承受手术创伤、肝功能不能耐受、剩余肝脏体积（future liver remnant，FLR）不足、肿瘤浸润广泛（CNLC Ⅱb 和Ⅲa 期）等。从转化切除的角度考虑转化治疗主要是针对剩余肝脏体积不足和肿瘤浸润广泛（CNLC Ⅱb 和Ⅲa 期）的肝癌患者实践治疗。针对肿瘤的转化治疗要求较低的肿瘤进展，快速起效和较深的缓解程度，较长的病灶缓解持续时间，即追求高 ORR 和快速持久的缓解方式。近些年，HAIC 在中晚期肝癌的转化治疗方面取得了许多进展。一项多中心随机对照试验（RCT）的研究结果显示，对于患有门静脉癌栓的肝癌患者，HAIC 治疗的总体反应率（ORR）显著高于索拉非尼治疗（mRECIST 标准分别为 27.6% 和 3.4%，P=0.001）。另一项由 Lyu 等人进行的研究结果表明，HAIC 治疗的 ORR 明显优于索拉非尼（mRECIST 标准分别为 47.8% 和 9.1%，P<0.01），并且在接受 HAIC 治疗的患者中，有 26.1% 的患者达到了疾病分期降低，从而有机会接受手术治疗。一项纳入肿瘤长径>7cm 的 BCLC-B 期肝癌病人研究比较 HAIC 与 TACE 疗效，其结果显示：HAIC 组接受后续手术切除的病人比例显著高于 TACE 组（23.9% *vs.* 11.5%，P=0.004）。在联合治疗方面，国内一项临床研究显示 HAIC 联合索拉非尼的 ORR 为 41.8%。一项回顾性研究纳入放疗联合 HAIC 治疗局部晚期且初始不可切除 HCC 病人的资料，其结果显示：41 例（16.9%）病人肿瘤降期后接受手术治疗。Li 等分析了 TACE 联合 HAIC 方案对初始不可手术 HCC 病人的疗效，其结果显示：TACE 联合 HAIC 方案的转化率高达 48.8%。ICI

在临床使用后，尤其是随着 IMbrave150 研究的成功，介入联合靶向及免疫的三联疗法的临床研究日益增多，不论在 OS 还是 ORR 均得到了提高，提高了转化成功率。国内一项回顾性研究报道，HAIC 联合仑伐替尼和特瑞普利单抗用于晚期肝癌一线治疗的 ORR 达 59.2%。2022 年 ASCO 同时更新的两项三联治疗同样取得了好疗效，TRIPLET 研究中 HAIC 联合“双艾”的 ORR 达到了 70.96%，IBI305 研究中 HAIC 联合“双达”的 ORR 则为 66.7%，转化成功率同样为 66.7%。目前临床研究报道三联治疗的 ORR 基本都在 50% 以上。前面提到剩余肝脏体积不足的情况主要采用包括拯救性联合肝实质分隔和门静脉结扎的二步肝切除术（associating liver partition and portal vein ligation for staged hepatectomy，ALPPS）或门静脉栓塞术（portal vein embolization，PVE）的方法来增加剩余肝脏体积以达到手术切除要求。如果在实践了 ALPPS 或者 PVE 情况下还要实现肿瘤降期的“双转化”模式，HAIC 的优先级应该高于 TACE，因为 HAIC 较 TACE 更能够保留正常肝组织的血供，减少患侧肝功能损伤。关于转化手术的适当时机，应优先考虑手术治疗的安全性。HAIC 是一种周期性方案，患者每 3 或 4 周通过输注接受化疗药物。一旦通过 HAIC 单药治疗成功转化，建议在最后一个 HAIC 周期后 3~4 周进行根治性切除。

（三）中晚期肝癌的治疗

长期以来，TACE 作为无肝外转移和血管侵犯的不可切除中期肝癌的标准治疗方法。然而，国内外的两个中期肝癌的疗效预测模型“Up-to-Seven”和“Six and Twelve”均提示部分中期肝癌存在对 TACE 治疗抵抗的情况。TACE 作为大结节肝癌（最长直径 ≥ 7cm）患者的标准治疗效果仍不能令人满意。在这种情况下，HAIC 被认为是可行的替代治疗选择。最近的研究表明，与 TACE 相比，HAIC-FOLFOX 可改善不可切除的大肝癌患者的 OS 和更高的肿瘤反应。在一项多中心Ⅲ期随机对照试验中，HAIC-FOLFOX 组的中位生存期为 23.1 个月，而 TACE 组为 16.1 个月。此外，HAIC-FOLFOX 组的严重不良事件发生率为 19%，明显低于 TACE 组的 30%。对于该研究结果目前国内学者还存在一定的争论。期待将来有更多高级别循证医学证据论证这一观点。

晚期肝癌主要指合并大血管侵犯和 / 或肝外转移的肝癌患者，超过一半的肝癌在最初诊断时处于晚期。其中大血管侵犯的发生率大概是肝外转移的两倍。因此，晚期肝癌中大部分是大血管侵犯的患者，其次才是肝外转移的患者。同时，晚期肝癌患者往往合并巨大的肿瘤负荷和肝功能失代偿，对治疗的耐受性也较差。鉴于对肝内肿瘤负荷高的晚期患者进行全身系统治疗效果不理想，有效降低肿瘤负荷的 HAIC 治疗似乎适合这种情况的患者。一项回顾性研究表明，HAIC 适用于肝外少转移的晚期肝癌（最多 3 个转移灶，最多 2 个器官，最大直径 ≤ 3cm）。然而，肺转移的存在可能是接受 HAIC-FOLFOX 治疗的患者预后不良的因素。在最近的一项三期随机对照试验中比较了 HAIC-FOLFOX 方案与索拉非尼作为伴有或不伴有肝外少转移的晚期肝癌患者的一线治疗。结果显示与索拉非尼相比，HAIC-FOLFOX 在晚期肝癌中的生存获益显著提高，HAIC 组的中位 OS 为 13.9 个月，索拉非尼组的中位 OS 为 8.2 个月（$P<0.001$）。该研究结果提示 HAIC 对高风险人群（高肿瘤负荷或大血管侵犯）的晚期肝癌患者具有较索拉非尼更为显著的临床获益。HAIC-FOLFOX 联合索拉非尼比单独索拉非尼更优越的临床疗效已得到Ⅱ期和Ⅲ期随机对照临床试验的确认。其中联合组的中位生存期明显长于索拉非尼组（13.4~16.3 个月 *vs* 6.5~7.1 个月）。此外，在上述比较 HAIC 联合索拉非尼与单独索拉非尼治疗晚期肝癌合并大血管侵犯患者的Ⅲ期临床研究中，联合组肝外转移患者比例为 30.4%，索拉非尼组为 34.4%。OS 亚组分析显示，与单用索拉非尼相比，HAIC 联合索拉非尼可显著改善并发大血管侵犯和肝外转移患者的生存结局。

（四）HAIC 化疗方案的选择

在索拉非尼获批肝癌一线治疗之前，HAIC 在亚洲地区应用于晚期肝癌患者，尤其是日本和韩国。然而，由于各种方案如多柔比星、顺铂 - 氟尿嘧啶和 FOLFOX 的临床研究报告结果不尽相同，HAIC 尚未成为肝癌的广泛认可和标准治疗方法。FOLFOX 方案首先用于结直肠癌肝转移的 HAIC 治疗，然后才应用于晚期肝癌的 HAIC 治疗。2013 年，一项随机Ⅲ期试验（EACH）显示，与多柔比星相比，经静脉化疗 FOLFOX 方案在晚期肝癌一线治疗中获得生存优势，无进展生存期（progression free survival，

PFS)为2.93个月比1.77个月,中位总生存期(overall survival,OS)为6.40个月比4.97个月。随后,命名为“FOXAI”的Ⅱ期临床研究探索了FOLFOX方案在肝癌治疗中的动脉给药疗效,结果显示:根据mRECIST评价标准客观缓解率(objective response rate,ORR)为40.8%,12个月生存率为55.1%。随后的多个前瞻性Ⅲ期临床研究进一步证明:HAIC-FOLFOX方案单独或联合使用,如FOLFOX联合索拉非尼,均可提高不可切除局部晚期肝癌患者的生存率。然而,使用以顺铂为基础的HAIC治疗方案仍缺乏可靠的高水平循证医学证据。SCOOP-2 Ⅱ期临床试验和SILIUS Ⅲ期试验对比动脉灌注顺铂-氟尿嘧啶方案联合索拉非尼与索拉非尼在晚期肝癌患者中的临床疗效,很遗憾研究结果为阴性。

在药代动力学方面,奥沙利铂较顺铂有独特优势,主要归因于其药理和细胞毒性的差异。奥沙利铂具有广谱的抗肿瘤活性,且与其他铂类化合物缺乏交叉耐药。与顺铂相比,奥沙利铂对肿瘤细胞(包括对其他药物耐药的肿瘤细胞)具有更明显的DNA合成抑制作用和更强的细胞毒活性。一项利用结直肠癌细胞系的基础研究表明,5-FU介导ATP7B的抑制,诱导谷胱甘肽输出蛋白MRP2的过表达,这一过程导致肿瘤细胞对奥沙利铂显著敏感化,该文章提出了FOLFOX方案的协同作用机制。另一篇基础文献报道了奥沙利铂能够诱导肝癌细胞免疫原性死亡(immunogenic death,ICD)。这一过程的激活提示奥沙利铂与基于免疫检查点抑制剂(ICI)的全身治疗联合使用的潜在优势。在兔VX2肝肿瘤模型中进行的临床前研究表明,与静脉给药相比,使用奥沙利铂治疗HAIC具有药代动力学优势。此外,一系列Ⅲ期临床研究表明HAIC-FOLFOX联合或不联合索拉非尼对晚期肝癌均有显著抗肿瘤作用。基于这些发现,FOLFOX已成为我国HAIC的主要化疗方案。值得注意的是,由于氟尿嘧啶的血药半衰期短,因此输注时间延长超过46h,患者的耐受性较差。因此,另一种抗代谢类叶酸类似物雷替曲塞可用于短期输注。一项单臂Ⅱ期临床试验评估了含雷替曲塞的HAIC治疗BCLC B/C期肝癌患者的可行性。46.2%的患者观察到客观反应,12个月生存率为43.2%,未报告4级治疗相关不良事件(TRAE)或死亡。该方案的优势在于输注时间相对较短,值得在未来的Ⅲ期RCT研究中进一步与HAIC-FOLFOX等标准一线治疗进行比较。

(五)以HAIC为基础的联合治疗方案

随着新的药物和治疗方法推陈出新,联合治疗已成为肝癌治疗的主要模式。基于FOLFOX方案的HAIC联合治疗方案包括:HAIC联合分子靶向药物(TKI)治疗、HAIC联合免疫检查点抑制剂(ICI)治疗、HAIC联合TKI和ICI的三联方案、HAIC联合TACE方案、HAIC联合消融方案。

1. HAIC联合TKI治疗

HAIC可有效降低肿瘤负荷,而索拉非尼在肿瘤负荷较低的患者中获得更好的抗肿瘤效果,因此两者联合使用可能比索拉非尼更有利于晚期肝癌患者。化疗和TKI之间的协同作用已经在一些临床前研究中得到证实。比如索拉非尼和仑伐替尼,对多个靶点发挥抑制作用,包括Raf-1、PDGFR-β、Braf和VEGFR1-3。这些抑制作用可能会诱导肿瘤细胞凋亡,增强其对FOLFOX药物的敏感性。此外,TKI的抗血管生成特性可能会改变肿瘤血管的结构和功能,从而促进肿瘤组织内血管的正常化。因此,这导致化疗药物的递送增强,增加肿瘤细胞对这些药物的暴露,随后增强其细胞杀伤作用。一项多中心Ⅲ期临床研究评估了HAIC联合索拉非尼与索拉非尼在门静脉侵犯患者中的临床疗效。联合组的中位OS为13.37个月,而索拉非尼组为7.13个月。联合组的ORR更高(40.8% *vs* 2.46%; P<0.001),中位PFS较长(7.03个月 *vs* 2.6个月 P<0.001)。尽管联合组比索拉非尼组具有更多的3级或4级不良事件,但可以通过剂量调整或治疗中断来控制。最近,一项Ⅱ期随机对照试验研究了索拉非尼联合“3cir-OFF HAIC”对比索拉非尼治疗具有大血管侵犯的肝癌患者,索拉非尼联合“3cir-OFF HAIC”组与索拉非尼组相比具有更优的临床获益,丰富了高风险肝癌人群的HAIC治疗策略。目前,尚不清楚索拉非尼联合HAIC是否比单独HAIC更有效,HAIC联合索拉非尼的生存获益是单独归因于HAIC还是HAIC和索拉非尼的协同作用有待进一步研究。一项回顾性研究比较了HAIC联合索拉非尼与HAIC单独治疗晚期肝癌患者。联合组患者的中位生存期较长(12.9个月 *vs* 10.5个月;P=0.025)和更好的PFS(7.0个月 *vs* 5.3个月;P=0.046)。根据RECIST 1.1标准,联合组的疾病控制率(DCR)明显高于单

独 HAIC 组（74.8% *vs* 61.1%，*P*=0.03）。总的来说，在 HAIC 治疗中加入索拉非尼可能是通过 HAIC 降低肿瘤负荷，索拉非尼控制疾病稳定来延缓肿瘤进展，延长患者的生存期。

2. HAIC 联合 ICI 治疗

HAIC 联合 ICI 治疗晚期肝癌显示出良好的临床疗效，多项回顾性研究表明 HAIC 联合 ICI 可获得更好的生存获益和肿瘤缓解率。Mei 等比较了 HAIC 联合 ICI 与 HAIC 治疗晚期肝癌的疗效。结果显示 HAIC 联合 ICI 组和 HAIC 组的中位 OS 分别为 18.0 个月和 14.6 个月，中位 PFS 分别为 10.0 个月和 5.6 个月，HAIC 联合 ICI 比单独 HAIC 组获得了更好的生存获益。化疗联合 ICI 已被推荐为肺癌、胃癌等多种恶性肿瘤的一线治疗方案。基础研究探索了化疗与 ICI 之间协同作用的潜在机制。奥沙利铂可以增加人类白细胞抗原（HLA）的表达，增强 T 细胞的刺激，从而激活适应性免疫系统。铂类化合物还可能通过去磷酸化 STAT6 破坏免疫抑制，导致 T 细胞抑制分子程序性死亡受体配体 2 在人肿瘤细胞上的表达减少，增加树突状细胞的 T 细胞刺激电位。这种免疫监视的恢复可能有助于对抗肿瘤免疫逃避。此外，奥沙利铂可能通过诱导免疫原性细胞死亡和减少肿瘤微环境中的免疫抑制来增加肿瘤细胞的抗原性。总之，这些临床前研究结果为 ICI 联合 HAIC-FOLFOX 治疗肝癌提供了生物学依据。

3. HAIC 联合 TKI 和 ICI 的三联方案

肝癌是一种复杂的疾病，其癌变过程涉及多种信号通路。最近，基于免疫的联合治疗，如双重 ICI，ICI 联合 TKI，ICI 联合局部治疗显示出良好的抗肿瘤活性和临床结果。因此，HAIC 联合 TKI 和 ICI 的三联方案可能产生协同效应。一项多中心回顾性研究报道了仑伐替尼、torpalimab 联合 HAIC（LeToHAIC）与仑伐替尼对晚期肝癌患者的疗效和安全性。LeToHAIC 组较仑伐替尼组具有较长的中位 PFS（11.1 个月比 5.1 个月，*P*<0.001）和更高的 ORR（RECIST1.1：59.2% 比 9.3%，*P*<0.001）。此外，14.1% 的 LeToHAIC 组患者获得了完全缓解。另一项关于 HAIC 联合仑伐替尼和 torpalimab 作为高风险晚期患者一线治疗的Ⅱ期单臂临床试验进一步显示了令人鼓舞的抗肿瘤疗效和可接受的毒性特征。延长随访后中位 OS 为 17.9 个月，中位 PFS 为 10.4 个月。根据 RECIST1.1 的 ORR 为 63.9%，mRECIST 为 66.7%。最常见的 AE 包括低白蛋白血症（69.4%）、AST 升高（66.7%）、ALT 升高（63.2%）、血小板减少症（52.8%）和贫血（50%）。另一项多中心回顾性研究探索了帕博利珠单抗联合仑伐替尼和 HAIC 的三联方案对帕博利珠单抗联合仑伐替尼的二联方案在不可切除肝癌患者中的疗效和安全性。其中三联方案较二联方案具有更长的中位 OS（17.7 个月对 12.6 个月；*P*= 0.001）和中位 PFS（10.9 个月 *vs* 6.8 个月；*P*= 0.001），各组间各 AE 发生率无显著差异，AE 均为可控。如今，在 IMbrave150 试验中，阿替利珠单抗联合贝伐珠单抗在不可切除的肝癌患者中表现出比索拉非尼更好的生存益处，并被批准作为晚期肝癌的一线系统治疗。然而，IMbrave150 的最新结果表明，该组合在高危晚期肝癌（肿瘤负荷超过 50% 或大血管侵犯）中的抗肿瘤活性有限。最近，Xin 等人进行了一项多中心回顾性研究，探讨了阿替利珠单抗、贝伐珠单抗和 HAIC 三联治疗晚期肝癌患者的初步结果。根据 RECIST 1.1 和 mRECIST 标准，52 例患者的 ORR 分别为 44.2% 和 67.3%。患者的中位 PFS 为 10.6 个月，6 个月和 12 个月的总生存率分别为 96.2% 和 86.5%。总之，HAIC 联合 ICI 及 TKI 的三联治疗方案具有良好的疗效和安全性，适用于晚期肝癌患者。

4. HAIC 联合 TACE 治疗

根据我国的肝癌诊疗规范，TACE 的治疗范围涵盖早、中、晚期肝癌。然而，TACE 在某些亚组的临床结果仍不令人满意，如多结节类型或大血管侵犯。有研究认为，TACE 联合 HAIC 可相互弥补不足，抗肿瘤效果增强，不良反应较轻。TACE 可延缓肿瘤供血动脉内的血流，显著延长肿瘤与化疗药物的接触时间。此外，HAIC 通过输送高浓度化疗药物来增强药物暴露，这可能清除大多数残留病变并避免栓塞相关的 AE。一项回顾性研究评估了 DEB-TACE 联合 HAIC-FOLFOX 治疗大肝癌不可切除患者的可行性，结果显示，TACE-HAIC 患者较 DEB-TACE 组具有更长的中位 OS（19.0 个月 *vs.* 14.0 个月，*P*=0.008）和中位 PFS（9.3 个月 *vs.* 6.3 个月，*P*=0.005），更高的 ORR（71.0% *vs.* 53.1%，*P*=0.033）。两组 3 级和 4 级 AE 发生率相似（37.7% *vs.* 28.1%，*P*=0.242）。另一项回顾性研究评估了 TACE 联合 HAIC 对比 cTACE 治疗肝癌合并大血管侵犯的肝癌患者的疗效和安全性，倾向性评分匹配后分析结果显示，TACE-HAIC 组的中位 OS（9.0 个月 *vs.* 5.0 个月，*P*=0.018）和中位 PFS（6.0 个月 *vs.* 2.0 个月，*P*=0.045）均长于 cTACE 组。总之，HAIC 和 TACE 作为肝脏肿瘤局部介入治疗策略，针对复杂血供来源的肿瘤，可以取长补短，相互补充，发挥各自优势，协同发挥抗肿瘤疗效。

5. HAIC 联合消融治疗

在一项随机对照临床研究中，日本学者针对早期肝癌在根治性射频消融前采用或不采用 HAIC 治疗，HAIC 治疗组的 1 年和 3 年无复发生存率分别为 82.9% 和 54.3%，而无 HAIC 治疗组 1 年和 3 年无复发生存率分别为 74.3%、34.3%，两者之间差异无统计学意义（*P*=0.094）。因此不提倡针对早期肝癌采用 HAIC 联合射频消融的治疗方法。但在针对肿瘤直径大于 5cm 的大肝癌的回顾性研究中，HAIC 联合序贯热消融的方案能够较单独 HAIC 治疗显著延长中位 OS（22.2 个月 *vs.* 14.5 个月；*P*<0.001）和中位 PFS（8.5 个月 *vs.* 4.6 个月；*P*<0.001）。而在另一项针对晚期肝癌的回顾性研究评估了 HAIC 联合仑伐替尼及序贯热消融对比 HAIC 联合仑伐替尼的临床疗效，结果显示：HAIC 联合仑伐替尼及序贯热消融的中位 OS 仍未达到（>30 个月），显著优于 HAIC 联合仑伐替尼的 13.6 个月（*P*=0.010）。因此，HAIC 联合消融治疗能够延长中晚期肝癌患者的生存时间，与 TACE 联合消融治疗的比较值得未来深入探索。

（六）HAIC 治疗的不良反应及围手术期管理

HAIC 治疗的不良反应主要分为置管手术相关的不良反应、输注相关的不良反应以及化疗相关不良反应。目前的研究中极少报道与治疗相关的死亡发生，AE 的发生率相对较低，大多数 AE 可以通过对症治疗、减量、中断或停药来解决。置管手术相关的不良反应主要包括导管内血栓形成和导管移位。术中通过肝素盐水正压封管是预防导管内血栓形成的有效方法。一旦出现药物输注困难，可采用小注射器吸附肝素盐水脉冲式冲洗导管实现再通，若再通仍困难者，可使用小剂量尿激酶冲洗导管以溶解导管内血栓。如果怀疑导管移位的患者，应将患者返送介入手术室明确导管位置，并重新定位。此外，术中穿刺置管的操作应轻柔、规范，以防止 HAIC 手术中偶尔出现的血管并发症（如神经损伤、血管闭塞或假性动脉瘤）。在药物输注过程中容易观察到特异性剧烈腹痛的发生，部分患者可因剧烈腹痛而无法继续治疗，这可能是由于奥沙利铂刺激动脉内皮引起动脉痉挛所致。一般情况下建议暂停输注，经动脉留置管给予利多卡因镇痛和山莨菪碱解痉可以迅速缓解。与全身静脉化疗相比，HAIC 治疗的化疗相关毒性通常是可耐受且轻微的，常见的不良反应包括血小板减少、中性粒细胞减少、呕吐、腹泻、肝功能损伤（即丙氨酸转氨酶升高、天冬氨酸转氨酶升高、总胆红素升高）和肾功能损伤（即肌酐升高）。通常可以通过对症治疗（即升白细胞和升血小板、止吐药、止泻药和肝肾功能保护）来解决。但当发生肝功能衰竭、消化道出血、腹水等严重 AE 时，临床医生应暂停目前的 HAIC 治疗，及时进行内镜止血或药物治疗等对症治疗，必要时可考虑停止 HAIC 治疗。

（七）问题与展望

随着新的有前景的系统治疗方法的出现和对无反应特征的肝癌患者高效替代治疗的需求不断增长，有必要识别 HAIC 治疗的潜在应答者，并对潜在的 HAIC 无应答者早期切换到其他治疗方案，这可能会大幅度地提高整个肝癌人群的生存效益。对于晚期肝癌，仍缺乏有效的预测治疗反应的生物标志物预测临床疗效。潜在的预测性生物标志物包括甲胎蛋白（AFP）、血清 VEGF 水平（≥100pg/mL）、中性粒细胞与淋巴细胞比率、脱 -γ- 羧基凝血酶原等，已经得到了几项 HAIC 治疗肝癌研究的初步证据支持，这些证据需要在大规模前瞻性试验中进一步验证。在最近一项 HAIC-FOLFOX 治疗晚期肝癌患者的Ⅲ期研究中，Lyu 等人对可用患者进行了肿瘤遗传谱分析和相应的肝组织活检，并建立了一个新开发的 15 个突变基因（*PIK3CD*、*HNRNPCL4*、*NBPF20*、*TCHH*、*RAB3-GAP2*、*FGFR4*、*ARID1B*、*AGO2*、*PGR*、*KMT2A*、*SLX4*、*NF1*、*ERBB2*、*AXIN2* 和 *PRKD2*）预测模型，该模型可以识别 83% 对 HAIC-FOLFOX 治疗有反应的患者。但未来需要 HAIC 联合治疗，尤其是联合免疫治疗的预测模型，以满足目前主流治疗模式的需要。

HAIC-FOLFOX 方案治疗肝癌的良好疗效已经得到了几项高质量Ⅲ期临床试验验证。考虑到由于 IMbrave150 研究的令人鼓舞的临床疗效，阿替利珠单抗 + 贝伐珠单抗是新的晚期肝癌的一线治疗方法，在未来的研究中应该将 HAIC-FOLFOX 与一线阿替利珠单抗 + 贝伐珠单抗进行比较，以明确其在当前临床实践中的作用，特别是在高风险局部晚期肝癌治疗中的作用。以 HAIC 为基础的联合治疗策略在晚期肝癌治疗中发挥了重要作用。然而，随着近年来新型系统药物的出现，更多更为复杂的联合方案组合将被提出，需要进一步探索以下几个问题:(1)哪些系统治疗药物可以与 HAIC 治疗联合？(2)如何将系统治疗与 HAIC 治疗相结合？（即最佳剂量、输注时间、次数，给药计划）(3)一旦出现肿瘤进展或不可接受的毒性，如何调整联合用药策略？

综上所述，HAIC-FOLFOX 方案及相关联合策略已被证明可以延长肝癌患者的生存时间，改善预后，但仍需要大样本量的 RCT 研究来提供更多高水平的证据支持。

（赵 明）

第六节 肝癌靶向、免疫治疗与介入治疗

2007 年 11 月，索拉非尼被美国食品药品监督管理局批准用于晚期肝癌的治疗，随后的 10 年间，探索其他靶向药物用于治疗肝癌的临床研究都没能取得阳性的临床结果。直到 2018 年，REFLECT 试验取得阳性结果，仑伐替尼进入肝癌一线治疗，同时肝癌的二线靶向药物也得到进一步扩展。与此同时，免疫检查点抑制剂（immune checkpoint inhibitor，ICI）在肝癌中的应用也得到临床认可。尤其靶向联合免疫（T+A）治疗方案的 IMbrave150 研究取得突破性结果，改变了肝癌综合治疗的格局。在此基础上，不同介入治疗与靶向或免疫治疗的联合方案更进一步丰富了肝癌综合治疗的策略。

一、靶向治疗

目前国际上已经有 5 个靶向药物获批肝癌的适应证，其中一线治疗药物包括索拉非尼、仑伐替尼；二线治疗药物包括瑞戈非尼、雷莫芦单抗和卡博替尼。

在 2020 年的美国临床肿瘤学会（ASCO）大会上，两项国产原研靶向药物多纳非尼、阿帕替尼的Ⅲ期全国多中心 RCT 研究均取得了阳性结果，并进行了口头报告。其中多纳非尼对比索拉非尼的一线研究（ZGDH3 研究）随机纳入 668 例患者接受多纳非尼或索拉非尼治疗。主要研究终点是意向性治疗人群的 OS，多纳非尼组、索拉非尼组的中位 OS 分别是 12.1、10.3 个月。3 级以上治疗相关不良事件（treatment related adverse events，TRAE）发生率分别是 57.4%、67.5%，差异有统计学意义（P=0.008）。研究显示多纳非尼比索拉非尼能够延长患者生存期，且不良反应发生率更低。另一项阿帕替尼对比安慰剂治疗经索拉非尼和 / 或系统化疗失败的晚期肝癌的Ⅲ期研究（AHELP 研究）在中国 31 个中心进行，自 2014 年 4 月至 2017 年 5 月，共入组 393 例患者，按 2 : 1 随机接受阿帕替尼 750mg 或安慰剂治疗。两组的中位 OS 分别为 8.7、6.8 个月（P=0.047 6），中位 PFS 分别为 4.5、1.9 个月（P<0.001），有效率分别为 10.7%、1.5%。阿帕替尼组最常见的 3~4 级 TRAE 是高血压（27.6%）、手足皮肤反应（17.9%）、血小板降低（13.2%）和中性粒细胞减少（10.5%）。鉴于该两项研究的结果，2020 版《中国临床肿瘤学会原发性肝癌诊疗指南》已经将多纳非尼和阿帕替尼分别纳入肝癌的一线、二线治疗选择。

此外，2019 年欧洲肿瘤学会年会报道了安罗替尼治疗晚期 HCC 的单中心Ⅱ期临床研究。研究入组 48 例患者，分为两个队列，其中 26 例患者为一线治疗（队列 1），22 例患者为二线以上治疗（队列 2）。两个队列的 12 周无进展生存率分别为 80.8%、58.8%，中位 TTP 分别为 5.5、4.0 个月。队列 1 的中位

OS 为 10.8 个月，队列 2 的中位 OS 未达到，该研究能初步显示出安罗替尼治疗 HCC 的有效性。然而，单纯靶向药物治疗肝癌的有效率仍不尽如人意，且无明确的疗效预测指标，需进一步探索其优势人群，并通过联合其他治疗方法和药物以取得令人满意的疗效。

二、免疫治疗

CheckMate 040 和 KEYNOTE-224 两个Ⅱ期研究分别奠定了纳武利尤单抗（O 药）和帕博利珠单抗（K 药）在肝癌治疗中的地位，而针对这两个药物的进一步Ⅲ期临床试验也相继展开。O 药向肝癌一线治疗的地位发起冲击，CheckMate 459 Ⅲ期临床研究结果表明，O 药单药治疗晚期肝癌患者的 OS 达到 16.4 个月，虽然对比索拉非尼（中位 OS 为 14.7 个月）差异无统计学意义，但其客观缓解率和完全缓解率均优于索拉非尼。KEYNOTE-240 研究则对比了 K 药单药与安慰剂治疗使用索拉非尼后进展患者的效果。结果显示两组患者的中位 OS 分别为 13.9、10.6 个月，中位 PFS 分别为 3.0、2.8 个月，虽然该研究因主要研究终点差异未达到预期而宣告失败，但该研究结果再次验证了帕博利珠单抗带来的客观生存获益。

虽然免疫检查点抑制剂单药的临床疗效并不理想，但免疫联合靶向治疗取得了巨大进步。IMbrave150 研究纳入了 501 例无法切除的肝癌患者，随机接受阿替利珠单抗（atezolizumab）联合贝伐珠单抗（bevacizumab）治疗（T+A）或索拉非尼单药治疗。结果显示，截至 2019 年 8 月，索拉非尼组患者的中位 OS 为 13.2 个月，而 T+A 组患者的中位 OS 则尚未达到（HR=0.58，P<0.001）。索拉非尼组的 PFS 为 4.3 个月，低于联合用药组的 6.8 个月（HR=0.59，P<0.001），两组患者 OS、PFS 比较差异均有统计学意义。mRECIST 标准评价索拉非尼组患者的客观缓解率为 13%，T+A 组为 33%，差异有统计学意义（P<0.001）。此外，T+A 组患者的主观生活质量亦明显优于索拉非尼组。而且亚洲人群、有肝炎背景、伴有微血管侵犯的患者均可明显从联合治疗中受益。鉴于该项研究结果，阿替利珠单抗 + 贝伐珠单抗方案已被 NCCN、CSCO、ESMO 等多个权威指南推荐为肝癌的一线治疗方案。在 2020 年欧洲肿瘤内科学会亚洲年会（ESMO ASIA 2020）上，樊嘉院士牵头的信迪利单抗联合贝伐珠单抗生物类似物对比索拉非尼治疗不可切除或未经治疗的转移性肝癌的多中心、Ⅲ期研究 ORIENT-2 研究结果作为大会口头汇报公布，结果显示，联合治疗组较索拉非尼单药组显著延长患者 OS（未达到 *vs.* 10.4 个月；HR=0.569，95% CI=0.431~0.751）和 PFS（4.6 个月 *vs.* 2.8 个月；HR=0.565，95% CI=0.455~0.701），联合组的客观缓解率显著高于索拉非尼单药组（20.5% *vs.* 4.1%，P<0.001）。

除以上研究尝试免疫治疗联合抗血管生成大分子单克隆抗体以外，目前还有多项 PD-1 单抗（或 PD-L1 单抗）联合小分子 TKI 靶向药物的Ⅰ/Ⅱ期临床试验正在进行中。2020 ASCO 会议报道了帕博利珠单抗联合仑伐替尼治疗不可切除肝癌患者的Ⅰb 期研究（KEYNOTE-524）的最新结果显示，mRECIST 评价标准下联合治疗组的客观缓解率高达 46%；联合治疗组的中位 OS 达 22 个月，中位 PFS 达 9.3 个月，显示出良好的疗效。2020 ESMO 会议上国产药物卡瑞利珠单抗联合阿帕替尼（双艾组合）也报道了Ⅱ期临床试验结果，该研究中一线治疗组 70 例，二线治疗组 120 例。截至 2020 年 1 月 10 日，一线队列的 ORR 为 34.3%（24/70，95% CI：23.3%~46.6%），二线队列的 ORR 为 22.5%（27/120，95% CI：15.4%~31.0%）。两组患者的中位 PFS 分别为 5.7 个月（95% CI：5.4%~7.4%）和 5.5 个月（95% CI：3.7%~5.6%）。12 个月生存率分别为 74.7%（95% CI：62.5%~83.5%）和 68.2%（95% CI：59.0%~75.7%）。基于抗血管生成靶向药物与免疫检查点抑制剂联合治疗晚期 HCC 的效果，目前有多项随机对照研究探索最佳的联合治疗方案。如瑞戈非尼联合帕博利珠单抗、仑伐替尼联合纳武利尤单抗、安罗替尼联合派安普利单抗（AK105）等研究已报告其初步结果，其 ORR 在 26%~54.2%，但是因研究开展的时间均较短，生存结果多数仍不成熟，还需要进行Ⅲ期临床研究进行验证。

鉴于目前的临床试验结果，肝癌的一线、二线治疗均增加了不同的靶向 + 免疫组合，拓展了肝癌综合治疗方案，同时也为临床决策提出了挑战。在选择不同组合方案时，需全面衡量方案的有效性、安全性以及治疗过程中的不良反应，根据不同个体的反应调整治疗方案。尤其在筛选不同方案的生物标志物、实现方案选择的个体化方面，尚需大量的临床及基础研究进行验证。

三、靶向、免疫与介入联合治疗

介入联合靶向药物一直是肝癌综合治疗的常用方案。继 TACE 联合索拉非尼治疗中期肝癌的 TACTICS 研究之后，我国学者于 2019 年在 *JAMA Oncology* 杂志报道了 HAIC 联合索拉非尼方案对比单纯索拉非尼治疗合并门静脉癌栓肝癌的Ⅲ期临床研究，初步结果显示，联合治疗组中位 OS 显著长于索拉非尼组（13.37 个月 *vs.* 7.13 个月，HR=0.35，$P<0.001$），联合治疗组中位 PFS（7.03 个月 *vs.* 2.6 个月，HR=0.33，$P<0.001$）和中位 OS（8.07 个月 *vs.* 3.1 个月，HR=0.28，$P<0.001$）也显著优于单纯索拉非尼组。另外，在 2020 年 ESMOAsia 会议上报道的一项临床研究（NCT04127396），对比 TACE 联合仑伐替尼与 TACE 联合索拉非尼治疗合并门静脉癌栓（PVTT）肝癌的临床疗效，初步结果显示，TACE 联合仑伐替尼组的客观缓解率（ORR）高于 TACE 联合索拉非尼组（53.1% *vs.* 25%，$P=0.039$），疾病进展时间（TTP）亦高于 TACE 联合索拉非尼组（4.7 个月 *vs.* 3.1 个月，$P=0.041$）。这两项研究结果为介入联合靶向治疗合并 PVTT 肝癌提供新的数据支持。

此外，在 2020 年的 ASCO 会议上，报道了介入联合靶向方案用于肝癌术后辅助治疗以降低复发率的研究，该研究对比了 TACE 联合仑伐替尼对比 TACE 用于高危肝癌术后预防复发的前瞻性临床研究，结果显示，联合治疗组的无复发生存期明显高于单纯 TACE 组（12 个月 *vs.* 8 个月，$P<0.01$），为肝癌的术后辅助治疗提供新的治疗方案。由此，介入联合靶向治疗方案已在肝癌术后辅助、中期及晚期肝癌的临床应用中均取得较好的临床疗效，也逐渐成为肝癌综合治疗的常用方案。而且不同介入治疗方案（TACE、HAIC）与不同靶向药物（一线、二线药物）的联合方案将在临床应用中得到不断优化。

随着免疫治疗药物的发展，已有多项介入治疗联合免疫治疗的联合方案用于肝癌的综合治疗。包括 TACE 联合 K 药、DEB-TACE 联合 O 药、HAIC 联合 PD-1 单抗、HAIC 联合仑伐替尼加 PD-1 单抗等，均在临床应用中探索其安全性与有效性，尤其关注了联合治疗在中晚期肝癌转化治疗中的作用，根据 2020 年 ASCO 会议部分小样本研究结果，介入联合靶向加免疫治疗的联合治疗方案具有很高的客观缓解率及转化率，部分小样本病例报道转化率高达 60% 以上，而且转化治疗后手术切除标本有 10%~30% 的 pCR。相信在不久的将来，随着更多肝癌转化研究的结果产出，介入综合治疗肝癌的格局将发生更大转变。此外，放射微球栓塞、热消融（微波消融 / 射频消融）、冷冻消融、激光消融、电穿孔消融、溶瘤病毒瘤内注射等介入治疗手段与靶向、免疫治疗的联合治疗也在进行中，越来越多的联合方案给肝癌综合治疗带来希望，也带来更多挑战。如何有效筛选受益人群，如何优化联合治疗方案，如何平衡治疗的疗效与安全性等，如何制定个体化综合治疗方案并进行全程有效管理是目前肝癌治疗中最大的挑战，需要更多的基础及临床研究进行验证。

（司同国）

第七节 介入在肝癌肝移植中的应用进展

一、概述

2020 年世界卫生组织的数据显示，肝癌的发病率位居所有癌症的第 6 位，死亡率位居所有癌症的第 3 位，每年的新发病例数为 906 000，死亡病例数为 830 000，我国肝癌死亡病例数占全球总数的一半左右。在中国，导致肝癌的主要因素是慢性乙型肝炎病毒感染和长期接触黄曲霉素。肝移植是治疗肝癌和特别是合并终末期肝硬化的唯一有效手段，是 HCC 患者能够获得长期生存的治疗方式。为肝癌患者带来了新的希望。目前，我国肝癌患者占肝移植总例数接近一半，远高于其他国家。然而，肝癌肝移植 5 年生存率仅为 46.8%，5 年累积复发率 36.7%。术后复发转移已成为影响肝癌肝移植疗效的最主要因素。鉴于供肝的稀缺性，为了进一步提高肝癌肝移植疗效，必须重视对肝癌患者的合理评估、选择及处理，以及移植后的全面管理等各个环节，切实降低肝癌肝移植后复发转移的风险，延长生存期。

由于患者年龄、肿瘤分期、供体紧张等原因，只有一部分肝细胞癌患者能够接受肝移植。制定科学的肝癌肝移植受者选择标准，是提高疗效和合理利用宝贵供肝资源的关键。1996 年，Mazzaferro 等率先提出并建立了米兰标准，该标准要求单一癌灶直径不大于 5cm 或多发癌灶数目不多于 3 个，且最大直径不大于 3cm；并且肿瘤无肝内大血管侵犯及远处转移。但米兰标准对肝癌大小和数目的限制过于严格。基于此，国内外陆续出现了一些新的肝癌肝移植受者选择标准，如加州大学旧金山分校（University of California，San Francisco，UCSF）标准、Up-to-Seven 标准、杭州标准、三亚共识等。

对于符合米兰标准的患者，随着等待患者的增加和等待时间的延长，如果肿瘤进展到超过目前国际公认的肝移植标准，这些患者肝移植后肿瘤复发率往往会大大升高，如果出现肝外转移或者大血管侵犯，则可能失去肝移植机会，因此对于等待时间超过 6 个月的肝癌患者需要进行肝移植术前的桥接治疗。由于肝癌的特殊临床特点，许多患者发现时已经超过了米兰标准，对于超米兰标准的肝癌患者，有文献报道通过降期治疗，得到降期标准的肝癌患者可以获得较为理想的预后。降期治疗主要适用于不符合现有肝癌肝移植选择标准，且无门静脉主干或下腔静脉等大血管侵犯、无远处转移的肝癌患者。有效的降期治疗方法主要包括经导管动脉化疗栓塞（transcatheter arterial chemoembolization，TACE）、钇 -90 微球经肝动脉放射性栓塞和局部消融治疗等。

肝移植术后一旦发生肿瘤复发，其肿瘤倍增时间明显缩短，进展速度比肝切除术后肝癌复发进展更加迅速，这可能是由于术后使用免疫抑制剂，抑制了病人自身免疫系统对肿瘤的对抗作用。而且一旦复发，移植病人的生存期将受到严重影响，对于可切除的复发病灶，手术切除是首选治疗方案，术后 3 年生存率可达 60%。当复发病灶难以手术切除时，应个体化选择局部消融、TACE、分子靶向药物、系统性化疗或综合上述治疗方案，以延长受者生存期。

肝移植术后血管及胆道并发症可能影响患者的生活质量甚至导致移植物失功，从而影响移植效果。介入治疗在肝移植术后血管及胆道并发症的治疗中发挥着非常重要的作用。随着外科技术的发展，肝移植术后血管并发症的发生率逐渐下降，但其一旦发生，后果十分凶险，是导致移植肝失功和受者死亡的重要原因，需要特别重视。胆道并发症仍是肝移植术后较为棘手的并发症，发生率为 5%~45%，影响受者长期生存质量，部分最终导致移植肝失功，降低长期存活率。

二、国内外主要的肝癌肝移植标准

1996 年，Mazzaferro 等提出的米兰标准是目前国际上认可度最高的肝移植选择标准。但在米兰标准中，对于肝癌的直径以及数目是有严格要求的，这样就会有大量的肝癌患者因为超出米兰标准而被排除在肝移植等待名单之外，2000 年以后国际上陆续出现了扩大的肝癌肝移植标准。Yao 团队于 2001 年提出 UCSF 标准，Patel 等对 2002—2007 年美国器官分配网络中的 1 972 例肝癌肝移植患者分析，1 913 例符合米兰标准患者 1、2、3、4 年生存率分别为 88%、81%、76%、72%，59 例符合 UCSF 标准患者分别为 91%、80%、68% 和 51%，两组比较差异无统计学意义。越来越多的研究结果表明 UCSF 标准在一定程度上拓宽了肝癌肝移植的适应人群并取得与米兰标准相似的移植生存率，给更多等候肝移植患者提供了机会。2009 年 Mazzaferro 团队又通过一项包括 36 家移植中心、1 556 例肝癌肝移植病例资料的回顾性研究，尝试扩展了米兰标准并提出 “Up-to-Seven” 标准，具体内容为：癌灶数目（个）和最大癌灶直径（cm）之和不超过 7，符合该标准的 283 例肝癌肝移植患者术后 5 年生存率达到 71.2%；2008 年国内提出的肝癌肝移植受体选择标准——杭州标准，该标准安全有效地拓展了米兰标准，将受益人群比例扩大了 37.5%，法国斯特拉斯堡移植中心 Audet 等对 196 例肝移植患者的回顾性研究结果表明，符合米兰标准与符合杭州标准的受者相比，术后 1、3、5 年生存率差异均无统计学意义（90% *vs.* 88%、85% *vs.* 81%、77% *vs.* 74%），由此得出杭州标准同样适用于西方人群的结论。

意大利米兰标准：单个肿瘤直径不超过 5cm，或肿瘤数目不超过 3 个，最大直径不超过 3cm；不伴有血管及淋巴结侵犯。

美国加州大学旧金山分校（UCSF）标准：单个肿瘤直径不超过 6.5cm，或肿瘤数目不超过 3 个，最大直径不超过 4.5cm，总的肿瘤直径不超过 8cm；不伴有血管及淋巴结侵犯。

Up-to-Seven 标准：肿瘤最大直径和肿瘤个数之和不超过 7。

杭州标准：无门静脉癌栓；肿瘤直径之和 ≤ 8cm 或肿瘤直径之和 > 8cm、术前甲胎蛋白 ≤ 400ng/mL 且组织学分级为高 / 中分化。

三、介入在肝癌肝移植术前桥接治疗中的应用

桥接治疗是指符合肝移植标准的患者，在等待肝移植期间进行的治疗。对于满足米兰标准或者 UCSF 标准，预期肝移植等待时间超过 6 个月的 HCC 患者，建议接受术前桥接治疗，一方面能够延长等待时间，另一方面能够避免因肝癌进展被移除等待名单或者因肿瘤进展导致移植后肿瘤复发率增加，文献报道在等待期间因肿瘤进展退出移植等待名单的比例高达 22%。有多个研究证实了移植等待期间接受桥接治疗的有效性。另外有文献报道，即使等待期小于 6 个月的 HCC 患者，接受桥接治疗也能使患者获益，桥接治疗的目的是获得最佳的肿瘤反应，降低术后的复发率。一个多中心研究显示，在肝移植前接受局部治疗的 HCC 患者相对于未接受局部治疗的患者有更好的 5 年生存率（69.7% *vs*. 65.8%；$P<0.001$）。

移植术前的“桥接”治疗能够直接影响其被移出等待名单的概率，另外还会影响其术后的复发率。桥接治疗对肝移植术后肿瘤复发的影响，目前的研究结果尚有争议，一些研究发现，接受桥接治疗和未接受治疗的患者之间其术后复发率没有差异。而 Oligane 团队的研究结果显示，桥接治疗组的复发率明显低于未接受桥接治疗的患者；多个团队的研究表明，接受局部治疗后与部分坏死相比，肿瘤完全坏死降低了移植术后的复发率，并且根据发生完全病理反应与部分反应来分析肿瘤行为，可以预测移植后的结果，如肝癌复发和 RFS。Di Norcia 团队的研究结果显示，与没有完全病理反应的患者相比，有完全病理反应的患者在肝移植后 1、3 和 5 年 HCC 的累积复发发生率显著降低。有研究显示，如果接受治疗后仍然存在超过 2cm 的有活性的肿瘤组织，是移植术后复发的独立危险因素；局部治疗后肿瘤反应越差，术后复发率越高。

消融、TACE 和 TARE 是主要的桥接方法，对于肿瘤负荷较小的代偿性肝硬化患者，可采用经皮入路的消融治疗作为桥接治疗方式，但是多联合 TACE。如果肿瘤负荷较大，多采用 TACE 或者 TARE 作为桥接方式。射频消融用于肝癌肝移植术前桥接治疗，其安全性在 20 年前的多项研究中已经获得证实，病灶的完全缓解的比例为 41%~66%。最近的一项研究中，对于肿瘤小于 3cm 的病例，其完全缓解的比例达到了 72%，并且完全缓解的患者其术后复发率明显低于未完全缓解的患者。在另外一项研究中，125 例仅在肝移植前接受 RFA 桥接治疗的肝细胞癌患者，完全病理反应的比例为 61.6%，<2cm 结节为 76.9%，2~3cm 结节为 55.0%，>3cm 结节为 30.8%。微波消融（MWA）越来越多地作为射频消融的替代方法，对于毗邻大血管的病灶，“热沉效应”可能对 MWA 的影响较弱。

在肝癌肝移植等待期间，许多患者因为肿瘤进展而被移出等待名单。有文献报道符合米兰标准的患者在无干预情况下其 6 个月和 12 个月的移植等候期淘汰率分别为 25% 和 37.8%，该研究支持对预期移植等待超过 6 个月的患者进行局部治疗，接受 cTACE 和 DEB-TACE 后 6 个月的移植等待期淘汰率分别为 15% 和 3.85%，接受 cTACE 和 DEB-TACE 后 12 个月的移植等待期淘汰率分别为 25% 和 16.5%，DEB-TACE 的等待期淘汰率明显低于 cTACE。然而，肝癌肝移植等待期间进行介入治疗对患者肝移植术后的长期生存是否有益目前还有争议，目前缺乏前瞻性研究的支持。一项法国的研究对比 100 例肝移植等待期间接受 TACE 治疗的患者和 100 例未接受 TACE 治疗的患者，其术后 5 年无瘤生存率无明显差异（69% *vs*. 64%），但是接受 TACE 治疗的 100 例患者中，肿瘤完全坏死的患者其 5 年无瘤生存率高于肿瘤部分坏死的患者（63% *vs*. 54%），Millonig 等研究者得出了相似的研究结果，接受 TACE 治疗后肿瘤完全坏死的患者 5 年的无瘤生存率更高。有文献报道，DEB-TACE 较 cTACE 的肿瘤坏死率

高，也有文献得出了相似的肿瘤坏死率，可能与所选择病例的大小、血供以及栓塞的技术有差别有关。

TARE 在过去十年中作为肝癌的一种局部治疗方式，其在肝癌肝移植桥接治疗中的安全性和有效性已经得到证实。2016 年的首次研究表明，与 cTACE 相比，TARE 延长了疾病进展时间（TTP）（>26 个月 *vs*. 6.8 个月，$P<0.01$），表明 TARE 更好地控制肿瘤，降低移植等待期间的淘汰率。一项跨度 15 年，包含 362 例患者的研究中，移植等待期间的淘汰率为 5%，并且有着更好的肿瘤反应。

四、介入在肝癌肝移植术前降期治疗中的应用

降期治疗是指通过肝癌肝移植术前的局部治疗将肿瘤大小降低至符合米兰标准或者 UCSF 标准等国内外公认的肝移植标准，目前最常用的降期标准是米兰标准，对局部治疗反应较好的肝癌患者其术后复发率也相应较低，主要适用于不符合现有肝癌肝移植标准，且无门静脉主干及下腔静脉等大血管侵犯，无远处转移的患者。有效的降期治疗方法主要包括经导管动脉化疗栓塞（transcatheter arterial chemoembolization，TACE）和钇 -90 微球经动脉放射性栓塞（transarterial radioembolization，TARE）。TARE 的降期效果令人满意，在减少住院时间及并发症方面比 TACE 更具优势。降期治疗的疗效评价方法包括增强 CT 和 MRI，最常用的指标包括：肿瘤的数目和肿瘤直径、甲胎蛋白等。对于超出米兰标准或者其他目前国内外所接受的移植标准的患者，移植前 TACE 能够使部分患者降期至符合移植标准，从而降低术后复发率，也可以作为肝移植术后评估的一个指标，对于 TACE 后仍进展或者降期效果不佳的患者，预示着其肿瘤恶性程度高，移植后肿瘤复发率较高。

目前没有统一的用于判定降期成功的方法和标准，但是米兰标准是应用最多也是被广泛接受的标准。多数研究者将米兰标准作为降期成功的标准。Otto 团队基于实体肿瘤疗效评估标准（RECIST）进行评价，如果肿瘤反应为部分缓解（PR）或者完全缓解（CR），也就是肿瘤坏死超过 30%，判定为降期成功。Graziadei 等研究者将肿瘤坏死超过 50% 判定为降期成功。也有研究者根据美国 UNOUS 的 TNM 分期作为降期成功的标准，认为 T1 和 T2 是降期成功的标准，也跟米兰标准相符。

TACE 降期治疗改善移植后肝癌复发和总生存率的效果目前尚有争议，有许多文献表明 TACE 降期治疗对肝癌肝移植术后的复发或生存率方面没有统计学差异。有更多的文献表明 TACE 降期治疗对肝癌肝移植术后的复发或生存率方面有积极的意义，与未接受治疗的患者相比，接受降期的超米兰标准肝癌患者的复发率有所降低，生存率有所提高。Bharat 等人的研究显示，中晚期肝癌患者行 TACE 降期治疗（术后 5 年生存率 82.4%）较未行 TACE 降期治疗（51.8%）的患者术后 5 年生存率明显提高（$P=0.01$）。另一项报道的结果是在 TACE 降期治疗后成功降期或肿瘤完全坏死患者中，无复发生存率有明显改善的趋势。多数文献报道超期的肝癌降期至符合米兰标准或者 UCSF 标准后，其 3 年、5 年无瘤生存率与符合米兰标准或者 UCSF 标准的肝癌患者相似，也有文献报道其 1 年、2 年和 5 年无瘤生存率低于后者。文献报道 DEB-TACE 的降期治疗成功率较高，但是也有一些降期不成功的报道，分析原因，甲胎蛋白（AFP）是唯一可预测的相关因素，如果 AFP 高于 1 000ng/ml，那么降期失败的概率就高；如果甲胎蛋白低于 100ng/mL，其降期成功率以及 3 年无瘤生存率均较高。TACE 后缺血可诱导血浆血管内皮生长因子（VEGF）水平的增加，可能促进新生肿瘤血管生成而导致肿瘤进展或者复发，cTACE 组患者在术后 28 天的血浆 VEGF 水平显著高于 DEB-TACE 组，因此，在肝移植前使用 TACE 作为新辅助治疗时，DEB-TACE 可能更可取。

TARE 也是肝癌肝移植术前降期的重要方式。有多个研究结果显示 TARE 和 TACE 的降期成功率相似，但是接受 TARE 降期的预后更好。一项回顾研究比较了 TARE 和 TACE 肝癌肝移植降期治疗的预后，结果显示 TARE 组的微血管侵犯比例低于 TACE 组（3.6% *vs*. 27%；$P=0.013$），且 TARE 组的 RFS 和 OS 优于 TACE 组，这一结果提出了一种可能性，即 ^{90}Y 可能以一种独特的方式影响肿瘤生物学和微环境，可能通过诱导肿瘤血管内皮细胞的凋亡来防止肿瘤微血管的侵袭，从而可能进一步减少 HCC 移植后的复发；另外 TARE 后肿瘤的完全反应率更高（30.8% *vs*. 20.5%）。也有研究显示 TARE 的降期成功率更高，2009 年的一项研究中，TARE 组的降期成功率优于 TACE 组（58% *vs*. 31%，$P=0.023$）。

五、介入在肝癌肝移植术后复发治疗中的应用

研究报告显示，肝移植术后肿瘤一旦复发，其肿瘤倍增时间明显缩短，进展速度比肝切除术后肝癌复发进展更加迅速，这可能主要是由于术后使用免疫抑制剂，抑制了病人自身免疫系统对肿瘤的对抗作用。而且一旦复发，移植病人的生存期将受到严重影响，文献显示肝癌肝移植术后发生肝癌复发与未发生复发的患者五年生存率分别为 22% 和 64%（$P<0.000\ 1$）。肿瘤复发诊断后中位生存期仅约 9 个月。然而目前对于肝移植术后复发 HCC 的治疗还没有一个统一、有效的方案。虽然文献报道局部复发肿瘤的手术切除治疗效果最佳，其治疗后生存期可达 42 个月，但手术治疗仅局限于寡复发病灶，而移植后复发更多的情况是弥漫多发的病灶。介入放射学手段虽然在肝癌的治疗中扮演了非常重要的作用，但针对肝移植术后肝癌复发的作用因还缺乏令人信服的证据而不确定，介入放射学手段包括：cTACET、DEB-TACE、TARE、射频消融、微波消融、冷冻消融、放射性粒子植入等。

（一）介入在肝移植术后复发治疗中的疗效

虽然针对肝移植术后复发介入治疗的文献报道证据级别较低，多为个案报道或小样本的回顾分析，但肝移植术后局部介入治疗还是显示了一定的治疗效果。如 Ko 等人报道了一组移植后复发 TACE 治疗，共 28 例病人，平均治疗 2.5 次，其有效率达到了 67.86%（19/28），其中 3 例达到了完全缓解（CR），11 例达到了部分缓解（PR），其治疗后 1、3、5 年生存率分别为 71.4%、31.5%、6.0%。而在另一篇报道中，4 例移植术后复发病人采取了 TACE 治疗，所有病人均取得了有效的治疗效果，其 6 个月及 12 个月生存率分别为 75% 和 37.5%。笔者采用 DEB-TACE 对 22 例肝移植术后复发病人进行了治疗，有效率达到 72.72%（16/22），其中完全缓解（CR）5 例；部分缓解（PR）7 例；稳定（SD）4 例。治疗后 1、2、3 年生存率分别为 31.82%、5.26%、5.26%。可以看出远期疗效还是不能令人满意的，究其原因考虑主要是由于选取 TACE 治疗的病人肝内复发多为弥漫多发病灶。而外科手术或射频消融治疗多为肝内寡转移病灶。

如上所说文献显示经皮经肝物理消融或内放射治疗多选取肝内寡转移病人，其结果还是令人满意的。如一组 10 例病人采取经皮经肝 ^{125}I 粒子植入，其中 72% 病人达到了 2 年内完全缓解的治疗目的。而另一项研究纳入的 57 例患者中，18 例患者复发并行治愈性治疗如肝切除和射频消融，移植术后 5 年生存率为 47%。可见针对肝内寡转移病灶，经皮经肝介入治疗可以取得和局部手术切除相近似的治疗效果。

（二）介入治疗在肝移植术后肝癌复发治疗中的安全性

无论血管内介入手段还是非血管介入手段，均显示了较好的安全性和病人的耐受性。病人可以通过连续多次治疗而获益，如文献报道 TACE 治疗平均治疗次数约为 2.5~8.2 次。其介入治疗后并发症多为恶心、呕吐、右上腹疼痛等轻、中度症状。笔者采用 DEB-TACE 治疗的病例中除上述症状外，有 2 例病人发生了肝脓肿，但通过采取置管引流治疗均取得了好转。究其原因 2 例病人均采用了胆肠吻合术式，这和文献报道 TACE 术后肝脓肿发生与病人术前接受胆管手术相关的报道是一致的。也提示对于采取胆肠吻合术式或存在胆道并发症的移植后复发病人应小心出现肝脓肿的并发症。

六、介入治疗在肝移植术后并发症中的作用

（一）血管并发症

肝移植后的血管并发症发生率约 7%~13%，可导致移植物功能障碍，甚至死亡。根据时间间隔分为早期并发症（小于 1 月）和晚期并发症（大于 1 月）。早期诊断和及时治疗对这些患者的管理至关重要。介入放射学在肝移植术后血管并发症的治疗中发挥着重要的作用。早期肝动脉血栓或狭窄患者可考虑再次移植、手术或血管内治疗，晚期肝动脉血栓形成或狭窄患者首选血管内治疗，肝动脉假性动脉瘤、脾动脉盗血综合征常采用血管内方法治疗。有症状的门静脉狭窄、早期门静脉血栓形成和有症状的晚期门静脉血栓患者也首选血管内治疗，而移植后 3 天内出现围手术期门静脉血栓的患者则首选手术或再

次移植。肝静脉流出道或下腔静脉阻塞的患者可以考虑静脉成形术。

1. 肝动脉血栓形成

肝动脉血栓形成(hepatic artery thrombosis,HAT)是最常见的血管并发症,成人肝移植发生率为3%~9%,儿童肝移植的发病率为11%~26%。目前发病率约为2%~3%,HAT发生后患者的死亡率为27%~58%,移植物丢失率为50%~60%。在移植后5天内发生的早期HAT,首选手术治疗,移植1周后HAT的一线治疗方法是腔内治疗。HAT的血管内治疗包括动脉内溶栓、球囊扩张成形术和支架置入术。

2. 肝动脉狭窄

肝动脉狭窄的发生率是4%~11%,常见于吻合口部位。肝移植术后早期发生的重度肝动脉狭窄,需二次手术重建肝动脉;对于晚期肝动脉狭窄,可选用血管内介入治疗进行处理。血管内治疗包括单纯球囊扩张成形术和支架置入术。这两种技术同样有效,且并发症发生率相似。Rostambeigi等人2012年的一项荟萃分析显示,球囊扩张成形术和支架放置的效果相同,通畅率相当。Magand等人最近的一项比较研究显示,支架治疗的1年通畅率(93.8%)高于单纯球囊扩张成形术(73.5%)。

3. 肝动脉假性动脉瘤

血管内覆膜支架置入术是治疗肝动脉假性动脉瘤(hepatic artery pseudoaneurysm,HAP)的首选方法。其发生率为0.273%,死亡率接近75%。危险因素包括菌血症、胆漏、腹部感染和医源性因素。

4. 脾动脉盗血综合征

术前存在重度脾功能亢进或脾动脉与肝总动脉口径比>1.5的受者,可考虑肝移植术中附加脾动脉主干结扎或脾切除的预防性处理;肝移植术后发生脾动脉盗血综合征时首选脾动脉胰背段血管内介入栓塞,发生率约4%。

5. 门静脉血栓形成

肝移植术后早期发生的门静脉血栓形成,发生率约0.3%~2.6%。常需急诊再次手术取栓;晚期形成的门静脉血栓形成治疗以血管内介入治疗为主,同时给予华法林等长期抗凝治疗。血管内治疗的技术成功率在68%和100%之间,与手术相关的发病率和死亡率分别为11%和0%。对于移植后3天内发生早期PVT的患者,首选手术治疗。对于手术失败的患者,可考虑再移植。对于因合并症而不适合手术的患者,可以考虑导管定向溶栓。对于移植后3天至30天出现PVT的患者,血管内治疗是首选。血管内管理包括经导管溶栓、血管成形术和/或支架置入术。对于30天后出现的患者,治疗取决于是否有临床症状。

6. 门静脉狭窄

门静脉狭窄是一种罕见的并发症,发生率为1%~2%。常发生于移植后6个月,通常发生在吻合口。肝移植术后并发的门静脉狭窄,建议施行球囊扩张术或血管内支架置入术。对于支架置入者应予华法林等长期抗凝治疗。文献报道,球囊扩张组和内支架置入组的5年通畅率分别为82%和100%。

7. 下腔静脉和肝静脉并发症

肝移植术后下腔静脉和肝静脉并发症发生率为2%。肝移植术后早期发生下腔静脉并发症时,首选血管内介入治疗。肝移植后发生肝静脉流出道梗阻时,建议首选球囊扩张或肝静脉支架置入术。球囊扩张成形术的技术成功率高,接近100%,并发症发生率低。金属支架置入术通常只用于复发性或残余性狭窄的患者。

(二) 非血管并发症

1. 胆道狭窄

肝移植术后胆道并发症的发生率为5%~45%,严重影响患者的生活质量甚至导致移植物失功。5%~15%的患者在肝移植后出现胆道狭窄,亲体肝移植胆道狭窄的发生率为28%~32%。狭窄可发生在移植后数周至数年,平均间隔时间为5~8个月,其体征和症状包括黄疸、高胆红素血症和胆管炎。分为吻合口狭窄和非吻合口狭窄。文献报道对于顽固性狭窄使用切割球囊的技术成功率更高,并且是安全的。一项研究结果显示,通过更换引流管及逐渐增加球囊的直径,1年时通畅率为84%,2年达到了78%,5年达到了74%。另一个研究将球囊扩张的时间延长到20分钟,第3天和第5天重复进行,之后拔除引流管，1 年和 3 年的通畅率分别为 56% 和 41%。

2. 缺血性胆管病

缺血性胆管病的特点是胆道树的弥漫性损伤，可导致肝内和肝外管的非吻合性狭窄，或更严重的胆道胆泥和胆道铸型形成。危险因素包括 HAS 或 HAT、排斥反应、缺血时间延长。胆汁淤积可引起胆结石、胆泥的形成，进一步阻塞胆管，导致胆管炎。缺血性胆管病是不可逆的，但也可以采用类似于胆道狭窄的治疗方案，即经皮胆道引流和对狭窄处进行球囊扩张，对胆泥可以使用球囊、网篮、胆道镜处理。置管引流管通畅能维持患者的肝功能，为进行二次肝移植赢取时间。

3. 胆漏

肝移植术后胆漏的发生率为 2%~25%。胆漏的来源包括胆道吻合口、胆囊管、肝断面、T 型管出口。大多数胆漏发生在移植后 6 个月内。早期泄漏（<30 天）可能与手术技术问题有关。晚期泄漏（>30 天）可能与 T 型管拔除或者潜在的感染相关。治疗的方式主要是胆道充分引流，经内镜或者经皮穿刺引流。

综上，介入治疗以其微创、高效的特点，在肝癌肝移植围手术期的治疗中发挥着重要作用，提高肝癌肝移植的疗效，为肝癌肝移植患者保驾护航。

（陈 光 王 浩）

第八节 晚期肝癌外科治疗进展

一、概述

肝细胞癌（简称“肝癌”）（hepatocellular carcinoma，HCC）是目前全球范围内癌症致死率第 3 位的恶性肿瘤，全球约一半的肝癌新发病例发生在中国，其中约 70%~80% 肝癌患者确诊时即为中晚期肝癌，无法行手术等根治性治疗。近年来，随着靶向治疗、免疫治疗等药物迭代更新迅速，以及肝动脉灌注化疗、立体定位放疗等局部治疗手段日渐丰富，一部分巴塞罗那肝癌临床分期（Barcelona Clinic Liver Cancer，BCLC）B、C 期肝癌能够借助靶向、免疫治疗及局部治疗方式等联合治疗得以降期转化为 BCLC 0~A 期，从而获得根治性治疗机会，取得较好的生存获益。

一直以来东、西方学者在中、晚期肝癌治疗理念上存在巨大争议，以往巴塞罗那肝癌临床分期对 BCLC B 期肝癌仅仅推荐 TACE 单一治疗方式，BCLC C 期肝癌则以索拉非尼等靶向药物为主。然而，随着近年来东方学者在中、晚期肝癌领域开展多项包括靶向、免疫药物、肝动脉灌注化疗等在内的临床试验屡获阳性结果，包括美国肝病研究学会（AASLD）、欧洲肿瘤内科协会（ESMO）等多数国际指南对肝癌的外科手术指证有所拓展。2023 年 5 月，美国肝病研究学会（AASLD）更新了肝细胞癌的预防、诊断和治疗指南，其中在治疗部分特别提出部分 BCLC B 期和 C 期肝癌经过多学科诊疗（multi-disciplinary treatment，MDT）讨论后经局部治疗、药物治疗降期转化治疗后可以接受手术切除等根治性治疗，即一小部分 BCLC B 期或合并 Vp1~Vp2 型门静脉癌栓的 C 期肝癌转化成功后可以接受外科手术，但仅仅推荐在具有丰富治疗经验的知名肝脏肿瘤中心进行。我国国内许多肝癌综合治疗中心也已经积累了诸多初始不可切除肝癌的转化治疗经验，初步随访数据也表明转化治疗能够提高中、晚期肝癌患者的生存时间。与此同时，我国学者将晚期肝癌转化治疗的理念进一步外延至“潜在可切除肝癌”“初始可切除肝癌”的新辅助治疗上，前者指因外科学或肿瘤学意义上的不可切除肝癌，主要包括肝功能储存差、剩余残肝体积不足、合并门静脉分支癌栓等情况；后者指外科学意义上可切除但存在高复发风险的肝癌。因此，如何降低肝癌肿瘤负荷、提高 R0 切除率、降低围手术期肝衰竭风险是肝癌转化治疗或新辅助治疗的基本原则，从而使肝癌病人获得更好的生存获益。随着肝癌药物治疗种类的多元化、局部治疗手段精准化以及肝癌基础研究的深入，晚期肝癌外科转化或新辅助治疗策略从既往单一手段逐步拓展至多手段联合模式。

二、系统性药物治疗

近年来以抗血管生成药物为代表的靶向治疗联合免疫检查点抑制剂已成为晚期肝癌转化治疗的重要手段，也是肝癌新辅助治疗的主要手段。随着，IMbrave150 试验在总生存期（overall survival，OS）和无进展生存期（progression free survival，PFS）双双击败既往晚期肝癌一线药物索拉非尼，以“T+A”阿替利珠单抗联合贝伐珠单抗方案、仑伐替尼联合帕博利珠单抗、仑伐替尼联合信迪利单抗、卡瑞利珠单抗＋阿帕替尼等为代表的靶向、免疫联合治疗方案较单一靶向药物在客观缓解率（objective response rate，ORR）上有大幅提升，约 20.5%~54.2% 不等，这些为晚期肝癌的转化治疗奠定了基础。不同联合方案的客观缓解深度所需治疗周期、肿瘤病灶缓解维持时间和药物安全性是外科医生进行转化治疗必须考量的因素。2020 年孙惠川团队报道了一项靶向、免疫联合方案转化治疗晚期肝癌的研究结果，63 例晚期肝癌接受仑伐替尼联合 PD-1 单抗治疗，10 例接受转化手术切除（15.9%），其中 6 例术后病理完全坏死（药物完全缓解率 60%）。2021 年徐建明团队报道了一项“卡瑞利珠单抗＋阿帕替尼”双艾组合用于晚期肝癌一线、二线治疗的非随机、开放标签、Ⅱ期临床研究，其中一线治疗的客观缓解率 34.3%（RECIST 标准）、45.7%（mRECIST 标准）；二线治疗的客观缓解率 22.5%（RECIST 标准）、25%（mRECIST 标准）。随后一项双艾组合用于一线治疗晚期不可切除肝细胞癌的全球、多中心、Ⅲ期临床试验（CARES-310 研究）于 *The Lancet* 发表，再次以更为成熟的数据证实双艾组合在无进展生存期（PFS）和总生存期（OS）双终点上优于对照组索拉非尼。该研究同时报道双艾组合“起效迅速、缓解强效”的优点，其中位至缓解时间（mTTR）较短，仅为 1.9 个月（索拉非尼组 3.7 个月），ORR 达到 25%（RECIST 标准），而对照组索拉非尼仅 6%，中位缓解持续时间（mDoR）长达 14.8 个月。因此，双艾组合的高客观缓解率，长持续缓解时间为晚期肝癌转化治疗创造了更多的手术机会，可能给初始不可切除的晚期肝癌带来肿瘤根治的机会。与此同时，双艾组合在可切除肝癌新辅助治疗上也表现出优异结果，复旦大学附属中山医院在 2023 年 ASCO 上报道了一项随机对照试验结果，该研究探索了双艾组合在围手术期治疗的疗效和安全性。在这项研究中，双艾组合的具体治疗方案包括术前用药 2 周期，术后用药 6 周期以上，其主要研究终点是主要病理缓解情况（major pathological remission，MPR，即存活肿瘤细胞少于 50%）。分别有 60 例和 59 例初始可切除肝癌患者进行双艾组合新辅助治疗和直接手术。结果显示，新辅助组有 48 例接受后续外科治疗，其中术后病理学示有 24 例存活肿瘤细胞少于 50%，MPR 率为 40%，其中 10% 的患者达到了深度病理缓解（残留活性肿瘤细胞不超过 5%）。同时，在安全性方面，双艾组合并未增加围手术期不良事件的发生。双艾组合的长期疗效依然有待于后期随访得以验证。该研究的肿瘤学意义在于，术前靶向、免疫联合疗法可能有益于可切除性肝癌围手术期治疗模式的转变，强效有力的靶向、免疫药物联合方案可能会降低直接手术的术后高复发风险，最终提高肝癌生存率。

肝细胞癌微血管侵犯（microvascular invasion，MVI）是肝癌术后复发的重要危险因素。有研究数据表明，合并 PVTT 患者直接进行手术治疗的术后 1 年复发率达 50%~70%，总体生存期在 12~15 个月。随着当前系统性药物在晚期肝癌转化治疗中屡获佳绩，有部分学者在合并门静脉癌栓的肝癌新辅助治疗中做出初步尝试，探讨外科手术在降期治疗后的临床价值。2022 年 ESMO ASIA 会议上孙惠川团队报道了 TALENTop 研究的初步结果，TALENTop 是一项评估经“T+A”初步治疗后行肝切除术治疗的肝细胞癌合并门静脉癌栓患者有效性、安全性的 RCT 研究，旨在评估“T+A”诱导治疗后肿瘤评价达到部分缓解或疾病稳定的患者接受肝切除术＋术后继续免疫联合治疗，对比单纯全身性“T+A”的优劣性。该研究报道，经“T+A”方案治疗后分配到手术组的 14 例患者中有 10 例患者已完成手术治疗，围手术期随访发现术前“T+A”诱导治疗后进行外科手术并没有增加常规肝切除的风险，手术期间未发现出血风险明显增加，术后也未出现延迟出血。与对照组相比，手术组有 3~4 级不良事件（AE）多表现为体重下降、免疫性肝炎或者肝酶升高，经保守对症治疗后能够耐受外科手术。

除上述“T+A”、双艾组合、仑伐替尼联合帕博利珠单抗以外的联合疗法，有许多新的联合方案正在尝试，度伐利尤单抗+tremelimumab双免疫方案、TIGIT抗体tiragolumab联合替雷利珠单抗和贝伐珠单抗三药方案、仑伐替尼+纳武利尤单抗、仑伐替尼联合卡度尼利单抗、瑞戈非尼+帕博利珠单抗、TIM-3抗体cobolimab+PD-1抗体dostarlimab、磷脂酰肌肽抗体bavituximab+帕博利珠单抗等相关临床试验正在进行中，这些新的联合方案未来有可能适用于晚期肝癌转化的备选方案。

三、肝动脉插管化疗栓塞术+免疫治疗

在20世纪系统化疗时代，中晚期肝癌一直缺乏有效的静脉化疗药物，肝动脉插管化疗栓塞术（TACE）是中晚期肝癌治疗的主要手段。与此同时，樊嘉等报道了TACE在单发、大肝癌降期转化切除方面的阳性结果。然而随着SPACE研究失败、TACTICS研究结果饱受争议，TACE联合靶向治疗的联合策略并未增加中晚期肝癌的生存获益。2023年5月美国肝病研究学会（AASLD）更新的肝细胞癌的预防、诊断和治疗指南中目前也不建议在TACE的基础上增加系统药物治疗中晚期肝癌。然而，目前有多项TACE联合免疫药物的研究在中期肝癌和部分合并门静脉癌栓肝癌中开展，旨在探索在TACE治疗基础上增加免疫治疗是否获益。2022年ASCO上报道了一项在德国开展的多中心研究IMMUTACE研究的结果更新，IMMUTACE研究是一项以生物标志物为导向的TACE联合纳武利尤单抗治疗中期肝癌的Ⅱ期、单臂、开放性研究，旨在探索纳武利尤单抗联合TACE治疗的安全性和有效性。该研究中有49例患者接受了最少一次的纳武利尤单抗治疗、最多2次TACE治疗，在第一次TACE治疗后的第2~3天加上了纳武利尤单抗治疗，该联合方案的ORR（mRECIST）为71.4%，高于此研究预设的客观缓解率（ORR>55%），其中CR 8例（16.3%）、PR 27例（55.1%）。在后续中位随访20个月期间，TACE联合纳武利尤单抗组的中位无进展生存期为7.2个月，中位总生存期为28.3个月。在8例CR的患者中，调节性T细胞和$CD8^+$ T细胞的比率均在0.287以上，以该阈值预测CR患者的灵敏性为100%，特异性为77%。

免疫过继疗法是一种肿瘤生物免疫治疗手段，随着免疫检查点抑制剂在抗肿瘤治疗中日益火热，肿瘤生物免疫疗法与局部治疗的联合也陆续开展。2022年ASCO上报道了一项TACE联合HepG2裂解物体外刺激的树突状细胞疫苗治疗中期肝癌的Ⅱ期随机研究。该研究首次报道了HepG2裂解物体外刺激的树突状细胞疫苗联合TACE治疗HCC患者的活性，来自英国3家中心的48例中期肝癌以1∶1分配为两组：试验组（TACE+低剂量环磷酰胺+HepG2裂解物体外刺激的DC细胞疫苗），对照组（TACE+低剂量环磷酰胺）。结果显示，试验组的ORR达75%，DCR达88%，其中CR 10例（42%）、PR 8例（33%）；试验组mPFS显著延长，可达18.6个月。

除上述研究以外，目前另有LEAP-012（仑伐替尼、帕博利珠单抗联合TACE）、CheckMate 74W（TACE联合纳武利尤单抗/纳武利尤单抗+伊匹木单抗）、EMERALD-1（TACE+度伐利尤单抗序贯度伐利尤单抗+贝伐珠单抗）等多项基于TACE治疗增加免疫疗法的Ⅲ期研究正在进行，未来这些研究结果或许同样能提高中晚期肝癌转化成功率。

四、经肝动脉灌注化疗术±靶向、免疫治疗

经肝动脉灌注化疗术（HAIC）目前是我国学者针对中晚期肝癌局部治疗的重要手段，多项临床研究均证实，相较于传统TACE，HAIC治疗有着更高的肿瘤缓解率。2021年10月，石明团队在*Journal of Clinical Oncology*发表了一项随机对照研究，入组患者为无血管侵犯或肝外转移的不可切除肝细胞癌，且肿瘤最大径≥7cm，患者以1∶1随机分配接受FOLFOX-HAIC或TACE治疗。该研究结果显示，与对照组TACE相比，FOLFOX-HAIC组患者肿瘤客观缓解率更高46% *vs.* 18%（RECIST标准，P<0.001）、48% *vs.* 33%（mRECIST标准，P=0.004），实际成功转化接受转化切除率（24% *vs.* 12%；P=0.002）；FOLFOX-HAIC组的中位无进展生存期更长（9.6 *vs.* 5.4个月，P<0.001），中位总生存期为23.1个月，对照组为16.1个月（HR 0.58；95% CI=0.45~0.75；P<0.001）。与此同时，FOLFOX-HAIC组的严重不良事件发生率与TACE组相比也更低（19% *vs.* 30%，P=0.03），对肝功能的要求也更低。因此，针对肿瘤较大且肝动脉血供丰富、肝功能较好的中晚期肝癌，FOLFOX-HAIC治疗有着更高的肿瘤局部

控制率，接近 50% 的肿瘤能够明显缩瘤，约 25% 肝癌在肿瘤缩小后能够接受根治性手术切除，从而达到长期生存。然而，该研究中 TACE 组的 ORR 为 18%，中位生存期（mOS）仅为 16.1 个月，似乎不如既往报道的 30 个月，因而该研究的结果存在一定争议。

赵明团队的 FOHAIC-1 研究主要对比了 HAIC-FO（奥沙利铂联合氟尿嘧啶灌注化疗）与索拉非尼在既往未接受过全身治疗的晚期肝癌的疗效。该研究入组了 262 名患者。该研究入组肝癌肿瘤学负荷偏大，其中位肿瘤大小为 11.2cm，约 65.6% 合并大血管侵犯，合并大血管侵犯的患者伴随肝脏肿瘤体积 / 全肝体积大于 50% ± Vp4 门静脉癌栓的患者百分比为 49.2%。患者以 1 : 1 的比例随机分配接受 HAIC-FO 或索拉非尼治疗，HAIC-FO 组的客观缓解率要高于索拉非尼组（RECIST：31.5% *vs.* 1.5%，P=0.001；mRECIST：35.4% *vs.* 5.3%，P=0.001），其中 HAIC-FO 组中有 16 例患者（外科转化率 12.3%）发生肿瘤降期转化，其中 15 例接受根治性手术或消融，术后随访此部分人群的中位 OS 为 20.8 个月，1 年总生存率为 93.8%；从整体上来看，HAIC-FO 组中位总生存期和无进展生存期分别为 13.9 个月和 7.8 个月，这也就意味着 HAIC-FO 成功降期转化外科治疗患者的生存期优于 HAIC-FO 组的中位总生存期，HAIC-FO 对于肝内肿瘤负荷严重，约 75% 伴随大血管癌栓侵犯的晚期肝癌依然有强大的缩瘤效果，从而获得转化切除或消融治疗的机会。

随着 2019 年石明团队在 *JAMA Oncology* 报道了一项索拉非尼联合 HAIC-FOLFOX 方案对比索拉非尼的 RCT 研究证实靶向治疗联合 FOLFOX-HAIC 存在显著 ORR 获益（SoraHAIC 40.8% *vs* Sora 2.46%），越来越多的中国学者将靶向、免疫治疗联合 FOLFOX-HAIC 进行有机结合，以期获得更高的客观缓解率。石明团队 2021 年首先回顾了一项研究特瑞普利单抗、仑伐替尼联合肝动脉灌注化疗三联方案 LeToHAIC 对比仑伐替尼单药方案治疗晚期肝癌的研究结果。研究结果发现，LeToHAIC 组的 ORR 达 59.2%（RECIST 标准）、67.6%（mRECIST 标准），在两组的后续治疗中，有 9 例接受根治性外科切除、3 例接受射频消融治疗、8 例接受局部放射治疗，而仑伐替尼单药组并未接受根治性治疗。笔者团队也在一项回顾性研究评估 FOLFOX-HAIC 联合不同 PD-1 单抗、靶向药物组合的三联疗法在局部晚期肝癌转化研究的数据，该研究入组了 34 例不可切除的晚期肝癌，同样获得了较高的客观缓解率，其 ORR 高达 96%，CR 12 例（48%）、PR 12 例（48%）、SD 1 例（4%），外科转化率更是高达 60%，有 14 例完成外科手术，7 例术后病理标本显示完全缓解状态。两项回顾性研究的临床价值在于，虽然三种治疗手段的原理有所侧重，三者联合治疗或许能相互协同增效，但毒性并不会如预期所料的多重叠加，约 30% 晚期肝癌经 FOLFOX-HAIC 三联方案转化治疗后能够达到 MPR、CR。但并非所有晚期肝癌均有机会成功转化，对于局部肿瘤病灶较大或者合并脉管癌栓的晚期肝癌患者，经过上述标准精细挑选或许能够从 FOLFOX-HAIC 三联方案中获益。2023 年 ESMO 报道了一项肝动脉灌注化疗 HAIC 联合多纳非尼、信迪利单抗在初始不可切除肝癌临床转化研究（DoHAICs），该研究一共入组了 30 例不可切除肝癌，其中 BCLC A 期、B 期、C 期肝癌分别为 4、10、16 例，其中位肿瘤直径为 7.9cm，约 50% 合并脉管癌栓。在疗效方面 HAIC 三联疗法的 ORR 82.1%（mRECIST 标准），CR 4 例（13.3%）、PR 19 例（63.3%），有 13 例（外科转化率 43.3%）接受外科手术切除，其中 5 例术后病理标本呈现病理学完全缓解。与 DoHAICs 研究设计类似的是，顾仰葵团队 2023 年报道了一项Ⅱ临床研究 TRIPLET 试验探索了卡瑞利珠单抗、阿帕替尼联合 FOLFOX-HAIC 治疗 BCLC C 期肝癌的疗效。在该研究中，FOLFOX-HAIC 三联治疗的 ORR 可达 77.1%（RECIST 标准）、DCR 97.1%（RECIST 标准）、中位无进展生存期为 10.38 个月。除此以外，原理上类似 FOLFOX-HAIC 联合双艾组合的 HAIC 联合双达方案以及日本学者开展的一项肝动脉灌注化疗（顺铂）+ 仑伐替尼联合方案治疗晚期肝癌的Ⅱ期临床研究 LEOPARD 也正在进行中。

随着我国学者在 HAIC 治疗中晚期肝癌转化治疗领域取得许多重要进展，有关 HAIC 在可切除肝癌新辅助中能否发挥作用也进行了相关探索。郭荣平团队在 2021 年 ASCO 上报道了一项 FOLFOX 方案 HAIC 在超米兰标准的可手术切除的 BCLC A 期、B 期肝癌新辅助研究的初步结果，该研究入组了 208 例患者以 1 : 1 的比例随机接受 FOLFOX-HAIC 续贯手术切除或直接手术切除。初步结果显示，HAIC 新辅助治疗组的中位总生存期优于直接手术组，FOLFOX-HAIC 新辅助治疗组和直接手术切除组的 1、2、3 年生存率在两组分别为 92.9%、78.6% 和 63.5% *vs* 79.5%、62.0% 和 46.3%(*P*=0.016);FOLFOX-HAIC 新辅助治疗组的 PFS 也显著优于直接手术组(*P*=0.017),FOLFOX-HAIC 新辅助治疗组和直接手术切除组 1 年无进展生存率分别为 50.4% 和 42.8%,上述结果提示 FOLFOX-HAIC 新辅助治疗组能够为超米兰标准的可手术切除的 BCLC A 期、B 期肝癌带来生存获益。该团队进一步在 2023 年 ASCO 上报道了Ⅲ临床试验结果,在中国多中心入组的 392 例可手术切除的超出米兰标准的 BCLC A、B 期肝癌被随机以 1∶1 分配至 FOLFOX-HAIC 新辅助治疗组(实验组)或不接受任何新辅助治疗直接手术(对照组)。研究结果显示,实验组 1、2、3 年总生存率分别为 97.7%、86.3%、77.1%,对照组分别为 90.0%、80.9%、70.6%;实验组、对照组的中位 PFS 分别为 17.4 个月和 9.8 个月。术后病理学检查提示,实验组的完全缓解率为 11.3%,部分缓解率为 50.2%。与此同时,两组的手术相关不良事件相似(*P*=0.265),这意味着新辅助 FOLFOX-HAIC 治疗并未增加手术并发症发生的风险。总体来讲,术前新辅助 FOLFOX-HAIC 能为超出米兰标准的可切除 BCLC A、B 期肝癌患者带来生存获益。

五、转化术后辅助治疗

初始可切除的肝癌进行根治性治疗术后,肝癌仍然面临着较高的复发风险。同样,对于中晚期肝癌降期转化或新辅助治疗进行根治性治疗术后也同样面临复发的问题。与此同时,术后辅助治疗方案的选择目前仍处于空白状态,缺乏高级别循证医学证据。东、西方学者在术后辅助治疗的观念上也存在分歧,欧美肝癌指南并不推荐肝癌患者术后接受辅助治疗,而我国的指南则推荐术后辅助 TACE 治疗。近期报道的 IMbrave 050 研究结果则回答了这一临床棘手问题。IMbrave 050 研究结果显示,阿替利珠单抗联合贝伐珠单抗“T+A 方案”可以显著改善患者的无复发生存期,即 T+A 方案可以显著推迟或降低术后肿瘤复发。2022 年 ASCO 报道了一项由我国学者发起的 RCT 研究,该研究入组了 315 例伴有微血管癌栓的肝癌患者术后以 1∶1 的比例接受 1~2 周期的 HAIC 辅助治疗或者随访观察,研究结果显示 HAIC 辅助治疗能够改善患者的无复发生存期(mRFS:27.0 *vs.* 11.3 月,*P*=0.001);HAIC 辅助组和对照组的 1、2、3 年生存率分别为 94.7%、87.6%、80.5% *vs.* 91.9%、85.9%、77.0%。2023 年 ESMO 报道了张倜团队开展的一组安罗替尼、TQB2450 联合 FOLFOX-HAIC 用于肝癌术后辅助治疗的研究数据,术后接受 HAIC+ 安罗替尼口服联合 TQB2450 治疗的 1 年的无疾病进展率为 85.7%。一项来自日本的 NIVOLVE 研究则探索了纳武利尤单抗用于手术或射频消融后的辅助治疗数据,该研究评估了根治性手术或射频消融术后使用纳武利尤单抗作为辅助治疗的疗效和安全性,结果显示,纳武利尤单抗术后辅助治疗 48 周的 1 年的无复发生存率为 76.7%,中位 RFS 为 26 个月,也显示了不错的抗癌效果。

六、小结

肝细胞癌是一种肿瘤生物学行为复杂的恶性肿瘤,具有高度异质性,单一、局限的治疗手段治疗效果有限。随着肿瘤免疫基础研究的深入探索,免疫原性的局部治疗可能会重塑肝细胞癌的免疫微环境,靶向、免疫联合局部治疗的基础研究为晚期肝癌的临床治疗指引了方向。因此,基于免疫检查点抑制剂、靶向治疗和局部治疗的联合治疗可能为晚期肝细胞癌的转化治疗带来更多可能,从而获得长期受益。

(张 倜 王华琪)

第九节 肝癌放射治疗及综合治疗

一、放射治疗可作为等待肝移植患者的桥接治疗

肝移植术是肝癌根治性治疗手段之一,由于供肝资源有限,患者常需要长时间等待移植机会。在等

待过程中，患者常需要进行桥接治疗，以延缓肿瘤进展，减少肿瘤负荷，且桥接治疗的不良反应需控制在可接受的范围内，对围手术期产生最小程度的影响。放射治疗（简称：放疗）是有效的肝癌局部治疗手段，可以作为等待肝移植患者的桥接治疗。

Katz 等报道了 18 例肝癌患者接受体部立体定向放射治疗（stereotactic body radiation therapy，SBRT）作为移植前的桥接治疗，其中 11 例患者成功进行肝移植，1 例接受肝切除术，无 3 级及以上不良反应或放射性肝病，术后中位随访时间 19.6 个月，患者均存活。O'Connor 等对 10 例等待移植的肝癌患者进行 SBRT 并进行了长期随访，所有患者放疗后都接受了肝移植，移植术后病理完全缓解率达 27%，中位随访时间长达 62 个月，5 年总生存率和无进展生存率均为 100%。加拿大开展了一项针对 406 例肝细胞癌患者的研究，探讨了 SBRT 作为肝移植前桥接治疗的可行性，结果显示 SBRT 与 TACE 和 RFA 比较，术后并发症发生率和生存率均无显著差异，三者的安全性和有效性相似，SBRT 组的 5 年总生存率达 75%。因此，对于等待肝移植的肝癌患者，放疗可以控制肿瘤，维持患者的肝移植候选状态，是安全且有效的桥接治疗。

二、可切除肝癌的新辅助放射治疗

肝癌容易侵犯肝脏门静脉系统形成门静脉癌栓（portal vein tumor thrombosis，PVTT），PVTT 的形成是肝癌重要的不良预后因素。对于合并 PVTT 的可切除肝癌患者的治疗方法，目前存在一定分歧，欧美指南推荐的唯一治疗方案是系统治疗，而包括我国在内的亚洲国家认为以手术为主、包含放疗在内的多学科综合治疗可获得更为满意的疗效。

上海东方肝胆外科医院的一项回顾性研究显示，相较于单纯手术，新辅助放疗能缩小 PVTT 的侵犯范围，改善术后生存。在回顾性研究基础上，该医院继续开展了一项前瞻性多中心随机对照研究，纳入 164 例伴程式Ⅱ型和Ⅲ型 PVTT 的可切除 HCC 患者，82 例行新辅助放疗（三维适形放射治疗，18Gy/6 次，3.0Gy/ 次）联合手术，82 例行单纯手术治疗。结果显示，经术前较低剂量放疗，20.7% 的瘤栓及肿瘤明显缩小。新辅助放疗组的 2 年生存率达 27.4%，显著高于单纯手术组的 9.4%（$P<0.001$），该研究提示新辅助放疗可显著提高患者术后生存率。由此可见，对于合并 PVTT 的肝癌患者，放疗可以缩小肿瘤，达到降期目的，术前放疗结合手术切除是综合治疗的有效模式。

三、放射治疗联合经肝动脉栓塞治疗中晚期肝癌

TACE 是中晚期肝癌常用的治疗手段，TACE 只能阻断动脉血供，门静脉血供仍存在，致使肿瘤残留，而残留的肿瘤细胞则是日后复发、转移的根源。研究表明，放疗可以弥补单纯 TACE 的不足，放疗联合 TACE 治疗可提高中晚期肝癌的疗效。Shim 等研究显示，对于不可手术肝癌，TACE 联合放疗与单纯 TACE 相比，肿瘤大小为 5~7cm 时的 2 年总生存率分别为 63% 和 42%，8~10cm 时为 50% 和 0%，>10cm 时为 17% 和 0%，均显示出综合治疗的优势。Kim 等对直径 ≥ 10cm 的巨大肝癌研究发现，TACE 联合放疗组的中位 OS、PFS 及肝内控制率均显著高于单纯 TACE 组。

一项研究纳入了 107 例接受 TACE 联合放疗的不可切除肝癌患者，结果显示：肝内原发灶为孤立肿瘤的患者疗效最好，中位生存时间 35 个月；肝内多发肿瘤但均可以包括在放疗野内或放疗野外病变也控制良好患者的中位生存时间 16 个月；而放疗后放疗野内病变控制良好，但放疗野外病变仍有活性患者的中位生存时间只有 5 个月。该研究表明，对于肝内多发性肝癌患者，若通过综合治疗使病变得到控制，局部放疗仍有生存获益。

2015 年发表的一项关于不可手术肝癌患者进行 TACE 联合放疗与单纯 TACE 治疗比较的荟萃分析共包括 25 项研究（11 个小样本的随机对照研究，14 个非随机对照研究），其中 8 个研究包括了临床Ⅲ或Ⅳ期患者，18 个研究包括了 PVTT 患者，共计 2 577 例患者。结果显示，TACE 联合放疗组的中位生存时间为 22.7 月，明显优于单纯 TACE 组的 13.5 月，而且，联合组的 1~5 年生存率及治疗有效率均较高。亚组分析显示，患者无论是否合并 PVTT 都可以从综合治疗中获益。根据现有的证据足以证明：

对于不可手术肝癌患者，TACE 联合放疗的疗效明显优于单纯 TACE 治疗。另一项研究总结了 639 例肝癌合并瘤栓患者采用 TACE 联合放疗作为一线治疗的结果，中位 OS 为 10.7 个月，放疗后 3 个月内，3 级以上肝功能异常发生率为 8.1%，胆红素升高发生率为 1.5%；3 级以上胃肠道出血发生率为 1.6%。研究认为：对于肝癌合并瘤栓患者，采用 TACE 联合放疗既安全又有效，可以作为患者的一线治疗方案。2018 年的前瞻性随机研究也证实：对于肝癌合并瘤栓的患者，TACE 联合放疗的无进展生存及总生存方面均明显优于目前的一线治疗方案索拉非尼。综上所述，对于无手术适应证的中晚期肝癌患者，采用包括放疗在内的综合治疗属于优选治疗，尤其是 TACE 联合放疗，不论在局部控制率还是生存率方面都更具优势。

四、放射治疗联合靶向免疫治疗中晚期肝癌

对于不可切除的中晚期肝癌，TACE 联合放疗能取得较好的局部控制率和生存率，但肝内放疗野外复发和肝外转移仍是治疗失败的主要原因，也是当今临床面对的难题之一。理论上，放疗联合靶向治疗及免疫治疗具有协同增效的作用，抗血管生成靶向治疗使肿瘤血管正常化，从而改善肿瘤血供，增强放疗敏感性；放疗可调控免疫微环境，增强免疫治疗的作用，相关的临床研究也在进行中。

放疗联合靶向治疗方面，一项Ⅱ期临床试验对 40 例不可切除肝癌患者进行放疗同步或序贯索拉非尼治疗，客观缓解率达 55%，2 年总生存率达 32%，但肝脏毒性是主要的限制性毒性，该研究中 3 级及以上肝脏毒性发生率为 25%，研究者认为联合治疗需要谨慎进行。近期北京大学肿瘤医院分析了 63 例合并门静脉癌栓的 HCC 患者，与接受 TACE 联合调强放射治疗相比，TACE 联合调强放射治疗及索拉非尼显著提高了患者的中位无进展生存期（13.6 个月 *vs.* 9.2 个月，P=0.044），经过倾向评分匹配后仍具有统计学差异。总生存期有延长趋势，但未达统计学差异。TACE 联合调强放射治疗及靶向治疗能提高完全缓解率约 10%，并降低了肝内放疗野外的复发风险。在不良反应方面，应用索拉非尼后，腹泻、手足综合征、其他皮肤反应及脱发发生率明显增加，然而，这些不良反应均为 1 级或 2 级，并且没有因此而中断治疗。两组均有不到 20% 的患者发生 3 级血液和肝脏不良反应，但两组间差异无统计学意义。两组均未发生 4 级以上毒性反应，无 1 例患者发生放射性肝病，说明对于合并门静脉癌栓的 HCC 患者，TACE 联合调强放射治疗及索拉非尼治疗后显示出较好的安全性和显著的临床获益。

放疗联合免疫治疗方面，临床前研究已显示二者联合的有效性，一项回顾性研究对 76 例使用纳武利尤单抗治疗的晚期肝癌患者分析显示，前期或同步进行放疗的患者与单纯进行免疫治疗的患者相比，无论是 PFS 还是 OS 都显著延长，且不良反应可耐受，提示放疗联合免疫治疗的可行性。中晚期肝癌患者的治疗以多学科综合模式为主，放疗联合靶向及免疫治疗在理论上具有协同作用，有可能获得持久的疾病控制，为联合治疗提供了新思路。尽管回顾性研究看到了趋势，但仍需要进一步的前瞻性研究证据支持。

（张 偶 王华琪）

第十节 肝癌合并门静脉高压与门静脉癌栓 / 血栓介入治疗

一、肝癌与门静脉高压

（一）肝癌致门静脉高压的发生机制

据文献报道，70%~90% 的肝癌患者伴有不同程度的肝硬化，30% 的患者合并门静脉高压（portal hypertension，PHT）。肝癌合并 PHT 可能是几种因素共同作用的结果。①合并肝硬化：肝硬化时肝小叶内纤维组织增生、肝细胞团再生压迫肝内血管，使血管阻力增加。②瘤内动静脉短路：肝癌的血供主要

来自肝动脉，高压力的动脉血通过肿瘤内大量动静脉短路直接进入门静脉，导致门静脉压力更加增高。③门静脉癌栓：肿瘤生长逐渐侵入门静脉形成癌栓并沿门静脉蔓延，门静脉癌栓使肝硬化造成的静脉回流阻力进一步增加；同时，癌栓由肝动脉供血，因此在癌栓内形成了肝动脉 - 癌栓 - 门静脉的血管短路，使门静脉血流相对增加。④肝癌结节直接压迫门静脉。此外，肝叶切除和肝动脉化疗栓塞以及术后腹痛和缺乏肠蠕动均可能是导致 PHT 形成的机制之一。

（二）肝癌与门静脉高压的诊疗指南

肝癌合并 PHT 时，往往会出现食管胃底静脉曲张、脾功能亢进、凝血异常等并发症，其中静脉曲张破裂出血使 HCC 患者的病死率明显增加。这些并发症在一定程度上干扰了肝癌的治疗，对这类患者的治疗难度远大于不合并 PHT 的患者。因此，要提高这类患者的治疗效果，必须充分认识 PHT 的风险并策略性地处理好肝癌合并 PHT，既要参考肝癌相关诊疗指南，又要依据 PHT 相关指南，实现两者的充分融合、灵活运用。由欧洲肝脏研究学会（EASL）、美国肝病研究学会（AASLD）及亚太肝脏研究学会（APASL）发布的肝癌临床实践指南和门静脉高压管理指南是公认的重要指南，此外还有美国国立综合癌症网络（NCCN）发布的指南、Baveno 会议共识、巴塞罗那肝癌临床分期（Barcelona Clinic Liver Cancer，BCLC）等。

二、肝癌合并门静脉高压的治疗策略

对于肝癌合并 PHT 的治疗，有学者提出在诊疗思路上要做到“系统化、规范化和全程化”，在具体实施中要循序渐进，视 PHT 严重程度及相应并发症合理运用相应手段进行处理。多项研究表明，对于肝癌合并 PHT 的患者，无论采用外科手术切除，还是介入手术治疗，其疗效和长期预后均较差，肝功能失代偿发生率和死亡率均显著增加。EASL 发布的 2018 版肝癌管理临床实践指南也指出，影响 HCC 患者临床预后的主要因素包括肿瘤状况、肝功能和总体健康状况。其中 Child-Pugh 评分作为肝功能的评价指标，是临床预后的重要因素。因此，PHT 及相关并发症的处理应该穿插于肝癌的整个治疗过程中，根据各期肝癌不同的治疗目标、治疗方案对合并的 PHT 进行有目的、有步骤地干预，尤其是早期肝癌，PHT 程度将直接影响治疗策略——越早期的肝癌，对 PHT 的干预应越积极。治疗方案应严格依据上述肝癌与门静脉高压的诊疗指南，掌握适应证、禁忌证，做好 PHT 风险分层及个体化管理，确保治疗的规范化。还应正确解读 BCLC 肝癌分期，对各期合并 PHT 的肝癌患者做到全程化管理。① BCLC A 期：如果合并 PHT 或胆红素升高，推荐选用消融或肝移植。对于可切除的 HCC 合并 PHT，需要充分考虑肝脏储备功能及 PHT 程度，治疗方案需兼顾 HCC 和 PHT 两个方面，做到个体化治疗；② BCLC B/C 期：B 期患者以降低 PHT 并发症、延长患者生存期为主，多采用姑息治疗。C 期患者治疗与 B 期类似，以减少并发症、改善生活质量为主。姑息治疗包括肝动脉插管化疗栓塞术（transcatheter arterial chemoembolization，TACE）、射频消融、瘤体内无水乙醇注射等；③ BCLC D 期：对于部分 D 期患者，特别是因顽固性腹水导致 Child-Pugh C 级，如肿瘤较小可积极行经颈静脉肝内门体分流术（transjugular intrahepatic portosystemic shunt，TIPS）治疗以消除或减轻腹水，争取通过降期后获得治疗肿瘤的机会。

三、门静脉高压及相关并发症的介入治疗

门静脉压力异常升高会导致胃食管静脉曲张及破裂出血、腹水、脾大及脾功能亢进等一系列并发症，这些并发症是肝硬化患者的主要死因。因此，肝硬化 PHT 的治疗主要是降低门静脉压力和处理并发症。随着对 PHT 研究的深入，PHT 的治疗方法也发生了巨大变化，从 20 世纪 30 年代使用球囊压迫食管静脉曲张出血到现在的多学科、多途径治疗，主要治疗手段包括药物治疗、内镜治疗、外科手术和介入治疗。由于介入治疗具有微创、临床疗效显著、可重复性好等特点，在门静脉高压治疗中的地位日趋重要。

（一）经颈静脉肝内门体分流术

经颈静脉肝内门体分流术（TIPS）通过在肝内置入支架，在肝静脉和门静脉之间建立一个低阻的分

流道,从而降低门静脉压力。TIPS 一方面能迅速缓解门静脉阻塞,使门静脉压力降低 50% 以上,另一方面能迅速增加有效血容量,以上两个机制能有效改善肝硬化患者的肝外血流动力学循环。

1. 静脉曲张出血

TIPS 是能预防静脉曲张出血(variceal bleeding,VB)十分有效的治疗措施。然而,由于其侵入性以及潜在并发症,TIPS 并不推荐用于一级预防。根据 Baveno Ⅵ共识,当发生首次 VB 后,对于有高风险治疗失败的患者(Child-Pugh C<14 或 Child-Pugh B 伴有活动性出血),推荐在 72h(最好 24h)内行早期 TIPS 预防再出血。最近的一项 RCT 研究发现,相比于药物联合内镜治疗,早期 TIPS 能使高危患者的无肝移植 6 周和 1 年死亡率分别降低 15% 和 13%。另一项基于全美国住院患者的多中心大样本研究也指出,早期 TIPS 能降低再出血率和死亡率,且不会增加肝性脑病发生率。此外,多项观察性研究也证实了早期 TIPS 的生存益处。但目前对于早期 TIPS 的获益人群还存在争议,有学者建议应该将与全身性炎症、菌群移位有关的指标纳入高危患者筛选标准,这需要更多 RCT 研究提供新的证据。

预防静脉曲张再出血的一线治疗方案为非选择性 β 受体阻滞剂(non-selective β blocker,NSBB)联合内镜治疗。根据 2019 年《中国门静脉高压经颈静脉肝内门体分流术临床实践指南》建议,对于 NSBB 不耐受或无应答,或合并顽固性腹水、门静脉血栓时,可优先选择覆膜支架 TIPS。一项 RCT 研究显示,TIPS 相比于标准治疗虽能明显降低再出血率,但在改善生存方面仍无显著益处,且会增加早期肝性脑病的发生风险。因此,TIPS 仍作为预防再出血的二线方案,但对于有治疗失败的高风险患者,可优先考虑 TIPS。而对于经药物联合内镜治疗无效的反复性出血或顽固性出血,TIPS 仍是最佳的控制出血措施。

2. 顽固性腹水

对于肝硬化 PHT 所致的顽固性腹水,一线治疗为病因治疗、合理应用螺内酯、呋塞米等利尿剂。覆膜支架 TIPS 能迅速增加有效血容量,显著改善尿钠排泄和血肌酐水平,并改善患者蛋白质代谢和营养状态,从而抵消部分肝硬化腹水的形成机制。2019 年,中国《肝硬化腹水及相关并发症的诊疗指南》推荐 TIPS 作为顽固性腹水的二线治疗。但到目前为止,仍缺乏足够的关于 TIPS 对顽固性腹水患者生存益处的证据。近期一项 RCT 研究显示,相比于腹腔穿刺抽液,TIPS 能改善 1 年无肝移植生存率、降低 PHT 相关出血;另一项进行倾向性匹配的观察性研究显示,TIPS 能改善 1 年生存率,但未能改善长期生存率。因此,TIPS 应作为需要定期腹腔穿刺频繁住院或等待行肝移植患者的过渡疗法。

3. 门静脉血栓

虽然 TIPS 是否应该作为门静脉血栓(portal vein thrombosis,PVT)的适应证还存在争议,但随着影像技术的进步和操作经验的积累,PVT 已不再是 TIPS 的禁忌证。多项研究显示,TIPS 对于 PVT 是可行的,TIPS 能开通门静脉,控制血栓及其并发症进展。即使是曾被认为是 TIPS 绝对禁忌证的门静脉海绵样变性患者,国内也有研究报道 TIPS 手术成功率可达 60% 以上;而对于广泛门静脉海绵样变,TIPS 可能是唯一有效的治疗方法,因此尽管手术成功率不高,仍应积极尝试。但由于 TIPS 操作具有有创性,目前 PVT 的一线治疗主要为药物抗凝,首选低分子肝素和华法林。而对于有抗凝治疗禁忌证或 TIPS 适应证(消化道出血、顽固性腹水)的患者,可优先考虑行 TIPS。有证据显示,对于 PVT 伴消化道出血的患者,TIPS 在预防再出血方面优于药物联合内镜治疗,且不会增加 HE 发生率。2019 年《中国门静脉高压经颈静脉肝内门体分流术临床实践指南》建议,对于肝硬化合并 PVT,TIPS 应作为食管静脉曲张出血二级预防的一线方案。同时,对于等待肝移植的 PVT 患者,TIPS 可以开通门静脉并维持其通畅,从而减少肝移植术后并发症。

(二) 球囊阻塞逆行曲张静脉闭塞术

球囊阻塞逆行曲张静脉闭塞术(balloon-occluded retrograde transvenous obliteration,BRTO)是一种主要治疗 PHT 伴胃静脉曲张(gastric varices,GV)的介入操作,对于存在胃 - 肾分流或脾 - 肾分流的患者有明显优势。由于胃底静脉曲张出血(gastric varices bleeding,GVB)较食管静脉曲张破裂出血(esophageal varices bleeding,EVB)更易发生且更严重,因此不少学者认为降低门静脉压力同时栓塞曲张静脉的效果可能优于单纯降压治疗。BRTO 通过将球囊导管经股静脉插入胃肾或胃腔分流道的流出端，充盈球囊以阻塞血液流动，随后注射硬化剂以消除静脉曲张。BRTO 和 TIPS 是目前治疗 GV 的主要介入操作，但由于 BRTO 没有建立肝内分流道，因此发生 TIPS 手术并发症（肝性脑病、心功能不全等）的概率较低，且 BRTO 术后不影响肝功能，故可用于肝功能较差、不耐受 TIPS 手术的患者。

目前关于 BRTO 的高质量研究仍不多，2016 年一项 meta 分析纳入了 5 项比较 TIPS 与 BRTO 的研究，结果显示与 TIPS 相比，BRTO 的再出血率（22.79% *vs.* 7.43%）和肝性脑病发生率（29.79% *vs.* 1.43%）更低，而手术成功率、手术相关并发症发生率无差异；另一项研究显示，对于行 BRTO 的胃底静脉曲张患者，1、3、5 年总生存率可分别达 91%、76%、72%。虽然多项研究报道 BRTO 可以获得与 TIPS 相当或更佳的治疗效果，但 BRTO 存在加重门静脉高压、引发相关并发症等风险，因此其应用及适应证仍存在一定争议。目前国内 TIPS 指南建议将 TIPS 和 / 或 BRTO 作为预防胃底静脉曲张（GOV2 和 IGV1）再出血的首选治疗方案。

随着对 BRTO 术研究的深入，许多学者在传统 BRTO 的基础上进行技术改良。一项国内研究报道了使用聚桂醇泡沫硬化的 BRTO 技术，这种使用新硬化剂的 BRTO 技术成功率达 96.9%，无严重并发症发生，且硬化剂的使用量远低于传统操作。熊斌教授团队也在传统 BRTO 技术上进行改进：将 BRTO 与 TIPS 同时进行，首先逆行性置入球囊导管用于阻断胃 - 肾分流道，同时顺行性经 TIPS 导管注入氰基丙烯酸酯，通过调节球囊大小改变血流速度，从而控制氰基丙烯酸酯在 GV 中的分布。相比于传统 BRTO 术，该改良术式更便利，因为栓塞 GV 和 TIPS 术可同步进行，且术后球囊导管可立即取出而不需要留置较长时间。并将这种改良术式称为球囊导管辅助下顺行性经静脉栓塞术（balloon-assisted antegrade transvenous obliteration，BAATO），并发表了相关研究成果。在该项研究中，对 15 例胃底静脉曲张患者（GOV2 或 IGV1）行 BAATO+TIPS 治疗，手术成功率达 100%，术后 1 周，所有患者的曲张静脉均消失，腹水和门静脉血栓均显著改善，但有 13% 的患者发生肝性脑病；虽然样本量较小，但以上结果初步证实了该改良术式的安全性和有效性。此外，多项研究也报道了 BRTO 的改良术式能获得比传统术式更好的疗效，但这些新术式的应用还需要进行大量临床实践证明。

（三）经皮经肝静脉曲张栓塞术

经皮经肝静脉曲张栓塞术（percutaneous transhepatic variceal embolization，PTVE）是在超声引导下经皮肝脏穿刺进入门静脉分支，进行造影以了解门静脉走行和分布，再经导管置入弹簧圈或注入组织胶，栓塞胃冠状静脉从而阻断根部血流。传统的栓塞材料包括氰基丙烯酸酯和钢圈，近年来报道的新型栓塞材料 2- 辛基氰基丙烯酸酯（2-OCA）改良后 PTVE 可实现对曲张静脉的广泛和永久性闭塞；且 2-OCA 不易进入体循环，减少了异位栓塞的发生。随着内镜技术和 TIPS、BRTO 等操作的发展，以及受到适应证窄、并发症严重等限制，PTVE 的临床应用逐渐减少。有研究比较 TIPS 和 PTVE 治疗食管胃底静脉曲张出血的疗效，发现 TIPS 操作更安全，再出血率更低，术后中远期对肝功能影响较小。因此，PTVE 不作为门静脉高压的首选治疗，可作为内镜治疗失败的胃底静脉曲张出血患者的补充治疗，且常需联合部分脾动脉栓塞术以获得更好的疗效。

（四）部分脾动脉栓塞术

部分脾动脉栓塞术（partial splenic embolization，PSE）通过介入栓塞脾脏供血动脉致部分脾脏液化坏死，减少了脾实质对外周血细胞的破坏，从而改善脾大及脾功能亢进。但 PSE 是否能降低门静脉压力尚存在争议。因此，近年来常将 PSE 作为辅助手段联合其他操作进行治疗。一项比较单纯 TIPS 与 TIPS 联合 PSE 治疗静脉曲张出血的研究发现，TIPS 联合 PSE 能增加支架的长期通畅率，但对生存率无显著改善；另一项回顾性研究比较了 PTVE 联合 PSE 与单纯 PTVE 治疗食管静脉曲张急性大出血的效果，发现 PTVE 联合 PSE 不仅能长期改善脾功能亢进，还能降低再出血率、腹水及门静脉高压性胃病发生率；此外，对于 HCC 合并脾亢的患者，也有报道认为 TACE 联合 PSE 的疗效优于单纯 TACE 治疗，这可能与 PSE 改善血细胞数，增加患者对化疗药物的耐受能力有关。但由于部分患者行 PSE 后会发生明显疼痛、脾脓肿及急性肝衰竭等严重并发症，故 PSE 目前仍作为脾功能亢进的二线治疗方案。

四、肝癌伴门静脉癌栓的介入治疗

（一）概述

由于肝细胞癌（HCC）的生物学特性和肝脏解剖学特点，HCC易侵犯肝内脉管系统尤其是门静脉系统，形成门静脉癌栓（portal vein tumor thrombus，PVTT）。HCC患者初诊时PVTT发生率为10%~40%，尸检中检出率高达44%~62.2%。PVTT可造成肿瘤肝内播散、手术切除后早期复发；主干和较大分支PVTT可引起门静脉血流回流受阻，造成肝功能损害、黄疸、顽固性腹水，食管胃底静脉曲张和上消化道出血等并发症，因此，PVTT是影响HCC预后的关键因素之一。根据HCC的巴塞罗那肝癌临床分期（Barcelona Clinic Liver Cancer，BCLC）和中国肝癌临床分期（China liver cancer staging，CNLC），HCC伴PVTT患者分别属BCLC C期和CNLC Ⅲa期，患者总体预后较差，HCC伴主干PVTT患者中位生存期仅为2.7~4个月。

根据PVTT侵犯门静脉范围，PVTT分型标准主要有日本Vp分型和中国程树群教授提出的程氏分型。Vp分型分为5型：Vp0型，无门静脉癌栓；Vp1型，癌栓侵犯门静脉二级以下分支；Vp2型，癌栓侵犯门静脉二级分支；Vp3型，癌栓侵犯门静脉一级分支；Vp4型，癌栓侵犯门静脉主干或延伸至对侧肝叶门静脉分支。程氏分型分4型：Ⅰ型，癌栓侵犯肝叶或肝段的门静脉分支，术后病理学诊断微血管癌栓为Ⅰ0型；Ⅱ型，癌栓侵犯至门静脉左支或右支；Ⅲ型，癌栓侵犯至门静脉主干；Ⅳ型，癌栓侵犯至肠系膜上静脉。PVTT分型与患者治疗方法选择及预后密切相关。

HCC伴PVTT患者疾病严重程度不一，东西方国家的治疗策略也差异巨大。西方国家（北美和欧洲等）常采用BCLC分期和治疗策略，HCC伴PVTT患者推荐采用分子靶向药物治疗，其中一线药物为索拉非尼、仑伐替尼，二线药物为瑞戈非尼。SHARP试验中HCC伴PVTT亚组分析显示，索拉非尼组患者中位生存期和TTP时间分别为8.1个月和4.1个月，而安慰剂组分别为4.9个月和2.7个月，Orient试验也得出类似结果。东方国家（中国、日本和韩国等）除采用分子靶向药物治疗外，还有经血管内介入治疗、外科手术、放射治疗等。我国HCC患者发现时大多属中晚期，BCLC C期患者约占55%，多合并PVTT。针对这一临床棘手的难题，我国从事肝癌微创介入治疗的学者进行了多项技术创新，并广泛用于临床，进一步提高了HCC伴PVTT治疗疗效。

（二）HCC伴PVTT的微创介入治疗

1. 动脉内介入治疗

(1) 经动脉化疗栓塞：TACE治疗包括cTACE和DEB-TACE，常用的栓塞剂包括带有化疗药物的碘化油乳剂、明胶海绵颗粒、空白微球和药物洗脱微球等。两项韩国的研究表明，TACE治疗伴节段性PVTT的HCC患者，中位生存时间为10.7~15.5个月。最近的临床研究及一项包含了1 601例伴PVTT的HCC患者的荟萃分析表明，与保守治疗相比，TACE能够显著增加6个月和1年生存率。TACE疗效与患者肝功能分级、PVTT分型以及TACE治疗应答等密切相关。

(2) 经动脉放射栓塞：TRAE治疗时放射性微球可在HCC和PVTT局部选择性聚集，放射性核素发出高能量的射线持续近距离照射从而控制肿瘤和PVTT生长。TARE最常用的材料为钇-90（^{90}Y）放射性微球，有玻璃微球（TheraSphere®）和树脂微球（SIR-Sphere®）两种，它能发射纯β射线，最高能量达2.27兆电子伏特（MeV），平均0.936 7MeV，半衰期为64.1h；在组织中最大穿透为11mm，平均为2.5mm。^{90}Y微球粒径为20~60μm，明显小于传统TACE常用颗粒栓塞剂粒径（100~900μm）。因此，它对肝脏血管栓塞效应和血流动力学改变明显轻于TACE，可用于不适合TACE治疗的HCC伴PVTT患者。临床研究表明，^{90}Y微球治疗HCC伴PVTT患者中位生存期为7.2~13个月。影响TRAE的关键因素有肝功能分级、PVTT分型等，肝功能Child-Pugh A级伴分支PVTT患者中位生存期可达16.6个月，而Child-Pugh B级伴主干PVTT患者中位生存期则下降至4.5个月。

与标准治疗索拉非尼的前瞻性随机对照研究显示，TRAE组为8.8个月，索拉非尼组为5.4个月，提示 TRAE 疗效优于索拉非尼。近期两项多中心随机对照研究（SIRveNIB、SARAH）显示，TARE 与索拉非尼患者中位生存期相当，但 ≥3 级的不良事件发生率 TRAE 较索拉非尼更少（SIRveNIB 研究，27.7% *vs.* 50.6%），患者的耐受性更佳（SARAH 研究）。因此，欧洲和美国将 TRAE 作为 HCC 伴 PVTT 的替代治疗方法。

（3）肝动脉灌注化疗：前瞻性随机对照研究显示，与 BCLC 推荐的标准治疗索拉非尼相比，HAIC 治疗 HCC 伴 PVTT 的疗效明显提高，患者总生存期延长 7.5~7.7 个月、TTP 时间延长 1.7 个月。HAIC 联合索拉非尼治疗与单纯索拉非尼的前瞻性随机对照研究显示，联合治疗组患者中位生存期明显延长了 5.2 个月（13.37 个月 *vs* 7.13 个月），中位 PFS 延长了 4.4 个月（7.04 个月 *vs.* 2.6 个月）。此外，HAIC 联合放疗，或联合免疫治疗似乎具有更多的生存获益，但仍需随机对照研究进一步证实。

2. 多种微创介入方法的联合治疗

为进一步提高 HCC 伴 PVTT 患者疗效，常需采用多种微创介入方法的综合治疗。目前，微创介入方法联合治疗主要针对 HCC、PVTT 的局部控制和门静脉支架复通门静脉血流等。

（1）TACE 联合 ^{125}I 粒子植入：与单纯 TACE 治疗相比，TACE 联合碘 -125 粒子植入可有效控制 PVTT 生长，明显提高 HCC 伴 PVTT 疗效。近期一项包含 8 项研究、1 098 例患者的荟萃分析表明，联合碘 -125 粒子植入的 TACE 可显著改善 PVTT 患者的客观缓解率和 1 年累积生存率，此外亚组分析显示，使用超过 110Gy 的碘 -125 粒子剂量能取得更好的治疗效果。

一项纳入了 123 例患者的前瞻性多中心随机对照研究结果显示，与 TACE 联合索拉非尼治疗相比，TACE 联合碘 -125 粒子植入治疗能够显著延长 HCC 伴Ⅱ型门静脉癌栓患者的 OS，并且两组的 ORR 差异具有统计学意义。进一步亚组分析显示 TACE 联合碘 -125 粒子植入治疗改善 HCC 伴Ⅱa 型门静脉癌栓患者的生存期更加显著。

（2）TACE 联合门静脉支架置放：对主干和一级分支 PVTT 患者，在治疗肝肿瘤的同时，如何及时、有效复通门静脉向肝血流是提高疗效的关键。门静脉支架置放可有效解除 PVTT 所致机械性梗阻，复通门静脉主干或一级分支血流，有利于保护患者肝功能、降低门静脉压力，减少上消化道出血概率，为后续 TACE 创造条件。复旦大学附属中山医院在国内最早采用 TACE 联合门静脉支架置放治疗 HCC 伴 PVTT，疗效显著。临床研究结果显示，患者门静脉压力明显下降，60 天、180 天、360 天和 720 天支架累积通畅率分别为 98.1%，71.0%，52.6%，42.1%；60 天、180 天、360 天和 720 天累积生存率分别为 74.1%，27.1%，17.2% 和 13.8%。

在 TACE 联合门静脉支架置放基础上联合三维适形放射治疗可进一步提高疗效，一项回顾性对照研究结果显示，采用 TACE 联合门静脉支架和三维适形放射治疗的 60 天、180 天和 360 天的支架累积通畅率分别为 93.3%、62.2%、34.6%，明显优于 TACE+ 门静脉支架组的 58.6%、21.7% 和 10.8%；TACE 联合门静脉支架和三维适形放射治疗患者的 60 天、180 天和 360 天的累积生存率分别为 93.8%、81.3% 和 32.5%，也明显优于 TACE 联合门静脉支架组的 86.2%、13.8% 和 6.9%。

（3）TACE 联合门静脉支架和 ^{125}I 粒子条治疗：复旦大学附属中山医院在国内外首创碘 -125 粒子条治疗 HCC 伴 PVTT，并开展了实验研究和一系列 TACE 联合门静脉支架和碘 -125 粒子条治疗 HCC 合并主干 PVTT 的临床研究。实验研究表明，碘 -125 粒子条治疗 VX-2 兔植入性 PVTT 可以减少肿瘤细胞增殖，促进其凋亡，减少 PVTT 造成的肝内转移，延长生存时间。早期临床研究表明，32 例 HCC 伴主干 PVTT 患者采用 TACE 治疗联合门静脉内支架和碘 -125 粒子条植入治疗安全有效，肿瘤客观有效率（CR+PR）为 37.5%，90 天、180 天和 360 天支架累积通畅率分别为 96.7%、83.4% 和 83.4%，90 天、180 天和 360 天患者累积生存率分别为 96.4%、67.4% 和 39.3%。相似地，孙军辉等对 34 例接受门静脉支架联合碘 -125 粒子条植入序贯 TACE 治疗的 HCC 合并 PVTT 患者的资料进行了回顾性分析，研究结果显示，90 天、180 天和 360 天患者累积生存率分别为 94.1%、61.8%、32.4%，支架通畅率分别为 97.1%、76.9%、29.4%，并且无操作相关不良反应。

上海交通大学医学院附属仁济医院沈加林教授团队的最新研究结果表明，门静脉支架内植入碘-125粒子条的中位支架通畅时间明显高于支架外植入碘-125粒子条(12个月 vs. 9个月),且差异具有统计学意义。并且门静脉支架内植入碘-125粒子条组的中位生存时间要优于门静脉支架外植入碘-125粒子条组(13个月 *vs.* 12个月)。

与TACE联合门静脉支架和三维适形放疗相比,TACE联合门静脉支架和碘-125粒子条治疗也能更好的延长患者中位生存期、中位肿瘤无进展生存期和支架通畅时间。一项回顾性对照研究结果显示,123例肝癌伴主干PVTT患者采用TACE联合门静脉支架和碘-125粒子条治疗后,患者中位生存期为11.7个月,中位肿瘤无进展生存期为5.3个月,门静脉支架中位通畅期为10.3个月;53例TACE联合门静脉支架、三维适形放疗的患者中位生存期为9.5个月,中位肿瘤无进展生存期为4.4个月,门静脉支架中位通畅期为8.7个月。

(4)TACE联合碘-125粒子门静脉支架治疗:碘-125粒子支架系统可起到开通门静脉血流和治疗PVTT的双重效果。目前,一项由东南大学附属中大医院滕皋军院士团队牵头的前瞻性多中心随机对照研究结果表明,与索拉非尼联合TACE相比,碘-125粒子门静脉支架联合TACE治疗在延长HCC伴Vp4型PVTT患者的OS方面显示出更好的效果。该研究共纳入了105例患者,其中51例患者接受了碘-125粒子门静脉支架置入联合TACE治疗,其中位支架通畅时间为7.2个月,中位OS为9.9个月,另外54例患者接受索拉非尼联合TACE治疗,中位OS为6.3个月,两组OS差异具有统计学意义。另外,两组的疾病控制率分别为86%、67%,差异同样具有统计学意义,且两组不良事件发生率相当,无明显差异。

3. 多学科综合治疗协作组和个体化综合治疗

由于肝内肿瘤情况不同以及PVTT累及范围不同,HCC伴PVTT患者的疾病异质性巨大。目前临床治疗手段多样,包括外科手术切除、外放疗、介入微创治疗和分子靶向药物等。因此,需要对该部分患者采取MDT和个体化的综合治疗,以求达到最佳的治疗效果。

全国肝癌合并癌栓诊治研究协作组根据患者肝功能状态、肝肿瘤可切除性和PVTT分型,制定了HCC伴PVTT诊治路线图。简而言之,①对肝功能Child-Pugh A级、肝肿瘤可切除患者,PVTT为Ⅰ/Ⅱ型和部分Ⅲ型患者推荐外科手术切除加术后辅助性TACE,部分Ⅲ型患者还可采用针对PVTT的放疗加TACE转化后行外科手术,Ⅳ型患者行放疗和/或系统化疗。②对肝功能Child-Pugh A级,肝肿瘤不可切除的患者,PVTT为Ⅰ~Ⅲ型推荐放疗加TACE和/或局部治疗,Ⅳ型患者行放疗加系统化疗。③对肝功能Child-Pugh A级伴远处转移患者推荐采用系统治疗或加局部治疗。④对肝功能Child-Pugh B级,PVTT Ⅰ/Ⅱ型患者推荐系统化疗或加局部治疗,PVTT Ⅲ/Ⅳ型患者采用对症支持治疗;⑤对肝功能Child-Pugh C级患者,无论PVTT分型如何均推荐对症支持治疗。⑥对肝功能Child-Pugh A/B级患者,无论PVTT分型如何,均可推荐分子靶向药物(索拉非尼、仑伐替尼和瑞戈非尼等)治疗。⑦免疫检查点抑制剂(immune checkpoint inhibitor,ICI)治疗,尤其是针对程序性细胞死亡1(programmed cell death-1,PD-1)/程序性细胞死亡配体1(programmed cell death ligand-1,PD-L1)途径的抗体,现已成为旨在改善肝癌患者的反应和生存率的多种联合治疗方案的基础,其与分子靶向药物联合使用的疗效已被多项研究证实超过单药使用的效果。

(熊 斌 刘 嵘 司同国)

第十一节 肝癌微创介入治疗与MDT

一、MDT模式的发展历程和现状

MDT模式最早是1995年由英格兰和威尔士的首席医学专家Calman和Hine在《癌症诊疗政策大

纲》白皮书中首次明确提出的，推荐 MDT 作为癌症诊疗的基本策略。随后十年，以 MDT 模式进行肿瘤诊治的患者比例从 20% 上升到超过 80%。2007 年英国颁布关于肿瘤治疗 MDT 模式的法律文件，规定每一位肿瘤患者首先需要经过 MDT 综合诊断。2009 年欧盟委员会成立欧洲抗癌行动合作组织，以文件形式确定 MDT 是肿瘤治疗组织的关键组成部分。2011 年中国肿瘤专科医院相关评审规定也对 MDT 诊疗模式的组建和持续改进提出了具体可行的要求，同年我国卫生部发布《原发性肝癌诊疗规范》明确给出了肝癌 MDT 模式的建议。2017 年，国家卫生和计划生育委员会发布《原发性肝癌诊疗规范(2017 版)》，明确中国特色肝癌分期并推荐多学科综合治疗建议。目前已颁布 MDT 治疗指南的国家包括了美国、中国、英国、法国、意大利等十几个国家，部分国家将 MDT 作为强制标准实施，且政府为 MDT 实施提供资金支持。

在肝癌领域，MDT 模式的实施为肝癌患者带来诸多临床获益。多篇文章指出 MDT 模式有助于医疗资源共享，实现肝癌的早诊断早治疗，节省医疗支出，实现肝癌患者的最优个体化综合治疗。在肝癌诊断方面，得克萨斯大学西南医学中心研究发现，与常规诊疗模式相比，MDT 模式能显著增加早期肝癌的确诊比例，明显缩短肝癌患者治疗等待的时间，显著延长肝癌患者的生存期。

二、肝癌 MDT 管理模式和多学科联合治疗

(一) 肝癌病情的复杂性和治疗方法的多样化需要多学科联合治疗

肝癌的病情复杂，影响预后的关键因素众多，目前国际上存在多个肝癌临床分期，至今仍然没有一个公认可行的肝癌临床分期，临床分期的不能统一给肝癌临床研究和临床指引带来了极大的困难。

肝切除术是目前疗效最好的治疗方法，但肝癌的手术治疗效果难以满意，即使是近二十多年肝脏外科技术有很大的提高，小肝癌切除术后的 5 年生存率一直徘徊在 50%~60%，小肝癌根治性切除术后的 5 年复发率仍高达 43.5%，因此外科手段极其需要联合其他不同学科的治疗手段，来降低复发率、提高生存率。

近十多年来，以射频消融为代表的非切除性治疗手段快速发展，非切除性手术治疗(包括消融治疗、血管介入治疗等)肝癌的疗效接近甚至在某些病例中等同于手术切除，以前只能采取手术切除的部分肝癌患者可以选择非手术切除的方式进行治疗，且患者的生存期和生活质量得到保证和提高。临床上这部分病例需要在手术切除还是非切除手术治疗之间进行权衡和评估，这就需要进行多个学科联合会诊为患者制订合理可行的治疗方案。

即使是早期肝癌，亦是全身性疾病的局部表现；中晚期肝癌更是一个涉及整个肝脏和全身机体的病变，需要兼顾肝脏功能的保护和进行全身性药物治疗，这包括了抗病毒、抗炎、护肝、化疗、靶向药物治疗、免疫生物治疗等，因此，肝癌病人的治疗绝对不是一个学科能够解决的。

以上问题表明，肝癌的治疗极其复杂，与其他常见恶性肿瘤相比，肝癌治疗存在更多的困难亟须解决。大多数肝癌病人往往是“一人三病”，医生在治疗肝癌过程中既要考虑如何杀灭肿瘤，也要关注肝功能的保护和抗病毒治疗。影响肝癌预后的因素众多以及治疗手段的多样化，更是使得肝癌的临床分期和治疗指南难以合理系统地制订和施行。在这种状况下，充分考虑个体因素的肝癌规范化治疗非常重要，而肝癌多学科 MDT 团队的建立与管理模式的推行，既是肿瘤治疗的国际发展趋势，更是有效实行肝癌规范化治疗和多学科联合治疗的重要保证。

(二) 单一学科治疗模式的不足和缺陷

肝癌综合治疗方面的临床研究在近十多年中已取得了较大的进展，但肝癌总体 5 年生存率仍不足 5%。肝癌现有的治疗方法包括外科手术、血管性介入、局部治疗(射频、微波、冷冻等)、生物治疗、靶向药物治疗、化疗、放疗、中医中药等。单一手段的疗效已经进入平台，如肝癌以手术切除疗效最好，但术后的高复发率必须联合其他手段才能进一步降低。介入治疗手段已普遍应用于中晚期肝癌的治疗，近期疗效较好，但单一的手段难以使肿瘤完全坏死以及解决侧支供血和肝功能损害等问题，远期疗效不尽如人意。

肝癌治疗尚缺乏统一的临床分期与指南，治疗方法众多，而能够收治肝癌患者的临床科室有肝胆外科、普外科、移植科、放射科（影像科）、介入科、超声科、肿瘤（内、外）科、肝病内科、消化内科、传染科、放疗科、生物治疗科、中医科等。由于我国现有医疗体制的局限性，不同科室之间缺乏良好的沟通合作渠道，各学科间对彼此技术的更新发展缺乏深入了解，不同治疗方法的适应证存在交叉重叠，以及经济利益驱使等原因，造成部分肝癌患者长期在单一专科反复接受单一手段的治疗，难以得到合理的联合治疗，这也不利于多学科交叉研究的开展。

因此，肝癌迫切需要建立个体化多学科诊疗（MDT）模式，该模式必须以高级别的循证医学作为依据，推动地区行业规范的制定。通过逐步建立和推广的肝癌 MDT 规范，进一步提高肝癌患者的疗效，在保证疗效的同时注重治疗手段的安全性和微创性，避免过度治疗造成的资源浪费。

（三）MDT 模式已成为国际肝癌管理的重要组成部分

目前，肿瘤的 MDT 模式已成为肿瘤治疗的国际趋势，英国将 MDT 模式作为强制标准进行推行，在其他欧美国家，MDT 模式已成为医院医疗体系的重要组成部分，可为肿瘤患者提供最佳的个体化诊疗方案及高质量的医疗服务。国际一些肝病协会、医疗机构如意大利肝脏研究协会等，已发表多学科肝癌管理共识、意见或方案，这些共识或方案根据循证医学证据和专家讨论制定，在临床实践中指导治疗，实现肝癌综合管理的规范化与个体化。

（四）MDT 模式不仅利于患者治疗，而且可提高医疗机构的整体治疗水平

国外 MDT 经验表明，MDT 模式可显著延长患者的生存时间，使更多患者获得早诊早治的机会。旧金山退伍军人事务医疗中心（Veterans Affairs Medical Center）报道了建立肝癌 MDT 团队后，进行外科治疗的患者是 MDT 建立之前的 2 倍，更多的患者在肝癌更早的阶段被诊断和治疗（$P<0.000\ 1$），患者生存时间与随访时间也显著延长。

MDT 团队在临床实践中，通过各个专业医生的交流与讨论，判断哪种手段更适合患者作为首次治疗方法，以及后续的治疗是选择单一治疗手段或多个治疗手段的联合治疗。在治疗过程中，严密观察治疗反应和疾病进展，及时调整治疗方案。团队成员定期进行经验和信息的交流，持续跟踪肝癌相关循证指南或文献，制定并不断完善规范化和个体化诊疗方案。MDT 模式建立会诊和病例讨论制度，有利于团队成员扩展专业知识，获得宝贵的临床经验。

三、肝癌 MDT 团队的建立与实施方案

（一）MDT 团队的责任和义务

1. 实现肝癌多个学科联合的综合治疗，避免单一学科治疗的局限性。

2. 提供多学科一站式的医疗服务，让患者同时得到多个学科专家的共同联合会诊，制定科学、合理的个体化治疗方案。

3. 通过合理多学科综合治疗降低费用，实现“以病人为中心”，提高肝癌治愈率，延长患者生存期，改善生活质量。

4. 促进不同学科交流，有利于提高各个学科的诊治水平，并以多学科团队为平台开展高质量的临床研究。

5. 由 MDT 团队共同商讨制订肝癌的治疗原则，并定期修订更为合理、客观并操作性较强的临床指南。

6. 建立区域性的肝癌诊疗中心和人才培养基地，推广肿瘤多学科 MDT 诊治模式。

（二）MDT 团队的运行及管理

MDT 团队由各医院医疗行政主管部门和指定的 MDT 团队负责人共同管理。MDT 团队的运行及管理，都应遵从“三要三不要”原则，即三要：要以病人为中心；要以疗效为目的；要以循证医学为依据。三不要：不要以自己一技之长决定病人的治疗方案；不要过多地单一治疗；不要因经济因素来决定治疗方案。

在共同遵守以上原则的前提下MDT团队的日常工作可通过以下多种方式来实施。

1. 多学科会诊　这是最为常用的、有效的MDT运行方式，要点是需要相对固定的各学科专家，由专人收集病例，组织定期会诊，但可执行的病例数有限。

2. 共同查房涉及肝癌治疗的各个科室专家相互参与对方学科的查房，针对典型病例进行讨论，提出具体化建议和必要的转诊、联合治疗方案，增加患者依从性。

3. 病例讨论　包括病例回顾分析，利于不同学科间交流及总结经验。

4. 学术会议与研讨　通过学术交流与专家讨论，共同制定规范与共识，如《原发性肝癌单病种诊疗规范》等。

5. 科研课题合作，人员交流与培训　如深入开展多中心临床研究。

（三）肝癌MDT团队的主导及制度保证

肝癌MDT团队的主导，国内外均存在不同方式。

1. 外科主导　由于外科治疗是目前肝癌最佳的治疗方式，因此国内外大多数中心的肝癌MDT均由外科作为团队主导，其他学科为外科治疗提出补充和序贯治疗方案。

2. 内科主导　该方式的代表是西班牙巴塞罗那大学肝癌研究中心，由于肝癌的各种治疗方式都需要内科治疗的保障，且内科医生更为强调循证医学原则，相对客观和公正，由内科医生组织其他学科制定治疗方案，进行必要的手术和治疗操作，患者则由内科医生管理和随访。

3. 介入科主导　由于我国大多数肝癌患者确诊时已无手术治疗指征，介入治疗在肝癌的治疗中占很大比例，而介入治疗在肝癌综合治疗中常常需要联合其他治疗手段，国内部分中心的MDT团队由介入科医生主导。在我国，由于部分介入科医生培训过程为影像科背景，临床思维相对局限，应注意避免过度强调介入治疗的重要性，应与外科密切合作，避免错失最佳手术根治机会，强调按规范的、循证医学的原则进行。

MDT团队的运行制度应由医院层面确立，肿瘤的多学科团队管理制度应成为医院的常规医疗管理制度之一，由医疗行政管理部门负责监督，强制性执行。MDT团队运行中的质量管理由医院的医疗行政管理部门组织MDT团队成员负责实施。

（四）肝癌MDT团队建立的方式

根据国内外MDT设立的模式和我国肝癌临床治疗的现状，目前我国肝癌MDT团队有两种模式可供参考：一是联邦制模式，将集中各种肝癌主要治疗手段于同一科室或者同一中心的集中型结构；二是邦联制模式，即肝癌的各个治疗方式归属于相应的不同学科，通过建立多学科MDT制度，成立MDT团队的分散型结构。

联邦制模式适用于肿瘤专科医院或具备相应条件及一定MDT基础的医院，建立以病种为主线的综合型肝胆肿瘤治疗科室，其中同时配备外科、介入、消融、肿瘤科（含放疗、化疗）专业的医生，或由多名经培训后同时具备外科、放射或介入技术等上岗证的医生组成。MDT病例讨论是该类团队的常态工作模式，可以参与会诊及讨论的患者例数多，该模式有利于患者联合序贯治疗方案的制定及跟进，也可较好地保证患者的依从性，便于总结及临床研究的开展。但该模式的建立需要配备相应的人员及场地、设施等，需要医院在体制上的大力支持。

邦联制模式适用于综合性医院或MDT模式组建初期的医院，一般由肝胆外科医生或单病种首席专家担任召集人，同时邀请介入、消融、肿瘤学、影像学、病理学等相关专业的专家组成相对稳定的MDT团队，定期召开MDT会诊及病例讨论，对各个学科所收集的较为复杂、疑难的病例进行集中分析讨论，形成初步诊疗建议，然后由首诊医生负责联系相关科室，协调安排患者的后续治疗。优点是组建容易，缺点是组织相对分散，可直接参加MDT会诊的患者例数有限，且患者管理及依从性较难保证。

国内外大多数肿瘤治疗MDT模式均是采取“邦联制模式”，也就是肿瘤的MDT多学科会诊制度。在我国肝癌MDT团队的运行情况远远不如肺癌、大肠癌等其他恶性肿瘤，这可能是肝癌治疗涉及的学科较多，各种方法的治疗适应证相互重叠，疗效相近等原因。根据我国医疗现状的特殊性，有些医院采用以外科为基础，联合肝癌的介入、消融和药物等治疗方法，建立多学科手段于同一科室（或中心）的“联邦制模式”肝癌多学科治疗中心，以便对不同治疗手段的合理选择和实施肝癌多种方法的联合治疗。无论何种模式，均可通过多学科之间的深入交流与紧密合作，实现肝癌诊疗理论、技术和经验的全面融合，从而为每一位肝癌患者提供最佳的个体化诊疗方案及高质量的医疗服务。这种模式使患者获得最佳诊疗效果的同时，还能有效避免医疗资源浪费，使社会和病患获益最大化。

（五）肝癌 MDT 团队可能面对的服务对象

MDT 团队所面对的服务对象应该是需要多学科会诊和治疗的肝癌病人，显然，并不是每一个病人均需要接受多学科会诊和讨论的。一般来说，诊断明确，治疗适应证明确，治疗效果好的病例可不需要 MDT 会诊，如肝内孤立性病灶，肿瘤包膜清楚可行手术切除；肿瘤直径小于 3cm，位于肝实质内可行射频消融治疗等。必须进行 MDT 会诊的应该是单一治疗效果不满意、需要进行其他方法联合治疗的病例，如以下情况：

1. 预计可手术切除，但肿瘤多发（多于 2 个）、门静脉癌栓、余肝不足，或者预计不能达到根治性切除标准的肝癌。
2. 手术切除或者肝移植后复发的病例。
3. 首次行 TACE 治疗后疗效不佳（肿瘤继续增大、碘化油沉积不理想、血管变异、肿瘤乏血管型等）。
4. TACE 等综合治疗后预计可行手术切除的病例。
5. TACE 等手段治疗后仍有控制不理想的病灶，包括脉管癌栓和远处转移病灶。
6. 小肝癌经两次射频消融仍不完全，消融治疗后局部复发、肝内复发和转移。
7. 靶向药物治疗效果不佳，肿瘤仍然继续增大，或者肝内病灶未能完全控制。

总之，肝癌多学科联合 / 综合治疗是目前肝癌管理的方向和趋势，国内在这一方面做得还不足，需要更多的实践和经验积累，以建立完善的统一医疗管理及综合医疗服务体系。

（朱康顺　郭永建）

第十二节　胆道恶性肿瘤

一、概述

胆道恶性肿瘤（biliary tract cancer，BTC）是指起源于胆道树的多种恶性肿瘤，包括胆管癌（cholangiocarcinoma，CCA）和胆囊癌（gallbladder cancer），而胆管癌根据解剖位置的不同可分为肝内胆管癌（intrahepatic cholangiocarcinoma，iCCA）、肝门胆管癌（perihilar cholangiocarcinoma，pCCA）和远端胆管癌（distal cholangiocarcinoma，dCCA）。iCCA 起源二级胆管以上的胆道树；dCCA 起源于胆囊管以远的胆管；pCCA 则起源于胆囊管和二级胆管之间的肝门胆管。既往胆管癌的分类比较混乱，之前版本的国际疾病分类（International Classification of Diseases，ICD）系统对 pCCA 没有独立编码，上一版本的 ICD-Oncology（ICD-O）系统也将 pCCA 交叉关联到 iCCA 或 eCCA；过去采用 Klatskin tumor 命名 pCCA 不再推荐使用。同时 iCCA 临床上经常被误诊为起源不明癌症（cancer of un-known primary，CUP）、HCC 或混合型 HCC-iCCA。随着胆道肿瘤研究和专家共识的达成，2021 年新版 ICD-11 疾病编码系统和 ICD-O-4 肿瘤编码系统均将胆管癌分为 iCCA、pCCA 和 dCCA，并有独立的编码。

胆道恶性肿瘤被认为是异质性很高的一组恶性肿瘤，不同的起源部位、危险因素、基因易感性、发病机制，导致不同的基因组学、表观遗传学、病理和分子特征的差别，并且早期无特殊的临床症状，发现时往往分期很晚，预后很差，缺少特别有效的治疗手段。

胆管癌年龄标化发病率呈现明显的地域差异，全球最主要的高发地区为东方国家，如中国、韩国、泰国等东亚国家，泰国东北部发病率最高，高达 85/100 000，其次是韩国和中国的部分区域，为 7.6/100 000~8.7/100 000；加拿大和美国等发达国家最低，为 0.4/100 000。胆管癌的发病率和死亡率近年来都呈现不断升高的趋势。胆管癌病理学证实的比例相对小，泰国地区只有 9% 的病例得到病理形态学证实。在胆囊癌方面，随着胆囊切除术的推广，近些年来世界范围内晚期胆囊癌的发病率已有所下降。

胆管癌不同地区发病率的差异也折射出其发病危险因素和遗传背景的不同。不同胆道恶性肿瘤有共同的致病高危因素，也有特定的危险因素。所有胆道恶性肿瘤共有的致病因素有胆管上皮的慢性炎症和胆结石。胆管癌的致病因素很多，胆管结石、胆管囊肿，Caroli 病（卡罗利病）、硬化性胆管炎、肝硬化、乙肝病毒和丙肝病毒感染都被认为是胆管癌的高危致病因素，此外，大量饮酒、吸烟、肥胖、慢性胰腺炎 / 胃十二指肠溃疡、非酒精性脂肪肝等与胆管癌的发病也有一定关系。泰国的胆管癌的高发与长期食入生鱼导致的肝血吸虫感染有很大关系，中国和韩国的胆管癌也与华支睾吸虫感染有关。有些致病因素是肝内和肝外胆管癌共有的，有些是单独的，比如乙肝病毒肝和丙肝病毒丙肝感染主要是 iCCA 的致病因素，但在欧美国家的散发病例中有 50% 没有发现任何致病高危因素。

胆囊癌与胆囊炎和胆结石密切相关，高危因素也包括女性和胆结石疾病的危险因素（年龄、肥胖、多胎妊娠、胆结石家族史和低水平的体力活动）。

二、病理分型及基因分型进展

胆道恶性肿瘤目前仍以腺癌为主，按照分化程度分为高分化、中分化和低分化。大体形态学分为肿块型、管壁浸润型和腔内型三种，也有混合类型，iCCA 主要为肿块型（60%~80%），其次是管壁浸润型（15%~35%），腔内型最少见（8%~29%）；pCCA 以管壁浸润型多见。iCCA 表现为不同组织变异类型，分为传统型、细胆管细胞癌（cholangiolocellular carcinoma，CLC）和罕见变异。传统型又分为小胆管型和大胆管型，前者来自终末小胆管或 Hering 管，后者则起源于成熟胆管细胞或大胆管周围腺体。病理上大胆管型 iCCA 包含分泌黏蛋白的柱状细胞，形成较大的管状或乳头状结构；小胆管型 iCCA 由立方细胞组成，形成很小的管状或小梁结构，或结节状生长侵犯肝实质，没有或很少分泌黏蛋白。CLC 是 iCCA 的常见组织学突变类型，发生于末梢细胆管。小胆管型 iCCA 和 CLC 均有肝炎或肝硬化等慢性肝病的背景，均有 HpSC 被激活的特征，表现为肿块型。大胆管型 iCCA 多为管壁浸润型伴或不伴肿块，或腔内型。罕见变异类型包括鳞状 / 腺鳞状型、未分化型、淋巴上皮型、黏液 / 印戒细胞型、透明细胞型等。pCCA 和 dCCA 起源于肝外胆管的被覆上皮和胆管周围腺体，病理上有着与大胆管型 iCCA 相似的形态特点，表现为分泌黏蛋白的腺癌或乳头状肿瘤。

不同胆管癌有着不同的起源细胞和发病机制，随着基因组学技术的进步，发现小胆管型 iCCA 中 *IDH1*、*IDH2* 突变和 *FGFR2* 融合的概率高，大胆管型 iCCA、pCCA 和 dCCA 中 *KRAS* 和 / 或 *TP53* 基因突变的概率高，dCCA 与 *ELF3* 突变有关。*ERBB2* 扩增更多出现在胆囊癌患者中，而 *KRAS*、*SMAD4* 和 *STK11* 的突变则以肝外胆管癌患者为主。

三、外科手术及新辅助 / 辅助放化疗进展

（一）手术治疗

大多数胆道恶性肿瘤确诊时多为进展期，只有 20% 左右的患者有根治性手术切除的机会。肝内多发病变、肝门或胰头之外的淋巴结转移、远处转移是手术切除的禁忌。局限性肝内转移（如卫星灶）被认为是手术切除的相对禁忌。术前腹腔镜分期检查可用于探测腹膜转移和肝内转移。

胆囊癌的根治性手术切除要求达到切缘阴性，目前认为 T1a 期胆囊癌可以只进行单纯胆囊切除术，而 T1b 期以上的胆囊癌进行根治性手术切除时应切除胆囊和胆囊周围部分正常肝脏组织以达到切缘阴性，同时进行足够的肝门淋巴结清扫。对于意外发现的胆囊癌，如病理分期为 T1b 期或以上，目前也推荐在单纯胆囊切除术后进行扩大范围的再次切除。

iCCA 的根治性手术切除也要求必须做到 R0 切除，同时保留充分的剩余肝体积。肝外胆管癌的根治性手术切除方法则因其解剖位置的不同而异，pCCA 的根治性手术切除往往包括半肝切除、尾叶切除、肝门胆管切除、肝门淋巴结清扫和胆肠吻合术，dCCA 则多建议进行胰十二指肠切除术，同时对胰头周围的淋巴结进行清扫。2018 年的一项大型回顾性研究显示，对于 Bismuth Ⅳ型 pCCA，尽管术后并发症的发生率较高，但接受手术治疗者的 5 年生存率明显高于未接受手术治疗者（32.8% *vs.* 1.5%，$P<0.001$），因此 Bismuth Ⅳ型 pCCA 可能不再是手术治疗的绝对禁忌证。另外，目前国际上也推荐肝移植作为 pCCA 的一种根治性手术治疗方法，但这一方法仅适用于某些经过严格筛选的 pCCA 患者，如肿瘤直径≤3cm、无肝内外转移等。

（二）新辅助 / 辅助放化疗

新辅助放化疗在胆道恶性肿瘤中的研究目前多为回顾性研究，因而其临床应用价值仍存在一些争议。2019 年，一项 Meta 分析发现，尽管在新辅助放化疗后成功进行 R0 手术切除的胆囊癌患者生存时间长于未行手术治疗者，但研究中的 474 例胆囊癌患者只有 1/3 的患者从新辅助放化疗中受益。2018 年的一项回顾性研究发现，新辅助放化疗可使局部进展的 iCCA 降期，进而有利于后期手术治疗，并且新辅助放化疗后接受手术治疗者与最初可切除并进行手术切除的 iCCA 患者的长期和短期治疗效果相似。2017 年，韩国的一项回顾性研究则发现，尽管新辅助放化疗不能延长局部进展的 pCCA 患者的无病生存时间和总生存期（overall survival，OS），但可以使肿瘤降期，提高肿瘤的可切除率。2023 年 ESMO 年会报道前瞻性随机对照Ⅱ期临床显示，度伐利尤单抗联合 GemCis（D+GemCis）较单纯 GemCis 化疗能提高可切除胆道恶性肿瘤（BTC）的切除率（61% *vs.* 36%）。

在术后辅助化疗方面，目前有四个Ⅲ期临床研究，其中以吉西他滨作为辅助化疗方案的 BCAT 研究仅纳入 pCCA 和 dCCA 患者，以 GEMOX（吉西他滨和奥沙利铂）方案作为辅助化疗方案的 PRODIGE-12 研究纳入全部胆道恶性肿瘤，但以上两项研究均以失败告终。2019 年，BILCAP 研究结果显示，尽管在 ITT 人群中，术后卡培他滨辅助治疗与术后单纯观察的胆道恶性肿瘤的中位生存时间没有明显差异（51.1 个月 *vs.* 36.4 个月，$P=0.097$），但 PP 人群显示出术后接受卡培他滨辅助治疗者的生存时间及无病生存期均明显长于术后单纯观察者（中位无进展生存期，25.9 个月 *vs.* 17.4 个月，$P=0.009\,3$；中位 OS，53 个月 *vs.* 36 个月，$P=0.028$），因此国际指南推荐胆管癌根治性术后采用服用卡培他滨 6 个月的辅助化疗。2023 年，ASCOT 研究显示，在亚洲人群中，胆道恶性肿瘤患者术后接受 S1 辅助治疗相比于单纯观察能带来更大的生存获益，3 年无复发生存率为 62.4% *vs.* 50.9%（双侧 $P=0.08$），3 年生存率为 77.1% *vs.* 67.6%（单侧 $P=0.008$）。

术后辅助放化疗的作用目前尚有争议，R1 切缘的 dCCA 和 pCCA 患者可能获益。SWOG S0809 研究发现对于胆囊癌和肝外胆管癌，在术后采取吉西他滨联合卡培他滨作为辅助化疗，同时联合辅助放疗，患者的中位 OS 达到 35 个月。此外，多项 Meta 分析显示，术后进行辅助放疗或辅助放化疗，均能使胆道恶性肿瘤患者获益，尤其是存在阳性淋巴结或血管侵犯的患者。但印度的另一项随机对照研究结果则显示，术后接受 6 个周期吉西他滨联合顺铂方案的辅助治疗并不能提高 R0 切除胆囊癌患者的无复发生存时间和总生存期。

四、进展期胆道恶性肿瘤的全身治疗进展

（一）全身化疗

目前，进展期胆道恶性肿瘤的一线全身化疗方案的选择主要基于四个随机对照的Ⅲ期临床试验。2010 年，ABC-02 试验结果显示，吉西他滨联合顺铂方案（GC 方案）治疗胆道恶性肿瘤相比于单药吉西他滨，中位无进展生存期（progression-free survival，PFS）由 5 个月提高到 8 个月，中位 OS 由 8.1 个月提高到 11.7 个月，因此 GC 方案首先成为胆道恶性肿瘤的标准一线治疗方案。2018 年，ASCO-GI 报道的 GS（吉西他滨联合 S1）对比 GC 方案的非劣效性研究 JCOG113 研究达到非劣效性效果，结果显示 GS 和 GC 方案治疗进展期胆道恶性肿瘤的中位 OS 分别为 15.1 个月和 13.4 个月（$P=0.046$）。另一项Ⅲ期

临床研究表明，XELOX（卡培他滨联合奥沙利铂）对比 GEMOX（吉西他滨联合奥沙利铂）治疗初治的进展期胆道恶性肿瘤达到非劣效性结果，XELOX 方案组的 6 个月无进展生存率非劣效于 GEMOX（46.7% *vs.* 44.6%），中位 OS 为 10.4 个月 *vs.* 10.6 个月（*P*=0.131）。2023 年，一项探索 GCS（吉西他滨、顺铂、S1 方案）对比 GC 方案的优效性Ⅲ期研究（KHBO1401-MITSUBA）结果显示，GCS 方案的 OS、PFS 均优效于 GC 方案，中位 OS 为 13.5 个月 *vs.* 12.6 个月（*P*=0.046），中位 PFS 为 7.4 个月 *vs.* 5.5 个月（*P*=0.015）。因此目前进展期胆道恶性肿瘤的一线化疗方案除了 GC 方案外，GS、GEMOX、XELOX 和 GCS 也是可选方案。基于吉西他滨、顺铂和白蛋白紫杉醇的三药联合方案的Ⅱ期临床取得了高的 ORR（45%），2023 年，ASCO-GI 报道的该三药联合方案的Ⅲ期临床 SWOG1815 研究结果显示，与 GC 方案相比，吉西他滨、顺铂和白蛋白紫杉醇的三药联合（GCN）方案作为一线方案并不能明显延长进展期胆道恶性肿瘤患者的生存时间，中位 OS 为 14 个月 *vs.* 12.7 个月（*P*=0.58）。

在二线治疗方面，ABC-06 研究结果显示，一线 GC 方案进展后的胆道恶性肿瘤患者以积极症状控制（active symptom control，ASC）联合 mFOLFOX 方案（奥沙利铂 +5-Fu）作为二线治疗方案相比于单纯 ASC，中位 OS 明显延长（6.2 个月 *vs.* 5.3 个月，*P*=0.031），6 个月及 12 个月生存率提高了 14%~15%，因此推荐 ASC 联合 mFOLFOX 方案作为晚期胆道恶性肿瘤的二线标准治疗方案。

（二）靶向治疗

泛靶点靶向药和抗血管生成靶向药在胆道恶性肿瘤治疗方面没有Ⅲ期随机对照研究的阳性结果。2019 美国临床肿瘤学会胃肠道癌症研讨会上公布了瑞戈非尼二线治疗转移性胆道恶性肿瘤小样本（66 例）多中心随机对照Ⅱ期临床研究 REACHIN 研究，在接受吉西他滨 - 铂类化疗方案一线治疗后进展的胆道恶性肿瘤患者，与安慰剂相比，瑞戈非尼中位 PFS 显著提高（3.0 个月 *vs.* 1.5 个月，*P*=0.004）。此外，索凡替尼的多中心Ⅱ期临床研究显示，在不可切除胆道恶性肿瘤的二线治疗中，中位 PFS 为 3.7 个月，中位 OS 为 6.9 个月。

近年来针对特定驱动基因突变或融合（如 *FGFR*、*IDH*、*HER2* 等）的精准靶向治疗在胆道恶性肿瘤中取得显著进展。①抗 FGFR 抑制剂：2021 年 ASCO-GI 报道了 BGJ398 研究的结果，FGFR 选择性 TKI infigratinib 在治疗存在 *FGFR2* 基因融合或重排的晚期胆道恶性肿瘤方面，客观缓解率达 23.1%，中位 PFS 达到 7.3 个月；2022 年 ASCO 更新的 FOENIX-CCA2 研究结果显示，futibatinib 治疗存在 *FGFR2* 基因融合或重排的 iCCA 患者客观缓解率达 41.7%，疾病控制率达 82.5%，中位 PFS 和中位 OS 分别达 8.9 个月和 20 个月。2022 年 ESMO 年会上报道 RLY-4008（高选择性 FGFR2 抑制剂）治疗 *FGFR2* 融合或重排（f/r）胆管癌患者的 ReFocus 研究，显示 RLY-4008 的高缓解率和长持久性，在所有剂量组，客观缓解率为 63.2%（24/38，19 例持续缓解中），在 RP2D 70mg q.d. 剂量组，客观缓解率达 88.2%（15/17，15 例持续缓解中）。②抗 IDH1 抑制剂：2020 年，ClarIDHy 研究将艾伏尼布（ivosidenib）与安慰剂在胆道恶性肿瘤的治疗方面进行对比，结果显示艾伏尼布能给携带 *IDH1* 突变的经治胆道恶性肿瘤患者带来一定的生存获益，两组的中位 PFS 分别为 2.7 个月和 1.4 个月（*P*<0.000 1）。③抗 HER2 抑制剂：SUMMIT 研究旨在评估泛 HER 酪氨酸激酶抑制剂奈拉替尼（neratinib）在携带 *HER2*、*HER3* 或 *EGFR* 突变或扩增的实体肿瘤中的临床应用价值，2019 年 ESMO 会议上发布了 SUMMIT 研究的部分研究结果，在该研究中奈拉替尼在经吉西他滨联合铂类药物治疗后进展的胆道恶性肿瘤中达到的客观缓解率为 10%。2023 年，一项多中心Ⅱ期研究（TAB 研究）显示，曲妥珠单抗联合 GC 方案治疗初治的 HER2 阳性胆道恶性肿瘤，中位 PFS 和中位 OS 分别达到 7.95 个月和 9.95 个月，客观缓解率和疾病控制率分别为 8.9% 和 76.6%，但该研究纳入的患者绝大多数是胆囊癌患者（95.6%）；此外，HERIZON-BTC-01 研究结果显示，HER2 双特异性抗体（zanidatamab）治疗经 GC 方案治疗后进展的 *HER2* 扩增的胆道恶性肿瘤，确认客观缓解率和疾病控制率分别达到 41% 和 69%；DESTINY-PanTumor02 研究采用德曲妥珠单抗治疗 HER 阳性实体瘤，在纳入的 41 例胆道恶性肿瘤患者中，总体客观缓解率和疾病控制率分别达到 22% 和 65.9%，而在 HER2（3+）的患者中客观缓解率高达 56.3%，中位 PFS 和中位 OS 分别为 7.4 个月和 12.4 个月，在 HER2 低表达水平的患者也显示出肿瘤缓解，结果令

人瞩目。④此外针对 *BRAF* V600E 突变、*NTRK* 融合、*NRG1* 融合等的靶向治疗在胆管癌中也有一定的探索和疗效。

（三）免疫治疗

2017 年，美国 FDA 批准帕博利珠单抗用于治疗存在 MSI-H 或 dMMR 的恶性肿瘤，也推荐用于治疗 MSI-H 或 dMMR 的胆道恶性肿瘤。但是对于 MSS 的胆道恶性肿瘤单药 PD1 疗效有限。在 KEYNOTE-158 研究中，单药帕博利珠单抗在治疗胆管癌的客观缓解率只有 5.8%，中位 OS 和中位 PFS 分别 7.4 个月和 2 个月。2020 年的一项Ⅱ期临床研究结果显示，单药纳武利尤单抗在治疗晚期胆道恶性肿瘤客观缓解率达到 22%，中位 OS 达到 14.24 个月。

最近免疫检查点抑制剂联合全身化疗在进展期胆道恶性肿瘤的治疗中取得重要进展，2022 年 ASCO-GI 年会上，首次报道Ⅲ期临床 TOPAZ-1 研究的研究结果，度伐利尤单抗联合 GC 方案作为一线方案治疗进展期胆道恶性肿瘤优于 GC 方案，中位 OS 为 12.9 个月 *vs.* 11.3 个月（HR=0.76）；2023 年 AACR 年会上，报道另一Ⅲ期临床研究 KEYNOTE-966 的结果同样显示，帕博利珠单抗联合 GC 方案治疗进展期胆道恶性肿瘤，疗效优于 GC 方案，中位 OS 为 12.7 个月 *vs.* 10.9 个月（HR=0.83，*P*=0.003 4）。因此，目前度伐利尤单抗 / 帕博利珠单抗联合 GC 方案均纳入国内外指南推荐的进展期胆道恶性肿瘤的一线治疗方案。

双免疫检查点抑制剂的联合近年来也在胆道恶性肿瘤的治疗中探索。2020 年 ASCO 报道的度伐利尤单抗 ± tremelimumab 联合 GC 方案化疗一线治疗胆道恶性肿瘤的Ⅱ期研究显示 GC 联合度伐利尤单抗的 ORR 达到 73.4%，OS 达到 18.1 个月，GC 联合度伐利尤单抗 +tremelimumab 的客观缓解率达到 73.3%，OS 达到 20.7 个月；而 2022 年 ASCO 报道的一项Ⅱ期临床研究（IMMUNOBIL GERCOR D18-1 PRODIGE-57 研究）的中期报告显示，度伐利尤单抗 +tremelimumab 作为二线方案治疗含铂药物治疗后进展的胆道恶性肿瘤，客观缓解率和疾病控制率分别为 9.7% 和 40.8%，没有达到预设终点，且 3 级以上不良反应的发生率达 63.1%。另一项多中心一线治疗的Ⅱ期临床 BilT-01 研究中显示，A 臂纳武利尤单抗联合 GC 方案的 OS 仅为 10.6 个月，但好于 B 臂（纳武利尤单抗 + 伊匹木单抗）的 8.3 个月。

化疗联合免疫检查点抑制剂和抗血管生成靶向药的三联模式在临床中得到初步探索：2023 年 ESMO 年会上，我国的一项Ⅱ期临床试验结果令人瞩目，吉西他滨和奥沙利铂方案（GEMOX 方案）联合仑伐替尼和特瑞普利单抗治疗不可切除 iCCA，客观缓解率高达 80%，疾病控制率达到 93.3%，中位 OS、PFS 分别为 22.5 个月和 10.2 个月，Ⅲ期临床研究进行中。2023 年 ASCO-GI 年会上报道的多中心随机对照的Ⅱ期临床研究 IMbrave151 研究显示，贝伐珠单抗的使用并不能显著延长阿替利珠单抗联合 GC 方案作为一线方案治疗进展期胆道恶性肿瘤的中位 PFS，试验组和对照组的中位 PFS 分别为 8.3 个月和 7.9 个月（HR=0.76），长期生存数据仍有待进一步观察。

（四）放射治疗

放射治疗多用于治疗局部进展的 iCCA 患者，且多与全身化疗联合应用以达到更好的疗效，而放射治疗在 pCCA 和 dCCA 中的临床应用价值仍有待探索。2022 年，一项前瞻性研究纳入 117 例初治或术后复发的胆道恶性肿瘤患者，分别接受放射治疗联合免疫治疗和单纯化疗，结果显示，联合治疗组的客观缓解率（41% *vs.* 15.4%，*P*=0.002）、疾病控制率（87.2% *vs.* 64.1%，*P*=0.009）、中位无病生存时间（12.5 个月 *vs.* 7.9 个月，*P*=0.008）和中位 OS（17 个月 *vs.* 11.5 个月，*P*=0.01）均优于化疗组，同时严重不良反应发生率也明显低于化疗组（7.7% *vs.* 79.4%，*P*<0.001）。2023 年的一项回顾性研究结果显示，放射治疗联合仑伐替尼和免疫检查点抑制剂作为二线或后线方案治疗进展期胆道恶性肿瘤，客观缓解率为 32.3%，疾病控制率为 87.1%，中位 PFS 和中位 OS 分别为 7.9 个月和 11.7 个月。此外，2023 年 ASCO 报道的小样本（135 例）的随机对照研究 RACE-GB 研究结果显示，进展期胆囊癌在一线 GC 方案 4 周期治疗后行巩固性放化疗相比于单纯观察能明显延长患者生存期，中位 OS 为 10 个月 *vs.* 4 个月（*P*=0.001），但不良反应更大。

近几年，立体定向放射治疗（SBRT）、调强放射治疗、三维适形放射治疗等先进的体外放疗技术有了突破性的进展，并逐渐用于胆道恶性肿瘤，尤其是 iCCA 患者中。近期一项纳入 10 个研究的系统回顾结果显示，SBRT 治疗胆管癌的 1 年生存率为 58.3%，2 年生存率为 35.5%，1 年局部控制率达到 83.4%。2016 年，在美国的一项多中心Ⅱ期临床研究中，37 名局部进展但无肝外转移的不可切除 iCCA 患者进行单纯高剂量低分割质子束放疗（平均剂量为 58Gy）后，2 年生存率达到 46.5%，中位 OS 达到 22.5 个月。在另一项近期的回顾性研究中，对 40 名胆管癌患者（包含 25 名 iCCA 患者和 15 名 pCCA 患者）进行单纯 SBRT 治疗，这些患者绝大多数无淋巴结转移，并且大部分在 SBRT 前进行过全身化疗、手术或 TACE 治疗，17 名患者在 SBRT 后进行了全身化疗，这项研究中 SBRT 的平均剂量为 40Gy，中位 OS 达到 23 个月，并且 pCCA 在进行 SBRT 治疗后预后不如 iCCA，中位 OS 分别为 10 个月和 23 个月（P=0.018）。

五、介入治疗及其进展

影像引导的微创介入治疗包括多种治疗技术，随着微创介入技术的发展和成熟，其在进展期胆道恶性肿瘤中也发挥重要的治疗作用。介入治疗在胆道系统恶性肿瘤的治疗分为三类：分别为经皮经肝穿刺途径的介入治疗、经动脉途径介入治疗和经胆道途径介入治疗。

（一）经皮经肝穿刺消融治疗

经皮经肝穿刺消融治疗包括微波消融（microwave ablation，MWA）、射频消融（radiofrequency ablation，RFA）、冷冻消融（cryoablation）和不可逆电穿孔（irreversible electroporation，IRE）等。经皮消融治疗作为根治性治疗方式，主要适应于早期 iCCA（肿瘤直径小于 3cm、数目小于 3 个、单发病变小于 5cm、无淋巴结和肝外转移）或术后肝内复发且为寡病变的患者。

胆道恶性肿瘤适合于行根治性消融的病例很少，已有多项研究显示热消融治疗选择性的 iCCA 有一定效果。目前较大的两项回顾性研究显示 MWA 治疗 iCCA 的 1 年、3 年和 5 年生存率分别为 93.5%、39.6% 和 7.9%，而 RFA 治疗 iCCA 的 1 年、2 年和 4 年生存率分别为 89%、45% 和 11%。在两者的比较方面，2019 年的一项回顾性研究结果显示，MWA 在治疗病灶 ≤4cm 的 iCCA 患者方面优于 RFA，能够使其获得更长的生存时间（1 年、3 年、5 年、80 个月的生存率分别为 93%、67%、60%、58% *vs.* 86%、29%、14%、0，P<0.005）。

IRE 是一种新型的影像引导下的非热能性消融方法，是指在 B 超、CT 或 MRI 的引导下，采用经皮穿刺技术，将电极针穿入肿瘤组织内，通过高压电脉冲破坏肿瘤的细胞膜，导致肿瘤细胞凋亡，从而起抗肿瘤作用。在 IRE 过程中，肿瘤周围的结缔组织、弹性纤维以及胶原纤维不会受到损伤，同时 IRE 不是热能性消融方法，消融过程不受“热沉效应”的影响，因此 IRE 在起抗肿瘤作用的同时不会损伤肿瘤周围的血管、胆管和神经，目前主要用于邻近大血管或胆管肿瘤的治疗。目前，IRE 在胆道恶性肿瘤治疗方面的研究相对有限，但仍显示出其在 pCCA 的治疗方面一定的有效性及较高的安全性。在 2018 年一项纳入 26 名 pCCA 患者的研究中，26 名患者在 IRE 治疗前都出现了梗阻性黄疸的症状并已行减黄治疗，而进行 IRE 治疗后不需进行外引流的时间长达 10 个月，并且只有 3 名患者在 IRE 后出现了并发症，其中 1 名患者出现的并发症与 IRE 无关。2020 年的另一项纳入 15 名 pCCA 患者的研究中，pCCA 患者行 IRE 治疗后平均生存时间达到了 18 个月，并且只有 4 名患者在 IRE 后出现了轻度的并发症。

（二）经动脉介入治疗

胆道恶性肿瘤的经动脉介入治疗方法包括：经导管动脉化疗栓塞（trans-arterial chemoembolization，TACE）、钇-90 微球经动脉放射性栓塞（Yttrium-90 transarterial radioembolization，^{90}Y-TARE）和经肝动脉灌注化疗术（hepatic arterial infusion chemotherapy，HAIC）。经动脉介入治疗主要适用于局部进展期的 iCCA，或者淋巴结转移和/或肝外转移很有限的患者。HAIC 治疗除了可以用于 iCCA 患者，也可适用于局部进展期的 pCCA 和胆囊癌，或合并肝内转移者。如果患者合并明显肝外转移，经动脉介入治疗推荐联合系统治疗。

1. TACE

TACE 包括传统化疗栓塞（conventional trans-arterial chemoembolization，cTACE）和载药微球化疗

栓塞（drug-eluting beads TACE，DEB-TACE），作为 iCCA 的主要经动脉介入治疗技术在临床使用多年，部分患者可取得满意的疗效。早期主要以 cTACE 治疗为主，但疗效有限。近年来携载伊立替康和表柔比星的 DEB-TACE 在 iCCA 的临床使用中逐渐增多，疗效得到业内认可，文献报道 OS 在 11.7~17.5 个月不等。近年来，多项研究结果显示，DEB-TACE 治疗不可切除 iCCA 疗效优于 cTACE，2023 年最新的 Meta 分析显示 DEB-TACE 比 cTACE 治疗 iCCA 有更高的客观缓解率和疾病控制率，但生存期延长没有统计学差异。而 2020 年的一项 Meta 分析结果显示，TACE 作为术后辅助治疗方法也能显著提高手术后 iCCA 患者的 1 年生存率，但 3 年和 5 年生存率则没有显著提高。

TACE 与其他局部治疗和系统治疗方法的联合可能给 iCCA 患者带来更大的生存获益。2022 年报道的 DEB-TACE 联合化疗（Gem/Cis-DEBIRI）对比单纯化疗（Gem/Cis）的多中心随机对照的Ⅱ期临床，主要终点客观缓解率 ORR 明显提高（$P<0.05$），中位 PFS（31.9 个月 *vs.* 10.1 个月，$P=0.028$）和中位 OS（33.7 个月 *vs.* 12.6 个月，$P=0.048$）显著延长。2015 年，国内一项回顾性研究结果显示，TACE 同时联合 MWA 治疗晚期 iCCA，2 年的生存率达到 61.5%，中位 PFS 和中位 OS 分别为 6.2 个月和 19.5 个月。2022 年的一项回顾性研究结果显示，TACE 联合仑伐替尼可作为初始不可切除 iCCA 患者的有效降期方法，研究中 63.6% 的患者在治疗之后成功降期并切除，成功降期患者的中位无复发生存时间达 55 个月。

2. ^{90}Y-TARE

^{90}Y-TARE 治疗 iCCA 在西方国家使用多年，客观疗效确切，尤其是选择性内放射治疗（SIRT），局部剂量可以高达 300~500Gy 以上，明显提高肿瘤的局部控制率。TARE 多为回顾性研究或单中心前瞻性研究，客观缓解率在 12%~77% 不等，中位生存时间在 9.3~17.9 个月不等。近期的一项多中心回顾性研究结果显示 ^{90}Y-TARE 作为一线、二线及挽救治疗方案的患者中位 OS 分别为 12 个月、11.8 个月和 8.4 个月，提示 ^{90}Y-TARE 可作为进展期 iCCA 二线或者挽救治疗方案。

^{90}Y-TARE 与全身化疗的联合可进一步提高治疗效果，2020 年的一项多中心Ⅱ期临床研究 MISPHEC 研究，入组局部进展期 iCCA 患者，采用 ^{90}Y-TARE 联合 GC 方案化疗作为一线方案，3 个月的客观缓解率为 39%，中位 PFS 和中位 OS 分别为 14 个月和 22 个月；2023 年，另一项多中心Ⅱ期临床研究则采用 ^{90}Y-TARE 联合吉西他滨和卡培他滨治疗进展期 iCCA，在 16 例接受联合治疗的患者中，中位 PFS 和中位 OS 分别为 9 个月和 21.6 个月。

3. HAIC

HAIC 的实现形式分为外科途径和介入途径，介入途径的肝动脉药盒植入技术微创快捷，损伤小，满足了多次长时间 HAIC 治疗的需要，同时提高了患者 HAIC 治疗的依从性和舒适性。改良式肝动脉药盒植入技术包括三个核心技术：肝内血流再分布术、肝外血流再分布术和管头固定技术，分别实现全肝的灌注，避免胃肠道黏膜的灌注损伤并预防导管移位减少肝动脉的闭塞。该技术源于日本，近年来逐渐得到完善成熟，并且北京大学肿瘤医院牵头制定了《改良式经皮肝动脉化疗药盒植入技术中国专家共识（2022 版）》，使 HAIC 技术逐渐走向规范。HAIC 技术也可以采用一次性留管的方式完成，同样需要术中完成肝内外血流再分布术。

已有多项研究证实 HAIC 治疗胆道恶性肿瘤的安全性和有效性，关于 HAIC 对于 iCCA 的治疗效果，2015 年的一项 Meta 分析显示，HAIC 对于 iCCA 的疗效优于 TACE、DEB-TACE、^{90}Y-TARE（22.8 月 *vs.* 12.4 月、13.9 月、12.3 月）；2023 年的一项回顾性研究显示，作为一线治疗方案，HAIC 相较于全身化疗对于进展期 iCCA 有更好的局部控制作用，中位肝内 PFS 为 13.7 个月 *vs.* 11.4 个月（$P=0.035$）；而另一项回顾性研究显示，HAIC 治疗肝内局限性不可切除 iCCA，3 年及 5 年生存率均高于全身化疗，分别为 34.3% *vs.* 3.5%、15.1% *vs.* 0%。此外，2018 年一项包含 25 个医院的大样本回顾性研究对手术切除和经动脉的介入治疗对于多结节 iCCA 的治疗效果进行比较，结果显示，尽管经动脉介入治疗组患者的基线水平更差（有更高比例双叶病变、肿瘤直径更大、血管侵犯程度更高、更高的转移率），但相比于经动脉介入治疗，手术切除并没能让患者获得更好的生存获益，两组的中位 OS 分别为 20 个月和 16 个月

（P=0.627）；进一步分析比较手术切除、HAIC 和 TACE，结果显示每两组之间均有生存差异（P=0.002），而 HAIC 组的中位 OS 为 39 个月，优于手术切除组的 20 个月（P=0.030）及 TACE 组的 15 个月（P=0.028）。2022 年的一项大样本回顾性研究同样显示，对于多灶性 iCCA，HAIC（FUDR）与手术治疗给患者带来的生存获益相当，中位 OS 为 20.3 个月 *vs*. 18.9 个月（P=0.32）。

pCCA 和胆囊癌是空腔或管腔脏器肿瘤，一般认为是 TACE 或 TARE 的治疗禁忌，HAIC 显示出良好的治疗效果和安全性。近期，由北京大学肿瘤医院开展的一项前瞻性Ⅱ期临床研究结果显示，HAIC 对于不可切除的肝门胆管癌有很好的治疗效果，客观缓解率达 67.6%，疾病控制率达 89.2%，而中位 PFS 和 OS 分别为 12.2 和 20.5 个月，部分患者治疗后成功拔除外引流管，并保持相对长的胆道通畅。此外，该中心另一项纳入 26 名 HAIC 治疗晚期胆囊癌患者的回顾性研究，尽管入组多数为内科治疗进展或治疗禁忌的患者，HAIC 治疗的中位 PFS 可达 10 个月，中位 OS 达 13.5 个月，同时 3/4 级不良反应的发生率仅为 30.8%。

与全身化疗联合方面，2020 年来自 MSKCC 的一项前瞻性Ⅱ期临床研究结果显示，HAIC（FUDR）联合全身化疗（GEMOX 方案）治疗不可切除 iCCA，中位 PFS 达到 11.8 个月，中位 OS 达到 25 个月。与免疫治疗联合时，近期的一项回顾性研究显示，免疫治疗早期联合 HAIC 相比于免疫治疗进展后联合 HAIC 能更好延长胆道恶性肿瘤患者的生存时间（中位 OS：13 个月 *vs*. 7.6 个月，P=0.004）。此外，HAIC 与靶向免疫治疗的联合近年来在胆道恶性肿瘤治疗方面的研究也在逐渐开展，并已初步显示出值得关注的治疗效果。2022 年 ESMO 会议报道了由北京大学肿瘤医院开展的一项前瞻性Ⅱ期临床研究的中期报告，结果显示 HAIC 联合贝伐珠单抗和特瑞普利单抗治疗晚期胆道恶性肿瘤，客观缓解率和疾病控制率分别达到 84.3% 和 96.9%，6 个月、1 年无进展生存率分别为 80.7% 和 53.8%，6 个月、1 年总生存率分别为 90.6% 和 80.4%。

（三）经胆道介入治疗

胆道恶性肿瘤的经胆道介入治疗方法主要有胆道支架置入术、胆道粒子支架置入术或放射性粒子条 + 胆道支架置入术和光动力疗法（photodynamic therapy，PDT），其中胆道支架置入术主要起胆汁内引流作用以缓解黄疸症状，对肿瘤无治疗作用。

1. 胆道粒子支架置入术或放射性粒子条 + 胆道支架置入术

胆道粒子支架置入术，指采取经皮经肝胆道穿刺方法在胆管梗阻的部位置入带有放射性粒子的胆道支架或放射性粒子条 + 胆道支架，这一治疗方法是在支架内引流的基础上同时进行内放射治疗，起到一定抗肿瘤的作用，进而延长支架通畅的时间。近期的文献报道显示，胆管癌患者行胆道粒子支架置入术或胆道粒子条及胆道支架置入术后，中位 OS 和胆道支架通畅时间分别较普通胆道支架置入术明显延长，中位 OS 达 6.4~8 个月不等，支架通畅中位时间为 6~7.4 个月不等，而普通胆道支架治疗胆管癌患者的中位 OS 仅为 2.5~5 个月不等，支架通畅中位时间仅为 2.5~3 个月不等。2018 年，由东南大学附属中大医院滕皋军教授团队设计的新型胆道粒子支架，并完成的一项多中心随机对照研究结果显示，不可切除的恶性胆道梗阻患者置入胆道粒子支架后，中位生存时间明显长于置入普通支架者（202 天 *vs*. 140 天，P=0.02），同时 90 天、180 天及 360 天的支架通畅率明显高于后者（P=0.01）。

2. 光动力疗法（PDT）

PDT 是一种新型的恶性肿瘤局部治疗方法，目前美国 FDA 已批准其用于食管癌、支气管癌、膀胱癌等多种恶性肿瘤的治疗，对于肝外胆管癌也有一定的治疗效果。在 PDT 治疗肝外胆管癌前 48h 通过静脉注射光敏剂，光敏剂将特异性结合于肿瘤组织中，之后通过 ERCP 或经皮经肝穿刺后将头端带有激光纤维的导管引入到肿瘤导致的胆管狭窄处，对局部进行激光照射，从而导致胆管癌细胞凋亡以达到治疗胆管癌的作用。2022 年，一项 Meta 分析显示 PDT 治疗不可切除肝外胆管癌患者的效果优于单纯化疗或单纯胆道支架置入。但在联合治疗方面，目前仍存在一些争议。2014 年，一项 Meta 分析结果显示，PDT 联合胆道支架置入治疗不可切除的胆管癌效果优于单纯胆道支架置入，前者的生存时间明显长于后者（P=0.000 5）。但 2018 年的一项多中心Ⅲ期临床研究结果显示，PDT 联合胆道支架置入治疗局部进展或转移性胆道恶性肿瘤的预后差于单纯胆道支架置入，中位 OS 分别为 6.2 个月和 9.8 个月（P=0.048）。在与全身化疗的联合方面，2014 年一项随机对照的Ⅱ期临床研究结果显示，PDT 联合口服替吉奥治疗不可切除 pCCA 效果优于单纯 PDT 治疗，中位 PFS 分别为 10 个月和 2 个月（P=0.009），中位 OS 分别为 17 个月和 8 个月（P=0.005）。2023 年的一项 Meta 分析同样显示 PDT 联合化疗治疗不可切除肝外胆管癌优于单纯化疗或单纯 PDT 治疗，OS 方面 PDT 联合化疗对比单纯化疗 HR 为 0.69（P=0.02），PDT 联合化疗对比单纯 PDT 治疗 HR 为 0.36（P<0.01）。

六、总结和展望

我国是胆道恶性肿瘤的高发地区，早期 BTC 患者的主要根治性治疗方式仍然是外科手术切除，但大部分患者确诊时不可手术切除，预后很差。进展期 BTC 患者的标准治疗是全身化疗，PD1/PD-L1 免疫检查点抑制剂联合全身化疗最近被认为是 BTC 患者的新一线治疗方案，能进一步延长生存期，陆续纳入国内和国际指南。化疗联合免疫检查点抑制剂再联合抗血管生成靶向药的三联模式已有多个Ⅱ期临床研究探索，取得初步疗效，不同的联合药物和联合方式需进一步探索，相关的Ⅲ期临床结果值得期待。新一代基因检测技术和分子诊断水平的提高，发现部分 BTC 患者存在明确的驱动基因，因此针对特定驱动基因的靶向抑制剂在胆管癌的个体化精准治疗中取得显著进展，包括抗 FGFR2、IDH1、HER2 等靶点的治疗，未来在精准靶点的检测、新药研发、耐药机制的研究中还会有更多的进展和突破。影像引导的微创介入治疗有多种治疗技术，包括经动脉途径的介入治疗技术、经皮穿刺途径的消融治疗及经胆道途径进行介入治疗等，在不同类型不同分期的胆道恶性肿瘤中发挥重要的治疗作用。经皮消融治疗对于选择性的早期 iCCA 患者提供了微创的根治治疗方式，对于局部进展期的 iCCA 患者，TACE、TARE、HAIC 体现出比全身化疗更高的局部治疗效果，HAIC 对于 pCCA 和胆囊癌也提供了有效的局部治疗方式。介入治疗方式与全身治疗的联合能进一步提高 BTC 患者的生存期，得到多个Ⅱ期临床研究证实，需要进一步Ⅲ期临床研究的开展与验证，提供更高级别的循证医学证据。总之，介入治疗方式在胆道恶性肿瘤的多学科治疗中，与全身化疗、免疫治疗、放疗联合，降期转化为手术切除，术后辅助治疗等均发挥重要作用，是 BTC 治疗的重要治疗手段，在未来会得到更多发展和使用空间。

（王晓东　郑康炼）

第四章　结直肠癌肝转移

结直肠癌最常见的转移部位是肝脏，在初次确诊时有 20%~35% 的患者存在肝转移，患者死亡前更是有 70% 的患者会出现肝转移。如果不加任何控制，肝转移约占结直肠癌死亡原因的 50%。根据 NCCN 和 ESMO 指南，手术切除是治愈结直肠癌肝转移（colorectal cancer liver metastasis，CRCLM）的首选方法，有研究结果显示只有 1~3 个肝转移病灶的患者在进行肝转移切除后，5 年生存率可达 30%。不幸的是，只有不到 25% 的 CRCLM 患者适合手术切除，影响可切除的因素包括转移瘤大小、数目、位置和肝脏功能储备等。随着新型化疗药物、靶向药物和免疫药物的出现，全身治疗取得了越来越好的疗效，但是，单靠全身治疗是不可能治愈 CRCLM 的，也不可能有持续稳定的疗效。

近年来，随着微创技术的发展和进步，微创介入治疗在 CRCLM 的治疗中越来越受到各学科的重视。这些方法既可用于单发肝转移的治疗，也可用于不可切除肝转移的治疗，甚至能使不可切除转化为可切除或降低术后复发风险。

用于 CRCLM 治疗的微创介入治疗方法包括血管性介入和非血管性介入两大类。其中血管性介入治疗主要包括经肝动脉灌注化疗术（hepatic arterial infusion chemotherapy，HAIC），经导管动脉化疗栓塞（transarterial chemoembolization，TACE），选择性内放射治疗（selective internal radiation therapy，SIRT）和门静脉栓塞（portal vein embolization，PVE）；非血管介入治疗包括各种消融（ablation）和放射性粒子植入治疗。HAIC 是经肝动脉介入治疗结直肠癌肝转移（CRCLM）常用的方法之一，NCCN 指南以 2B 类证据推荐，理论上 HAIC 比全身化疗能提供更高浓度的化疗药物直接进入肿瘤组织中。TACE 是在 HAIC 的基础上改进发展而来的，NCCN 指南以 3 类证据推荐，以前常用的栓塞剂是超液化碘化油，现在越来越多地采用载药微球进行栓塞。NCCN 和 ESMO 指南已经将 SIRT 作为肝转移为主且化疗耐药的 CRCLM 的一种治疗选择，但不推荐 SIRT 作为一线治疗。PVE 的目的主要是提高外科手术切除率。肝转移少但是未能达到可切除标准的患者可考虑用消融方法，对于单发或少发且直径小于 3cm 远离大血管的病灶消融是最有效的方法。

由于技术的限制，部分微创介入治疗方法尚未得到广泛应用。对于有条件的中心，综合考虑疾病程度、肝脏功能储备、治疗目标和药物毒性，经多学科讨论后，应该考虑采用合适的微创介入治疗方法。同时应积极开展前瞻性的随机临床试验探索和验证微创介入治疗方法在 CRCLM 治疗中的作用。

第一节　血管性介入治疗

CRCLM 的血管性介入治疗包括经肝动脉灌注化疗术（HAIC），经导管动脉化疗栓塞术（TACE），选择性内放射治疗（SIRT）和门静脉栓塞（PVE）。

一、肝动脉灌注化疗

HAIC 是通过外科方法埋置的泵（港）或经皮穿刺留置的导管将化疗药物经肝动脉灌注至病灶局部，这种技术主要是利用肝脏的不同血流供应，肝转移瘤超过 80% 的供血来自肝动脉而正常肝组织供血来自门静脉系统。理想的化疗药物是半衰期短且首过效应高，这样就使肝脏肿瘤局部暴露的药物浓度高而全身药物浓度低。

氟尿苷（FUDR）因其有利的药代动力学特点而得到广泛的应用。FUDR 首先经过肝脏后可有 99% 经肝脏代谢，其肝脏 / 全身比为 100~400，而 5- 氟尿嘧啶（5-FU）经肝脏代谢 19%~55%，肝脏 / 全身比约 10。

早期的一些针对不可切除肝转移的研究显示肝动脉灌注单药 FUDR 或 5-FU 反应率优于系统化疗。其中最大的 meta 分析包含了 10 个随机研究的 1 277 个病人，结果报告 HAIC 的反应率显著优于系统化疗（42.9% *vs.* 18.4%），并且有改善生存的趋势，但是差异没有统计学意义（15.9 月 *vs.* 12.4 月，HR=0.90，*P*=0.24）。这些研究绝大部分用作比照的系统化疗药是 5-FU。

现在，HAIC 已经开始使用新的药物，如伊立替康或奥沙利铂单药或联合应用。一项包含 31 例患者的Ⅰ期研究 HAIC 灌注伊立替康和奥沙利铂联合团注 FUDR，每 4~8 周为一个周期，反应率 61%，中位生存 24.8 个月。HAIC 后 1~3 天静脉注射 FUDR 和亚叶酸钙。法国研究者的一项包含 64 例不可切除的 RAS 野生型 CRCLM 患者，采用 HAIC 灌注奥沙利铂、5-FU 和伊立替康联合静脉西妥昔单抗，反应率 40.6%，29.7% 的患者行 R0~R1 切除，中位生存时间为 25.5 个月。

有几项Ⅰ/Ⅱ期研究已经评估了联合治疗的安全性和效果，结果提示反应率优于单独系统化疗或 HAIC。联合治疗也可能降低肝外进展风险。一项采用 HAIC 灌注 FUDR+ 伊立替康系统化疗治疗既往治疗过的患者的研究达到 74% 的反应率和 20 个月中位生存时间。MSKCC 的一项Ⅰ期研究采用 HAIC 灌注 FUDR 和地塞米松 + 奥沙利铂联合伊立替康或 5-FU/LV（FOLFOX）系统化疗显示更好的效果，其中接受 HAIC 灌注 FUDR+ 静脉奥沙利铂和伊立替康的 21 例中有 19 例（90%）获得 PR，中位生存时间 35.8 个月。一项中国的研究纳入 35 例患者中有一半患者伴肝外转移，采用 HAIC 灌注 FUDR+ 静脉改良 FOLFOX6 方案，反应率为 68.6%，中位生存时间为 25 个月。

HAIC 作为转化治疗值得进一步评估。MSKCC 一项包含 49 例不可切除肝转移病人的研究，采用 HAIC 灌注 FUDR+ 奥沙利铂和伊立替康系统化疗，反应率为 92%，47% 的患者获得根治性肝切除，既往治疗过和未治疗过的患者的中位生存时间分别为 35 个月和 50.8 个月。近期，一项包含 64 例患者的Ⅱ期前瞻性研究采用 HAIC 联合系统化疗方案，报告了最新的分析结果显示中位随访时间为 81 个月的转化率是 52%，OS 是 38 个月。

1999 年，一项美国多中心研究显示 5-FU 联合或不联合 LV+HAIC 用于肝转移切除后的患者相比单纯系统化疗有生存优势，中位生存时间联合组是 72.2 个月，而单纯系统化疗组是 59.3 个月，两年肝转移无复发生存率分别是 90% 和 60%（*P*=<0.001），然而两组肝外复发率相似。一项组间试验评估 CRCLM 切除后 HAIC 灌注 FUDR 与卡培他滨和奥沙利铂系统化疗交替辅助治疗，显示出满意的效果，达到最初的研究终点，2 年生存率大于 85%。然而，随后的Ⅲ期研究比较卡培他滨和奥沙利铂联合或不联合 HAIC 灌注 FUDR，但由于获益不明显而提前终止。

辅助 HAIC 同时联合系统化疗，如伊立替康和奥沙利铂已经进行了Ⅰ/Ⅱ期研究，但是缺乏大型随机对照研究。联合贝伐珠单抗也进行了研究，然而结果显示增加胆道毒性的同时并没有改善 RFS。

HAIC 灌注 FUDR 的药物相关毒性包括胆管硬化（2%~5.5%）和胃溃疡，需要密切监测肝功能和常规使用质子泵抑制剂。操作过程中的技术并发症，如动脉血栓形成、导管堵塞或移位可能会发生。NCCN 指南指出，在外科和肿瘤学经验都丰富的中心，HAIC 联合或不联合 5-FU+ 亚叶酸钙系统化疗可作为肝转移术后的一种治疗方法，主要的两个限制是一些国家缺乏治疗需求的专业技术和 FUDR。

HAIC 理想的联合药物以及在各种能够取得最好治疗效果的方法中的地位值得进一步研究和阐明。

二、经导管动脉化疗栓塞术

经导管动脉化疗栓塞术(TACE)是利用肝转移瘤与正常肝实质血供不同的特点,选择性阻断肝动脉分支,使目标病灶形成的缺血环境最大限度地暴露于肝脏导向的化疗药物。

一项包含560例患者的回顾性研究评估了反复TACE对于不可切除肝转移的效果,栓塞采用碘化油和淀粉微球,依据既往所接受的系统治疗,用于TACE的化疗药物不同,包括单药丝裂霉素C(43.1%)、丝裂霉素C联合吉西他滨(27.1%)或联合伊立替康(15.6%)或同时联合伊立替康和顺铂(15.6%)。PR和SD分别为16.7%和48.2%,中位OS是14.3个月。

近期研究采用药物洗脱微球,总体耐受性好,能更好地控制药物在肝脏肿瘤局部的释放。一项包含74例既往治疗过的只有肝转移的结直肠癌患者的研究,采用载伊立替康微球行TACE治疗(DEBIRI)或FOLFIRI方案系统化疗,结果显示DEBIRI组OS获益(22月 *vs.* 15月,*P*=0.031)。2013年的一项meta分析包括5个观察性研究和随机对照研究以评估DEBIRI和FOLFIRI,结论是DEBIRI安全、有效,但需要进一步的前瞻性临床研究。最近的一项包含60例患者的研究比较FOLFOX+贝伐珠单抗联合或不联合DEBIRI,首要终点是反应率,结果2个月时联合组反应率明显提高(78% *vs* 54%,*P*=0.02)。但目前Cochrane系统评价不推荐TACE作为随机临床研究之外的标准治疗。

三、选择性内放射治疗

选择性内放射治疗(SIRT)是用放射性同位素标记的树脂或玻璃微球通过肝动脉将射线靶向传输至肿瘤。^{90}Y微球滞留在肝转移瘤的供血小动脉,^{90}Y发射的β射线最大的组织穿透距离是11mm,避免了绝大部分正常肝实质的损伤。

在SIRFLOX研究中,不可切除肝转移患者被随机分组接受SIRT联合改良FOLFOX方案化疗(联合或不联合贝伐珠单抗)或单纯化疗,尽管联合SIRT组肝脏特异PFS显著延长(SIRT组20.5月 *vs.* 对照组12.6月;*P*=0.002),但是两组总PFS类似(10.7月 *vs.* 10.2月;*P*=0.428)。综合分析三个平行的临床研究,如SIRFLOX、FOXFIRE和FOXFIRE-Global,包括1 103例患者,中位随访时间为43个月,尽管联合治疗组反应率高和肝脏特异PFS改善,但是中位OS(22.6月 *vs.* 23.3月,HR 1.04,95% CI=0.9~1.1)或PFS(11月 *vs.* 10.3月,HR 0.90,95% CI=0.79~1.02)没有区别,联合治疗组合并更多3/4级不良反应,尤其是血液学毒性。11例治疗相关的死亡病例中,8例发生在联合治疗组并且3例死于放射性肝病。在原发灶在右半结肠采用FOLFOX联合SIRT的患者中,相比单纯化疗OS更长。

二线治疗的情况下,已经开始的Ⅲ期EPOCH研究目的是评估TheraSphere®联合标准化疗的效果和安全性。

一项针对化疗失败的肝转移患者的随机Ⅲ期研究显示相比,单药5-FU化疗,SIRT能延长肝内TTP和总的TTP。2014年一项系统性回顾性研究比较了包含979例患者的20项研究,报道的CR、PR和SD分别是0(0%~6%)、31%(0%~73%)和40.5%(17%~78%),肝内中位TTP是9个月,总TTP是4.9个月,中位OS是12个月。急性毒性反应见于中位数40.5%的患者,绝大多数为1级或2级。但是,由于病人的选择和治疗方法的不同,对于这些结果的解释具有挑战性。

已经观察到SIRT后的肝损伤表现为肝衰或放射性栓塞导致的肝病(REILD),REILD的症状是治疗后1~2个月出现非肿瘤进展或胆管梗阻的黄疸和腹水。潜在的长期并发症包括肝纤维化和门静脉高压。一项前瞻性研究观察了45例没有慢性肝病的肝脏毒性,这些患者于2003—2006年接受SIRT治疗,20%出现REILD,其中两例最严重的病例,组织学表现为静脉闭塞性疾病。REILD的危险因素包括潜在肝硬化或治疗前2个月内接受过系统化疗。

NCCN和ESMO指南已经将SIRT作为肝转移为主且化疗耐药的结直肠癌患者的一种治疗选择。SIRT在更早期治疗中的明确作用需要进一步评估。

四、门静脉栓塞

外科切除是治愈肝转移的最好方法，但是CRCLM患者适合切除的比例小于25%，因此将肝转移转化为可切除是非常重要的。PVE是通过选择性栓塞门静脉分支而使未被栓塞的肝实质代偿性增大，主要用于肝脏切除术前增大术后保留肝脏的体积，其最终目的是将最初不可切除的肝脏疾病转化为可切除。

选择性栓塞计划被切除肝脏的门静脉分支能使门静脉血流再分布至将要保留的肝实质，这种门静脉血流再分布可以诱导未被栓塞的肝段代偿性增生，从而使残留肝体积达到切除要求。其机制可能是未被栓塞的肝脏门静脉血流和富含营养的胰十二指肠血流中含有高水平的胰岛素和胰高血糖素，从而促进肝细胞的再生，其他促进肝细胞生长的因子还包括5-羟色胺、转化生长因子、肿瘤坏死因子和白介素-6等。

PVE前必须进行肝脏体积的测量以评估PVE的必要性，PVE后3~6周要监测整个肝脏体积和计划残留肝脏体积的变化以评估PVE的有效性。PVE的穿刺入路包括同侧入路和对侧入路，各有优缺点，同侧穿刺可以避免对将来术后剩余肝脏的损伤，但是操作相对困难；对侧穿刺导管操作相对容易，但是有损伤剩余肝脏的风险。研究显示二者的并发症发生率并无差别。用于PVE的栓塞材料很多，包括明胶海绵、氰基丙烯酸正丁酯（NBCA）、非球形颗粒、球形颗粒、乙醇、纤维蛋白胶和弹簧圈，最常使用的是球形小颗粒和NBCA等永久栓塞剂，应避免使用明胶海绵、凝血酶等临时栓塞剂，近端栓塞材料弹簧圈也应避免单独使用。

PVE后未栓塞的肝脏很快就会增生，但是慢性肝病和既往化疗会影响保留肝脏的增生，例如铂类化疗药导致的门静脉窦扩张（又称“蓝肝”）会降低保留肝的增生体积。因此，临床上建议PVE前4~6周停用化疗或尽可能减少化疗次数。靶向药物，如贝伐珠单抗也会明显影响保留肝的增生率。有研究结果显示联合PVE和化疗栓塞能增加保留肝的增生率，但是建议二者间隔3~6周以避免并发症的叠加。

通常PVE耐受性好，文献报道188例PVE病例，并发症的发生率为6%，其中仅1%的病例影响了手术切除，这些并发症包括部分或完全性的门静脉梗阻（3%）和腹腔出血或暂时性的胆道出血（3%），未发生肝衰竭。肿瘤进展也是并发症之一，尤其是未栓塞肝实质内的肿瘤生长速度更快，因此，如果在计划保留肝内有小肿瘤，建议PVE同时进行消融。PVE后影响肝脏切除的主要因素是疾病进展和计划保留的肝脏增生体积不够。

第二节 非血管性介入治疗

一、消融治疗

消融治疗属于非血管性介入治疗，通过经皮穿刺至肝转移灶，利用化学和/或物理方法破坏肿瘤。主要包括以下几种方法。

（一）化学消融治疗

经皮无水乙醇注射（PEI）或乙酸注射为常见的治疗方法，此外也有热盐水、热蒸馏水等报道。因其安全、低廉、副作用少且可重复操作，目前仍为临床有效的治疗方法。经皮穿刺向肿瘤内注入乙醇或乙酸，其毒性作用直接作用于肿瘤细胞和肿瘤血管内皮细胞使其迅速脱水、蛋白变性凝固，小血管闭塞，导致肿瘤变性、坏死，乙酸弥散能力强于乙醇，治疗效果好于乙醇注射。目前该方法主要用于治疗肿瘤直径≤3cm或数目≤3个的病灶。但大多数学者普遍认为，肝转移癌不同于原发性肝癌，其肿瘤实质较坚硬，将治疗物质注入肿瘤后不易均匀扩散；且该治疗方法有对于较大非均质肿瘤难以彻底灭活，瘤缘残存常导致肿瘤复发，多次治疗易导致累积性乙醇肝损害，乙醇或乙酸流向的不易操控易损害门静脉、胆管等结构等缺点，故推荐仅在个别肝转移癌病例采取此方法进行治疗，亦可作为其他治疗方法的补充治疗。

（二）热消融治疗

热消融属于物理消融。肿瘤组织具有不耐热的特点，46℃持续60分钟，细胞出现不可逆破坏，50~52℃持续4~6分钟可致组织脱水，细胞内的蛋白质变性，细胞膜崩解，60℃以上可导致肿瘤凝固性坏死，而在43~60℃，该区域内肿瘤细胞被杀死，而正常细胞可恢复。热消融主要以射频消融（radiofrequency ablation，RFA）和微波消融（microwave ablation，MWA）为代表，还包括激光诱导间质肿瘤热疗术（laser-induced interstitial thermotherapy，LITT）、高强度聚焦超声消融（high intensity focused ultrasound ablation，HIFU）等，是近年来肿瘤局部治疗的研究热点。各种热消融方法是通过不同的原理使肿瘤组织局部温度迅速升高达到有效治疗温度，从而达到控制肿瘤的目的。热消融治疗不受血管结构的影响，使其得到越来越广泛的应用。

RFA是利用射频发生器所发出的射频波，通过穿刺进入肿瘤内部引起电离反应和热反应，造成肿瘤组织蛋白和胶原变性与凝固性坏死。

MWA是利用电极周围水分子在高频电场的作用下发生震动产生摩擦热，并向周围传导，在极短的时间内达到60~100℃的局部高温，使电极周围的肿瘤发生凝固坏死。

LITT是利用准红外线激光通过导体形成光子的较强的穿透力和照射能力，激光在温度达到40~45℃时，会引起组织内酶诱导、水肿和细胞膜松解等一系列反应，温度达到60℃时会引起蛋白变性，温度达到80℃时将引起胶原变性，温度超过150℃时则引起炭化。

HIFU利用高强度超声波波长短、易于穿透组织的特点，聚焦于深部肿瘤组织内，短时间内温度升高杀死肿瘤细胞。与其他消融方法相比，HIFU的优点是非侵入性、体外适形治疗消融区域边缘容易控制、消融不受血管遮挡等，缺点是聚焦区域小，需反复多次进行治疗，在受呼吸移动影响比较大的肝脏，其聚焦缺乏精确性，不是肝转移瘤局部治疗的常用方法。

1. 热消融的适应证

1）单个病灶直径≤5.0cm，最好<3cm；

2）多个肝内病灶最好少于3个，每个直径<3cm；

3）无肝外病灶或肝外原发病灶已切除；

4）无门静脉癌栓；

5）无外科手术指征或需要延迟手术以及拒绝手术者。

2. 热消融的相对禁忌证

1）肿瘤直径>5cm或肿瘤病灶超过5个；

2）肝外肿瘤转移或患者生存时间估计不足3个月；

3）肿瘤靠近大血管；

4）严重肝、肾功能不良或明显腹水；

5）不可纠正的凝血异常，血小板计数<50×10^9/L；

6）术前2周内进行过化疗。

3. 热消融常见的并发症

1）局部疼痛，发热；

2）肝功能损害，多为一过性、轻度；

3）其他少见的并发症：胸腔积液、腹腔出血或腹水、肝脓肿、针道种植转移、门静脉血栓形成、低血压（迷走神经反射引起）。

（三）冷冻消融治疗

在20世纪80年代末出现现代化的冷冻治疗仪和具有液氮循环装置的细金属穿刺针之后，临床上对原发性或继发性肝肿瘤才开始了真正意义上的靶向冷冻消融，其原理是利用超低温使肿瘤细胞内外迅速形成大量冰晶，对肿瘤细胞造成机械性损伤，造成冷冻坏死区，快速复温，细胞外冰晶溶解，水分进入细胞内，细胞肿胀，细胞膜破坏，导致肿瘤细胞坏死。另外，细胞外的结冰造成窦状隙增宽，破坏了肿瘤组织的微血管结构并使肿瘤组织处于缺氧环境，同样使肿瘤细胞发生持续性坏死。

近年来发展的氩氦靶向治疗系统（氩氦刀）通过高压氩气快速释放产生 -140℃超低温，继以高压氦气产生 45℃热效应，能更好地摧毁肿瘤组织。

目前还有我国自主研发的复合式冷冻消融系统（康博刀），通过液氮冷冻，最低温度可达到 -196℃，无水乙醇复温，最高温度可达 70~80℃。该方法具有冷冻范围大、可单针应用等优点。

对肝转移癌病灶进行冷冻治疗的适应证如下：

1）发生在双叶肝脏的不可切除性转移；

2）肝转移癌病灶贴近门静脉、肝静脉、腔静脉等大血管；

3）外科手术切除术后肿瘤切缘可见肿瘤细胞或切缘“安全距离”不足 1cm；

4）对于可切除性肝转移癌、肝功能不良、患有其他伴随疾病而存在着更有利于保护正常肝组织。此为冷冻疗法治疗肝转移癌的最佳适应证。

冷冻消融常见的并发症除上述热消融并发症外，还包括：皮肤冻伤、冷休克、血小板降低、肾功能不全等并发症。

（四）不可逆电穿孔

不可逆电穿孔（irreversible electroporation，IRE），又称纳米刀，是当前肿瘤消融治疗的新技术，于 2011 年获美国 FDA 批准和欧盟认证，并应用于临床。IRE 治疗原理是将高压电场以微秒或毫秒脉冲的形式传递到细胞，改变细胞跨膜电势，破坏磷脂双分子层完整性，增加细胞膜的通透性，细胞受到破坏后失去内稳态导致死亡。IRE 是基于电能而不依赖热能的消融技术，可以对消融区内肿瘤细胞选择性损伤而几乎不影响血管、神经等结构。对于 CRCLM 的 IRE 治疗已有少量临床文献报道。Scheffer 等对 10 例 CRCLM 患者行 IRE 治疗后 1 小时左右手术切除该病灶，以评估治疗后的病理改变和临床效果，结果显示 IRE 治疗后 1 小时内会引起 CRCLM 病灶内肿瘤细胞死亡，而且消融边界清晰，仅有 1 例患者发生轻度短暂性心律不齐，提示 IRE 治疗 CRCLM 安全有效。

二、近距离放射治疗

近距离放射治疗，也称内照射治疗，即将放射源准确地放置于癌变肿瘤的区域。近距离放疗最大的特点是：照射只影响到放射源周围十分有限的区域，距离放射源较远的正常组织受到的照射量远远减少。此外，在治疗过程中，如果病人或体内的肿瘤发生移动，放射源还能保持相对于肿瘤的正确位置。因为这些优点，内照射治疗在宫颈癌、前列腺癌及乳腺癌等肿瘤治疗过程中得到了广泛应用。随着介入技术的发展，内照射也逐渐应用于肝转移癌的治疗。

（一）照射源的选择

内照射治疗肝转移癌在放射性核素选择上一般以半衰期适中的单一 β 射线为主，部分也采用 γ 射线，同时也要容易被标记成能够在体内稳定性好的制剂。目前文献中报道的常用于肝转移癌内照射治疗的放射性核素有 ^{131}I、^{90}Y、^{125}I、^{186}Re 等。

（二）载体的选择

理想的载体应该有以下特点：颗粒均匀，不易溶解，理化性质稳定，容易被核素标记。目前常用的有放射性核素标记微球、放射性核素标记胶体、放射性核素标记碘化油、放射免疫导向治疗剂及放射性粒子的使用。每种载体都有它的适用证和治疗特点，在使用时需选择恰当。

（三）治疗途径

目前报道的常用方法有超声引导、X 线透视引导、CT 引导及 SPECT 图像融合技术。

对于结直肠癌肝转移的患者，全身化疗联合选择性内放射治疗（SIRT）已经被证实为一种有效治疗手段。^{90}Y 放射微球栓塞在国外原发性肝癌和肝转移癌的治疗中已经广泛在应用。2016 年报道的一项多中心前瞻性大样本随机对照研究中，共入组无手术指征的结直肠癌肝转移初治患者 530 例，并随机分为两组：mFOLFOX 方案 *vs.* mFOLFOX+SIRT 方案。结果表明，联合组患者肝内病灶中位 PFS 时间延长了 7.9 个月，肝内病灶进展风险降低 31%。肝内病灶 ORR 率为 78.7%（对照组为 68.8%），较对照组有显著性差异。通过 mFOLFOX 方案联合 SIRT 治疗后，肝转移灶可切除率达到了 14.2%。Nikhil 等在 2019 年报道的一项Ⅲ期临床试验中，证实了 ^{90}Y 放射微球联合全身化疗对于一线系统化疗后进展的结直肠癌肝转移患者来说，能够获得比单纯系统化疗更长的生存时间，并且安全可靠。

第三节 综合介入治疗

一、不可切除结直肠癌肝转移的治疗

对于内科一二线系统化疗后仍然进展的肝转移灶，通过 TACE 为基础的综合介入治疗，可以有效地控制肿瘤进展。近年来不断有研究报道，肝动脉灌注化疗在系统一二线化疗进展的肝转移癌治疗上仍然显示出了良好的效果。即使一二线方案在全身化疗时出现了耐药性，在进行肝动脉灌注化疗时，仍然部分有效。同时，药物洗脱珠动脉化疗栓塞（DEB-TACE）的出现，为晚期结直肠癌肝转移的治疗提供了有力的武器。在此基础上，联合贝伐珠单抗、西妥昔单抗、瑞戈非尼等靶向药物，甚至联合近来大热的全身免疫治疗，肝内不可切除病灶也能得到不错的控制，部分患者从中获益。

肝动脉灌注化疗目前作为一二线化疗后进展后 CRCLM 的补救治疗。2017 年报道的一项 OPTILIV 试验证明动脉内多药联合治疗是安全可行的。法国的一项临床试验报道称，可以将 5-FU、丝裂霉素 C、吡柔比星或伊立替康等药物用作二线治疗，并且显示出良好的治疗反应。一项将 HAI 治疗作为三线治疗的回顾性研究报道，治疗有效率为 65%，中位 PFS 和 OS 分别为 10.5 个月和 27.5 个月。有文献报道，在行 HAI 前可以使用 ^{99m}Tc-MAA 进行肝动脉造影来预估肝动脉灌注化疗的灌注效果。

DEB-TACE 作为肝动脉灌注化疗的一种替代方式，一直是临床研究的热点。2012 年发表的一项Ⅲ期临床随机对照研究中，74 名经过二线系统化疗的肠癌肝转移患者被随机分为两组，试验组接受 DEBIRI（载药微球吸附伊立替康），对照组则接受全身系统 FOLFIRI 方案化疗。结果表明，与对照组相比，试验组总生存期明显延长（中位 OS 分别为 22 个月和 15 个月，P=0.031）。另外一项随机对照研究探索了 DEBIRI 联合全身 FOLFOX 化疗作为 CRCLM 一线治疗的可行性。与全身系统应用 FOLFOX ± 贝伐珠单抗治疗的患者相比，FOLFOX+DEBIRI 治疗的患者有更高的应答率，但两组间在 PFS 上差异无统计学意义。

除了经血管介入手段外，非血管介入治疗对进展后的晚期 CRCLM 患者行姑息治疗也能达到很好的肿瘤控制。国内吴沛宏等进行的一项对比观察射频消融联合肝动脉灌注化疗与全身化疗联合肝动脉灌注化疗方案在晚期结直肠癌肝肺转移治疗优势的临床研究中提出，姑息性消融联合化疗仍然可以显著延长患者生存期。早在 1994 年 *CANCER* 杂志就报道了一项使用放射性 ^{125}I 粒子植入治疗晚期结直肠癌肝转移的研究。结果表明，所有入组患者的中位 OS 为 18 个月，且 42% 的患者生存期超过两年。2006 年的一个临床研究报道，使用放射性粒子治疗结直肠癌肝转移灶，肝内病灶 1 年、3 年、5 年的局部控制率分别为 44%，22%，22%，肝内病灶中位复发时间为 9 个月，再次证明了放射性粒子在晚期结直肠癌肝转移灶控制上的有效性。

2017 年，基于 CORRECT、CONCUR 等多项Ⅲ期研究结果，瑞戈非尼被 CFDA 批准的适用于治疗既往接受过以氟尿嘧啶、奥沙利铂和伊立替康为基础的化疗，以及既往接受过或不适合接受抗 VEGF 治疗、抗 EGFR 治疗（RAS 野生型）的转移性结直肠癌（mCRC）患者。在这两项研究中，瑞戈非尼单药

就显示了其在合并肝转移的晚期结直肠癌治疗中，能够显著延长中位 PFS 和中位 OS。在 2019 年 JCO 报道的一项Ⅱ期临床试验表明，瑞戈非尼联合 PD-1 抗体治疗，显示出了和 PD-1 单药相比更高的治疗反应率。因此我们有理由认为，在动脉灌注治疗的基础上，联合瑞戈非尼及 PD-1 抗体药物，能够为晚期 CRCLM 的治疗提供不错的临床选择。

尽管在某些方面显示出其潜在优势，肝动脉灌注化疗目前在 CRCLM 治疗中的地位仍不是很明确。未来经肝动脉内的联合治疗仍是临床探索的热点。

二、可切除 / 潜在可切除结直肠癌肝转移的治疗

《中国结直肠癌肝转移诊断和综合治疗指南（2018 版）》中提出了“寡转移性疾病”的概念，以替代以往的可切除概念。而对这部分人群，也由以往的 R0 切除过渡到了无疾病证据（NED）。手术仍然是肝转移灶达到 NED 的最佳手段，但是仅仅 20% 左右的患者能够首选手术治疗。剩下的 80% 初始不可切除患者中，通过转化治疗，仍有 20% 的患者可以达到可切除标准，这部分患者成为潜在可切除人群。对于这部分潜在可切除的结直肠癌肝转移病灶，介入治疗是一种有效的缩瘤、减瘤手段。通过肝动脉栓塞及灌注化疗，在控制肝转移灶进展的同时，还有机会使得部分肝内转移灶转化为可切除病灶。John 等 2013 年的报道中，373 例初始不可切除的结直肠肝转移患者，经过肝动脉持续灌注化疗转化治疗后，有 93 例（25%）最终进行了手术切除或根治性消融治疗。2017 年发表在 *JCO* 杂志上的一个大样本单中心队列研究表明，与单纯行外科切除治疗相比，CRCLM 切除术后行肝动脉灌注化疗的患者，5 年生存率明显提高（52.9% *vs.* 37.9%，$P<0.001$），十年生存率为 38% 和 23.8%。因此，在行肝转移灶切除术后，辅助肝动脉灌注化疗依然能从长期生存率上使患者受益。

2015 年 ASCO 报道中提到，除了手术外，局部毁损治疗也是使 CRCLM 达到 NED 的有效手段。局部毁损治疗手段常用的有射频消融、冷冻消融、微波消融及 SBRT 等。2013 年 Ruers 等报道一项随机对照试验表明，相对于单纯全身化疗，化疗联合射频消融治疗在不影响患者 OS 的前提下，能够显著延长 PFS。2014 年《欧洲肿瘤杂志》发表的一篇研究中提到，对于单个小于 3cm 的病灶，采用射频消融的局部复发率比手术切除更低，且二者在局部肿瘤控制上无明显差异。有研究表明，射频消融达到局部理想控制的条件是病灶 ≤ 3cm 且消融边界要大于 5mm。2004 年发表的一项随机对照试验对比了微波消融和手术切除治疗结直肠癌肝转移患者的疗效，结果表明肝转移灶接受微波消融和手术切除患者的 5 年生存率分别为 20% 和 24%，这也间接证实了微波消融对于小病灶也能达到与手术切除等同的效果。

（朱 旭　高 嵩　郭建海　于海鹏）

第五章 胰 腺 癌

胰腺导管腺癌(pancreatic ductal adenocarcinoma)是常见的胰腺肿瘤,恶性程度极高,预后差。近年来,发病率在国内外均呈明显的上升趋势,2017 年中国癌症中心统计数据显示,胰腺癌已成为我国男性癌症患者死亡的第六大原因,女性癌症患者死亡的第七大原因。2017 年美国癌症协会发布数据显示,胰腺癌新发病例数男性列第 11 位、女性列第 8 位,居恶性肿瘤死亡率第 4 位。

胰腺癌起病隐匿,早期症状不典型,常表现为上腹部不适、腰背部痛、消化不良或腹泻等,易与其他消化系统疾病相混淆,出现症状时大多已属中晚期,失去根治性手术切除机会。胰腺癌生长初期即可包绕肠系膜上动、静脉及腹腔干动脉等重要血管结构,即使没有发生转移,30%~40% 的患者在确诊时已无法进行根治性切除,仅 5%~12% 的患者能够接受手术切除治疗,但因手术创伤大、并发症多,患者难以接受,且由于肿瘤呈浸润性生长,手术难以完全切除,术后易复发,患者生存期并没有得到明显延长;单纯化疗疗效不满意,以往对于无法手术切除的胰腺癌治疗多采用以吉西他滨结合白蛋白紫杉醇化疗方案。近年来,临床上逐渐采用 FOLFOLFIRINOX 方案(奥沙利铂 + 伊立替康 +5-FU/LV)对胰腺癌进行治疗,虽然效果较前有所提高,但疗效仍不显著;对于常用的放疗手段如适形调强放射治疗和射波刀等,虽然相对于传统放疗存在明显治疗优势,但对于胰腺癌的控制仍不理想。近年来,中晚期胰腺癌介入治疗应用范围日趋广泛,胰腺癌的介入治疗主要包括:针对胰腺癌及胰腺癌转移瘤的介入治疗及胰腺癌相关并发症的治疗,主要治疗手段包括血管介入治疗及非血管介入治疗,临床应用较为广泛的例如经动脉灌注化疗、经皮 ^{125}I 粒子植入术、消融治疗、经皮经肝胆管穿刺引流(PTCD)、胆道支架置入、肠道支架置入、出血的栓塞治疗。手术切除有困难、伴随病变较多不宜手术、不愿意接受手术或术后复发的患者,以及出现梗阻性黄疸、肝转移、剧烈腰背部疼痛能耐受全身化疗的患者,均可采取敏感药物经导管直接灌注、放射性粒子植入、介入性生物治疗,也可以通过经皮肝穿刺胆道置管引流、胆管内支架置入等解除黄疸等并发症。

第一节 胰腺癌介入治疗

必须具备数字减影血管造影机,严格掌握临床适应证及禁忌证,强调规范化和个体化治疗。介入治疗主要适用于以下情况:①经影像学检查评估不能手术切除的局部晚期胰腺癌;②因其他原因失去手术机会的胰腺癌;③灌注化疗作为特殊形式的胰腺癌新辅助化疗方式;④术后预防性灌注化疗或辅助化疗;⑤伴肝脏转移的胰腺癌;⑥控制疼痛、出血、消化道梗阻及梗阻性黄疸等胰腺癌相关并发症的治疗。

一、血管性介入治疗

动脉内灌注化疗术(transarterial infusion chemotherapy,TAI),是指将导管或微导管经动脉插入到胰腺癌病灶主要供血动脉(如胃十二指肠动脉等),根据临床资料确定相应化疗药物及其方案,将药物在一定时间内经导管灌注到肿瘤组织内。通过导管经动脉进入肿瘤的供血动脉内再进行化疗药物的灌注,药物分布不受全身无关的血流影响，肿瘤区域是全身药物分布量最多且浓度最高的地方，即使以少于静脉给药量的剂量进行灌注，肿瘤区域的药物浓度仍远高于全身的药物浓度，其随血液循环流至全身其他地方的药物同样对靶器官外可能存在的其他转移性病灶起作用，是一种微创、相对高效，同时也兼顾局部和全身的治疗方式。

TAI 是晚期胰腺癌主要介入治疗方法。原则上胰腺头部及颈部肿瘤经胃十二指肠动脉灌注化疗；胰腺体部及尾部肿瘤多经腹腔动脉、肠系膜上动脉或脾动脉灌注化疗。若患者同时伴有肝脏转移，则需同时行肝动脉灌注化疗和 / 或栓塞治疗。灌注化疗使用药物：常用药物包括吉西他滨、氟尿嘧啶、阿霉素类（表柔比星）、铂类药物（顺铂以及新型化疗药物洛铂）等单药或联合应用。药物剂量根据患者体表面积、肝肾功能、血常规等指标具体决定。

依据注射方式可分为：①冲击性动脉内灌注化疗术，亦称团注灌注化疗，灌注时间一般在 30~45 分钟，多在肿瘤血供丰富时进行。药物建议为吉西他滨 800~1 000mg/m^2，氟尿嘧啶 500~700mg/m^2，四氢叶酸 100mg，单药或联合应用。可 2~3 周重复，或疼痛治疗缓解后再发时重复。②持续性动脉内灌注化疗术，包括留置导管持续性灌注化疗和皮下灌注药盒系统置入术，可选择细胞周期特异性药物和 / 或非特异性药物，在用药方法、灌注时间等可计划性和可控性方面均优于单次冲击灌注化疗。灌注时间依据肿瘤生物性特性以及所选择药物的时间浓度曲线决定，如氟尿嘧啶可采用 500~700mg/m^2 连续 2d 持续性灌注化疗，重复周期同一次冲击性灌注化疗。依据注射部位和药物是否加热，还可分为：①热灌注化疗，将化疗药物溶于 60℃生理盐水中经导管灌注。热灌注化疗可增加肿瘤细胞对化疗药物的敏感性，有选择地杀伤肿瘤细胞而不伤及正常胰腺组织，延长患者生存期。研究表明热灌注化疗治疗中晚期胰腺癌疗效优于常规介入化疗，是治疗中晚期胰腺癌的一种安全有效的方法。②改良区域灌注技术，超选择来自肠系膜上动脉的胰腺供血动脉后用微弹簧圈栓塞，由腹腔动脉及其分支专一供血，其理论依据是关注药物再分配、提高疗效、减少肠道不良反应。还有经血管超选择后，用微弹簧圈栓塞除胰大动脉和胰尾动脉外的所有胰腺供血动脉，将导管置于脾动脉或肝总动脉（有肝转移者），续以体外注射泵连续灌注化疗药。

二、非血管性介入治疗

目前胰腺癌非血管介入治疗主要是针对肿瘤治疗和症状治疗，尤其是在对症、减症治疗和提高患者的生活质量方面疗效显著。

（一）物理治疗

1. 经皮射频、微波消融治疗术

经皮射频 / 微波消融治疗术是指在局部麻醉下采用 CT 扫描等影像定位技术将不同数量热消融针直接穿刺到胰腺癌和转移病灶组织中，在一定功率和时间内，使肿瘤组织细胞发生凝固坏死。射频和微波消融都是通过高热使肿瘤组织发生凝固性坏死，以达到彻底治愈的目的，其区别主要在于产热的原理不同。射频消融治疗是一种频率达到 15 万次 /s 的高频振动。在高频交流电的作用下，离子相互摩擦并与其他微粒相碰撞而产生生物热作用，因为肿瘤散热差，使肿瘤组织温度高于其邻近正常组织，加上癌细胞对高热敏感，而对正常细胞没有副作用发生。而微波消融是通过微波带动身体内的极性分子运动产热，组织内的极性分子在微波场的作用下高速运动产生热量，当温度升到 50~90℃时，肿瘤细胞的蛋白质变性凝固，导致其不可逆坏死。灭活的肿瘤组织可生产热休克蛋白，刺激机体的免疫系统，提高机体的免疫功能，达到抑制肿瘤细胞扩散的作用。

胰腺癌的消融术推荐 CT 定位下治疗（穿刺前可服用 2% 碘水 100mL，以显示胃肠道情况与肿瘤关系）或开腹直视手术。由于胰腺嵌于十二指肠及胃形成的“C”凹陷内，周围较多空腔脏器，故 B 超定位欠佳，CT 由于其较好的分辨力在经皮穿刺路径中成为首选。开腹手术对患者创伤较大，并存在麻醉风险，但其优点在于术中可同时行活组织检查明确病理，对易出现转移的腹腔脏器如肝脏等行探查术，对合并有胆道及十二指肠梗阻的患者可行旁路手术，改善梗阻症状，并可及时处理术中血管损伤、胆道损伤等并发症。穿刺方案应尽可能避开重要脏器、血管及正常管腔组织，如胰管、胆管。根据肿瘤大小确定消融电极数量，一般选择1~3针、间隔2.0cm呈等腰三角形排列。微波消融因其消融形态可控性差，须慎重选择。原发灶及转移灶直径>5.0cm以上，可优先选用肿瘤减瘤治疗，推荐参考微波功率剂量范围为70~90W，消融时间为12~15分钟，建议每消融5分钟左右进行病灶的定位扫描，以观察被消融病灶的改变，确定再次消融的时间长短。消融范围应力求包括至少5mm的癌旁组织，以彻底杀灭肿瘤。对于部分边界不清晰、形状不规则的肿瘤，在邻近组织及结构条件允许的情况下，建议适当扩大消融范围。

2. 不可逆电穿孔

2011年不可逆性电穿孔技术被美国FDA批准应用于临床，主要针对局部进展期胰腺癌患者。2015年被国家食品药品监督管理总局批准用于胰腺癌和肝癌的治疗。由于其独特的"选择性"消融特性，作为一项新型的恶性肿瘤治疗方式，在临床上逐渐普及应用。该技术通过两电极针间高压电脉冲释放形成高场强消融区域，使消融区域覆盖的组织细胞膜上产生多个纳米级孔道，随着消融区域内电压不断升高，逐渐从可逆性孔道转变为不可逆性孔道，最终引起细胞内外环境失衡，造成细胞凋亡，从而永久性地破坏肿瘤细胞，其消融过程中只对消融区域内细胞膜脂质双分子层进行破坏，对周围血管等重要结构不会产生严重损害。

在胰腺癌的治疗中，不可逆电穿孔消融常与放化疗、免疫治疗等相结合，以提高疗效。临床研究证实采用不可逆电穿孔消融治疗局部晚期胰腺癌可提高患者生存期，不可逆电穿孔消融与放化疗联合，患者中位生存期可达24.9个月。IRE技术是新兴发展起来的一门消融方法，从目前的IRE消融对胰腺癌治疗的实验研究和临床研究看，与其他消融方法相比，其主要优点是不损伤血管、胆管、胰管和神经以及无热沉降效应。

3. 激光消融

为近年来发展的肿瘤微创治疗新技术，主要原理是以电源激发激励源内部的光子辐射，被激发的光子在两面镜子来回反射并激励出更多的光子(光放大过程)。其中一面镜子做成部分透明，这样激光可以从谐振腔中以很细的光束逃离并经由光学纤维导出至人体目标组织，产生热效应和光学效应，达到使目标组织消融的目的。由于其光纤纤细(直径<300μm)，尤其适合一些小器官、小肿瘤，或者邻近重要组织脏器肿瘤的治疗。由于担心Nd：YAG激光治疗胰腺癌会有严重并发症，一直以来很少使用。而Di Matteo等在超声内镜引导下动物模型研究表明并无相关并发症，该技术具备可行性，为临床治疗胰腺癌提供了一种新的治疗思路。

4. 高强度聚焦超声

早在1942年，Lynn等就引入了聚焦超声的概念，试图通过体外聚焦超声，破坏中心焦点的病灶区达到无创治疗的目的，该技术发展迅速，其无创消融技术广泛应用于肿瘤治疗。HIFU的作用机制主要为热消融，探头发射聚焦的超声波，在中心位置被组织吸收后会转化为热能，HIFU治疗系统通过探头将超声波汇聚于一点，使该点温度瞬时升高，可达65℃以上，引起局部点状凝固性坏死，苏木精-伊红染色下可见靶区组织核固缩、细胞碎片等，通过"点点成线，线线成面，面面成体"完成整个病灶的热消融治疗。

目前，国内外尚缺乏HIFU治疗胰腺癌的随机对照临床研究，仅有少量描述性研究，研究对象均为Ⅲ、Ⅳ期，有研究报道中位生存期为12.4个月和10.3个月，均高于吉西他滨单药化疗的中位生存期4.2~5.5个月。HIFU治疗实现了真正的无创治疗，是非常有前景的治疗手段。综合目前随机对照研究结果，提示HIFU可能成为胰腺癌综合治疗的一种有效手段，但目前的临床研究普遍存在样本量较少的不足，尚需大规模的临床研究结果确定HIFU在胰腺癌治疗中的地位。

5. 冷冻消融

冷冻消融是利用对局部组织的冷冻，可控性地破坏靶组织的治疗方法。历史上使用过的冷冻消融仪器有液氮消融仪、二氧化碳消融仪和氩氦冷冻系统(氩氦刀)等。氩氦冷冻系统的应用为经皮消融提供了条件。Xu 等率先报道在 CT 引导下经皮冷冻治疗不能手术切除性胰腺癌。随后，Xu 等对 59 例Ⅲb 或Ⅳ期胰腺癌患者行经皮冷冻消融，中位随访期 7.5 个月。结果显示肿瘤完全缓解(CR)3.4%，部分缓解(PR)39.0%，稳定(SD)50.8%，进展(PD)6.8%。3、6 和 12 个月生存率分别为 89.7%，61.1% 和 34.5%，其中 40 例无肝转移者的生存率分别为 92.4%、84.2% 和 62.1%，19 例伴肝转移者分别为 59.3%，43.2% 和 13.7%。

冷冻治疗胰腺癌的安全性相对较高。Korpan 认为，冷冻治疗胰腺癌禁忌证相对较小，主张大多数病例可用冷冻代替常规治疗。与 RFA、MWA 等热消融相比，冷冻消融的优势在于：①影像学引导更加清晰便利，在超声或 CT 引导下冰球和肿瘤边缘都清晰可见；②经皮冷冻的创口微小，只需要局部麻醉；③探针很细，对穿刺路径损伤较小，适合胰腺体积较小、质地柔软、解剖结构复杂等特点；④对大血管少有严重损伤；⑤不会发生严重疼痛；⑥胃肠道及大血管等部位的不良反应更小；⑦冷冻后肿瘤细胞会释放肿瘤抗原，作为“冷冻免疫”可激发机体抗肿瘤免疫。经皮冷冻联合 ^{125}I 粒子植入治疗不能手术切除胰腺癌，有相辅相成作用。

6. ^{125}I 粒子植入

经皮 ^{125}I 粒子植入术是指在局部麻醉下采用 CT 扫描等影像定位技术，依据模拟的放射治疗计划系统(treatment planning system，TPS)确定靶区和粒子植入的数目，采用直接穿刺的方法将 ^{125}I 粒子植入到胰腺癌和转移病灶组织中，使肿瘤组织细胞发生坏死。胰腺癌属于低氧性肿瘤，对常规放疗不敏感。而 ^{125}I 粒子半衰期为 60.14 天，能持续释放 γ 射线。γ 射线是原子核受激辐射的，比 X 射线光子能量高，波长更短，穿透能力更强，可持续破坏肿瘤细胞的 DNA 合成，从而阻止肿瘤细胞增殖；同时 ^{125}I 粒子所释放的 γ 射线为低能量射线，有效照射距离在 1.0~2.0cm，不容易对周围正常组织造成损伤。

粒子植入操作简便，安全性极高。2014 年李红伟等报道了 CT 引导下 ^{125}I 粒子植入治疗 90 例胰腺癌，均未发生严重的并发症。90 例患者中位生存期为(11 ± 0.7)个月；术后 31 例疼痛完全缓解，7 例疼痛部分缓解，14 例治疗无效；术后 2 个月复查发现肿瘤 CR 7 例，PR 48 例，SD 15 例，PD 20 例，治疗有效率为 61.1%。^{125}I 粒子源体积小、容量低，常用于肿瘤手术切除时疑有切缘阳性或肿瘤细胞累及重要结构而手术难以切除者，可防止或延缓残存肿瘤细胞的浸润生长或扩散转移，可弥补冷冻消融的不足。在冷冻冰球的周边以及冰球不能涵盖的部位辅以 ^{125}I 粒子植入。在肿瘤靶区放射高剂量而周围正常组织受量较低，能更好地控制局部肿瘤灶，降低局部肿瘤复发率。

7. 光动力疗法(photodynamic therapy，PDT)

光动力疗法(photodynamic therapy，PDT)是一项新的疗法，首先将光敏剂(如卟吩姆钠)瘤内直接穿刺或经静脉给药，然后在 CT 和 B 超的双重引导下用 19G 针定位穿刺肿瘤，成功后经光纤引入激光激活瘤内的光敏剂，其可造成肿瘤微循环功能障碍、刺激机体的免疫系统杀死肿瘤细胞，延长生存期、改善患者的生活质量。Bown 等对 12 例不能手术切除的胰腺癌在 CT 引导下经皮将 4 根光纤插入肿瘤内进行 PDT，患者均能耐受，7 例存活，其中 2 例分别已生存 16 和 17 个月，5 例在 4~17 个月后死亡。Sun 等研究认为，HPPH- 光动力疗法联合吉西他滨在诱导胰腺癌细胞凋亡试验中具有协同作用。由于激光照射深度不足，照射强度不均匀，引起的细胞坏死也不一致，因此 PDT 治疗胰腺癌仍在试验阶段。

(二) 生物制剂瘤内注射治疗

除了最常见的化疗药物(以 5-FU 为主)和无水乙醇瘤内注射术，近年来，生物制剂瘤内注射治疗胰腺癌已成为新的亮点，并已取得了很好的疗效。瘤内注射治疗是指用不同方法将各种抗癌剂直接注射到实体瘤中，通过化学和物理效应杀灭癌细胞，增强机体免疫能力，减少全身毒副作用，提高治疗效果。

1. 溶瘤病毒治疗

采用单纯疱疹病毒(HSV)进行的溶瘤病毒治疗日益受到关注。目前研究最深入的溶瘤病毒包括腺病毒和Ⅰ型HSV等。Cherubini等经胰腺癌动物模型证实AdDeltaDelta联合方案较dl1520（ONYX-015）相同联合方案的疗效高。AdDeltaDelta能够增敏DNA损伤药物从而杀伤胰腺癌细胞，对正常细胞毒性较低，有望成为胰腺癌治疗的有效新方案。肖斌等在EUS引导下经皮瘤内注射基因重组人5型腺病毒（H101）并联合静脉注射吉西他滨治疗晚期胰腺癌，入组19例，治疗后PR3例，SD10例，其联合治疗效果优于吉西他滨单药。

2. TNFerade治疗

TNFerade是携带肿瘤坏死因子（TNF）-α基因的复制缺陷病毒载体。Hecht等对TNFerade瘤内注射联合放化疗的疗效进行评价，多中心共入组50例，治疗后CR1例，PR3例，SD12例，3例生存期超过2年，长期随访表明TNFerade低剂量组（4×10^{9}u、4×10^{10}u和4×10^{11}u）耐受性好，反应轻微。随后Herman等进行的随机Ⅲ期临床研究表明放疗联合氟尿嘧啶及TNFerade治疗局部晚期胰腺癌是安全的，但不能够延长生存期。

3. rAd-p53基因治疗

研究表明rAd-p53预防性治疗胰腺癌安全可行，具有较好的临床耐受性和有效性。夏敏等在超声内镜引导下瘤内注射rAd-p53治疗胰腺癌，并辅以吉西他滨静脉化疗，随访入组的14例患者，PR9例，SD 2例，注药后肿瘤进展的mOS为6周；不良反应仅轻微间断低热、寒战、肌痛，术后监测血清淀粉酶正常。肿瘤基因治疗潜力巨大，此方法治疗胰腺癌还需大量Ⅲ~Ⅳ期临床研究支持。

4. 同种异体混合淋巴细胞培养免疫治疗

其作用机制是混合淋巴细胞培养（MLC）中淋巴细胞接受同种异型抗原的刺激而发生活化、增殖，产生众多的细胞因子，促进NK、CTL和LAK等杀伤细胞的分化，从而杀伤胰腺癌细胞。Chang等在超声内镜导引下瘤内注射cytoimplant治疗胰腺癌取得一定疗效，采取剂量递增方式瘤内注射，8例胰腺癌患者治疗后随访无相关并发症发生，mOS为13.2个月。因病例较少，疗效需进一步验证。

第二节 胰腺癌并发症介入治疗

一、黄疸的介入治疗

65%~75%胰腺癌的患者都伴有胆道梗阻症状，通过经皮经肝内支架引流（PTBS）及经皮经肝胆管穿刺引流（PTCD）治疗，可有效降低患者胆红素水平，减少黄疸，减轻瘙痒等症状的方式，预防其他如胆囊炎等并发症的发生，为手术及化疗提供机会。

二、消化道梗阻的介入治疗

5%~10%的胰腺癌患者会伴有胃流出道梗阻及十二指肠梗阻等消化道梗阻症状，通过消化道支架置入术，可减轻早饱、恶心、餐后呕吐、体重减轻等不适，提高患者生活质量。

三、出血的介入治疗

对于胰腺肿瘤原发部位出血、胰腺癌转移瘤出血及外科术后出血的患者，若经保守治疗无效，可行栓塞治疗，通过介入血管造影明确出血位置，栓塞出血血管以达到止血的目的。

四、顽固性疼痛的介入治疗

造成疼痛的原因一般包括腹腔内淋巴结转移压迫、胰腺癌病灶压迫、腹腔神经节受侵犯等。一般临床介入处置策略主要采用射频消融、腹腔神经节阻滞术同时联合疼痛阶梯治疗原则。

综上所述，对于不能手术切除的胰腺癌患者，应尽早对原发灶及转移灶同时进行 TAI 联合物理治疗的综合治疗方法。根据肿瘤大小、形态、部位、邻近脏器解剖关系等，选择一种或多种介入治疗方法，可有效提高胰腺癌患者的总体生存期和生存质量。随着纳米技术、基因技术、分子影像学技术及分子介入治疗学技术的不断发展，胰腺癌的疗效将进一步提高。

（周 翔　辛玉晶　杨 茂）

第六章 肾 癌

第一节 肾癌诊治指南

肾细胞癌(renal cell carcinoma,RCC,简称肾癌)是起源于肾小管上皮的恶性肿瘤,占肾脏恶性肿瘤的 80%~90%。肾癌的组织病理类型最常见的为透明细胞癌,其次为乳头状肾细胞癌及嫌色细胞癌,以及集合管癌等少见类型的肾细胞癌。肾癌发病率仅次于前列腺癌及膀胱癌,占泌尿系统肿瘤第三位。

在世界范围内,肾癌的发病率约占成人恶性肿瘤的 3%,其分布具有明显的地域差异,北美、西欧等西方发达国家发病率最高,而非洲及亚洲等发展中国家发病率最低。全世界范围内,肾癌发病目前排在男性恶性肿瘤第 9 位(21.4 万例新患者)及女性第 14 位(12.4 万例新患者),其男女发病率约为 2∶1,发病高峰在 60~70 岁。目前肾癌病因尚不明确,其发病与遗传、吸烟、肥胖、高血压及抗高血压药物等有关。近几十年来,随着人们物质生活的不断丰富,吸烟和肥胖人群增加迅猛,被公认为是肾癌首要危险因素,流行病学调查显示在大多数国家和地区,肾癌发病率呈持续增长趋势。中国肿瘤登记年报显示,1988—2015 年间,我国肾癌发病率呈上升趋势,人口结构老龄化、生活方式西方化及早期筛查的推广可能是发病率增高的原因。

对于局限性和局部进展性肾癌患者而言,外科手术仍然是首选的可能使患者获得治愈的治疗方式。根治性肾切除术后患者仅剩一侧肾脏,导致肾功能下降,可能会增加慢性肾功能不全和透析的风险,慢性肾功能不全可能会增加患者发生心血管事件的风险,提高总体死亡率。

一、消融治疗

1998 年,McGovern 等首次报道,对一位 84 岁高龄拒绝接受开放手术肾癌患者,采用局部麻醉,在超声引导下射频消融直径约 3.5 厘米的外生性肿块获得成功,由此成为开创小肾癌微创治疗新时代的重要标志。

近年来有各种各样的消融治疗方法被报道,但最广泛使用和深入研究的是射频消融(RFA)和冷冻消融。美国泌尿外科学会(American Urological Association,AUA)成立于 1902 年,联合世界各地的专家促进了泌尿外科学术界的最新科学研究以及临床治疗的发展,每年吸引来自 95 个国家超过 15 000 名的专家到会,成为具有世界规模的学术交流论坛和各大泌尿外科指南的风向标。2007 年 AUA 在局限性肾肿瘤治疗中,给予消融技术较高的评价,认为医师有义务向患者告知除了保留肾单位手术之外,射频消融和冷冻消融也可以作为小肾癌的治疗选择之一。

2011 年欧洲肿瘤内科学会(European Society for Medical Oncology,ESMO)指南中消融治疗肾癌的推荐等级 C,对于年龄大于 70 岁,高手术风险,孤立肾,肾功能损害,遗传性肾细胞癌或多发性双侧肿瘤可实施消融治疗;同时指出根据现有证据,消融治疗是一种有效的 T1a 期肾癌治疗方法,具有良好的长期生存率,且并发症少。

欧洲泌尿外科协会(European Association of Urology,EAU)是欧洲最大、最具影响力的学术组织,每年发布的指南成为世界各国泌尿外科医生的治疗标准。2014 年欧洲泌尿外科协会(EAU)指南中消融手术治疗推荐等级明显高于 ESMO 指南,对于可部分肾切除患者,强烈建议 T1a 肿瘤采取消融治疗

(推荐等级 A)。

2016 年欧洲心血管与介入放射学大会(Cardiovascular and Interventional Radiological Society, CIRSE)更是指出消融技术(如冷冻消融、射频消融)是治疗临床期 T1 肾肿瘤的一种较好方法,同时对于较大肿块也是一种快速降低肿瘤负荷的选择。

2017 年 5 月,AUA 发布了最新版肾肿瘤和局限性肾癌的诊疗指南,与 2009 版指南相比,有一定的更新。2017 年 AUA 指南重点关注局限性肾癌的评估及治疗,包括肾脏实性肿瘤及 Bosniak 3/4 的复杂肾囊肿,指南主要更新了关于肾部分切除术以及热消融术的内容,指南中明确提出对直径较小(特别是 3cm 以下)的肾肿瘤,医生有义务告知患者可以考虑消融治疗,对于 cT1a 期肾癌患者也可考虑消融治疗作为外科切除术替代性方案,其中射频和冷冻消融都可以作为消融治疗的选择。与手术相比,消融治疗可将并发症降至最低,一般首选经皮穿刺方式。在进行消融治疗前应常规行肿瘤穿刺活检以明确病理,以病理诊断指导后期随访。术前应与患者及家属进行沟通,具体内容包括如下:①相比外科切除来说首次消融术后肿瘤残留或局部复发的可能性要高;②消融术后可能再次干预治疗。

意大利肿瘤医学协会(Italian Association of Medical Oncology, AIMO)是欧洲国家中学术地位非常重要的学术组织,它关注肿瘤相关医学领域的发展变化,2018 年 AIMO 在肾癌患者的管理中指出主动监测或消融手术(射频消融和冷冻消融)是小肾癌患者的选择,特别是对于不适合手术的患者。在中国《肾癌诊疗规范(2018 年版)》中,将肾癌的介入微创治疗列为一种独立治疗模式,冷冻消融与部分肾切除术相比较,部分研究显示二者总生存率、无复发生存率、无病生存率、局部复发率及远处转移率没有差异。

2009 年欧洲泌尿外科协会会议专题中强调,消融技术与肾部分切除术相比,最大的优势在于围手术期的安全性,其中总体并发症发生率、出血、胃肠呼吸道并发症、急性肾功能不全发生率均显著降低,特别是对于高手术风险的患者,并发症发生率能降低至 30% 以上。因此,对于一个直径 3cm 的小肿瘤,机器人手术代价昂贵,即使技术非常成熟,患者仍需承担较高的围手术期并发症的风险,而主动监测对于年轻患者来说未来又有太多的不确定因素,且需要定期接受影像学检查甚至多次穿刺活检。所以,消融手术治疗这类肾肿瘤更具优势和合理性。

加拿大肾脏肿瘤研究网络(Kidney Cancer Research Network of Canada, KCRNC)是由 15 所权威医学院校或大型医院泌尿外科联合建立的针对肾肿瘤研究的大型学术组织,利用大数据进行对肾肿瘤的研究和治疗。2019 年 10 月,KCRNC 更新发布了晚期肾癌的管理共识,共识主要涉及的内容包括晚期肾癌的新辅助治疗、辅助治疗、晚期肾癌或转移灶肾癌的管理,内容中提到一项加拿大Ⅱ期临床试验,对进展缓慢的转移性肾细胞癌患者可以考虑采用冷冻和 / 或射频消融等治疗,以延迟开始或改变全身治疗的需要。

2019 年欧洲肿瘤学会临床实践指南及 2019 年欧洲泌尿外科协会肾细胞癌(更新版)指南中都将射频消融术、微波消融术或冷冻消融术作为治疗小直径肾肿瘤(≤3cm)患者的选择,特别是对于体弱、手术风险高和孤立肾、肾功能受损、遗传性肾细胞癌或双侧多发肿瘤的患者。

随着肿瘤局部消融技术和影像学引导技术的迅猛发展,射频消融术、微波消融术及氩氦刀冷冻消融术等已广泛应用于临床治疗肿瘤,并被各治疗指南推荐,其优点包括损伤小、定位精准、疗效确切、术后恢复快等,尤其是冷冻消融,治疗肾脏肿瘤复发率低、并发症少,已在微创治疗肾癌中得到认可。

二、血管性介入诊疗

1964 年 Rubin 教授发表的文章中最早提到血管造影对于肾肿瘤诊断的意义。1969 年 Lalli 教授提出影像学引导下对肾动脉栓塞可以作为一种潜在的治疗方法。1975 年 Goldstein HM 教授首次提出"经导管肾动脉栓塞治疗肾癌"的概念,从此血管性介入栓塞技术在肾癌的治疗中逐渐得到应用。介入治疗技术在 20 世纪 80 年代逐渐进入中国,并应用于各个器官肿瘤的治疗。1998 年介入学家张金山教授团队在《中华放射学杂志》发表一篇无水乙醇 - 碘化油乳液栓塞治疗肾癌及肾上腺癌的文章,文中以 Park 教授在肾动脉栓塞中的经验为基础，采用 50% 无水乙醇 - 碘化油乳液作为栓塞剂，得到了很好的治疗效果；同时总结肾动脉栓塞的适应证：①对不能或不愿手术切除者作为姑息性治疗；②手术切除前作为术前准备以减少术中出血。由于栓塞时病人伴有疼痛，故术前栓塞仍以应用明胶海绵为方便、安全。对于较小肿瘤，栓塞有可能达到使肿瘤细胞完全坏死以至消失的效果。纪东华对肾癌术前栓塞（包括单纯性肾动脉栓塞及化疗性栓塞）进行了研究，认为可以通过阻断肾动脉，使肿瘤周围组织水肿，病变界限清楚，从而易于游离。同时栓塞后可使肾脏的扩张静脉萎缩，手术时出血减少，并可减少术中肿瘤栓子转移。2016 年欧洲心血管与介入放射学大会指出肾动脉栓塞可以用于缓解肾癌患者的血尿症状，随后一系列文献中也得到了证实。

2018 年，意大利肿瘤医学协会在肾癌患者的管理中指出肾动脉栓塞可用于缓解或减轻不可切除的肾细胞癌患者或不适合手术的患者的症状（血尿、疼痛）。

2019 年，《肾癌伴静脉瘤栓北京专家共识》中提出瘤栓切除术需要在术前进行充分地影像学资料检查。然而，现有影像学检查在下腔静脉瘤栓诊断方面还存在许多问题：B 超由于干扰因素多，很难准确诊断；MRI 及 CT 不能很好地反映侧支循环的情况，亦不能明确阻塞程度。因此，需要更有效的手段对上述三种常规检查进行补充。而下腔静脉造影可以通过正侧位观察瘤栓的阻塞情况，帮助瘤栓进行分级，并能较好地显示受累静脉侧支循环的形成情况，从而在术前判断是否可行下腔静脉离断瘤栓切除术。因此制定出适应证：①肾癌伴下腔静脉瘤栓；②需明确瘤栓平面；③阻塞程度较大，需明确梗阻程度；④存在侧支循环，可能影响术中离断、阻断血管；⑤可能存在下腔静脉交通支的变异，影响手术（如下腔静脉与奇静脉的交通）。

近年来，血管性介入治疗技术已经在各期肾癌的治疗中较为广泛应用，主要在两个方面发挥作用：一是肾癌肾切除术前做肾动脉栓塞，减少术中出血，提高肿瘤切除成功率，减少肿瘤转移机会；二是晚期肾癌行姑息性血管内栓塞治疗，提高患者生存质量延长生存期，通过栓塞治疗创造手术切除机会。对于肾癌肾切除术前肾动脉栓塞治疗，其目的主要是减少肿瘤组织血供，使肾周侧支血管萎缩，减少术中出血；栓塞前肾动脉灌注化疗药物，对肾癌原发灶或转移灶均能抑制其生长；栓塞后肾周和肿瘤周围形成明显水肿带，使手术剥离相对容易，有利于切除；由于肾静脉或下腔静脉中多有癌栓存在，手术中挤压易造成癌细胞的血行转移，因此栓塞肾动脉后血流灌注停止，静脉瘪缩和血栓形成，有利于术中结扎肾静脉，减少手术时肿瘤细胞的扩散转移，提高术后生存时间。

但由于缺乏高级别循证医学证据，目前，关于肾癌治疗的各个指南只推荐肾动脉栓塞作为晚期肾癌合并血尿的对症治疗。随着相关技术的进步，血管性介入诊疗技术在高危患者或寡转移患者中必然会得到更广泛应用，但仍需要大规模的临床试验来证实。

第二节 肾癌消融治疗

一、消融治疗与部分性肾切除的比较

消融术治疗 T1a 期肾肿瘤安全有效，但目前保留肾单位的肾部分切除术仍是治疗 T1a 期肾肿瘤的金标准。临床上消融术主要应用于一些身体条件差、伴发疾病多、孤立肾或者肾多发肿瘤等患者。腹腔镜肾部分切除术（laparoscopic partial nephrectomy，LPN）最常见的并发症是术中肾动脉的阻断所造成的缺血再灌注损伤。目前普遍认为肾脏热缺血临界时间控制在 30 分钟以内。很多技术，如肾段动脉阻断、免阻断等被应用于 LPN 中以缩短肾脏热缺血时间。但上述方法往往不能保证切除肿瘤时的无血视野，可能影响肿瘤的完整切除，加上复杂的创面重建容易漏缝细小血管分支产生术后出血，对术者要求高。而消融术无须切开肾实质和阻断血管，一定程度上能更好地保护肾单位和避免肾缺血再灌注损伤。

随着消融技术的不断发展，其优势逐渐体现，消融术将可能应用于更广泛的人群中。不同的消融术也有自己独特的优势，射频消融术研究较早，相对成熟，而冷冻消融术是近年国内外报道较多且疗效相对较好的消融方式，微波消融也逐渐在越来越多的研究中体现出其优势。所以，可以根据不同消融术的优势、患者自身状况等情况选择最合适的消融方式以达到更有效的治疗目的。

（一）冷冻消融术

目前对冷冻消融术和肾部分切除术治疗肾肿瘤的疗效研究结果不十分一致。在肿瘤治疗效果方面，一些研究比较了腹腔镜或经皮穿刺冷冻消融术与开放、腹腔镜或机器人辅助腹腔镜肾部分切除术，发现几种术式对患者的 OS、CSS、RFS、DFS、局部复发和远处转移这些方面并无明显差异。而有一些研究则认为起码在以上某一方面肾部分切除术要优于冷冻消融术。到目前还没有研究显示出肾冷冻消融术的肿瘤获益要好于肾部分切除术（EAU 肾癌指南 2020）。在手术并发症和住院时间等方面，王林辉回顾性分析了开放肾部分切除术、普通腹腔镜下肾部分切除术、后腹腔镜辅助小切口肾部分切除术、机器人辅助腹腔镜下肾部分切除术和肾肿瘤冷冻消融术的临床资料，证实冷冻消融术患者住院时间短、疼痛轻，随访时肾功能下降程度轻。然而，对于新发慢性肾脏病（chronic kidney disease，CKD）的风险也意见不一。Haber 认为冷冻消融术发生慢性肾脏病的概率低于肾部分切除术，而 Julien Guillotreau 则持对立观点，同时也有研究认为两者并无差异。Julien Guillotreau 比较了机器人辅助腹腔镜肾部分切除术（robot-assisted laparoscopic partial nephrectomy，RPN）和腹腔镜肾肿瘤冷冻消融术治疗小肾癌的疗效，认为两种治疗方式治疗小肾癌都是可行的。经 RPN 治疗的患者术前并发症稍高，术后并发症则没有差异。RPN 的早期肿瘤学疗效更确切。尽管研究结果不一，目前仍倾向于认为冷冻消融术的优势为手术时间短、出血量少、住院时间短、对肾功能影响小和并发症少等方面，这可从冷冻消融术无须阻断肾动脉血流从而避免了缺血再灌注损伤、无须切开肾实质等方面解释。

（二）射频消融术

目前大部分关于射频消融术的研究是回顾性分析，病例数量不充足且随访时间也不足够长。Nilay Patel 比较了对 T1a 期肾肿瘤实施腹腔镜或经皮穿刺 RFA 和肾部分切除术，发现两者的 OS 和 CSS 无明显差异。Haruyuki Takaki 分析了 105 例 T1a 期肾肿瘤患者实施经皮穿刺 RFA 或根治性肾切除术（radical nephrectomy，RN），发现 RFA 治疗组 OS 低，但这可能与 RN 组患者年龄低有关。Vanessa Acosta Ruiz 回顾性分析了 RFA 和腹腔镜肾部分切除术（laparoscopic partial nephrectomy，LPN）的临床资料，发现与 LPN 相比，RFA 的住院时间短、并发症少。一项荟萃分析比较了 RFA 和肾部分切除术（PN）的并发症发生率和术后肾小球滤过率（eGFR），发现 RFA 组局部肿瘤复发率高于 PN 组（OR=1.81），而远处转移的发生率两者没有区别。一项近期的大规模荟萃分析选取了 3 974 名经消融治疗（包括 RFA 或冷冻消融术）或 PN 的肾肿瘤病例，结果显示经消融治疗的患者总体死亡率和肿瘤特异性死亡率均高于经 PN 治疗的患者，局部复发率和远处转移率未见明显差异。消融术治疗组的并发症低于 PN 组，且 PN 组治疗后 eGFR 下降程度明显大于消融组。虽然射频消融术在临床应用时间较长，技术也比较成熟，且对于肾功能的保护作用明显。但与传统手术相比，对于肿瘤的治疗效果仍未得到一致评价。

（三）微波消融术

Jie Yu 回顾性分析了 1 955 例 cT1a 期肾癌进行经皮穿刺 WMA 和 LPN 的临床资料，在中位 40.6 个月的随访过程中，两组间局部复发率、肿瘤特异性生存率和远处转移率均无明显差异，然而 WMA 的总生存期和无进展生存期较 LPN 差。WMA 对肾小球滤过率影响更小，且出血量少、手术时间短、住院时间短、总花费低。与之相对，Wei Guan 比较了 PN 和 MWA 治疗小肾癌的中期疗效，两组对肾小球滤过率的影响没有差异，且两组患者复发生存率差异也无统计学意义。微波消融治疗肾肿瘤在临床中的应用尚不如冷冻消融和射频消融广泛，因此缺乏大样本长期随访研究。另有研究回顾性分析了 297 例肾肿瘤患者接受经皮穿刺消融治疗的临床资料，发现三组治疗方式在技术上的成功率相似，RFA 和 MWA 在术后 1 个月时显示出对肿瘤更有效的控制率，而在随访 2 年后，三组治疗方式在局部复发、肿瘤转移和进展以及 RCC 相关死亡率方面均无差异。并且三组患者 2 年后肾小球滤过率与基线相比也无明显差异。因此,针对 T1a 期肾肿瘤的不同消融治疗方式从短期疗效来看并无明显优劣之分,而长期的疗效仍需要更长时间的随访研究。

尽管有研究表明肾部分切除术和肾肿瘤消融术的无复发生存期无明显差异,EAU 仍只是推荐对全身情况差或伴发疾病多的肾肿瘤患者实施射频消融术或冷冻消融术,并且应告知病人肿瘤复发和进展的风险较高(EAU 肾癌指南 2020)。另外,该研究还证实,对 cT1a 和 cT1b 期的肾肿瘤而言,PN 和冷冻消融术的无转移生存期相似,而 RFA 在 cT1a 期肾肿瘤中的无转移生存期则不如 PN 和冷冻消融术。值得注意的是,在几乎所有的对比肾肿瘤消融术和肾部分切除术的研究中,选择偏倚似乎都对结果产生了一定影响。通常临床治疗中医生会选择身体状况差或者有较严重伴发疾病的患者进行消融治疗,因此进行消融治疗患者的总生存期可能因此而少于接受肾部分切除术的肾癌患者。另外,目前尚无大规模研究证明消融治疗的效果是否与肾肿瘤的病理类型相关联,此类研究可能使肾肿瘤消融治疗方式的选择更具针对性。对肾癌消融治疗的评价有赖于大规模、长期和完全随机的前瞻性对照研究。尽管如此,消融治疗对肾肿瘤仍显示出良好的应用前景。

二、腹腔镜下消融治疗

肾肿瘤的消融治疗包括冷冻消融、射频消融、微波消融、间质激光凝固以及高能聚焦超声等,应用最为广泛的消融手段主要包括冷冻消融术和射频消融术。肾癌消融治疗可通过开放手术途径、腹腔镜途径和影像学引导经皮穿刺途径来实施。由于开放手术创伤大,目前临床上较少应用。相较于经皮穿刺途径,腹腔镜下消融术的优点是能够在直视下操作,充分暴露肿瘤从而使消融范围更精确,易于保护邻近脏器。不足之处则是需在全身麻醉下进行,因此对患者全身状况要求稍高且费用相对较贵。对于解剖位置复杂的肾肿瘤,一般建议腹腔镜下射频消融。腹腔镜消融术又包括传统腹腔镜、单孔腹腔镜和机器人辅助腹腔镜下消融术等。

(一) 腹腔镜下冷冻消融术

Georges-Pascal Haber 在早期阶段对 30 例小肾癌患者实施了腹腔镜肾肿瘤冷冻消融术(laparoscopic cryoablation,LCA),认为 LCA 是保留肾单位治疗肾癌的可靠方式,技术上相对简单,且对肾功能的影响较小。一项对照研究对比了 145 例通过腹腔镜肾肿瘤冷冻消融术和 118 例经皮穿刺肾肿瘤冷冻消融术,发现患者总生存期、无进展生存期和肿瘤特异性生存期无明显差异,总体并发症也无明显差异。然而 Aboumarzouk 等的一项荟萃分析显示腹腔镜下消融术的不完全消融较 PA 少,且肿瘤的特异生存率高,但腹腔镜下消融术的住院时间较 PA 长且花费较高。2008 年,Kaouk 等在国际上率先报道了单孔腹腔镜下肾脏肿瘤冷冻消融术的经验。徐斌等对 29 例肾癌患者实施了单孔腹腔镜冷冻消融术,证实单孔腹腔镜和普通腹腔镜下冷冻消融术相比,手术时间、出血量、术后住院时间等均无明显差异,术后复查肿瘤消退效果也无差异。单孔腹腔镜优势在于切口小、外观美、恢复快,不足之处则是对术者要求较高,学习曲线较长。选择单孔腹腔镜或者普通腹腔镜应根据术者的经验习惯来进行。曹健对 4 例单发肾透明细胞癌患者实施了 3D 打印技术辅助腹腔镜下肾肿瘤冷冻消融术。术前通过 3D 图像辅助模拟冷冻消融治疗,设计需要的进针数及进针的深度和角度,术中对照 3D 打印模型实施手术,认为其有利于冷冻消融更加精准,能够尽可能保留肾单位。腹腔镜冷冻消融术在保留肾单位的肾肿瘤治疗方式中获得了较为理想的结果。LCA 的优势主要体现在手术时间短、出血量少、住院时间短、术式转换率低、可以较好地保护肾功能和并发症少方面。

(二) 腹腔镜下射频消融术

同样地,肾肿瘤射频消融术也可以通过腹腔镜或者经皮穿刺途径来操作。有研究比较了 T1a 肾肿瘤中两种不同方式的临床资料,认为两种方式的并发症发生率无差异。另有研究在经皮穿刺 RFA 中发现更高的未完全消融率,而复发率和肿瘤特异性生存期则无显著差异。有学者采用腹腔镜下消融术治疗小肾癌，在不阻断肾脏血供的情况下进行肿瘤的消融及消融后的剜除，从而避免术中对肾脏的热缺血损伤及加快术后患者肾功能的恢复。杨阳对 19 例肾肿瘤患者实施了机器人辅助腹腔镜下肾肿瘤射频消融术，术后 1 周血肌酐基本维持术前水平，术后 3 个月行肾小球滤过率（GFR）检查与术前比较差异无统计学意义，影像学检查未见肿瘤残留及复发。机器人辅助腹腔镜下射频消融具有定位准确、操作角度灵活、不受肿瘤位置影响等优势，相较于传统腹腔镜辅助下射频消融具有更为广泛的应用，局限性为手术花费较高，需严格把控手术指征。

（三）腹腔镜下微波消融术

通常腹腔镜微波消融术并非像传统消融手术一样进行整个肿瘤的消融，而是借助了微波消融的止血作用，从而做到消融后肾肿瘤切除时免阻断，继而保护了肾功能。吴小荣等对 79 例中危肾肿瘤患者行微波消融辅助后腹腔镜肾部分切除术，认为能最大限度保护肾功能，是一种可供选择的、安全有效的治疗中危肾癌的手术方式。但并非所有患者都适合该方法，如肿瘤直径较大且内生比例较高、明显累及集合系统、肾周脂肪灶化严重、肿瘤假包膜不明显、恶性程度较高与周围组织界限不清以及其他不适做肾部分切除术的病例。张自刚对 15 例小肾癌患者进行腹腔镜下微波消融辅助治疗，其中不阻断肾蒂，肿瘤小于 3cm 者直接行微波消融；肿瘤大于 3cm 者于肿瘤周围行微波消融，形成无血供平面，再行肾部分切除术，平均随访 18.7（6~32）个月，患者均无瘤生存。

三、腹腔镜肾癌消融术的适应证、禁忌证与并发症

（一）适应证

目前消融术在治疗肾肿瘤的临床应用上尚未形成统一的标准，消融术的长期疗效也有待证实。通常在临床中消融术被用来治疗无法手术的 T1a 期肾肿瘤。最近，针对 T1b 期肾肿瘤的消融治疗也有许多研究，但其远期疗效仍需更大样本和长期的临床试验来证实。目前通常认为消融术的适应证包括实体瘤的直径<4cm 且合并以下高危因素：①年老体弱因合并症无法耐受手术者；②双侧肾癌；③孤立肾肾癌；④有肾功能不全病史；⑤肾肿瘤术后复发患者。最近，越来越多的报道表明患者对冷冻消融的耐受性更好，可能是治疗>4cm 肾脏肿瘤的一种更为有效的方式。

（二）禁忌证

腹腔镜肾癌消融治疗的禁忌证主要包括：①一般情况差，重要脏器功能衰竭，不能耐受麻醉手术；②晚期肿瘤患者伴有恶病质，严重贫血及重度代谢紊乱，在短时间内无法纠正或改善；③肿瘤已发生全身广泛转移；④下腔静脉或者肾静脉主干发现癌栓；⑤肿瘤侵及集合系统；⑥病灶向周围浸润扩散，并与周围脏器粘连较重，有可能损伤周围重要脏器及组织；⑦严重的凝血功能障碍。

（三）并发症

腹腔镜肾癌消融术的并发症主要体现在：①肾盂、输尿管狭窄，若肾肿瘤紧邻集合系统，射频过程中产生的热量可致集合系统受热挛缩后形成狭窄，Cantwell 报道使用 5% 葡萄糖水向肾盂间断逆行灌注可以保护集合系统免受消融的损伤。②术后出血，表现为肾周血肿或血尿。血肿的发生主要与肿瘤的位置、进针的数量、患者的凝血功能以及肿瘤的大小有关。肾周血肿的发生率为 2%~5%，少量肾周血肿可以自行吸收，大量肾周出血的并发症比较罕见。对于深部肿瘤，术中可通过超声引导避免重要血管的损伤。③邻近组织或器官损伤，如胰腺损伤，脾脏损伤，肠穿孔及肝脏损伤等。在消融前充分暴露瘤体以及控制消融范围可减小周围脏器的发生率。④漏尿或尿液囊肿的形成。Nozaki 等报道了 1 例行 MWA-LPN 后尿漏并形成尿液囊肿，留置单 J 管一个月后病情改善。⑤针道种植，消融结束后常规进行针道的消融，不仅可以防止肿瘤的针道种植，还可有效止血。

（徐 斌）

第三节 肾癌靶向、免疫治疗

肾细胞癌(renal cell carcinoma,RCC)简称肾癌,是泌尿生殖系统常见的恶性肿瘤之一,2015 年我国肾癌新发 66 800 例,死亡 23 400 例。肾癌发病隐匿,30% 的患者初诊时已有转移,肾癌具有多种组织学亚型和分子特征,其中透明细胞癌最为常见。肾癌对放、化疗敏感性差,手术是治疗早期肾癌最有效的方式,但术后仍有 25%~50% 的患者出现复发或转移,这为肾癌的临床治疗带来巨大挑战。在 2005 年前,晚期肾癌的治疗以细胞因子类药物如白介素 -2 和干扰素 -α 为主,然而这种非特异性免疫疗法具有较低的有效率及明显的副作用。近年来,肾癌的生物学治疗方式不断取得突破性进展,目前临床上晚期肾癌主要以靶向治疗、新型免疫治疗及联合治疗为主。

一、靶向治疗

2005 年美国 FDA 批准索拉非尼用于治疗晚期肾癌,标志着晚期肾癌迈入靶向治疗时代,以多靶点酪氨酸激酶抑制剂(TKI)和哺乳动物雷帕霉素靶蛋白(mTOR)抑制剂为代表的小分子靶向药物的应用,显著提高了晚期肾癌患者的客观缓解率(objective response rate,ORR)、总生存期(overall survival,OS)和无进展生存期(progression free survival,PFS)。TKI 类药物主要作用于 VEGF、VEGFR、c-Met 和 EGFR 等多种靶点,抑制肿瘤血管的生成、增殖、侵袭及转移,构成晚期肾癌药物治疗的基石。在最新版 NCCN 肾癌指南中,舒尼替尼、培唑帕尼、卡博替尼以及阿昔替尼为晚期肾癌治疗的一线用药。

然而,肾癌的靶向治疗存在一些不容忽视的问题,如不良反应多、部分患者敏感性差、绝大多数患者终将产生耐药,进而导致疾病进展。因此,仍迫切需要开发并确定新的治疗靶点。随着免疫检查点抑制剂的开发,肾癌的新型免疫疗法开启了晚期肾癌治疗的第二次革命。

二、免疫治疗

纳武利尤单抗(nivolumab)是一种 PD-1 单克隆抗体,它能选择性阻断 PD-1 与 PD-L1/PD-L2 之间的结合,重建 T 细胞抗肿瘤免疫反应,于 2015 年 11 月被 FDA 批准用于既往曾接受过抗血管生成药物治疗的晚期肾癌患者。Ⅱ期临床试验数据显示,纳武利尤单抗(2mg/kg)对既往接受过治疗的晚期肾癌患者的 mPFS 和 mOS 分别为 4 个月和 25.5 个月,ORR 为 22%。Ⅲ期临床试验(CheckMate-025 研究)对比了纳武利尤单抗(n=410)和依维莫司(n=411)用于经治晚期肾癌患者的疗效,2020 年 ASCO 会议上更新的最新随访结果显示纳武利尤单抗组的 mOS(25.8 个月 *vs*. 19.7 个月)和 ORR(23% *vs*. 4%)均优于依维莫司,且治疗获益不受 PD-L1 表达水平影响,同时纳武利尤单抗组患者的 3 或 4 级不良反应率更低(21% *vs*. 37%),生活质量更高。2021 年 NCCN 指南推荐纳武利尤单抗用于晚期肾癌的二线治疗(1 级)。

帕博利珠单抗(pembrolizumab)是一种 PD-1 单克隆抗体,KEYNOTE-427 是评价帕博利珠单抗一线治疗晚期肾透明细胞癌(队列 A)及非透明细胞癌(队列 B)的单臂、开放标签、非随机、多中心的Ⅱ期临床试验,队列 A 研究结果显示,帕博利珠单抗一线治疗晚期肾透明细胞癌患者(n=110)的 ORR 为 36.4%,mPFS 为 7.1 个月。队列 B 结果表明,帕博利珠单抗作为一线药物治疗晚期肾脏非透明细胞癌(n=165)的 ORR 为 26.7%,mPFS 为 4.2 个月。这表明,帕博利珠单抗作为一线药物对包括透明细胞癌和非透明细胞癌在内的晚期肾癌均表现出良好的抗肿瘤活性。

三、基于免疫治疗的联合疗法

(一) 双免疫联合治疗

以往晚期肾癌的标准治疗方案多为单一 TKI 类药物，直到 2018 年 CheckMate-214 研究结果的公布，开启了肾癌联合治疗的新模式，CheckMate-214 是一项随机、开放的Ⅲ期研究，对比评估纳武利尤单抗联合伊匹木单抗和舒尼替尼一线治疗晚期肾癌（*n*=1 096）的疗效，大部分患者 IMDC 评分为中危（*n*=425）或高危（*n*=422），2020 年 ESMO 会议上公布的 48 个月随访结果显示，接受纳武利尤单抗联合伊匹木单抗治疗的中高危患者 mOS（48.1 个月 *vs.* 26.6 个月）、mPFS（11.2 个月 *vs.* 8.3 个月）和 ORR（41.9% *vs.* 26.8%）均优于舒尼替尼治疗组。基于此项研究，2021 年 NCCN 指南将纳武利尤单抗联合伊匹木单抗分别作为 2A 级与 1 级推荐用于低危与中、高危晚期肾癌的一线治疗。这是首个用于晚期肾癌一线治疗的双免疫联合疗法，具有里程碑式的意义。

(二) 免疫联合靶向治疗

阿替利珠单抗（atezolizumab）能阻断 PD-L1，研究表明阿替利珠单抗联合贝伐珠单抗能增强晚期肾癌组织中抗原特异性 T 细胞的迁移和活化。IMmotion151 研究是首个报道的免疫联合靶向药物的临床研究，并取得阳性结果，对晚期肾癌一线治疗格局具有重大影响。结果证实，在所有入组患者（*n*=915）中，阿替利珠单抗联合贝伐珠单抗用于一线治疗晚期肾癌的 mPFS（11.2 个月 *vs.* 8.4 个月）优于舒尼替尼，亚组分析显示，在 PD-L1 表达阳性的晚期肾癌患者（*n*=362）中，联合用药组的 mPFS（11.2 个月 *vs.* 7.7 个月）与 ORR（43% *vs.* 35%）也优于舒尼替尼组，同时，联合治疗组患者的获益程度与肿瘤浸润免疫细胞 PD-L1 的表达呈正相关，因此阿替利珠单抗联合贝伐珠单抗有望成为晚期肾癌一线治疗的新选择。

另一项 PD-L1 单抗联合靶向治疗的Ⅲ期研究 KEYNOTE-426，旨在对比帕博利珠单抗联合阿昔替尼与舒尼替尼在晚期肾癌患者一线治疗中的疗效。数据显示帕博利珠单抗联合阿昔替尼作为晚期肾癌患者（*n*=861）一线治疗的一年总生存率（89.9% *vs.* 78.3%）、mPFS（15.1 个月 *vs.* 11.1 个月）与 ORR（59.3% *vs.* 35.7%）均优于舒尼替尼。值得注意的是，不同于 CheckMate-214 研究仅针对中、高危患者，KEYNOTE-426 研究中帕博利珠单抗联合阿昔替尼在所有风险的患者中皆获得良好效果，且不受 PD-L1 表达影响。因此，与一线治疗药物舒尼替尼相比，免疫检查点抑制剂联合靶向药物显著提高了晚期肾癌患者的生存。基于该研究，帕博利珠单抗联合阿昔替尼成为第一个获批用于晚期肾癌一线治疗的免疫联合靶向药物。2021 年 NCCN 指南将帕博利珠单抗联合阿昔替尼分别作为 2A 级与 1 级推荐用于低危与中、高危晚期肾癌的一线治疗。

阿维鲁单抗（avelumab）是作用于 PD-L1 的免疫检查点抑制剂，Ⅲ期临床试验（JAVELIN Renal 101 研究）比较了阿维鲁单抗联合阿昔替尼与舒尼替尼对晚期肾癌患者（*n*=886）的疗效，结果显示，联合用药组患者的 mPFS（13.8 个月 *vs.* 8.4 个月）与 ORR（51.4% *vs.* 25.7%）优于舒尼替尼组。亚组分析显示，在肿瘤 PD-L1 表达阳性的患者中，联合用药组患者的 mPFS（13.8 个月 *vs.* 7.2 个月）与 ORR（55.2% *vs.* 25.5%）也优于舒尼替尼组。2019 年 5 月，FDA 已正式批准阿维鲁单抗联合阿昔替尼用于 PD-L1 阳性晚期肾癌患者的一线治疗。2021 年 NCCN 指南也将阿维鲁单抗联合阿昔替尼作为 2A 级推荐用于晚期肾癌的一线治疗。

CheckMate-9ER 研究对比了纳武利尤单抗联合卡博替尼与舒尼替尼一线治疗晚期肾癌（*n*=651）的疗效。结果显示，纳武利尤单抗联合卡博替尼显著改善了患者的 mPFS（16.6 个月 *vs.* 8.3 个月）与 ORR（55.7% *vs.* 27.1%）。基于此，2021 年 1 月 FDA 批准纳武利尤单抗联合卡博替尼用于晚期肾癌的一线治疗。

另一项全球Ⅲ期、多中心、随机对照研究（CLEAR 研究）纳入了 1 069 例既往未接受过全身治疗的晚期肾癌患者，随机分至帕博利珠单抗联合仑伐替尼治疗组、帕博利珠单抗联合依维莫司治疗组或舒尼替尼单药治疗组。研究显示，接受帕博利珠单抗联合仑伐替尼治疗的患者 mPFS（23.9 个月 *vs.* 9.2 个月）

与 ORR（71% *vs.* 36%）显著优于舒尼替尼单药治疗组。另外，帕博利珠单抗联合依维莫司治疗组患者的 mPFS（14.7 个月 *vs.* 9.2 个月）也较舒尼替尼组明显提高。值得注意的是，相较于其他联合用药方案，如 CheckMate-214 研究（纳武利尤单抗联合伊匹木单抗的双免疫）、KEYNOTE-426 研究（帕博利珠单抗联合阿昔替尼）和 CheckMate 9ER 研究（纳武利尤单抗联合卡博替尼），CLEAR 研究中帕博利珠单抗联合仑伐替尼组患者的 mPFS 最长，这为其在晚期肾癌一线治疗中的应用提供了强有力的循证学依据。截至目前，六项大型晚期肾癌的基于免疫药物的联合治疗研究均取得阳性结果，这也打破了以往单独靶向治疗的局面，代表免疫治疗已成为晚期肾癌一线系统治疗的支柱。

（三）问题和思考

基于免疫药物的联合治疗包括了双免疫疗法以及免疫联合靶向药物疗法。因为上述这些临床试验的对照组都为晚期肾癌的一线治疗药物舒尼替尼，联合疗法之间缺乏头对头的对比数据，那么在众多的联合用药组合中该如何更精准地选择治疗方案，提高疗效，降低不良反应是摆在临床医师面前的核心问题。晚期肾癌患者的临床特征是影响治疗反应性的最重要预测指标，包括危险分级、转移部位、生物标志物和肉瘤样特征等。

在制定治疗方案的过程中，首先要对晚期肾癌患者的风险状态进行评估，进而筛选合适的人群。目前常使用国际转移性肾细胞癌数据库联盟（International Metastatic Renal Cell Carcinoma Database Consortium，IMDC）模型。2020 年 ASCO 会议上更新的 Checkmate-214 研究随访数据显示，在 IMDC 中危和高危患者中，纳武利尤单抗联合伊匹木单抗的 ORR（42% *vs.* 26%）显著优于舒尼替尼，而对于低危人群，舒尼替尼组患者获益更大。因此 NCCN 指南推荐纳武利尤单抗联合伊匹木单抗作为中、高危患者的一线治疗选择。2019 年 ASCO 会议发布的 KEYNOTE-426 研究的亚组分析显示，IMDC 中、高危人群的免疫靶向联合用药组的 mPFS、mOS 和 ORR 都优于舒尼替尼组，而在低危患者中，差异无统计学意义。因此，随着患者的危险分级由低到高，免疫治疗的地位也应逐渐加重。

晚期肾癌常发生骨转移（30%）和脑转移（8%），骨转移将导致溶骨性改变，进而引发骨骼相关事件（skeletal-related events，SREs）等合并症，如骨痛、病理性骨折、脊髓压迫和高钙血症。多项研究表明，骨转移的发生是影响肾癌患者预后的不良因素，可明显缩短患者的生存期。卡博替尼是一种新型酪氨酸激酶抑制剂，可针对 MET、VEGFR1/2/3、ROS1、RET 和 AXL 等多靶点，Ⅲ期临床试验（METEOR 研究）结果显示，卡博替尼在既往抗血管靶向治疗失败后的疗效优于依维莫司，针对骨转移患者的亚组分析显示，卡博替尼仍能明显提高患者的 mPFS、mOS 和 ORR。另外，对于晚期肾癌发生脑转移的患者，针对 VEGF 靶点的抗血管生成药物，如舒尼替尼疗效有限，同时相对于原发灶，肾癌的脑转移病灶具有更高的 MET 表达，来自意大利真实世界研究显示，卡博替尼对晚期肾癌的脑转移病灶具有明显的疗效。因此卡博替尼可作为晚期肾癌伴发骨转移或脑转移的优选治疗方案。

类似于靶向治疗，免疫治疗或免疫靶向联合治疗并非对所有患者都有效，据报道，在免疫治疗的临床试验中，高达 12%~20% 的患者在治疗初期即出现疾病进展，进而影响生存。因此，寻找预测治疗反应的生物标志物有助于合理选择受益患者，并优化治疗方案。其中肿瘤和肿瘤浸润细胞的 PD-L1 的表达一直是关注的焦点。在 CheckMate-214 研究中，PD-L1 表达水平 ≥ 1% 的患者更能从纳武利尤单抗与伊匹木单抗的联合疗法中获益，而在 PD-L1 表达水平 <1% 的患者中，联合治疗组的 mPFS 与舒尼替尼组并无显著差异。而 CheckMate-025 研究显示，纳武利尤单抗在晚期肾癌的二三线治疗中，其疗效并不受 PD-L1 表达的影响，同样的，KEYNOTE-426 研究中，帕博利珠单抗联合阿昔替尼对患者的疗效与 PD-L1 的表达水平无关。PD-L1 表达在疾病的发展过程中是动态可变的，肿瘤组织本身又存在较大的异质性，同时 PD-L1 的评估方式及界限值并无统一的标准，因此将 PD-L1 这一免疫相关指标作为疗效预测的生物标志物是有争议的。与此同时，其他新型生物标志物的应用还在探索，如肿瘤突变负荷、循环肿瘤细胞、C 反应蛋白和血管因子等。

约 1%~8% 的肾癌可发生肉瘤样去分化，预后较差。研究表明，肉瘤样去分化的肾癌组织具有更高的 PD-1/PD-L1 的表达及 T 细胞浸润，因此这类肿瘤对抗 PD-1/PD-L1 免疫治疗具有更高的反应性。KEYNOTE-426 研究中，帕博利珠单抗联合阿昔替尼改善了具有肉瘤样特征患者的一年总生存率、mPFS 以及 ORR。CheckMate-214 亚组分析也显示，在 112 名具有肉瘤样成分的患者中，纳武利尤单抗联合伊匹木单抗治疗组的 mOS 和 ORR 都优于舒尼替尼组。这些研究结果提示对伴有肉瘤样特征的患者免疫治疗获益更加明显。

过去十年是晚期肾癌靶向治疗时代，随着基础与临床研究的不断深入，晚期肾癌的治疗取得巨大突破，靶向 VEGF、mTOR 通路的小分子药物改善了患者的预后，随着免疫治疗的推进，晚期肾癌的治疗手段极大丰富，然而药物的先天性抵抗及后期获得性耐药是摆在临床医生面前的一大难题，如何选择用药方案成为探讨的焦点。未来的研究应着重聚焦如何提高药物治疗的应答率，进一步延长患者的生存期，如何最大程度降低药物相关不良反应，提高患者的生活质量、做到安全管理，如何寻找有价值的生物标志物并指导治疗方案的优化选择，真正实现晚期肾癌的个体化精准治疗。

（刘长富）

第四节 进展期肾癌微创介入治疗

近年来随着介入诊疗技术的不断发展进步，介入治疗在肾脏恶性肿瘤治疗领域中发挥越来越重要的作用。随着相关研究数据的不断增多，微创介入治疗在肾脏恶性肿瘤治疗中循证医学证据逐渐增多，其疗效得到临床认可，应用范围广泛：如疾病诊断时的穿刺活检，获得病理学诊断指导综合治疗；较小实体肿瘤的局部消融治疗；不能手术切除进展期肿瘤的栓塞联合消融治疗；微创介入治疗联合化疗、放疗、靶向药物治疗等。

经皮穿刺肾脏恶性肿瘤活组织检查，作为获取不能手术切除进展期肾脏恶性肿瘤病理学诊断和基因检测的重要方式方法被临床广为采纳。肾脏作为免疫源性肿瘤经过多年临床实践证实传统的放疗、化疗对肾癌均不敏感。包括干扰素 -γ、白细胞介素 -2、DC 瘤苗、CIK 细胞等生物治疗的总反应率仅 15% 左右，其临床获益率及远期疗效并不理想。近年来以舒尼替尼、索拉非尼为代表的分子靶向药物应用于肾癌的治疗，取得了良好的肿瘤控制率及有效延长了患者的生存期，成为不能手术切除肾癌推荐的一线治疗手段。小分子靶向药物并非针对所有病理类型肾脏恶性肿瘤均具有良好的临床疗效，目前研究结果显示小分子靶向药物对透明细胞癌相对较为敏感，能够从小分子靶向药物治疗中获益，其他病理类型如乳头状癌、嫌色细胞癌以及集合管系统来源恶性肿瘤疗效并不确切。因此针对进展期肾脏恶性肿瘤行内科综合治疗前获取病理结果及基因检测结果来指导患者进一步用药及疗效预测具有重要意义。作为微创介入治疗一种技术方法的经皮穿刺肾脏恶性肿瘤，具有定位准确，穿刺结果阳性率高，损伤小，并发症发生率低等优势，值得在临床广泛推广。

物理消融治疗如射频消融、冷冻消融、微波消融、纳米刀消融等作为微创介入治疗的重要手段在早期及进展期肾脏恶性肿瘤治疗中逐渐被采纳。多项研究结果显示影像学设备引导下经皮穿刺消融治疗及腹腔镜引导下的消融治疗对小于 3cm 肾癌效果与外科根治术相似，同时具有手术时间短、创伤小、恢复快、缩短住院时间等优势。部分研究将消融治疗应用于大于 3cm 的肿瘤亦取得良好的疗效，可短时间降低肿瘤负荷、减轻症状、延长患者生存期。目前消融治疗已经被部分指南纳入为肾脏恶性肿瘤治疗的可供选择的治疗手段，目前临床主要应用于由于高龄和 / 或患有严重心肺功能不全、高血压、冠心病、糖尿病等不能耐受麻醉而不适合手术治疗，及拒绝外科手术治疗的患者。

进展期肾脏恶性肿瘤治疗以内科综合治疗为主，物理消融治疗是综合治疗的手段之一，目前临床应用与研究主要集中在物理消融治疗联合小分子靶向药物，选择性肾动脉栓塞联合物理消融治疗，相关研究报道提示上述治疗模式均不同程度改善患者临床症状，增加肿瘤局部控制率，有效降低肿瘤负荷，可提高患者中位生存期，因缺乏较大规模前瞻性研究数据，目前尚未被各种指南纳入常规治疗，临床应用尚有部分局限，更切实的结论需要大量的 RCT 研究和结果进行论证。

（刘长富）

第七章 前列腺癌

第一节 前列腺癌诊治现状

一、流行病学变化

前列腺癌是欧美西方国家男性常见的恶性肿瘤。在美国，前列腺癌居男性恶性肿瘤发病率首位和死亡率的第2位（仅次于肺癌）。前列腺癌的发病原因与年龄密切相关，据美国癌症协会统计：39岁以下的男性发生前列腺癌的概率为0.01%，40~59岁的概率为2.58%，60~79岁的概率达14.76%。虽然亚洲国家前列腺癌发病率远低于欧美国家，但近年来增长明显，较欧美国家更为迅速，我国前列腺癌的发病率也呈明显上升趋势。以上海为例，从20世纪80年代后期开始，前列腺癌发病率呈快速上升，1973—2000年，上海市男性前列腺癌的发病率上升4.8倍，从1.6/10万升至7.7/10万，跃居男性泌尿生殖系肿瘤的第1位。男性从60岁起前列腺癌发病率、死亡率和标化发病率、死亡率均呈显著上升趋势，至85岁组达到高峰。而由国家癌症中心发布的2000—2014年统计数据显示：我国肿瘤登记地区前列腺癌发病率由2000年的4.62/10万上升至2014年的21.62/10万，年均变化百分比为11.5%；其中城市地区前列腺癌发病率由2000年的5.65/10万上升至2014年的24.48/10万，年均变化百分比为10.8%，农村地区前列腺癌发病率由2000年的1.06/10万上升至2014年的7.71/10万，年均变化百分比为16.8%。由此可见，我国前列腺癌近十年的发病率上升非常明显。

根据我国癌症中心肿瘤登记地区数据，前列腺癌发病率自40岁开始呈现上升趋势，且在50岁后各年龄组发病率上升趋势明显。城市地区各年龄组发病率变化趋势与总体一致，年龄别发病率均随着年龄的增加而增加，在80岁及以上组达到高峰。因此，年龄是影响前列腺癌发病的主要因素之一，人口老龄化大幅度增加老年男性罹患前列腺癌的风险。

2000年，我国肿瘤登记地区前列腺癌的平均发病年龄为74.09岁，2014年为72.35岁，而且与2000年比较，2014年我国肿瘤登记地区55岁至65岁发病构成比升高。据此，前列腺癌的发病年龄有年轻化的趋势，60岁以上男性将是前列腺癌发病主要人群。而根据人口普查统计，预计2030年我国60岁及以上老年人将超过25%。由此可见，我国男性前列腺癌的防治形势不容忽视。

二、诊断

是否开展或如何开展前列腺癌筛查一直是一个有争议的话题。目前的研究证实，以前列腺特异性抗原（prostate specific antigen，PSA）为基础的前列腺癌筛查虽然会降低前列腺癌死亡率，但不可避免地会带来前列腺癌的过度诊断和过度治疗问题。一份来自美国的尸检报告显示1 056例死于其他原因的男性尸体中，50~79岁的死者中44%~77%被发现患有隐匿性前列腺癌，并且随着年龄的增长患病比例进一步增加。尽管前列腺癌发病率较高，但大部分的前列腺癌患者的病程进展却相当缓慢，部分患者在不接受治疗的情况下一生中可能不会出现临床症状，更不会影响患者寿命。PSA筛查使前列腺癌的诊断比临床诊断至少提前了7~10年的时间，而疾病进展到威胁患者生命的阶段则需要更长的时间。但由于PSA无法鉴别惰性与侵袭性前列腺癌，导致前列腺癌筛查过程中出现大量的过度诊断的情况。

欧洲前列腺癌筛查随机研究（the European randomized study of screening for prostate cancer，ERSPC）是由欧洲 8 个国家参与开展的大型随机对照试验，共纳入了 182 160 例年龄介于 50~74 岁的男性。分析发现核心群体 55~67 岁男性的过度诊断率为 48%，其中 55 岁人群过度诊断率为 27%，75 岁人群的过度诊断率为 56%，过度诊断率与年龄呈明显相关。而 PLCO［美国前列腺、肺、结肠直肠和卵巢癌症筛查试验；Prostate，Lung，Colorectal，and Ovarian（screening trial）］研究中过度诊断率为 46%~57%。由于诊断与治疗是密切联系的，所以过度诊断往往进一步导致过度治疗。尽管在确诊的前列腺癌病例中大部分是惰性的，但患者仍然接受了根治性手术或根治性放疗。过度治疗不仅使患者承受了高额的医疗费用，造成医疗资源极大浪费，并且治愈性治疗引起的各种并发症，严重影响了患者的生活质量。对接受过前列腺癌根治手术和根治性放疗的 1 201 例男性患者及 625 例配偶进行随访，结果显示治疗后患者的生活质量普遍下降，主要的并发症有排尿功能障碍、性功能障碍、肠道功能障碍。有研究显示前列腺癌根治术后排尿困难的发生率为 59.2%、勃起障碍的发生率约为 47.9%、肠毒性发生率 19.7%。美国预防工作组（United States Preventive Services，USPSTF）发表声明指出：对 1 000 例男性进行筛查，仅有 1 例死于前列腺癌，但 30~40 例男性会因治疗出现尿失禁及勃起功能障碍，2 例出现严重的心血管事件，1 例出现静脉血栓，鉴于 PSA 筛查风险大于收益，反对对所有男性人群进行 PSA 筛查。基于现有证据，为使筛查效益最大化同时减少筛查带来的负面影响，世界各大机构纷纷更新了前列腺癌筛查的指南。

准确筛选出需要积极治疗的患者是前列腺癌诊治面临的首要问题。虽然多功能核磁检查技术的进步提高了前列腺癌诊断水平，前列腺穿刺活检仍然是诊断前列腺癌的金标准。对于哪些患者需要进行前列腺癌穿刺活检，2019 年欧洲泌尿外科协会（EAU）指南中强调前列腺活检需要基于 PSA 水平和 / 或可疑的直肠指诊检查和 / 或影像检查，同时需全面评估患者年龄、潜在的并发疾病和治疗结果，重视术前风险分层以减少不必要的活检。ERSPC 前列腺癌风险计算器是基于 ERSPC 研究中 19 970 名男性筛查数据开发，包含多个参数，可计算出受试者罹患前列腺癌以及有临床意义前列腺癌的风险。一项回顾性研究入组 1 850 名男性的筛查及穿刺活检数据，结果显示 ERSPC 风险计算器对于预测前列腺癌的 AUC 达 0.77，而 PSA 只有 0.64。对于首次接受穿刺活检的患者，若将前列腺癌风险 ≥ 12.5% 和 PSA ≥ 3ng/mL 结合作为穿刺阈值，相比仅以 PSA ≥ 3ng/mL 作为穿刺阈值，可以减少 33% 的不必要穿刺，虽然会漏诊 14% 的前列腺癌，但是漏诊前列腺癌 70% 都是隐匿性、无临床意义的前列腺癌。对于重复穿刺患者，结合前列腺癌风险的阈值同样可以减少 37% 的不必要穿刺，漏诊 16% 前列腺癌，但是其中 81% 为隐匿性前列腺癌。相比之下，如果单纯将穿刺阈值提高至 PSA ≥ 4ng/mL，虽然也会减少 39% 的不必要穿刺，但是会漏诊 43% 的前列腺癌，而且其中 34% 都是有潜在进展风险的前列腺癌。因此，开发适用于中国的前列腺癌风险计算模型，将可以减少不必要穿刺，减少无临床意义前列腺癌检出，从而有助于减少前列腺癌的过度诊断和过度治疗。然而，PSA 筛查在中国尚未普及，新诊断的前列腺癌中局限低危前列腺癌所占比例较小，大部分还是晚期前列腺癌，因此如何提高前列腺癌早期诊断率，发现有临床意义的前列腺癌、避免诊断不足等也是需要考虑的问题。

总之，随着研究的深入，基于 PSA 的前列腺筛查越来越受到争议，要解决过度诊断、过度治疗、诊断不足问题，需要结合实际建立一套更完善的体系。首先，寻找一种更加合理有效的筛查策略成为目前的主要任务，风险分级以及更加个体化的筛查方案可能是未来筛查方案的方向；其次，需要提高筛查过程中区分侵袭性及惰性前列腺癌的能力，从而达到减少过度诊断的目的。另外，主动监测作为应对过度治疗的新方法，日益受到重视，但是仍需要大量研究证实其临床价值；最后，发展新的筛查工具如新型肿瘤标志物、多参数风险评估计算等同样有助于解决目前前列腺癌筛查面临的众多问题。

三、治疗方式选择

鉴于前列腺癌高龄发病、伴随疾病多、生物学行为偏惰性等特征，对于局限低危前列腺癌治疗方式的选择一直存在争议。有报道低危前列腺癌患者选择主动监测后 8 年疾病特异死亡率为 1%。当监测过程中发现肿瘤进展，再采取积极的治疗，并不影响患者的预后。还有报道 3 331 例前列腺癌患者平均随访 7.7 年，主动监测组与立即治疗组转移率和疾病特异死亡率无明显差异。主动监测的优势有：①能避免过度治疗带来的诸多并发症；②明显提高患者生活质量；③降低初始治疗费用。但是诊断为前列腺癌后的患者背负着极大的心理压力，长期的监测将使患者长时间地处于这种心理压力之下。除了心理因素的影响，肿瘤导致的尿路梗阻或血尿都降低了患者的生活质量。在主动监测过程中需要频繁地行医学检查和前列腺穿刺活检，带来了患者医疗费用的大幅上升，使部分患者丧失根治性治疗的最佳时机。因此也有学者支持直接选择根治性治疗，根治性治疗可以提高患者的肿瘤特异性存活率。有研究支持先行主动监测，研究结果提示主动监测提高患者生活质量同时并不影响其预后；但现有研究都存在随访时间偏短的问题，得出的结论并不完全可靠。此外，即使是高危患者，由于患者常合并心脑血管意外、高血压、糖尿病等伴随病变，甚至合并其他恶性肿瘤，很多患者不能接受根治性手术或放疗，也为前列腺癌的个体化治疗提出挑战。

微创治疗技术的发展为低危前列腺癌患者提供了一种介于主动检测与根治性外科手术之间的治疗方案，患者可以在保障生活质量的同时获得对肿瘤的有效控制。同时，对于不能耐受手术或放疗的中高危患者，或者术后 / 放疗后复发的患者也是一种行之有效的补救性治疗手段。目前常用的技术包括各种消融治疗、近距离放射治疗等。

在各种物理性消融治疗中，目前应用比较成熟的方法主要是前列腺冷冻消融和高能聚焦超声，其他还包括射频消融、微波消融、不可逆电穿孔等。NCCN 指南、EAU 指南中消融治疗主要应用于放疗后复发的前列腺癌患者，潜在的适应证包括局限性低危或者中危前列腺癌患者但身体状况不适合放疗或者手术治疗的患者。而且随着相关技术的进步，消融治疗在局部高危患者或寡转移患者中也得到广泛应用，其长期疗效尚需要大规模的临床试验来验证临床获益的循证医学证据。

近距离放射治疗（brachytherapy）是一种治疗局限性前列腺癌的技术手段，通过三维治疗计划系统的准确定位，将放射性粒子植入前列腺内，提高前列腺的局部剂量，减少直肠和膀胱的放射剂量，其疗效肯定、创伤小，尤其适合于不能耐受根治性前列腺切除术的高龄前列腺癌患者。在 NCCN、EAU、CUA 指南中，近距离放疗作为一种单一疗法，适合治疗低危患者（cT1c~T2a、Gleason 分级 ≤ 6、PSA < 10ng/mL）。对于中危前列腺癌，近距离放疗可结合外放疗（45Gy），对高危患者，近距离放疗联合外放疗，同时加入内分泌治疗（2 或 3 年）是推荐方案。此外，补救性近距离放疗还可用于术后 / 放疗后复发的患者。近距离放疗的有效实施方案、精准影像引导技术及受益人群筛选尚需要进一步临床试验的支持。

第二节　前列腺靶向活检及影像学方法

前列腺穿刺活检是诊断前列腺癌的金标准，目前临床上常用的是经直肠超声（transrectal ultrasound，TRUS）引导下经直肠或经会阴的前列腺系统穿刺活检技术，主要问题是存在假阴性、漏诊率高。这种非靶向的系统活检可能会漏检 20% 的前列腺癌，增加穿刺针数可提高诊断率。但穿刺针数多，患者较为痛苦，并发症也随之增加，同时更多无临床意义癌也会被检出，导致过度的诊断和治疗。MRI 引导的靶向穿刺可在 MRI 引导下直接对可疑灶进行取材，其精确性最高，但操作相对复杂，且价格昂贵，有一定推广难度。MRI/TRUS 融合技术结合了 MRI 定位的精度与经直肠超声引导穿刺的便利，在显著提高穿刺阳性率的同时，能够增加发现有临床意义的前列腺癌的比例并避免发现无临床意义的前列腺癌，与 MRI 下的穿刺相比操作更加便利。靶向穿刺能否替代系统穿刺尚没有指南推荐。2019 年 EUA 指南中对于初次活检的患者，活检前多参数 MRI 呈阳性（PI-RADS>3）时，应给予靶向穿刺联合系统活检；多参数 MRI 呈阴性（PI-RADS<2）临床评估患癌风险较低的患者可在充分告知的情况下放弃活检。对于初次活检阴性患者，重复活检前需行多参数 MRI 检查，MRI 呈阳性（PI-RADS>3）时可仅行靶向穿刺，当多参数磁共振成像（MRI）为阴性时（即 PI-RADS<2）在充分告知的情况下行系统穿刺。因此，系统活检与靶向活检的有机结合成为前列腺癌诊断的发展方向。靶向活检需要强有力的影像学支持，目前临床常用的方法包括多功能超声显像引导或多模态影像融合引导等。

一、彩色多普勒超声引导

前列腺肿瘤的恶性结节生长伴随大量的新生血管形成，血流灌注明显增多，由于肿瘤小血管壁没有平滑肌且紧贴癌细胞，血管间有动静脉瘘形成，这是彩色多普勒超声（CDFI）恶性结节血流信号变化的病理基础。通过 CDFI 对可疑癌结节血流灌注程度的观察，能显著提高前列腺癌（PCa）病灶定位的准确性。有报道 144 例可疑前列腺癌患者行灰度及 CDFI 评估后立即行前列腺活检，共计 1 537 针，其中系统性活检 1 440 针，低回声区域 70 针，彩色多普勒异常区域 27 针，检出率分别为 17.1%、65.7% 和 22.2%，认为 CDFI 为前列腺灰度成像的补充，应该常规地与 TRUS 相关联以便聚焦 PCa 可疑区域。CDFI 显示前列腺内血流增多或不对称的异常区域穿刺活检，能提高前列腺穿刺活检阳性率。但 CDFI 对病灶细小血流的探测能力有限，肿瘤血管期新生血管管径纤细，CDFI 仅能够显示直径大于 100μm 的血管。

二、超声造影引导

超声造影是一种新型检查手段，通过微泡造影剂可使前列腺癌病灶的微小血管显影，有效区分前列腺肿瘤区域与邻近正常组织，同时还可以实现对组织灌注的特征进行实时的动态观察，为前列腺癌变检测提供更有价值的肿瘤信息，进而引导穿刺针进行靶向穿刺。具体操作是先进行前列腺常规超声检查，对怀疑为前列腺异常回声结节数量与位置进行标记，然后再进行实时超声造影检查，对前列腺各部位造影的状况进行动态监测分析，并对异常造影灌注结节数目与具体位置进行记录标记，最后在进行 12 针 + 异常结节靶向穿刺。有研究比较了用超声造影进行靶向活检和 12 点系统穿刺每个穿刺针得到癌组织的概率，发现前者的阳性检出率（16.4%）明显高于后者（11.4%）。超声造影靶向穿刺在一定程度上提升了穿刺的准确性，但其使用在一定程度上依赖于操作者的经验，且超声图像的质量受影响因素较多，提高病灶与正常组织的辨识度是进一步研究的方向。

三、弹性超声成像引导

弹性成像是一种新兴的超声技术，可以提供人体组织的硬度信息。由于细胞密度增加，肿瘤通常比正常组织更硬，PCa 通常比周围的软组织硬 5~28 倍，这种硬度差异是超声弹性成像的基础。实施实时弹性成像检查的具体操作步骤是，首先根据经直肠探头上标记的刻度，从前列腺顶端到底部，每间隔 5mm 选取一横断面进行弹性成像，将常规灰阶超声图像与前列腺弹性超声图采用双幅显示功能在一个页面中进行同时显示。当弹性成像检查全部完成后，再采用弹性成像检查方法进行前列腺穿刺活检术。通过采用实时弹性成像对前列腺可疑病灶进行显示，然后再依据影像直接对可疑病灶部位行靶向穿刺活检，可以有效提高前列腺癌变检出率。目前，前列腺弹性成像主要有两种类型：经直肠实时组织弹性成像（transrectal real-time tissue elastography，TRTE）和剪切波弹性成像（shear wave elastography，SWE）。

（一）经直肠实时组织弹性成像

TRTE 技术是通过操作探头对组织施加微小的作用力或利用患者自身的心血管搏动使组织受压产生形变。由于人体不同组织弹性系数不同，受到相同作用力后会产生不同的形变，计算得出组织整体及局部的应变，对这种应变进行彩色编码即红软蓝硬最终形成弹性图像。荟萃分析研究 TRTE 诊断前列腺癌的灵敏度为 71%~82%，特异度为 60%~95%。一项前瞻性研究得出结论，TRTE 对前列腺癌检出率显著提高（51.1% *vs.* 39.4%）。

（二）剪切波弹性成像

SWE 可以定量测量组织弹性信息，成像不需要压迫传感器，因此测量结果受操作者影响较小，SWE

检测前列腺癌具有高准确度。此外，部分研究显示，SWE 对前列腺癌的探测具有高敏感性和超过 90% 的特异性。而且前列腺癌与良性组织的 SWE 参数差异显著，并与 Gleason 评分相关。因此，弹性成像所示高硬度区域可作为靶向穿刺目标，提高活检阳性率。

四、磁共振超声融合成像

目前前列腺的影像学检查多采用 MRI 检查，前列腺癌在 T_2WI 上表现出不同的特征性信号，具有较高的诊断率，特别是近年多序列成像的应用，磁共振弥散加权成像（diffusion weighted imaging，DWI）及表观扩散系数（apparent diffusion coefficient，ADC）等的联合应用，早期诊断前列腺癌的敏感性进一步提高。多参数 MRI（multiparametric magnetic resonance imaging，MP-MRI），动态增强 MRI（dynamic contrast enhanced MRI，DCE-MRI）扫描等极大地提高了前列腺癌的诊断、定性、分期及治疗后的复查随访。MP-MRI 可明显提高靶向穿刺的准确性及精确性，尤其能提高 TRUS 穿刺阴性的前列腺癌患者的诊断率，并减少穿刺针数，提高穿刺的灵敏度。相比 TRUS 引导下的前列腺穿刺活检，MRI 引导穿刺耗时长、设备要求高、成本高，尚难推广应用。因此，国内外学者将 MRI 与 TRUS 图像进行联合，对于 TRUS 检查阴性但 MRI 检查阳性的患者，可在超声引导下对 MRI 的可疑区域进行靶向穿刺，使不同影像学检查相互弥补，以避免漏诊。

将 MRI 数据和实时 TRUS 图像（MRI-TRUS）融合成像用于引导前列腺活检的方法可解决上述问题。MRI 引导有三种方法可用于靶向前列腺穿刺活检：①认知融合穿刺活检（cognitive fusion biopsy，CFB）：患者先进行 MRI 扫描，寻找可疑病灶，之后操作者简单地根据 MRI 显示的前列腺病变区域，在超声引导下行认知部位穿刺；② MRI 直接引导穿刺活检；③软件配准后利用融合装置行穿刺活检。每种方法均有其优缺点。

（一）认知融合穿刺活检

具有简单、快速的优点，除了 MRI 机器和常规 TRUS，不需要额外的设备，无须额外培训。22 项独立研究分析认为 CFB 的准确率较传统系统性活检高。但由于缺乏软件对 MRI 图像的融合，且无法实时匹配，因此在 MRI 图像转换至 TRUS 图像时可能出现潜在的人为误差，具有较强的主观性，穿刺时可能没有实际覆盖 MRI 可疑区域，存在漏诊可能。

（二）MRI 直接引导穿刺活检

由放射科医师将之前预先扫描的显示病灶的 MRI 数据与实时扫描的 MRI 数据相融合，然后进行可疑区域的靶向穿刺，因此又称为 MRI-MRI 融合穿刺活检。通常采用经直肠途径，在取得活检样本后，患者需重新扫描，确认定位。通常情况下，只进行靶向抽样穿刺，而不进行系统性穿刺。这种方法的优点是定位精确，穿刺针数少，可减少无临床意义肿瘤的检出；缺点包括穿刺所需时间较长，需要 MRI 兼容的特殊穿刺设备，且扫描时间较长，需要接受两次 MRI，费用较高。此外，由于只对 MRI 图像上可疑病灶进行采样，而 MRI 图像上表现“正常”的组织并未采样，可能会导致假阴性。

（三）MRI-TRUS 融合成像

这种方法需要患者术前先行前列腺 MP-MRI，预先存储在设备中，提前由放射科医师勾画出可疑病灶，通过融合软件使术中实时超声与预存储的 MRI 图像进行完全匹配融合，从而定位和跟踪活检部位。从 2008 年开始，美国国家癌症研究所对超过 1 000 例患者应用 MRI-TRUS 融合靶向穿刺，结果显示超过 80% 的患者在 MRI 的可疑区域发现了 PCa。

传统超声引导下经直肠前列腺穿刺对于前列腺前区肿瘤的漏诊率较高，MRI-TRUS 融合可靶向穿刺前区前列腺肿瘤，尤其对于大体积前列腺，较传统穿刺更有优势。在一项针对初次活检阴性但 PSA 持续升高的患者的研究中，利用多参数 3.0T MRI 仪器，发现融合靶向穿刺检出率是已报道的传统超声引导下穿刺的 2 倍（41% *vs.* 18%）。有研究认为 MRI-TRUS 融合引导下 2 针前列腺靶向穿刺活检对于临床有意义的肿瘤的检出率与 12 针系统性穿刺活检相似，对于临床有意义肿瘤的筛查，MRI-TRUS 融合引导下 2 针前列腺靶向穿刺活检有望代替传统的 12 针随机穿刺。美国国立卫生研究院对 1 003 例

PSA 升高或直肠指检异常且 MRI 检查至少发现一处病变的患者，分别进行 MRI-TRUS 融合靶向穿刺和 12 针常规系统性穿刺活检，结果显示两种活检方法检测到的患者数目大致相同，但融合靶向活检方法却能够多发现 30% 的高风险癌症患者，Gleason 评分更高。

目前国内外用于 MRI-TRUS 融合前列腺靶向穿刺的设备和平台较多，应用较多的前列腺穿刺融合导航平台包括：① URONAV/INVIVO-UroNaV 平台；② ARTEMIS/EIGEN-Artemis 平台；③ UROSTATION/KOELIS-Urostation 平台；④ BIOPSEE/MEDCOM-BiopSee 平台；⑤ VIRTUALNAVIGATOR/ESAOTE 虚拟导航仪（意大利 Esaote）；⑥ Real-time Virtual Sonography（HIRVS）/HITACHI- 实时虚拟超声（RVS），另外还有较多自建平台，如 2012 年建立的 BioJet-System（Fa.Urorad，德国）平台。这些融合穿刺平台及软硬件设备，大大提高了前列腺癌穿刺的精准性。

但 MRI-TRUS 融合引导下前列腺靶向穿刺活检也具有一定局限性。①实际操作时前列腺位置的移动与超声探头的压迫会造成前列腺形态变化。②存在多参数 MRI 结果阴性的前列腺癌，肿瘤成分位于多参数 MRI 定位区域之外，导致穿刺结果假阴性。③读片时受主观因素的影响较大。④设备成本较高。⑤针数较少，可能会通过增加目标核心区域采样的数量来降低病变定位不准确的风险。目前 MRI-TRUS 融合引导下前列腺靶向穿刺活检尚未在临床上大规模开展。虽然该法存在上述局限性，但其诊断价值是明确的。随着技术的进步与器材的改进，MRI-TRUS 融合引导技术有望明显改善前列腺癌的过度诊断与治疗现状。

第三节　前列腺癌消融治疗

前列腺癌的消融治疗就是利用各种能量方式将肿瘤组织及适当边界进行消融，使肿瘤细胞坏死或凋亡。在肿瘤病灶得到控制的同时，正常组织及泌尿生殖功能得到最大程度的保护，是近年来发展成熟的微创治疗技术。目前应用于前列腺肿瘤的消融技术主要有冷冻治疗（cryoablation）、高强度聚焦超声（high-intensity focused ultrasound，HIFU），而光动力疗法（photodynamic therapy，PDT）、激光诱导间质肿瘤热疗术（laser interstitial thermotherapy，LITT）、不可逆电穿孔（irreversible electroporation，IRE）、射频消融术（radiofrequency ablation，RFA）、微波消融（microwave ablation）等技术方法尚处于探索阶段，但已开始受到临床关注。

一、冷冻消融治疗

（一）发展简史及基本原理

冷冻治疗的历史开始于 3500 年前，用于治疗感染、止痛、止血。前列腺癌的冷冻消融治疗始于 20 世纪 60 年代，直接经尿道或会阴切口置入探针，利用液氮进行冷冻治疗。冷冻温度、冷冻区域定位、冷冻程度都难以掌控。现代冷冻治疗的建立归功于影像引导技术与冷冻设备两方面的进展。直到 1993 年 Onik 等应用同步超声实时监测组织冷冻过程，经会阴皮肤穿刺冷冻治疗前列腺癌取得良好效果，促进了冷冻治疗的进一步发展。治疗的病种也从前列腺癌扩展到肝癌、肺癌、肾癌、乳腺癌、软组织肿瘤等。冷冻治疗的超低温可直接造成肿瘤细胞的坏死和凋亡，肿瘤微血管的血栓形成及破坏也导致肿瘤缺血坏死，坏死崩解的肿瘤细胞还可以刺激免疫反应，诱导抗肿瘤免疫反应。而且，随着尿道保护装置、温度实时监测、3D 模型等组织工程技术的进步，让冷冻消融治疗更为安全、精准成为可能。

（二）冷冻消融适应证

2008 年美国泌尿外科学会（American Urological Association，AUA）发布《冷冻治疗最佳实践声明》将冷冻作为局限性前列腺癌首选的治疗方法之一。然而由于缺乏大规模前瞻性临床研究数据的支持，目前在 NCCN 指南中，冷冻消融多用于放疗后或切除术后局部复发的补救性治疗。欧洲泌尿外科协会建议冷冻消融仅用于临床试验。目前认为前列腺癌冷冻治疗主要适用于：①身体条件不允许或拒绝行根治性治疗的中低危的局限性前列腺癌患者。预期寿命>10 年，PSA<20μg/L，临床分期 ≤ T_{2b}，穿刺活检 Gleason 评分 ≤ 7 分，且穿刺或影像学检查无肿瘤包膜外或精囊腺侵犯，前列腺体积<40mL，或经内分泌治疗后减小至 40mL 以内，以避免冷冻探针置入困难并保证有效的冷冻范围及均一的冷冻温度。②放疗后或切除术后局部复发，这些情况下发生并发症的风险将增大，所以选择患者时要确定患者能够在治疗中获益，即要经活检和影像学证实的局部复发病灶，并排除已发生远处转移及盆腔淋巴结转移。治疗前可先行内分泌治疗，以减小肿瘤体积，有利于冷冻治疗的操作，减少膀胱、括约肌及直肠的损伤。③此外，对于 T_3、T_4 局部晚期前列腺癌或伴寡转移的前列腺癌的冷冻消融治疗在局部根治、大幅度减瘤等方面进行了积极探索。

（三）前列腺癌冷冻消融临床应用现状

1. 初始（一线）冷冻治疗

全腺体冷冻治疗即根治性冷冻治疗，冷冻范围包括整个腺体组织。随着冷冻消融技术、设备的进步，冷冻消融由中低危患者逐渐应用于局部高危前列腺癌患者，也取得较好的临床疗效。一项包括 590 例前列腺患者的临床研究中，患者行初始冷冻治疗，以 PSA<0.5μg/L 为标准，无生化复发生存率在低中高危组分别为 61%、68% 和 61%，差异无统计学意义，也表明不同危险程度的前列腺癌的冷冻治疗效果并无明显差异。2019 年美国南加州大学 Keck 医学中心回顾性分析了从 2002 年到 2012 年 94 名连续接受原发性全腺体冷冻消融治疗局限性前列腺癌患者的并发症、功能和肿瘤预后，其中包括有中危（48%）或高危（27%）的患者，中位随访 5.6 年。前列腺特异性抗原最低值中位时间为 3.3 月，70 例术后 PSA<0.2ng/mL。5 年无生化复发生存率总体为 81%，低、中、高危前列腺癌患者分别为 89%、78% 和 80%（P=0.46）。5 年临床无复发生存率总体为 83%，低、中、高危 PCa 分别为 94%、84% 和 69%（P=0.046）。多因素分析认为术后 6 个月内未能达到 PSA 最低值<0.2ng/mL 是生化复发（P=0.006）和临床复发（P=0.03）的独立预测因子。

天津医科大学肿瘤医院介入治疗科曾回顾性分析了 2002 年至 2007 年间，75 名临床分期为 T_3 的前列腺癌患者在我院接受冷冻手术作为初始治疗的患者，其中 60%（45/75）的患者临床分期 T3a（cT3a），40%（30/75）检出 cT3b。5 年总生存率、癌症特异性生存率和 BPF 的生存率分别为 85.3%、92.0% 和 48%。在 5 年总生存率（88.9%、80%，P=0.02）和 BPF（55.6% *vs.* 36.7%，P=0.01）方面，pT3a 组与 pT3b 组相比有显著性差异，但在癌症特异性生存率方面没有差异（93.3% *vs.* 90%，P=0.63）。多因素分析表明 T 分期、Gleason 评分和前列腺特异性抗原（PSA）最低值与 BPFS 相关，而 Gleason 评分和 PSA 最低值是癌症特异性生存率最显著的预测因子。因此，随着临床经验的积累，准确控制冷冻冰球的范围与冷冻消融程度是保证临床疗效的关键，T 分期不是主要影响因素，因此对于高危患者也需要进一步分层评价。

关于冷冻消融与手术、放疗的比较，Donnelly 和他的同事们进行了一项研究，437 名患有 T_2 或 T_3 疾病的患者被随机分为冷冻疗法组和外照射放射治疗（external beam radiotherapy，EBRT）组。所有患者均接受新辅助治疗。3 年总生存率和无病生存率无差异。一项 Meta 分析通过对 PubMed、Cochrane 文库和 Embase 的全面检索，确定了所有比较冷冻与放疗或手术切除的对照试验以及报道冷冻消融治疗结果的单臂研究。荟萃分析包括来自 7 个试验的 10 篇文章，共 1 252 名患者，结果显示冷冻与放疗和冷冻与手术比较在总生存率和疾病特异性生存率方面没有显著差异。但无病生存率方面，冷冻消融低于手术切除，而副反应方面冷冻消融更有优势。因此冷冻手术是治疗临床局限性前列腺癌的一种相对有效的方法，其生存率与放射治疗和根治性前列腺切除术基本相当。但由于目前尚缺乏大规模前瞻性的对比研究，冷冻消融治疗尚没有进入前列腺癌诊治指南的一线治疗方案。

2. 补救性冷冻治疗

前列腺癌放疗后有较高的生化复发率，对于这种患者可以采用挽救性冷冻治疗。一项前瞻性研究对 1995—2004 年行补救性冷冻治疗的放疗后复发前列腺癌患者进行统计分析。187 例患者中有 157 例（84%）有随访记录。平均年龄（69.4 ± 5.8）岁，平均术前 PSA 为（6.6 ± 5.7）ng/mL，中位随访 117 个月

（IQR 55~154）。5 年和 10 年的总生存率分别为 93% 和 76%。10 年和 15 年的生化无病生存率分别为 35% 和 22.6%，而 10 年和 15 年的无转移生存率（MFS）分别为 86% 和 71%。在多变量分析中，冷冻前 PSA 和最低点 PSA 是 MFS 和生化无病生存率的显著预测因子。

补救性冷冻治疗的临床疗效与患者放疗前疾病特征有较直接关系。有报道 131 例放疗后局部复发的患者进行挽救性冷冻治疗，Gleason 评分 ≤ 8 分的患者和 Gleason 评分 > 8 分的患者 5 年疾病相关生存率分别为 87% 和 63%（P=0.012）。PSA ≤ 10μg/L 和 PSA > 10μg/L 的患者 5 年疾病无进展生存率分别为 57% 和 23%（P=0.004）。放疗前临床分期 T1~T2 期和 T3~T4 期的患者 5 年疾病相关生存率分别为 94% 和 72%（P=0.004 1），差异均有统计学意义，可见临床分期、Gleason 评分、PSA 水平等对治疗效果产生影响。另外挽救性治疗的并发症发生率较初始治疗高，所以患者在治疗前需慎重评估。

对于放疗后复发排除远处转移的患者，行补救性冷冻治疗，可推迟患者接受内分泌治疗的时间，也为患者的综合治疗提供多个选择的时间窗。此外，冷冻治疗可用于外科切除术后复发患者的治疗。在一项对 91 名患者的登记研究中，1 年、3 年和 5 年的生化无病生存率分别为 95.3%、72.4% 和 46.5%。因此，冷冻消融作为一种补救性治疗，对于局限性的复发病灶是一种较理想的选择。

3. 冷冻治疗的并发症　前列腺冷冻术后的近期并发症包括尿潴留、前列腺组织水肿、阴囊阴茎肿胀等，一般都不严重，且多能恢复。尿潴留多因前列腺部尿道组织水肿所致，待水肿消退后可缓解。冷冻治疗的远期主要并发症有勃起功能障碍，尿失禁，尿道组织脱落，尿道直肠瘘等。直肠尿道瘘是较为严重的并发症，在放疗后的挽救性冷冻治疗中风险较大。冷冻治疗发展早期发生率较高，文献报道在全腺体治疗及挽救性治疗分别为 1.3% 和 2.5%，通过超声等影像技术实时监测冷冻范围，精准放置冷冻探针，利用测温装置监测直肠内温度等多项措施能有效减少直肠损伤的发生。

二、高能聚焦超声治疗

高能聚焦超声（high-intensity focused ultrasound，HIFU）是通过体外发射高能超声波，在体内将超声波能量聚焦在选定的脏器组织区域内，温度高于 65℃使肿瘤组织发生凝固性坏死。自 1996 年 Gelet 等首次使用 HIFU 治疗前列腺癌以来，HIFU 逐渐应用于治疗前列腺癌。HIFU 适用于低危及中危局限性前列腺癌。目前 HIFU 治疗能在门诊完成，已申请作为局限性前列腺癌的一线治疗，也可作为放疗失败患者的挽救性治疗，但在不同国家或地区开展范围不同，尚没有得到广泛认可。

已有许多研究证实 HIFU 对局限性前列腺癌有较好的控制率。2015 年有报道对 918 例前列腺癌行 HIFU 治疗，5 年总体活检阴性率为 87.3%，10 年总体生存率和癌症特异性生存率分别为 89.6% 和 97.4%，其中相关并发症尿道狭窄、附睾炎、尿失禁和尿道直肠瘘发生率分别为 19.7%、6.2%、2.3% 和 0.1%。2019 年有研究对比了 HIFU 治疗与外科切除之间的临床疗效，研究对比了 418 例开放性手术切除（1997—2004）和 469 例全腺体 HIFU（1997—2009）治疗的患者。手术切除组平均随访 13.3 年，HIFU 组平均随访 6.5 年。术后 10 年总生存率、癌症特异性生存率、BFS 发生率分别为 91% *vs.* 98%、80% *vs.* 80% 和 76% *vs.* 94%。在亚组分析中，HIFU 显著降低了中危（P=0.010）和高危（P=0.048）患者的癌症特异性生存率；而低危组没有观察到差异。尽管全腺体 HIFU 对低危患者具有可比的长期疗效，但对高危患者是否有足够的癌症控制仍需进一步探讨。

HIFU 也用于放疗复发的补救性治疗。一项研究对 19 例前列腺癌根治术后局部复发者行 HIFU 治疗，治疗后 17 例血清 PSA ≤ 0.1μg/L，随访 48 个月，生化复发失败率为 52.6%。HIFU 在控制肿瘤发展方面效果较好，副作用小，与根治术相比严重并发症较少。2019 年一项临床研究比较了 HIFU 和根治性前列腺切除术治疗放疗后复发性前列腺癌患者临床疗效。包括 1998—2016 年间 52 例 EBRT 或 BT 放疗后复发性 PCa 患者应用 HIFU（n=27）或 RP（n=25）治疗的临床资料。结果显示 5 年的总生存率、肿瘤特异性生存率和无转移生存率（MFS）分别是 80.9% *vs.* 61.9%（P=0.24）、84.0% *vs.* 74.0%（P=0.36）、60.3% *vs.* 55.2%（P=0.55），两组比较无明显差别。

HIFU 在消融过程中可同时成像，消融范围精确，并发症少，无剂量限制，可重复治疗；联合内分泌治疗、放疗或化疗等进行综合性治疗，可改善高风险前列腺癌或晚期肿瘤的治疗效果。但 HIFU 作为一项新技术，在临床应用中仍存在一些问题，如在治疗时不能进行无创性实时测温，导致治疗过程中无法明确靶区的治疗温度，不能完全杀死肿瘤细胞，从而造成靶区内癌细胞残留，引起肿瘤复发。此外，HIFU 在前列腺癌的治疗方面尚无公认的治疗规范和疗效判断标准，在临床研究方面还缺少剂量与疗效的关系、大样本随机对照研究和远期临床疗效观察。

三、光动力疗法

光动力疗法（photodynamic therapy，PDT）通常分为两步，首先给予机体一种光敏药物，或称光敏剂。光敏剂可被肿瘤细胞特异性吸收，然后在特点波长的光照下，由于光敏剂分子的外层电子吸收特定波长的光子后处于不稳定的高能状态，部分外层电子在恢复到中间能量状态时，一方面释放二级光子产生荧光，另一方面可以使组织内的氧转化为单态氧、过氧化物和羟基团，对细胞、组织产生破坏或诱导细胞内线粒体、溶酶体、细胞膜的破坏，启动蛋白激酶瀑布式反应，从而引发细胞的凋亡或坏死。前者被用于对肿瘤灶的显影，称为光动力学诊断；后者被用于肿瘤灶的治疗，称为 PDT。但 PDT 对肿瘤细胞的杀伤和诱导细胞凋亡的具体机制尚不明确。光动力学的发展主要在于光敏剂的种类。目前临床的研究应用大多以 5- 氨基乙酰丙酸（5-aminolevulinic acid，5-ALA）为代表的第二代光敏剂，依据不同疾病的特点选择不同的光敏剂，并寻找最佳的光照条件，以达到最优的诊疗效果。PDT 在前列腺癌的应用研究主要在局部消融和放疗失败的挽救性治疗方面。予机体光敏剂后，通过将单根或多根探针引入前列腺腺体中，再予以照射来达到局部治疗的效果。常采用经会阴途径在 TRUS 监视下植入中空的塑料穿刺针，然后将圆柱形的弥散器沿塑料穿刺针进入适宜的长度，并且将光敏剂对应波长的照射光通过低功率激光纤维传送至前列腺。其他方法包括经尿道光传输和利用开放手术激光将纤维置入。

近年来，新型光敏剂 padoporfin（WST09）和 padeliporfin（WST11）成为前列腺癌 PDT 的研究热点。它们是一种水溶性血管阻断介质，直接靶向作用于肿瘤血管，在肿瘤血管中即可被活化，并介导血管收缩和血管内皮细胞损伤，引起肿瘤组织缺血，从而达到治疗效果，这种治疗也被称为血管靶向光动力学治疗（vascular-targeted photodynamic therapy，VTP）。但是 WST09 由于严重的副作用（低血压），逐渐被 WST11 取代。目前 WST11 的 PDT（WST11PDT）应用已进入Ⅱ/Ⅲ期临床试验。该研究评估了 85 例局限性前列腺癌患者行光动力治疗的效果及安全性。治疗后 6 个月，61 例（61/83，74%）接受前列腺活检患者的组织病理学为阴性（95%CI 为 62.7%~82.6%）。9 例患者出现了勃起功能障碍，经治疗后症状略有改善。近期，欧洲药品管理局批准帕利泊芬用于治疗前列腺癌，413 例未经过治疗、低危局限性前列腺癌患者加入了临床试验，所有入组患者均前列腺特异抗原 <10ng/mL、Gleason 评分≤6 分、临床分期≤T_{2a} 期，按 1∶1 随机分入光动力治疗组和主动监测组。光动力治疗组静脉注射帕利泊芬，然后通过光纤对治疗部位以 753nm 波长激光、固定 150mW 恒定能量照射治疗 22 分钟。结果显示，从低危进展至中高危前列腺癌的中位时间，光动力治疗组和主动监测组分别为 28.3 个月和 14.1 个月；2 年后，光动力治疗组 101 例（49%）活检结果阴性，而主动监测组 28 例（14%）活检结果阴性；光动力治疗组和主动监测组接受后续根治性放疗或手术患者分别为 12 例（6%）和 60 例（30%）。以上研究数据提示，光动力学治疗同样具有良好的疗效，且符合局部治疗的微创理念，但因依赖药物和能量光源联合应用，在治疗成本上仍待需要考虑国情和可被临床接受的问题。

四、激光诱导间质肿瘤热疗术

激光诱导间质肿瘤热疗术（laser interstitial thermo therapy，LITT），也被称为局灶激光烧灼，需要先经会阴或经直肠置入光纤至靶向区域，再直接通过激光使靶向区域温度升高形成烧灼，不依赖于光敏感药物。光纤数量取决于目标区域的体积。最先针对低危性前列腺癌患者在三维超声引导下进行了 LITT，一项纳入 12 例患者和另一项纳入 4 例患者的研究都显示目标区域能被较成功的消融，6 个月后活检显示 67% 的患者目标区域无肿瘤，50% 的患者全腺体未检出肿瘤，且手术无明显并发症。实时 MRI 影像引导下,25 例前列腺癌患者接受激光进行肿瘤病灶消融,4 个月后初步结果显示,患者术后 PSA 水平显著下降,仅 4 例患者存在肿瘤残留。

有研究总结了 2013 年 4 月至 2014 年 7 月接受 LITT 治疗的 25 例(共 28 处癌灶)早期前列腺癌患者,术后 3 个月随访的男性性功能评分与正常男性没有明显差异,平均 PSA 降低 2.3ng/mL(44.2%),对消融的 28 处进行活检,26 处穿刺未见前列腺癌组织。并且几乎没有并发症或对生活质量的负面影响。从目前临床试验结果来看,LITT 似乎是一种安全、可行的局部治疗方案,并没有出现性功能和排尿功能的改变,但作者也指出该技术需要Ⅱ期和Ⅲ期临床试验,以评估其肿瘤学观察及对患者预后的影响。

五、不可逆电穿孔消融

不可逆电穿孔(irreversible electroporation ablation,IRE)是在经直肠超声引导下经会阴在前列腺目标区域置入电针,使目标区域组织接受高电压电场造成不可逆的组织损毁。不同于其他局灶消融方式,它不是依靠热效应造成细胞死亡,而是通过针状电极发出一系列直流电脉冲,从而诱导细胞膜产生永久性高通透状态,损害细胞稳态而造成肿瘤细胞凋亡。根据 IRE 的工作原理,其具有潜在的不损伤结缔组织和邻近重要的结构,例如神经血管束、血管、胆道等。国外多个中心研究结果显示 IRE 消融肿瘤效果良好,消融区域的肿瘤完全消融,未消融区及邻近消融区可能存在残留。一项研究报道 IRE 治疗 21 例患者,术后 7 个月的经会阴活检结果,所有患者消融区都未发现肿瘤残留或复发,76.1% 患者未消融区无明显肿瘤存在,19% 在邻近消融区域有肿瘤残余。治疗前,治疗后 3 周,治疗后 6 周及治疗后 6 个月,患者的勃起功能率分别为 44%、38%、47% 和 56%。IRE 消融治疗作为一种新的局部消融方法,在前列腺癌治疗上有广阔的前景。特别是针对主要的血管、神经血管束、尿道、直肠、神经等都没有损伤,不会限制消融的范围。但目前缺乏大型临床对比试验,限制其临床推广。进一步的随机对照研究更能进一步证实 IRE 消融治疗的疗效。

六、射频消融或微波消融

射频消融或微波是把电能充分地转化为热能,通过提升靶组织的温度,产生凝固性坏死,以实现对病灶的灭活,已广泛应用于肺癌、肝癌等实体性肿瘤。但目前前列腺癌射频(或微波)消融治疗临床应用进展较慢,可能与前列腺特殊的解剖位置、并发症较多有关。目前射频消融治疗前列腺癌的报道相对较少,仅有小样本的临床试验探讨了射频(或微波)消融治疗前列腺癌的可行性和安全性,其远期临床疗效还需大样本的长期随访研究证实。

七、局灶性消融治疗的综合评价

目前,局限期前列腺癌的标准治疗方案为全腺体治疗,不选择做局灶治疗,通常认为有两个主要原因:首先,前列腺癌病灶大多数为多灶性,局灶治疗容易遗漏病灶;其次,包括经直肠前列腺系统穿刺活检和影像学检查的当前诊断技术,均不能在术前准确地确定肿瘤部位。然而,随着对前列腺癌生物学行为的深入了解和前列腺癌诊断技术的发展,前列腺癌局灶消融治疗被认为是一种可行的治疗方案。新的证据强调前列腺癌中只有体积最大或者分级最高的癌灶才决定疾病的自然进程。因此,仅针对主体瘤灶所在的腺体区域进行治疗可能是一种合理的、新的治疗方法,也是保护泌尿生殖系统功能的最佳方法,同时具有较好的癌症控制效果,这种方法被称为局灶性治疗。局灶消融可以通过各种能量方式作用于部分前列腺组织将肿瘤破坏,尽管其不一定能破坏掉全部病灶,但只要将此类高级别病灶完全消除即可达到治疗效果。近年来,直肠超声引导下经会阴定位模板前列腺穿刺活检和磁共振成像联合超声共同引导前列腺穿刺技术的发展,使准确定位前列腺癌灶在前列腺中的位置以及评估肿瘤的恶性程度成为可能。对于局限于前列腺一侧的前列腺癌病灶、恶性程度较低的患者,可以采用针对肿瘤的局灶消融治疗来杀灭病变组织,消融范围更精确,创伤更小且并发症发生率更低。

2019 年一篇报道回顾了 160 名连续接受局部前列腺癌半腺体冷冻消融治疗的前列腺癌患者的生

存情况。根据 Phoenix 标准，前列腺特异性抗原 nadir+2ng/mL 用于定义生化复发。研究的主要终点是无治疗失败的生存率。次要终点是无生化复发的生存率。患者中位年龄 67 岁，其中中危患者 66%、高危患者 16%。PSA 基线值为 6.3ng/mL，中位随访 40 个月。5 年无治疗失败生存率为 85%，生化无复发生存率为 62%，5 年无转移生存率为 100%。97% 和 73% 的患者保留了控尿功能和性功能（足以进行性交的勃起）。初步结果显示半腺体冷冻消融治疗局限性前列腺癌可提供有效的中期肿瘤预后，且具有良好的控制力和效力。此外，近年来，关于 HIFU、IRE、PDT 等多种消融方式的局灶性治疗方案也在不断探索中。

局灶性消融治疗后疗效评价没有统一的标准。2015 年的国际共识会议推荐了局灶治疗后的标准化的随访方案：局灶治疗后至少需随访 5 年，随访内容包括排尿症状、控尿功能、性功能、生活质量、前列腺特异性抗原（prostate specific antigen，PSA）、MP-MRI 和前列腺穿刺活检。建议 PSA 检查在术后 1 年内每 3 个月 1 次，1 年后每 6 个月 1 次，PSA 评估局灶冷冻治疗后生化复发的标准参考前列腺癌放疗，包括 ASTRO 标准（连续 3 次 PSA 升高）和 Phoenix 标准（PSA 最低值增加 2ng/mL），PSA 上升提示需行进一步检查（MP-MRI 和穿刺活检）。建议采用 MP-MRI 作为影像学随访方案，治疗后 6 个月和 1 年时行 MP-MRI 检查，以后 5 年内每年检查 1 次。采用 1.5T 扫描时强烈建议使用直肠内线圈，而采用 3T 磁共振时不是必需的，但直肠内线圈可提高图像质量。MP-MRI 需包括以下序列：T_2 加权成像、高 b 值（>1 000）DWI（弥散成像）、DWI 的 ADC（弥散系数）图，DCE（动态增加）和 T_1 加权成像。推荐采用超声与磁共振融合引导的穿刺活检方法，术后 1 年需进行超声引导下 12 针系统穿刺联合治疗部位和可疑部位 4~6 针靶向穿刺活检，随后当影像检查可疑肿瘤时再行穿刺活检。

随着影像学和穿刺活检技术的不断进步，主要病灶能更准确的诊断和定位，将持续推动前列腺癌局灶冷冻治疗的发展。但是还有许多结果需要系统评估，比如控瘤的可重复性和长期性。目前，前列腺癌局灶冷冻治疗仍作为局限期前列腺癌的实验性治疗方案，需严格掌握适应证，推荐进行更多高质量的临床研究，将明确前列腺癌局灶冷冻治疗的适应证，选择更合理的治疗方法、疗效评估方法及随访方案，确认远期疗效。

第四节　前列腺癌近距离放疗

近距离放射治疗（brachytherapy，BT），简称近距离放疗，包括两种方法：低剂量率（low dose rate，LDR）和高剂量率（high dose rate，HDR）。LDR 近距离放疗是将放射性粒子永久性植入前列腺内实施放疗，HDR 近距离放疗是将放射源短暂插植到前列腺内实施放疗。1914 年 Pasteau 等最早经尿管用镭针治疗前列腺癌，拉开了前列腺癌近距离治疗的序幕。但经尿道照射使得尿道剂量高于靶区剂量，并发症发生率较高。1917 年 Barringer 等在直肠指诊引导下经会阴用镭针插植治疗前列腺癌，开启了前列腺癌组织间插植放疗的先河。1920 年美国纪念医院的 Failla 教授等开始将镭包在微型玻璃管内永久性植入前列腺癌内部，1926 年他又开始用金包裹的镭粒子治疗前列腺癌。因为镭的半衰期为 1600 年，永久性植入防护困难且容易造成放射性污染，1972 年 Whitmore 等首创耻骨后术中直视下永久性 ^{125}I 粒子植入治疗前列腺癌术式，为前列腺癌 ^{125}I 粒子植入技术奠定了基础。但此术式是在术中直视下人工植入，操作相对复杂且剂量分布不一，后期医生们更倾向于前列腺根治术或外放疗。随着超声引导在粒子植入术中的广泛应用，1983 年 Holm 等首创的直肠超声联合模板引导经会阴粒子植入术式在 1990 年基本完善，几十年来一直作为前列腺癌粒子植入标准术式被广泛应用。HDR 近距离放射治疗前列腺癌最早开始于 1988 年，最初作为剂量提升方式联合外照射治疗中高危前列腺癌，伴随着技术应用经验积累、超声及计算机技术发展、操作流程的规范和治疗毒性反应的了解，单纯近距离放射疗法也应用于治疗低中危前列腺癌。

一、近距离放疗治疗局限性前列腺癌

近距离放射治疗可单独用于对极低危、低危或中危前列腺癌患者，高危癌症患者通常采用外放疗联合近距离放疗。

美国西雅图一项研究报道粒子治疗 15 年无生化复发生存率分别为 85.9%、79.9% 和 62.2%。与外科手术和 EBRT 相比，近距离放射治疗的益处之一是减少长期毒性，如尿失禁、勃起功能障碍和直肠炎等。LDR 前列腺近距离放射治疗的标准剂量为 145Gy。在一项单中心试验中，低风险前列腺癌患者被随机分为 ^{125}I 粒子近距离放疗组和根治性前列腺切除术组。近距离放疗组和根治性前列腺切除组的 2 年无生化复发率相似，分别为 96.1% 和 97.4%（P=0.35）。随访 6 个月时，近距离放疗组的尿失禁效果较好，根治性前列腺切除组的尿通畅率效果较好。一项针对中危前列腺癌患者的临床研究，对 2004—2007 年收治的 1 503 例 PCa 患者的倾向性评分进行回顾性分析。819 例接受 RP 治疗，574 例接受 EBRT 治疗，中位剂量为 75.3Gy，110 例使用 ^{125}I 粒子进行近距离放射治疗。结果 RP 中位随访 10.0 年，EBRT 中位随访 9.6 年，BT 中位随访 9.8 年，新辅助雄激素剥夺治疗（NADT）分别占 RP 的 0.6%，EBRT 的 58.9%，BT 的 12.7%，P<0.000 1。只有 14% 的 BT 接受了额外的外放疗。10 年无生化复发率 BT 为 80.2%，RP 为 57.1%，EBRT 为 57.0%，P=0.000 3。无远处转移生存率（DMFS）和前列腺癌特异生存率（PCSS）无显著差异。初步结论：^{125}I 近距离放疗单独或联合外照射治疗中危前列腺癌是一种合理的治疗方法，与手术、外放疗取得效率相当。

近期，单用 HDR 治疗有利 / 中等风险前列腺癌已被证明是安全有效的。有报道低危或中危前列腺癌 HDR 近距离放疗（6 次 43.5Gy）后 10 年无生化复发生存率为 97.8%，总生存率为 76.7%。最近一项英国 7 个中心的前瞻性研究中，包括 441 例患者进入随访，中位随访 26 个月（范围 2~56 月）。中位年龄为 73 岁（54~84 岁），10% 为低危，65% 为中危，25% 为高危。平均 6 个月内，37.6% 的患者和 90% 的高危患者接受了 ADT 治疗。三年期无生化复发（biochemical recurrence free，BRF）总体为 88%：低危组为 100%，中危组为 86%，高危组为 75%。只有 Gleason 评分是 bRFS 的独立预测因子。对 25 例患者的复发进行了评估，其中 15 例发生在前列腺。结果显示，低风险患者在 3 年时有 100% 的 bRFS，但中、高风险组的 bRFS 在 3 年时下降到 86% 和 75%，且复发主要在前列腺。受限于本研究的短期随访期，单剂量 HDR 方法的长期疗效仍不确定。随着数据的积累，对这一群体进行密切的持续监测是很重要的。

二、近距离放疗联合外放疗

LDR 或 HDR 近距离放疗可作为 EBRT 加雄激素剥夺治疗（androgen deprivation therapy，ADT）的一种辅助治疗手段，用于治疗中危、高危前列腺癌。结合 EBRT 和近距离放疗可使剂量递增，同时降低高危局部或局部晚期癌症患者的急性或晚期毒性。一项纳入 12 745 名高危疾病患者的队列分析发现，近距离放疗（HR，0.66；95%CI，0.49~0.86）或近距离放疗加 EBRT（HR，0.77；95%CI，0.66~0.90）与单纯 EBRT 相比降低了疾病特异性死亡率。来自 SEER 数据库的资料，62 533 例患者中，59 540 例进行了手术治疗，2 993 例接受放疗。与单纯手术或 EBRT 相比，EBRT+BT 治疗有更好的肿瘤特异性生存率（HR：0.55，95%CI、0.3~1.0；HR：0.49，95%CI、0.24~0.98）与荟萃分析结果一致。

ASCENDERT 试验是一项随机的Ⅲ期研究，比较了中、高危前列腺癌患者单纯 EBRT（78Gy/39 次）与 EBRT（46Gy/23 次）加 LDR 近距离放疗增强（115Gy 使用 ^{125}I）的疗效。两组均接受 12 个月的 ADT 治疗。该试验包括 398 名患者，结果表明 9 年无生化进展生存率 EBRT+LDR 组更高（83% *vs.* 62%），7 年总生存率虽然差异无统计学意义，但 EBRT+LDR 组也有改善的趋势（85.7 *vs.* 81.5%）。最近发表的单中心回顾性研究，单用 EBRT 组中位剂量 70Gy，EBRT+HDR-boost 组中位剂量为 46Gy+（中位 boost 18Gy/3 次）。EBRT+HDR 组的 5 年、10 年和 15 年总生存率分别为 92%、81% 和 67%，而 EBRT 组的总生存率分别为 88%、71% 和 53%（P<0.001）。EBRT+HDR 组 5 年、10 年和 15 年的肿瘤特异性生存率也较高，分别为 96%、93% 和 87%（EBRT 加 HDR）和 95%、88% 和 79%（EBRT 单独治疗）（P<0.037）。

对于比较 LDR、HDR 增强区别的研究并不多，最近有学者利用美国国家癌症数据库比较了 LDR 和 HDR 增强对患者总体生存率的影响。在他们的研究中，2004—2014 年间 120 000 名中高危前列腺癌患者接受剂量递增的 EBRT 治疗，联合用 LDR-boost 和 HDR-boost 治疗。采用多变量分析结果显示，与 LDR-boost 相比，HDR-boost 组总体生存率相似[HR，1.03（0.96~1.11）；P=0.38]。提示两者作为 EBRT 的补充治疗都可获得较好的临床疗效，而如何选择合适的患者需要长期随访分析。对于接受放射治疗的高危前列腺癌患者，HDR 和 LDR 近距离放射治疗能提供一种安全适形的剂量增加方法，提高放射剂量的同时，降低膀胱、直肠的放射损伤。

三、补救性近距离放疗

对于 EBRT 术后生化复发的男性可考虑近距离放疗。在一项回顾性研究中，24 名男性在生化复发后接受 EBRT 作为主要治疗和永久性近距离治疗，中位随访 30 个月后，无病生存率和无生化复发生存率分别为 96% 和 88%。EBRT 术后 HDR 近距离治疗的第 2 阶段研究结果包括 5 年内无复发生存率、无远处转移生存率和原因特异生存率分别为 68.5%、81.5% 和 90.3%。毒性反应多为 1 级和 2 级，包括胃肠道毒性和尿道狭窄 3 例，尿失禁 1 例。

50 例 EBRT 复发的患者接受 HDR 补救性治疗，2.5 年后，生化无病生存率为 51%（95%CI：37%~69%），无转移生存率为 75%（95%CI：64%~89%），无 ADT 生存率为 90%（95%CI：82%~99%），总生存率为 98%（95%CI：94%~100%）。

关于永久性近距离放射治疗后使用近距离放射治疗的数据有限，但专家组同意，可以为精心挑选的患者考虑使用近距离放射治疗。

有研究回顾了西班牙放射肿瘤学学会泌尿肿瘤工作组（URONCOR）成员的机构经验，以比较这两种技术的区别。2001—2016 年间，119 例经活检证实的放疗后局部复发 PCa 患者接受了挽救性 BT 治疗（LDR，n=44；HDR，n=75），中位随访 52 个月。结果显示，总体 5 年无生化复发率为 71%（95% CI：65.9%~75.9%），组间差异无统计学意义（P=0.063）。LDR 组和 HDR-BT 组 5 年癌症特异性生存率分别为 96.5% 和 93%。总的来说，38 名患者（32%）在挽救 BT 后出现生化进展：LDR 组 14 名患者（32%）和 HDR 组 24 名患者（32.5%）。治疗副反应组间差异无显著性，包括尿道狭窄 13 例，尿失禁 22 例，血尿 13 例。结果表明，HDR-BT 和 LDR-BT 在接受局部放疗的前列腺癌患者的初次放疗后挽救治疗效果相当。挽救 BT 后预后差的预测因子是挽救后的最低 PSA 和初始放疗后的 BF 时间。

四、近距离放射治疗并发症与管理

（一）排尿不良事件

排尿障碍（尿频、尿急）是粒子植入后 4~5 个月最明显的症状。植入后一般有短暂的泌尿系统症状，症状持续 2~3 周，可应用 α- 受体拮抗剂治疗。4 505 例患者接受粒子植入治疗后发现，90% 患者泌尿系统症状植入 1 年后可缓解，只有约 5% 患者 1 年后还有明显症状。粒子植入的尿失禁发生率为 0%~19%，经尿道前列腺电切术（trans urethral resection prostate，TURP）后行粒子植入的发生率为 0~85%。LDR BT 患者尿潴留发生率为 1.5%~22%。泌尿系统毒性症状直接与 LDR BT 剂量和前列腺体积相关。这可以通过植入前减小前列腺体积和谨慎选择患者来规避。当前列腺体积>50cm^3，美国泌尿外科评分（American urological associationscores）>10 时需要警惕尿潴留发生。前列腺体积>50cm^3 可以选择替代治疗。有研究表明，增加前列腺受照射剂量会加重泌尿系统症状，尿道受照射剂量与尿频症状评分相关。前列腺受照射高剂量>180Gy 时可加重晚期泌尿系统症状。慢性泌尿系统症状（RTOG 3 级泌尿系统毒性）发生率为 1%~3%。

（二）勃起功能障碍

患者优先选择粒子植入治疗而不是手术治疗，主要是因为，粒子植入能够充分地保留勃起功能。前列腺 D90 值对性交能力有显著影响。接受高剂量放射治疗（^{125}I 剂量：D90 ≥ 160Gy；^{103}Pd 剂量：

D90 ≥ 100Gy）较低剂量放射治疗的患者性能力更低。患者治疗前的性能力状态和 D90 显著影响了勃起功能。有研究认为：粒子植入年龄、合并症存在、Gleason 评分、生物有效剂量（BED）与勃起功能相关。5 年粒子植入治疗后勃起功能保存率约为 59%。LDR-BT 单一治疗性功能保留率要比联合外 EBRT 高（76% *vs* 56%）。也有前瞻性研究结果表明，1 201 例患者中手术、BT、EBRT 治疗相关勃起功能障碍的发生率分别为 57%、31%、35%。一项 Meta 分析表明，治疗后 1 年维持勃起功能比率，LDR-BT、EBRT、保留神经前列腺切除比率分别为 76%、55%、34%。结果显示 LDR、BT 是保留勃起功能较好的治疗方法，其次是 LDR-BT 联合 EBRT、EBRT、保留神经切除、标准切除、冷冻疗法。

（三）直肠毒性反应

患者粒子植入后放射性直肠炎的发生主要取决于粒子植入的质量和直肠前壁的剂量分布。单独粒子植入时，放射性直肠炎的发生率为 1%~19%，EBRT 联合粒子植入放射性直肠炎发生率为 1%~21.4%。

（四）粒子迁移

粒子可以进入体循环至肺内。一项研究发现，粒子植入后进行胸部 X 线检查，发现至少有一颗粒子迁移至肺的概率为 29%。但患者未出现任何急性肺部症状，且无临床不良反应发生。而粒子链的使用可以减少粒子迁移的发生。

五、应用前景

多项研究已证实，对于低危前列腺癌患者前列腺根治术与近距离治疗是等效的。同时也有部分研究探讨了早期前列腺癌的局灶性近距离放射治疗，以及转移性前列腺癌原发病灶近距离放疗联合内分泌治疗等。尽管如此，使用率自 2002 年以来一直在下降，从 17% 到 8%，下降了 50%。这种趋势在中高危前列腺癌更加明显，这也提示进行标准化治疗和利用随机对照试验进行科学评价的必要性。RCT 研究是一个强大的工具，它建立了剂量递增的 EBRT、短期和长期 ADT 的应用规范，并广泛地应用于临床实践中。近距离放射治疗也需要高水平的 RCT 研究评价肿瘤缓解率、生存期、受益人群、副反应等。然而，迄今为止在 RCT 中使用的近距离放射治疗的剂量、同位素和剂量率都有所不同，这样的异质性很难获得高级别的循证结论。

第五节 转移性前列腺癌局部治疗

在我国由于缺乏有效的筛查机制，新发现的前列腺癌患者大部分已到达局部晚期或者发生远处转移，失去了接受根治手术的机会，只能接受内分泌治疗，预后相对较差。因此，转移性前列腺癌的诊疗一直是前列腺癌领域的研究难题。过去认为转移性前列腺癌的一线治疗方法是系统性治疗如内分泌治疗、化疗，而不采用局部治疗。然而，越来越多的研究表明，在转移性的结直肠癌、卵巢癌、肾癌等的综合治疗中，原发灶的切除加上系统性治疗可以改善患者的总生存期。对于转移性前列腺癌原发病灶的局部治疗的研究也逐渐成为热点。消融治疗作为一种局部治疗的新手段，不仅能杀伤肿瘤、改善症状，还能够调节肿瘤微环境、诱导机体抗肿瘤免疫反应，在转移性前列腺癌的综合治疗中发挥重要作用。

一、理论基础

前列腺癌大部分通过血行转移到骨骼，血液循环中的肿瘤细胞一般称为循环肿瘤细胞，它被看作是原发肿瘤转移的种子。有研究表明，在循环肿瘤细胞种植到转移部位之前，肿瘤原发灶通过分泌一些膜结合囊泡调节转移灶，如外泌体可以将蛋白和核酸转移到远处器官。通过减瘤手术中断该循环可能改变肿瘤的生物学特性，抑制原发灶和 / 或转移灶的生长。另外，原发灶减瘤手术可能有利于减少原发灶产生的免疫抑制因子，消除促进转移灶生长的各种因子来源。前列腺癌的原发肿瘤内常常有多个异质性的竞争性亚克隆，这可能导致90%的癌症相关死亡的转移灶的形成。根据以上观点，转移性前列腺癌在发展的初期，进行原发灶的切除可能会减少线性转移的发生。同时，减瘤手术减轻了肿瘤负荷，还能够改善患者对系统性治疗的反应，延长系统性治疗的有效时间。

局部减瘤治疗提高生存的研究首先来自美国SEER数据库的一份回顾性分析，结果显示3年内RP的总生存率为73%，IMRT（调强放射治疗）为72%，CRT（适形放疗）为37%，NLT（无局部治疗）为34%。3年癌症特异性生存率RP为79%，IMRT为82%，CRT为49%，NLT为46%。在考虑了这些和常规风险因素后，RP和IMRT分别与PCa特异性死亡率降低52%和62%相关。该研究中，M1b期患者中RP组55%，IMRT组74%，CRT组67%，NLT组67%。SEER数据库中经近距离放疗、RP或未经局部治疗的mPCa患者的预后，接受根治性前列腺切除术（67.4%和75.8%）或近距离放疗（52.6%和61.3%）的患者5年总生存率和癌症特异性生存率明显高于未接受局部治疗的患者（22.5%和48.7%；$P<0.001$）。系统综述发现，与未接受局部治疗相比，原发灶的减瘤手术在转移性前列腺癌中可以降低癌症特异性死亡率并且可以提高总体生存率。因此，越来越多的证据表明，行原发灶切除的减瘤手术可以提高患者生存率。

二、消融联合内分泌治疗

为评估前列腺癌骨转移患者冷冻消融的价值，天津医科大学肿瘤医院介入治疗团队回顾性分析了2011—2013年资料完整的接受冷冻和ADT治疗的30例转移性前列腺癌临床资料，并根据患者年龄、PSA水平、临床分期和术前活检Gleason评分配对选取30名只接受内分泌治疗的患者作为对照组，分析两组患者无生化复发时间、至激素治疗抵抗时间、肿瘤特异性生存率和总生存率。结果显示：冷冻联合ADT组和单纯ADT治疗组的PSA最低中位数分别为0.4ng/mL、0.8ng/mL，两组有统计学差别（$P<0.01$），至激素治疗抵抗时间分别为33个月、22个月，两组有统计学差异（$P<0.01$）。进一步分析发现，冷冻联合ADT治疗不仅延长无生化复发时间（41个月 ±1.4个月 *vs.* 22个月 ±0.8个月，$P<0.01$），而且明显延长肿瘤特异性生存时间（52个月±1.9个月 *vs.* 32个月 ±2.4月，$P<0.01$）和OS（41个月±1.5个月 *vs.* 28个月±1.7个月，$P<0.01$）。初步结果令人兴奋，但尚有很多问题值得进一步探讨。

目前尚无证据表明哪些转移性前列腺癌患者接受原发性肿瘤的局部治疗更受益，消融方式（冷冻/HIFU）、初始PSA值、肿瘤分期、原发肿瘤分期、Gleason评分、转移瘤数目、大小、部位、以及患者对治疗反应程度（如PSA最低值、到达最低值的时间等），选择哪种消融与内分泌治疗的联合形式：先消融后内分泌、先内分泌治疗后消融治疗、内分泌治疗模式（间断还是持续）等。哪些患者需联合化疗、方案如何选择等，这一系列的问题都需要在不断的临床实践中解决，目前已有多个设计规范的多中心RCT正在开展中。

三、消融联合免疫治疗

肿瘤消融治疗在导致肿瘤坏死的同时产生大量肿瘤碎片，诱导抗肿瘤免疫反应，同时也可以改变肿瘤局部微环境，通过释放大量细胞因子改变机体抗肿瘤免疫状态。冷冻消融后肿瘤细胞坏死崩解，在原位释放肿瘤抗原，类似于一种由肿瘤癌细胞的异源种群引起的多种癌症特异性抗原的原位、多价、自身接种疫苗，而且在定位、识别、靶向性等方面具有明显优势。临床实践中发现转移性前列腺癌患者行前列腺冷冻消融后肺转移瘤明显缓解的病例，称为“远隔效应”。我们的实验研究发现，冷冻消融后肿瘤局部树突状细胞的数量及活化比例明显增加，同时可诱导肿瘤特异性T细胞反应。我们在前期临床研究中，收集冷冻消融治疗前后患者外周血的单核细胞，发现冷冻消融后可诱导外周血T细胞的肿瘤特异性杀伤活性，但此免疫反应在术后8周明显减弱。同时也发现冷冻消融后部分患者外周血调节性T细胞下降，但也有患者调节性T细胞比例上调，提示冷冻消融后机体免疫状态的改变具有持续时间短及个体差异性。

为进一步增强冷冻消融带来的免疫反应，我们早期开展了冷冻消融联合免疫细胞因子GM-CSF的研究，采用冷冻消融联合GM-CSF治疗晚期前列腺癌12例。除前列腺特异性抗原（PSA）测定外，还获得外周血单个核细胞；用自体前列腺癌蛋白裂解物刺激后，用酶联免疫斑点试验检测肿瘤特异性T细胞的频率。为了评估细胞溶解活性，T细胞与人前列腺癌细胞（LNCaP）或肾癌细胞（GRC-1）共培养，用萤光素酶法测定胞浆腺苷酸激酶的释放。结果显示中位PSA下降率为69.4%，中位PSA下降时间为治疗后4个月。平均病程18个月，其中1例患者PSA下降92.5%，肺转移瘤明显缓解，存活31个月。治疗后4、8周外周血单个核细胞肿瘤特异性T细胞反应增强。

近年来，随着对机体抗肿瘤免疫应答和肿瘤免疫逃逸机制的深入认识，免疫治疗的新策略和新思路得到进一步的研究、拓展。尤其免疫检查点抗体（PD-1/PD-L1抗体、CTLA-4抗体）的免疫治疗成为中晚期肿瘤的新兴治疗方法。但其单独应用的临床有效率不高，多个临床试验探讨了免疫联合治疗方案，如免疫联合化疗、联合放疗、两种免疫检查点抑制剂药物联合等，其中消融联合免疫治疗也是新兴治疗模式之一，越来越多的消融联合免疫治疗的临床试验正在开展中。2019年来自美国霍普金斯医疗中心的一项临床试验报道了全腺体冷冻联合PD-1抗体（帕博利珠单抗）治疗前列腺癌的初步结果。2015—2016年12例初诊寡转移前列腺癌（盆腔外转移灶小于5个）患者，接受冷冻消融，联合短期ADT治疗（8个月）、6周期帕博利珠单抗治疗联合治疗。术前中位PSA 43.3（2.7~394.0）ng/mL，11例患者Gleason评分8~10，仅1例患者Gleason评分7，结果平均随访31.3个月，11例患者术后活检病理中2例患者有肿瘤残存，其他9例均阴性。PSA反应率92%（11/12），1年后评估PSA，5/12患者PSA<0.6ng/mL，中位PFS 14个月，中位无系统治疗生存期17.5个月。其中一例患者25.6个月无复发或进展。研究还对比了治疗前后前列腺活检标本中淋巴细胞浸润情况，发现治疗后标本均可见$CD4^{+}T$、$CD8^{+}T$细胞浸润，而PD-L1表达情况与DSA缓解情况无明显相关性。

目前，还有很多消融联合免疫治疗的临床试验正在进行中，各临床研究关注点有所不同，如入组患者是初诊患者还是激素非依赖性患者，是否寡转移（转移瘤的数目）、是否关注远隔效应、先行消融治疗还是先行免疫治疗、两者是同步还是序贯、选择哪种消融方式（冷消融或热消融）、是否联合其他系统治疗（如化疗、靶向治疗）等。此外，对于联合治疗影响因素的探索也不断更新，如病理组织PD-L1表达状态、肿瘤局部T细胞分布情况、机体免疫状态的判断、治疗前后免疫反应变化情况等。随着相关基础及临床研究的发展，两者联合的最佳方案及相关机制的探索将得到更有利的证据支持。

（郭 志 司同国）

第八章　骨与软组织肿瘤的微创介入治疗进展

第一节　骨肿瘤微创介入治疗进展

一、流行病学概述

骨肿瘤是来自骨或其附属组织的肿瘤，包括良、恶性骨肿瘤，其中恶性骨肿瘤又分为原发性和继发性两类。我国原发恶性骨肿瘤占所有肿瘤发病率和死亡率的 0.7% 左右。美国癌症协会估计 2024 年美国将有 3 970 例骨与关节肿瘤病例被确诊，预计约有 2 050 例死亡，占所有肿瘤发病率和死亡率的 0.2% 左右。

原发恶性骨肿瘤多发于青少年，其中最常见三种类型为：骨肉瘤（35%）、软骨肉瘤（30%）和尤因肉瘤（16%），其他相对少见的类型包括：骨未分化多形性肉瘤（undifferentiated pleomorphic sarcoma，UPS）、纤维肉瘤、脊索瘤和骨巨细胞瘤（giant cell tumor of bone，GCTB），占所有原发恶性骨肿瘤的 1%~5%。转移性骨肿瘤比较常见，30%~70% 的恶性肿瘤会发生骨转移，骨盆、脊柱、肋骨和股骨是常见的骨转移部位。骨转移可以引起骨性疼痛、脊髓压迫、病理性骨折以及高钙血症、骨质疏松等症状，对于患者的生活质量与肢体功能产生严重影响。

伴随医疗科技的发展，骨肿瘤的治疗已获得长足的进步，在保留患者骨关节功能基础上，控制肿瘤复发、转移仍是研究重点。骨肿瘤治疗主要以外科手术为主，此外，还包括其他局部治疗方法，如放疗、微创介入治疗，以及系统治疗方法，如化疗、靶向药物治疗、生物免疫治疗、内分泌治疗等。微创介入治疗包括血管介入与非血管介入治疗，血管介入治疗主要包括动脉栓塞、动脉灌注化疗等，非血管介入主要包括物理消融、化学消融、粒子植入、骨水泥等。消融治疗是一类能量治疗技术，通过物理或者化学机制，导致肿瘤在原位快速发生大范围坏死，具有创伤小、有效率高、可重复、成本低等特点。常用物理消融技术包括冷冻消融、射频消融、微波消融、聚焦超声消融等。近年来，微创介入治疗的研究进展主要体现在骨肉瘤、骨样骨瘤等方面。

二、骨肉瘤及骨样骨瘤的治疗现状及指南更新

（一）骨肉瘤

骨肉瘤是最常见的原发恶性骨肿瘤。80%~90% 的骨肉瘤发生在长管状骨，最常见的发病部位是股骨远端和胫骨近端，其次是肱骨近端，这三个部位大约占所有肢体骨肉瘤的 85%。

1. 外科治疗

外科治疗方面，保肢手术的研究仍然是重要方向。骨肉瘤采用新辅助化疗 - 外科手术 - 术后辅助化疗的治疗模式后，5 年生存率获得了显著提高，由原来的 10%~20% 提高到 60%~80%，总体保肢率已达到 65% 以上。在临床中骨肉瘤分期主要采用 Enneking 外科分期系统，Ⅰ期患者要求广泛切除，切缘应超越反应区达到正常组织；Ⅱ期患者应根治切除，切缘达正常组织一间室外；而Ⅲ期患者也要求根治切除，若出现肺转移应行转移灶切除。目前研究显示，安全的外科边界和良好的化疗反应是保肢手术成功的关键条件。对于新辅助化疗效果良好的患者，保肢术与截肢术的总生存率和局部复发率没有显著

差异；对于化疗效果不佳，或未行化疗的患者，由于外科边界不够将会导致局部复发的严重后果，仍然推荐广泛外科边界的截肢作为肿瘤局部控制的有效方法。

对于Ⅲ期的患者，2023 版 CSCO 指南推荐也可以考虑进行保肢手术。但是术前化疗的疗效是确定是否保肢手术的确定条件，对于化疗效果不佳者，保肢治疗的复发风险会显著增高，不建议行手术治疗，推荐做放疗。对于存在病理骨折的患者，2024 版 NCCN 指南、2023 版 CSCO 指南均已指出：病理性骨折已不再是保肢的绝对禁忌证，建议先化疗再评估保肢治疗的可行性。Deng 等对 95 例非转移性肢体骨肉瘤和 887 例同期无骨折治疗的患者保肢及截肢手术进行对照，在病理性骨折患者中，保肢组和截肢组的局部复发率分别为 8.5% 和 2.8%。保肢组和截肢组的 5 年生存率分别为 66% 和 46.8%。提示接受保肢手术的骨肉瘤病理性骨折患者同样获得较好的局部控制。伴有病理性骨折的骨肉瘤不是保肢的禁忌证。Wei 等在一项骨肉瘤合并病理性骨折手术治疗预后的荟萃分析中提取 8 篇和 6 篇文章的数据进行分析，在伴有病理性骨折的骨肉瘤患者中，截肢和保肢后的局部复发率（LRR）、远处转移率（DMR）没有明显差异。

2. 化学治疗

术前化疗于 20 世纪 70 年代开始应用于骨肉瘤的综合治疗，5 年生存率由原来的 10%~20% 提高到 60%~80%。目前研究进展主要包括：①新辅助化疗中用药方案的选择，尤其是甲氨蝶呤（MTX）的，以及化疗效果与预后的关系。②晚期骨肉瘤的二线方案的应用研究。

（1）新辅助化疗：临床实践中使用的化疗是基于 Rosen 等人在 20 世纪 80 年代提出的几种方案，一线治疗的Ⅰ类推荐方案：MAP（大剂量甲氨蝶呤、多柔比星、顺铂）、MAPI（大剂量甲氨蝶呤、多柔比星、顺铂、异环磷酰胺）、API（多柔比星、顺铂、异环磷酰胺）、AP（多柔比星、顺铂）。其中甲氨蝶呤是新辅助化疗的主要药物，其大剂量 MTX（$12g/m^2$，最大剂量为 20g）研究进展体现在适用人群的划分。由于高龄患者 MTX 代谢延迟的概率明显高于年轻患者，由此导致的不良反应发生率和严重程度均显著升高，因此，MAP 是 <40 岁患者的首选，50~60 岁患者不常规使用大剂量 MTX，60 岁及以上患者不建议使用大剂量 MTX，对于不能行 MTX 化疗或者不能监测 MTX 血药浓度时，可将 API（多柔比星、顺铂、异环磷酰胺）或 AP（多柔比星、顺铂）方案作为首选。给药方式包括序贯用药或同步用药，给药途径主要以静脉途径给药，其中顺铂等药物可动脉途径给药。

新辅助化疗后肿瘤坏死率 >90%，被认为是预后良好的主要指标。Rizzoli Institue 进行了一项包括 881 例患者的非转移性肢体骨肉瘤的新辅助化疗研究，Bacci 等发现 5 年无病生存率和总生存率与化疗的肿瘤坏死率相关。在反应好和反应差的患者中，5 年无病生存率分别为 67.9%、51.3%（$P<0.000\ 1$），以及总生存率分别为 78.4%、63.7%（$P<0.000\ 1$）。儿童癌症组的报告也确认了上述发现：反应好者，8 年术后无事件生存率和总生存率分别为 81% 和 87%；反应差者，8 年无事件生存率和总生存率分别为 46% 和 52%。2023 版 CSCO 指南推荐新辅助化疗的实施及效果可以作为术后化疗方案选择的重要依据：①已行术前化疗且疗效较好（肿瘤坏死率 >90%）的患者，术后维持术前化疗药物种类和剂量强度。②已行术前化疗，但效果不好（肿瘤坏死率 ≤ 90%）的患者，可以术后在一线化疗药物中调整化疗方案，对于一线化疗药物使用不充分或剂量不足时，还可推荐维持原方案化疗。③术前未行化疗的，术后进行一线常规化疗。

（2）一线与二线治疗：骨肉瘤新一线化疗推荐药物为大剂量甲氨蝶呤、多柔比星、顺铂、异环磷酰胺，近 30 年来进入了平台期，尚未发现证据级别较高的、能显著提高生存率的药物。COLLINS 等 Meta 分析统计了 50 项单药治疗骨肉瘤的Ⅱ期临床研究，结果显示单药有效率大于 20% 的四种药物分别是多柔比星、顺铂、异环磷酰胺和大剂量甲氨蝶呤，因此这些药物被列入骨肉瘤的一线化疗药物。在其中选择三药联合方案较两药联合方案在无事件生存率及总生存期上更有优势，5 年无事件生存率分别为 58% 及 48%，5 年总生存率分别为 70% 及 62%；而四药联合与三药联合方案无事件生存率及总生存率并没有明显差异。INT-0133 研究也间接比较了 MAP 方案（顺铂、多柔比星和甲氨蝶呤）和 MAPI 方案（顺铂、多柔比星、甲氨蝶呤和异环磷酰胺）治疗非转移性可切除骨肉瘤患者的疗效，显示两组的 6 年无事件生存率（63% *vs.* 64%）和总生存率（73% *vs.* 75%）没有统计学差异。

骨肉瘤二线治疗方案研究进展主要体现在联合用药方案选择等方面。①吉西他滨 ± 多西他赛作为骨肉瘤肺转移的二线治疗选择，疾病控制率为 9.6%~67%，KUO 等应用二者联合化疗基础上联用贝伐珠单抗（TAG 方案）治疗 15~30 岁的青少年骨肉瘤及肉瘤患者，客观缓解率及疾病控制率可达 57% 和 79%，中位 PFS 和 OS 分别为 7 个月和 19 个月，但此方案尚缺乏较大病例研究及与其他化疗方案比较的临床数据。②环磷酰胺和依托泊苷：在 Massimo 等关于复发或难治骨肉瘤患者的Ⅱ期临床研究中，大剂量环磷酰胺联合依托泊苷的客观缓解率及疾病控制率分别为 19% 和 54%，4 个月无进展生存率可达 42%，但该方案应用时需注意可能发生Ⅳ度血液学毒性反应。③环磷酰胺和托泊替康数据：在 Saylors 等关于 83 例复发或难治性儿童实体瘤的Ⅱ期临床研究中，共有 91 名儿童患者接受环磷酰胺（250mg/m^2）和托泊替康（0.75mg/m^2）的治疗，每天输注 30 分钟，连续 5 天，其中 83 名患者的反应和毒性完全可评估。18 例骨肉瘤患者中有 2 例达到 PR，其疗效有待进一步研究。④大剂量异环磷酰胺和依托泊苷：在 SFOP-OS94 试验中，异环磷酰胺和依托泊苷联合治疗效果高于高剂量甲氨蝶呤和多柔比星方案（分别为 56% 和 39%）。然而，两组患者的 5 年总生存率相似，5 年无事件生存率无显著差异。依托泊苷 - 异环磷酰胺组有 56% 的化疗反应，而多柔比星组有 39% 的良好应答者（P=0.009）。中位随访时间为 77 个月，整个人群的 5 年无事件生存率为 62%，依托泊苷 - 异环磷酰胺组略高于多柔比星组，但差异不显著（风险比：HR=0.71，95%CI：0.5~1.06，P=0.09）。整个人群的 5 年总生存率为 76%。⑤异环磷酰胺、卡铂联合依托泊苷：WINKLE 等进行的异环磷酰胺、卡铂和依托泊苷（ICE）再诱导化疗在儿童和青少年复发 / 难治性肉瘤中的应用。采用 ICE 治疗 34 例骨肉瘤，ORR 达 36%，1 年和 2 年总生存率分别为 41% 和 26%，但Ⅲ~Ⅳ级血液学毒性发生率为 100%。⑥大剂量甲氨蝶呤、异环磷酰胺联合依托泊苷：Michelagnoli 等研究将此联合方案用于复发性骨肉瘤，在可评估缓解的 13 例患者中，2 个周期后的部分缓解率为 31%，中位总生存期 18 个月，Ⅲ~Ⅳ级骨髓抑制占 80%。⑦ ITCC-050 研究了仑伐替尼 + 依托泊苷 + 异环磷酰胺在难治性或复发性骨肉瘤中的应用，35 名患者中有 18 名患者的 4 个月无进展生存率为 51%（95%CI：34%~69%），最常见的 3~4 级不良事件是中性粒细胞减少（77%）、血小板减少（71%）、贫血（54%）和白细胞计数减少（54%），74% 患者出现严重的治疗不良事件，无治疗相关死亡发生。此外，鼓励一线失败的骨肉瘤患者参加临床试验，也是目前研究进展的一项推荐。

3. 放射治疗

放射治疗主要体现在质子、碳离子等新技术及放射增敏剂和放疗相结合的新策略等方面。

Ciernik 等评估质子治疗对不可切除或不完全切除的骨肉瘤局部控制率的作用。55 例患者接受了质子治疗，平均剂量为 68.4Gy，总剂量的 58.2%（11%~100%）为质子，3 年和 5 年后的局部控制率分别为 82% 和 72%。5 年无病生存率、总生存率分别为 65%、67%。30.1% 的患者出现 3~4 级晚期毒性，1 例患者死于治疗相关的急性淋巴细胞白血病，1 例死于上颌继发性癌。SEIDENSAAL 等对 20 例不能手术的骨盆和颅面骨肉瘤患者接受质子、碳离子增强治疗，1 年局部无进展生存期、远处无进展生存期、无进展生存期和总的生存期分别为 73%、74%、60% 和 75%，2 年的分别为 55%、65%、45% 和 68%。质子和碳离子联合放疗安全可行，具有可接受的毒性率和生存率。新技术的发展使放疗成为治疗不完全、不可切除的骨肉瘤和转移骨肿瘤的一种重要方法。此外，钐 -153- 乙二胺四亚甲基膦酸盐（^{153}Sm-EDTMP）是一种放射颗粒、亲骨放射药物，可用于骨肉瘤局部复发或成骨细胞骨转移患者缓解疼痛，并有效治疗高危骨肉瘤患者。

4. 靶向治疗

在骨肉瘤的靶向药物治疗研究中，VEGFR- 酪氨酸激酶抑制剂（tyrosine kinase inhibitor，TKI）类抗血管生成药物索拉非尼（sorafenib）、仑伐替尼（lenvatinib）、瑞戈非尼、安罗替尼（anlotinib）等均可抑制肿瘤血管内 VEGFR 的表达，在临床上已进行了相关研究。

索拉非尼：Grignani 等进行的Ⅱ期临床研究共纳入了 35 例患者，研究目的是探索每日 400mg 剂量单独使用索拉非尼治疗复发或不可切除的骨肉瘤患者的无进展生存期(PFS)。结果显示,4 个月时该组患者的无进展生存率为 46%,中位 PFS 为 4 个月,中位总生存期(OS)为 7 个月,约 29% 的患者达到了临床受益率。这一研究为骨肉瘤治疗提供了新视角,证实了索拉非尼在骨肉瘤治疗中的潜在疗效。但是,由于疗效维持时间较短,且研究样本量有限、缺少随机对照组,索拉非尼的最终效果和应用前景仍需进一步研究来验证。Grignani 等继续开展了索拉非尼与 mTOR 抑制剂依维莫司(everolimus)联用治疗复发或不可切除的骨肉瘤患者的临床试验(NCT01804374),共纳入 38 例患者,给药方式为每日 800mg 索拉非尼 +5mg 依维莫司。结果显示,17 例患者的 6 个月无进展生存率为 45%,中位 PFS 为 5 个月,并未达到预设的 6 个月无进展生存率 50% 的目标。

仑伐替尼:GASPAR 等进行的一项Ⅱ期随机对照临床试验中,31 例接受仑伐替尼单药治疗骨肉瘤患者 4 个月的无进展生存率为 29%,Kaplan-Meier 生存曲线估计其 4 个月的无进展生存率为 37.8%,中位 PFS 为 10.0 个月,ORR 为 6.7%。仑伐替尼的安全性可控,约 22.6% 的患者出现了 ≥3 级治疗相关的不良反应,如高血压、腹泻、蛋白尿、体质量减轻和腹痛,但这些反应通过剂量调整可得到控制。此外,GASPAR 等采用仑伐替尼 + 环磷酰胺 + 依托泊苷的联合治疗方案,共治疗 35 例骨肉瘤患者。结果显示,4 个月的无进展生存率为 51%,Kaplan-Meier 生存曲线估计其为 80%,中位 PFS 为 8.7 个月,71% 的患者实现了疾病控制,37% 的患者获得临床获益。治疗期间最常见的 3~4 级不良事件包括贫血、血小板减少症、发热和中性粒细胞减少症。这一联合治疗方案的 4 个月无进展生存率高于仑伐替尼单药治疗(51% *vs.* 37.8%)。仑伐替尼在骨肉瘤的治疗上实现了临床获益,且提高了常规化疗方案的有效性(环磷酰胺联合依托泊苷治疗时,4 个月的无进展生存率为 42%)。

瑞戈非尼:在一随机双盲的Ⅱ期临床研究(NCT02389244)中,DUFFAUD 等评估了瑞戈非尼对于治疗转移性骨肉瘤的疗效。结果显示,接受瑞戈非尼治疗的患者中,有 65% 的患者在 8 周内未出现病情进展,而安慰剂组的患者均有病情进展。治疗组中最常见的不良反应包括高血压(24%)、手足皮肤反应(10%)、疲劳(3%)、低磷酸盐血症(10%)以及胸痛(10%)。另一个随机双盲的Ⅱ期临床研究(NCT02048371)也证实,瑞戈非尼对转移性骨肉瘤具有显著疗效。在这项研究中,瑞戈非尼组与安慰剂组相比,其中位 PFS 由 1.7 个月提升至 3.6 个月,有 64% 的患者发生了 3~4 级不良反应事件。基于上述结果,瑞戈非尼在转移性骨肉瘤患者中显示出具有临床意义的抗肿瘤活性,能够有效地延缓疾病的进展。美国国立综合癌症网站(National Comprehensive Cancer Network,NCCN)指南推荐,将瑞戈非尼作为转移性骨肉瘤患者的二线治疗方案。

安罗替尼:Li 等回顾性研究评估了安罗替尼单药治疗晚期或转移性骨肉瘤患者的疗效。患者的中位 PFS 为(9.8 ± 0.9)个月,6 个月和 10 个月无进展生存率分别为 73% 和 33%,中位 OS 为(11.4 ± 0.6)个月。治疗 6 个月后,DCR 和 ORR 分别为 80% 和 13%,没有患者达到完全缓解。最常见的药物相关不良事件是手足综合征、疲劳、高血压、厌食症和气胸。Wang 等评估了安罗替尼联合吉西他滨治疗一线化疗失败的转移性骨肉瘤患者的疗效和安全性。联合治疗组的中位 PFS 为 9.0 个月,显著高于对照组的 5.0 个月。联合治疗组 DCR 提升至 69.2%。最常见的不良反应包括疲劳(联合组 78.9% *vs.* 化疗组 69.2%)、高血压(联合组 46.2% *vs.* 化疗组 10.5%)、腹泻(联合组 38.5% *vs.* 化疗组 21.1%)、甲状腺功能减退(联合组 38.5% *vs.* 化疗组 15.8%)、中性粒细胞减少(联合组 23.1% *vs.* 化疗组 36.8%)和 AST 升高(联合组 30.8% *vs.* 化疗组 21.1%)。以上研究说明,安罗替尼在晚期骨肉瘤中表现出良好的抗肿瘤活性,尤其是与化疗药物联合应用时,显示出更好的疗效和较低的不良反应,在临床治疗上具有应用价值。

5. 免疫治疗

免疫疗法包括应用肿瘤疫苗、免疫调节剂、转基因 T 细胞、细胞因子、免疫检查点抑制剂(immune checkpoint inhibitor,ICI)或联合治疗。目前,已有大量临床前实验证明了免疫疗法在骨肉瘤中的作用。Lascelles 等报道,骨肉瘤术后患有局部骨髓炎的犬的无进展生存期明显长于未感染犬,感染引起的免疫激活延缓了骨肉瘤的进展。此外,在小鼠模型中的研究表明,脂多糖的系统免疫激活可抑制骨肉瘤的进展。这些报道提示宿主先天免疫在骨肉瘤的进展中起着重要作用,激活宿主先天免疫可以抑制骨肉瘤的进展。

免疫治疗与手术、化疗、小分子靶向药物及其他新型疗法联合治疗是研究热点。SARC028 试验评估了帕博利珠单抗的安全性和有效性，其中只有 5% 的骨肉瘤（1 例骨肉瘤和 1 例软骨肉瘤）患者被观察到有客观反应。此外，一项新的Ⅱ期研究（NCT03013127）验证了帕博利珠单抗在晚期骨肉瘤成年患者中表现出良好的耐受性但临床抗肿瘤活性不足的平行结果。在儿童临床试验中，PD-1 抑制剂纳武利尤单抗（NCT02304458）和 PD-L1 抑制剂阿替利珠单抗（NCT02541604）结果显示免疫检查点抑制剂在儿童骨肉瘤中的疗效也不尽如人意。提示单一的 PD-1/PD-L1 治疗可能对骨肉瘤的效果不理想。因此后续的 A091401 试验评估纳武利尤单抗联合伊匹木单抗联合治疗转移性肉瘤，联合治疗组中 16% 的患者对免疫治疗有反应，而纳武利尤单抗组中只有 5% 的患者对免疫治疗有反应。提示伊匹木单抗 + 尼鲁单抗在转移性骨肉瘤患者中表现出较好的治疗效果。多重抗原刺激细胞治疗（MASCT-I）加卡瑞利珠单抗和阿帕替尼治疗晚期骨和软组织肉瘤患者的初步研究中显示，在其中 6 例骨肉瘤患者中的 ORR 为 33.3%，DCR 为 50.0%，中位 PFS 为 5.7 个月。ICI 与免疫反应增强剂（如免疫治疗、抗血管生成治疗、化疗或放疗）联合应用具有抗肿瘤潜力。免疫联合治疗骨肉瘤的效果尚需更多临床试验进一步证实。

6. 微创介入治疗

微创介入治疗主要包括血管介入与非血管介入治疗，在骨肉瘤治疗中具有缓解疼痛症状、较好的局部控制率、安全性良好等特点，消融治疗与化疗、靶向免疫等方法的联合是探索的热点。局部治疗已经被 NCCN、CSCO 诊疗指南推荐用于肺转移瘤的治疗，是外科手术的有效补充治疗手段。详细内容见后续章节。

（二）骨样骨瘤

骨样骨瘤是临床常见的成骨源性肿瘤，占良性骨肿瘤的 11%~14%，发病常见于 5~25 岁人群。常见于股骨、胫骨、肱骨等四肢长骨，可位于骨皮质内、髓内或骨膜下甚至关节内。骨样骨瘤瘤巢小，直径常在 1cm 以内。影像诊断主要依据 X 线片和 CT 图像，特征为较小的低密度瘤巢被高密度硬化骨包围。治疗主要包括药物和手术等治疗。

1. 药物治疗

骨样骨瘤的瘤巢可产生高出正常水平 100~1 000 倍的前列腺素，导致局部疼痛，夜间痛醒是常见表现。因此，使用的药物大多是非甾体抗炎药（NSAID），它不仅可以缓解症状，而且可以缩短身体自我愈合所需的时间。另一方面，长期使用非甾体抗炎药会导致出血、胃肠道反应和肾毒性等副作用。虽然通过非甾体抗炎药可改善症状，但长期疼痛及药物副作用使患者难以耐受而选择手术治疗。

2. 外科治疗

骨样骨瘤手术方式从常规开放整块切除逐渐向微创手术发展。如何精准、微创、安全地切除骨样骨瘤，一直是骨科领域的研究热点。该类疾病经典手术方式是开放性瘤巢整块切除，手术切口较大会导致部分骨缺损，可能需要植骨或内固定，术后骨折发生风险增加。对于重要神经血管部位和非典型部位骨样骨瘤开放手术的成功率分别为 96.7% 和 100%。开放手术对于神经血管和非典型部位的骨样骨瘤仍然是一个可行的选择。CT 引导下外科手术治疗与传统手术相比，CT 引导下手术能更加精确瘤巢位置，减小手术创口，病灶清除率更高，术后恢复好。Alemdar 等比较 CT 辅助下的经皮切除与开放手术治疗骨样骨瘤。经皮切除组平均手术时间 44.37 分钟，开放组平均手术时间 80.6 分钟。两组术前 VAS 值比较差异无统计学意义，而术后 VAS 值比较差异有统计学意义。应用 CT 引导下的钻孔切除术治疗是一种有效、微创、安全、美观的方法。冯均伟等进行了骨科机器人辅助微创手术与开放手术治疗肢体骨样骨瘤的比较研究。机器人手术组与开放手术组相比，手术时间延长，但术中出血量、透视次数及术后止痛药使用次数均减少，病灶切除准确度提高，术后两组均无切口感染、骨折等并发症发生。随访期间均无肿瘤复发。两组患者术后 3 天、3 个月时 VAS 评分均较术前改善；术后 3 天机器人手术组 VAS 评分较开放手术组更低，但术后 3 个月 VAS 评分组间差异无统计学意义。

3. 消融治疗

消融治疗目前也是临床上常用治疗方法。消融治疗主要包括射频消融、微波消融、冷冻消融、聚焦超声消融等。其中射频消融在临床中应用最广泛，已成为治疗方法的首选之一，该手术的成功率在90%以上，具有创伤小、恢复快等优势特点。

三、骨肉瘤的微创介入治疗

（一）原发病灶的微创介入治疗

1. 血管介入治疗

血管介入可减少术中出血，增加肿瘤坏死，并降低局部复发率。2023版CSCO指南中推荐：骨肉瘤的新辅助化疗给药方式可选动脉或静脉给药。Hu等对顺铂动脉灌注（CAI）治疗原发性非转移性盆腔骨肉瘤的疗效进行初步研究、纳入12例非转移性高级别骨腔骨肉瘤患者，平均随访时间为56.1个月，5年总生存率为57.8%，无事件生存率为52.5%。根据组织病理学检查，12例患者中有8例的肿瘤坏死率高于90%。局部不良事件的发生率低于肢体骨肉瘤。初步提示顺铂动脉灌注方案是治疗盆腔骨肉瘤的一种具有良好耐受性的潜在治疗方法。Lu等评估经导管动脉内肢体输注顺铂治疗肢体骨肉瘤的得失，对过去6年中99例患者进行回顾性研究。连续动脉造影术用于预测良好的组织学反应，准确性为73.1%，敏感性为100%。与静脉输注相比，术前接受动脉灌注顺铂的患者未发现局部或总生存期获益。此外，有散发性毛细血管扩张亚型病例，对静脉化疗反应不佳，但随后在动脉灌注顺铂后肿瘤明显缩小。

2. 射频消融

射频消融在控制肿瘤和缓解疼痛症状等方面显示出一定的治疗优势。但目前研究数据较少。2021年Koo等回顾性分析射频消融不适合根治性切除的骨肿瘤的临床特征和生存率，43例患者中，转移性骨肿瘤34例，脊索瘤5例，骨肉瘤3例，巨细胞瘤1例，1、2和5年的生存率分别为95.3%、69.8%和30.2%。术前平均VAS评分为8.21分，术后1、4、12、24周的评分分别为3.91、3.67、3.31、3.12。术前MSTS功能评分平均为64.0%（范围为32%~87%），术后评分为71.0%（范围为40%~90%），提示射频消融不仅能够缓解疼痛症状，并在提高肢体功能方面具有一定优势。

3. 微波消融

微波消融在保肢外科手术中作为灭活肿瘤组织的治疗方法，为原位自体骨移植提供可能。Fan等报道了469例微波治疗高级别恶性肉瘤（主要是骨肉瘤）患者，微波治疗简化了手术过程，缩短了手术时间，术中出血减少，降低了早期和晚期并发症的发生率。2019年Fan等在恶性盆腔骨肿瘤的外科术中原位进行整体微波消融术（MWA）的研究，104例原发性盆腔恶性肿瘤患者接受根治性微波消融治疗，其中26例为骨肉瘤患者，其3年以上生存率为26.9%（7/26）。Han等对比了微波消融与截肢术的疗效，该研究中两组患者6年生存率、局部肿瘤控制率以及并发症发生率相当，但是前者组患者的功能评分更高。微波消融是治疗四肢复发性骨肿瘤的一种可选方法。2022年Zheng等报道了15例微波消融术治疗四肢复发性骨肿瘤的单中心研究，平均随访29.9个月，所有患者均获得了较好的局部肿瘤控制（8例无肿瘤患者存活，3例肿瘤患者存活，4例患者发生肿瘤转移并死亡）。局部微波消融治疗恶性盆腔骨肉瘤是一种有效方法。微波消融用于治疗骨肉瘤的消融方案存在很大的异质性，需要进一步的研究来评估。

4. 冷冻消融

冷冻消融的耐受性好，可以快速有效缓解疼痛，需警惕神经损伤并发症。Cazzato等人报道了经皮影像引导冷冻消融（CA）治疗10例骨肉瘤的安全性和临床效果：中位病灶直径16.5mm（范围16~28mm），病灶分别位于脊柱（n=7）、跟骨（n=1）、腓骨（n=1）和第三掌骨（n=1），1个月和12个月的临床成功率分别为100%和78%，出现2例神经损伤并发症（手臂感觉障碍、轻度的霍纳综合征），在使用激素类药物48小时后完全缓解。Serrano等人对11例软骨肉瘤和骨肉瘤的儿童和青少年患者研究显示冷冻消融术是骨肉瘤的可行治疗方法，所有病例都取得了技术成功，在影像学随访中没有观察到复发的迹象，1例出现短暂性神经损伤并发症。经皮影像引导的冷冻消融是骨肉瘤患者的有效治疗选择之一，能够缓解疼痛症状，对于靠近危险器官的结构，注意加强保护措施，进一步提高其安全性。

5. 聚焦超声消融

聚焦超声消融作为非侵入性消融治疗技术，能够实现无创式保肢。Li 等人报道了聚焦超声消融在 7 例肢体骨肉瘤患者中的应用，中位生存期为 68 个月，5 年生存率为 71.4%，与治疗相关的并发症（如局部水肿、轻度皮肤烧伤和肢体感觉异常等），均在治疗后数周内消失。后续扩展了聚焦超声消融其他类型的原发性恶性骨肿瘤和转移性骨肿瘤，对原发性恶性骨肿瘤的总体影响为 84.6%，而转移性骨肿瘤为 75%。原发性恶性骨肿瘤的 5 年生存率为 38.5%，而转移性骨肿瘤的 5 年生存率为 0%。结果显示，原发性恶性骨肿瘤患者的治疗效果优于转移性肿瘤患者。Chen 等对 80 例ⅡB 期或Ⅲ期原发性恶性骨肿瘤患者进行 HIFU 治疗，证明 HIFU 治疗可行、有效，可作为未来骨肉瘤保肢治疗的新技术。Yu 等对 27 例不可切除的局部复发性骨肉瘤患者应用 HIFU 治疗。统计学结果显示，应答率为 51.8%，疾病控制率为 85.2%，中位生存时间为 21 个月。HIFU 为骨肉瘤保肢治疗提供了新的方向，但我们需要严格控制适应证。Singh 等报道聚焦超声消融治疗的 16 例治疗原发性骨肉瘤患者，术后 14 天病理显示，治疗区域呈现 100% 肿瘤坏死。Wang 等进行多柔比星联合高强度聚焦超声治疗骨肉瘤的疗效观察。比较了化疗（多柔比星）联合聚焦超声消融（n=36）和单纯化疗（n=36）治疗骨肉瘤的临床疗效，前者总体缓解率（88.9%）和疾病控制率（94.4%）显著高于后者（分别为 66.7% 和 75.0%），二者 1 年的生存率无显著差异，前者 2 年（69.4%）和 3 年（38.9%）的生存率显著高于后者（2 年，52.8%；3 年，22.2%），表明接受联合治疗方案的患者生存获益。两组不良事件没有差异，提示联合聚焦超声消融并未增加化疗相关副作用。目前，治疗方法的数量相对较少，仍需进行大规模的随机对照试验来确定其疗效。

（二）肺转移的消融治疗

肺是骨肉瘤最常见的转移部位，指南已经将是否行局部治疗纳入到分层考虑因素，能够局部治疗者均可行局部治疗。目前越来越多的研究表明，局部消融治疗技术是外科手术的一个补充，对于特定人群，如：基础疾病多、肺功能差、拒绝手术等患者，是有效的选择之一。其中，射频消融是研究报道较多的消融治疗手段。De Baere 等报道的大规模病例系列研究中，对 566 名总计有 1 037 个肺转移灶的患者进行射频消融评估，肉瘤亚组（51 名患者）的 1 年、3 年和 5 年总生存率分别为 94.1%、58% 和 41.5%；1 年、3 年和 5 年无进展生存率分别为 43%、26.5%、15.9%。2021 年日本报道老年跟骨高级别骨肉瘤患者肺转移瘤行射频消融术后的长期生存 1 例病例报告，膝下截肢术后 1 年发现双肺转移，选择 CT 引导下肺射频消融治疗，8 次射频消融共治疗 18 个肺转移灶，获得了长期生存（首次射频消融后存活了 5.5 年），气胸是主要的并发症。法国 Saumet 等回顾性研究分析了 10 例骨肉瘤肺转移儿童，接受了 13 次共 22 个病灶的肺转移射频消融，7 例患者完全缓解，治疗部位无 1 例复发，不良反应包括咯血和气胸各 3 例。Yevich 等经皮 CT 引导下热消融儿童骨肉瘤肺转移的回顾性研究。选择标准为肺结节数<5 个，结节大小小于 2cm。共 11 例患者，共成功治疗了 26 个肺结节（平均 6.7mm，范围 2~16mm）。并发症限于 3 例气胸（2 例轻微气胸，1 例严重气胸），10 例患者在消融部位得到局部控制，中位随访时间为 16.7 个月（4.1~41.8 个月）。5 例患者在中位随访 37.5 个月后仍保持完全缓解。中村等人对 20 例发生骨肉瘤肺转移患者进行了射频消融治疗，1 年和 3 年生存率分别为 88.9% 和 59.0%。

研究显示，肺转移病灶的大小不超过 3cm，消融治疗的技术成功率高、局部有效率高，与外科手术切除疗效相当，能够给患者带来生存获益。此外，局部消融治疗技术对肺功能的影响优于外科手术，对于基础肺功能较差的患者是一个理想的选择。

（三）相关并发症

尽管消融术是微创手术，但依然存在并发症的风险。聚焦超声消融、射频、微波均为热消融，主要并发症包括：轻度皮肤损伤、局部肿胀、神经损伤等，大部分在治疗后两周内消失。少数患者会发生病理性骨折等远期并发症，通常在消融后 3 个月以后出现。Auloge 等人评估了 320 例次原发性或转移性骨肿瘤的冷冻消融治疗并发症情况，总并发症发生率为 9.1%，其中严重并发症占总并发症发生率的 2.5%。最常见的主要并发症是继发性骨折，占 1.2%。其他并发症包括从感染、肿瘤播种和出血，到严重的低血压、术后疼痛、周围神经损伤和暂时性的皮肤感觉异常。并发症的危险因素是 ECOG 评分>2、长骨冷冻消融术，以及使用超过三个的冷冻探针。对于严重的并发症，危险因素包括70岁以上和使用3种以上的冷冻探针。

综上，微创介入治疗具有良好的安全性，不良反应可防可控，相对于外科手术来说，明显缩短住院时间，在保证疗效的同时，能够提高患者生活质量，降低住院费用。

四、骨样骨瘤的消融治疗进展

1. 射频消融

CT引导下的经皮射频消融(RFA)骨样骨瘤是常用治疗方法之一。Tordjman等系统综述纳入了69项研究(3 023例患者)，研究结果显示射频消融治疗骨样骨瘤的初次成功率约为91.7%，并发症发生率约为3%，主要并发症为皮肤灼伤。Bhakhar等进行经皮CT引导射频消融治疗42例骨样骨瘤的疗效观察，术后第1周和第2周，42.8%和96.4%的研究组获得了完全的疼痛缓解。所有患者在一周内就可以适当活动。1例距骨骨样骨瘤患者残存，2周后需要进一步治疗，随访期间未记录到不良反应。Thomas等评价使用双极射频消融术(RFA)治疗骨样骨瘤和患者治疗前后的生活质量，研究纳入62例患者。平均病灶大小为(5.7 ± 2.6)mm，技术成功率为100%，均无并发症发生。提示经皮CT引导下骨样骨瘤射频消融是一种安全的微创手术，可缩短住院时间，功能保护良好，安全性好。Jasminka等开展的一项单中心评估射频消融术与手术治疗骨样骨瘤的疗效和安全性的比较研究。回顾性评估119例患者，73例和43例患者分别接受了射频消融术和手术治疗。3例患者均行射频消融术联合手术治疗。射频消融和手术的临床成功率分别为86.3%和90.7%，并发症发生率为12.1%(14/116；15.1% *vs.* 7.0%；P=0.196)。

2. 聚焦超声消融

聚焦超声消融是治疗骨样骨瘤的无创治疗方式，可缓解疼痛，提高生活质量，具有良好的疗效和安全性。Ciatawi等荟萃分析回顾聚焦超声消融治疗骨样骨瘤的疗效和并发症，共纳入11项研究186名受试者，显示总成功率为91.94%，其中4/177(2.26%)受试者出现复发。1例(0.54%)患者出现皮肤烧伤，未发生严重并发症。同时，三项研究比较了聚焦超声消融和射频消融的成功率，FUA与RFA组的成功率无明显差异，均取得较好的效果。因此，FUA也为骨样骨瘤提供了一种安全的治疗方法，特别是在儿童中，并且可以考虑用于RFA后顽固性病例。磁共振引导聚焦超声消融(magnetic resonance-guided foused ultrasound surgery，MRgFUS)是一种非侵入性、无电离辐射、可重复治疗的治疗方式，同样具有良好的效果及安全性。RFA和MRgFUS治疗骨样骨瘤均能有效缓解疼痛。HU等荟萃分析评估MRgFUS治疗骨样骨瘤的有效性和安全性，纳入113项研究353例患者，合并后1周和1个月的疼痛评分分别为0.62(95% CI：0.28~0.96)和0.37(95% CI：0.07~0.68)。有效率为92.8%(95% CI：89.8%~95.7%)，轻微并发症(消融部位热损伤)发生率为0.85%，均未记录到严重并发症。MRgFUS是一种有效的治疗骨样骨瘤患者疼痛的方法，具有满意的疗效和安全性。

3. 微波消融

微波消融骨样骨瘤具有加热快、消融时间短、可避免电极片皮肤灼伤、不受心脏起搏器影响的特点，也是经皮治疗骨样骨瘤较好的选择。巩春甫等探讨CT引导下经皮微波消融术治疗肢体骨样骨瘤的可行性及优缺点，回顾性分析了23例骨样骨瘤患者的临床资料，治疗后疼痛症状均明显改善，与术前VAS评分7.21分 ±1.35分比较，术后1个月、3个月、6个月、12个月VAS评分明显下降，分别为1.82分 ±0.97分、0.81分 ±0.43分、0.77分 ±0.34分、0.60分 ±0.41分。除1例出现局部肿胀外，其余患者未见其他严重并发症。另外一项采用经皮微波消融治疗的76例四肢骨样骨瘤临床研究，以股骨(41例)和胫骨(20例)为主要手术部位，患者平均年龄20.6岁(范围3~48岁)，患者的平均瘤巢直径为6.8mm，患者的平均随访时间为17.9个月；2例患者术后复发(2.6%，2/76)，6例发生手术并发症(7.9%，6/76)，包括皮肤麻木3例、穿刺部位感染1例、桡神经损伤并Ⅱ度皮肤烧伤1例、Ⅲ度皮肤烧伤1例。

4. 冷冻消融

冷冻消融能够快速缓解疼痛症状，并安全、有效。Coupal 等人报道了冷冻消融骨样骨瘤 100% 的临床和技术成功率，平均数字疼痛评分从手术前的 7.4 显著下降到随访时的 0.3。Santiago 等人报道，在初次和二次随访中，中位 VAS 评分从术前 8 分显著下降到 0 分。Whitmore 等将冷冻消融的安全性和有效性也扩展到儿童和青少年人群。结果发现，96.4%、96% 和 90.5% 的患者分别获得了即时、短期和长期的临床成功。术后疼痛中位评分从 10 降至 0。以上研究表明冷冻消融治疗骨样骨瘤在技术上是可行的，未发生严重并发症。Thomas 等在对 50 例骨样骨瘤患者的回顾性研究中：采用经皮 CT 引导下的冷冻消融术治疗，70% 的患者(35/50)治疗时将冷冻探针放置在与病变平行的皮质处，从骨外位置覆盖病灶，避免了骨钻孔。60% 的患者(30/50)在局部麻醉下进行冷冻消融。临床成功率为 96%。在 2 例临床治疗未成功的患者中，1 例患者疼痛不完全缓解，另 1 例患者在 11 个月时出现骨样骨瘤复发，并通过第 2 次冷冻消融术成功治疗。在初次(6 周)和 2 次(18~90 个月)随访时，VAS 疼痛评分为 8(IQR，7~8)，术后 0(IQR，0~1；P=0.001)。50 例患者中有 3 例有轻微并发症(6%)，无重大并发症报告。Meng 等比较了经皮 CT 引导下的骨样骨瘤(osteoid osteoma，OO)冷冻消融术与手术刮除术的安全性和有效性。两种治疗方法的成功率均为 100% 的技术成功率。然而，接受冷冻消融治疗的患者在住院时间明显少于接受手术的患者，两组患者术后视觉模拟评分(VAS)疼痛评分均有显著改善。CT 引导下经皮冷冻消融术治疗儿童类骨瘤是有效、安全的微创手术，有望作为一种可选择的治疗之一。

5. 相关并发症

MAN 等进行一项骨样骨瘤的外科治疗的系统回顾中，对消融治疗并发症进行了汇总，采用 SIR 系统对并发症进行分类。射频消融术后并发症中，21 例为 A 级(短暂性疼痛和感觉异常 5 例、血肿 1 例、软组织水肿 1 例、皮肤红斑 1 例、针尖破裂 1 例、一过性血液生化指数异常 12 例)、29 例 B 级(烧伤 21 例、感染 6 例、筋膜炎 1 例、腰椎间盘突出 1 例)，8 例 D 级(骨髓炎 3 例、骨折 2 例，大腿脓肿 1 例，肺水肿 1 例，腓神经损伤 1 例)。在冷冻消融术后并发症中，4 例为 A 级(短暂性疼痛和软组织肿胀)，2 例为 B 级(轻度烧伤)，6 例的数据没有详细记录。MWA 术后所有并发症均为 A 级(感觉异常 2 例，轻度烧伤 2 例，功能减退 1 例)。基于上述，可以采取相应措施来防止严重并发症的发生，从而提高手术治疗的安全性，经皮消融时使用无菌冰袋冷却周围皮肤或插入额外针头注入生理盐水保护周围神经，或多次低功率消融。

五、问题与展望

近年来，随着医学技术的发展以及临床医学对治疗后生活质量的重视，微创理念也应运而生。介入治疗、消融治疗等微创方式也越来越多地被应用到临床中，在提高肿瘤的局部控制率和患者的生活质量等方面仍有不可忽视的作用。本节针对骨肿瘤的微创介入治疗展开了探讨，发现微创介入在骨肿瘤治疗中优势：微创、安全、可重复，恢复快等，且消融可以短时间内达到局部根治或最大限度减瘤效果，同时能有效控制疼痛症状，提高生活质量，延长生存时间，并可与手术、放化疗、靶向及免疫治疗等多种手段相结合，为存在手术禁忌证及全身状况差的患者提供有效的治疗选择。但由于骨肿瘤存在高度异质性、易复发转移、大小 / 形状的不规则，多种肿瘤微创治疗技术都有自身的优缺点等因素，微创介入治疗时机的选择、治疗方式的选择，后续如何与手术、放化疗、靶向及免疫治疗等多种手段相结合等问题，值得我们进一步深入研究。同时，研发具有实质意义的介入材料设备等医工结合，人工智能技术在微创介入治疗领域具有巨大潜力，发掘具有高价值的理论也是未来临床研究肿瘤介入治疗的热点之一。

(杨武威　祝宝让　李　静)

第二节　软组织肿瘤微创介入治疗进展

一、流行病学概述

软组织肉瘤（soft tissue sarcoma，STS）是指源于间叶组织的一组高度异质性肿瘤，主要来自中胚层，部分来自神经外胚层，包括肌肉、脂肪、纤维组织、血管及外周神经等。其特点为局部侵袭性强、呈浸润性或破坏性生长、可局部复发和远处转移。软组织肉瘤占人类所有恶性肿瘤的 0.72%~1.05%，不同国家和地区所报道的发病率不尽相同。美国年发病率约 3.5/10 万，欧洲年发病率为 4~5/10 万，我国发病率约为 2.91/10 万。根据 SEER 数据库统计，STS 在不同人种中可能存在发病率的差异。尽管美国男女发病患者数比例约为 1.4∶1，但我国男女发病患者数比例接近 1∶1。随着年龄的增长，发病率明显增高，根据年龄校准后的发病率，80 岁时发病率约为 30 岁时的 8 倍。由于 STS 在儿童、青少年中发病更为普遍，占其癌症相关死亡的 19%~21%，因此其疾病负担不容忽视。软组织肉瘤最常见的部位是肢体，约占 53%，其次是腹膜后（19%）、躯干（12%）、头颈部（11%）。软组织肉瘤依据组织来源共分 12 大类，再根据不同形态和生物学行为，有 50 种以上亚型。最常见亚型包括未分化多形性肉瘤（undifferentiated pleomorphic sarcoma，UPS）、脂肪肉瘤（liposarcoma，LPS）、平滑肌肉瘤（leiomyosarcoma，LMS）、滑膜肉瘤（synovial sarcoma，SS），儿童和青少年最常见的软组织肉瘤为横纹肌肉瘤（rhabdomyosarcoma，RMS）。胃肠道间质瘤（gastrointestinal stromal tumors，GIST）是一种特殊的软组织肉瘤亚型，起源于消化道，2020 年开始 CSCO 将 GIST 从《CSCO 软组织肉瘤诊疗指南》中单独分出来，单独编写《CSCO 胃肠间质瘤诊疗指南》并每年更新。

二、软组织肉瘤及侵袭性纤维瘤治疗现状及指南更新

（一）软组织肉瘤

早期软组织肉瘤（soft tissue sarcoma，STS）的治疗仍以手术为主，5 年总生存率为 60%~80%，但是术后仍有超过 50% 的患者出现局部复发或远处转移，且远处转移患者中位生存期仅 12~18 个月。

1. 外科治疗

外科治疗方面，手术的安全边界是近年来研究的热点问题之一。STS 的外科治疗中，控制局部复发是至关重要的，足够的阴性切缘已被证明可以明显降低局部复发风险、提高总生存时间。欧洲肿瘤内科学会（ESMO）推荐 R0 切除，美国国立综合癌症网络（NCCN）推荐达到阴性切缘，两个机构都提出了阴性切缘，但并没有给出明确的切缘边界数值，而国内专家共识认为保留 1cm 边界比较安全。因此手术安全边界的问题目前还未得到令人满意的解决。随着软组织肉瘤综合治疗的发展，尤其是新辅助药物治疗的应用，目前普遍认为，评估治疗后的安全边界，要考虑肿瘤的生物学行为以及治疗反应。2021 年版《CSCO 软组织肉瘤诊疗指南》提出根据肿瘤不同的生物学行为进行个体化治疗，安全边界与肿瘤特征有关，不同类型 STS 的外科安全边界的标准可以不同：①对于安全外科边界下可完整切除肿瘤，且对功能无重大影响者，以手术切除治疗为主。②对于传统放化疗敏感或极度敏感的肿瘤，如尤因肉瘤，可以先行放化疗，后期实施手术。③对于化疗中度敏感的肿瘤，如果很难获得安全外科边界（如已侵犯重要结构），应考虑外科切除联合新辅助治疗及辅助治疗。④对于化疗不敏感的肿瘤，如腺泡状软组织肉瘤（ASPS），外科手术是主要的治疗手段，术后根据切缘情况选择联合靶向药物治疗。

此外，主要血管被肿瘤侵犯约占 5%，侵犯主干时血管切除重建可能带来深静脉血栓等严重并发症。主要神经被侵犯发生率大约为 1.2%，神经切除会带来功能丧失等并发症。对于肿瘤侵犯血管神经的处理办法，目前指南提出的建议包括：① CSCO 指南建议，如果肿瘤累及血管神经，但没有侵犯主干

时，可以切除与肿瘤相对应的血管神经外膜。对于Ⅰ、Ⅱ期肿瘤，推荐采用局部边缘切除＋血管神经外膜切除＋放疗，对于Ⅲ期高级别肿瘤，转移灶可切除的情况下推荐采用局部边缘切除＋血管神经外膜切除＋放疗＋转移灶切除。② 2022 版 NCCN 指南中建议，如果肿瘤靠近主要血管或神经，则不需要切除这些血管或神经；如果血管神经外膜下的主干结构未被肉眼肿瘤侵犯，则切除血管神经外膜。因此，目前指南的主流建议是，当肿瘤累及血管神经时，只要主干未被侵犯，可以保留血管神经主干。

2. 放射治疗

放疗方面，选择术前放疗或者术后放疗是近年研究热点，术前放疗得到更多的研究与推荐。放疗在 STS 的局部治疗中占据重要的作用，尤其是对于>5cm、肿瘤部位深、邻近重要结构（血管或神经）、高级别的 STS。目前对于放疗的讨论热点在于围手术期放疗时机的选择，是术前做还是术后进行。理论上术前放疗更有优势，但存在术后近期并发症增加的顾虑，国内专家接受度仍不足，需要更多的临床研究数据支持以及更好的放疗技术支持。关于放疗时机的选择，目前初步共识如下：美国放射肿瘤学学会（American Society for Radiation Oncology，ASTRO）2021 发表的一项指南中，认为对于有放疗指征的患者（病理明确、计划进行外科手术切除、局限于四肢和躯干、局部复发风险高的 STS 患者），强烈推荐术前放疗，优于术后辅助放疗，因为术后放疗会带来更高的永久性、功能限制性并发症的风险。因此，在大多数情况下，联合局部治疗方法是术前放疗，然后进行手术。对于腹膜后肉瘤，该 ASTRO 指南同样建议术前放疗，不建议术后辅助放疗，术后放疗在不增加局部控制率的前提下，会带来更多的影响患者生活质量的并发症风险。优先考虑术后放疗的情况：对于非计划切除后的 STS，切缘阳性患者如扩大切除困难，或扩大切除后将丧失重要功能、严重影响生活质量的，应考虑术后放疗。此外，近年来，放疗联合靶向、免疫治疗的应用引起了普遍的关注，也成为目前放疗领域的研究热点之一，但目前仍缺乏高级别循证医学证据。

3. 化学治疗

晚期 STS 依然以化疗治疗为主，根据组织类型及化疗敏感性，以及特指型与非特指型的分类，在联合治疗方案和新药使用方面有一定进展。特指型软组织肉瘤是指对化疗特别敏感或特别不敏感的软组织肉瘤，特别敏感的如非多形性横纹肌肉瘤、尤因肉瘤，特别不敏感的如腺泡状软组织肉瘤；非特指型软组织肉瘤是指特指型软组织肉瘤以外的类型。①化疗敏感的特指型 STS，具有自己固定的一线二线方案选择，例如尤因肉瘤常用的一线方案为长春新碱＋多柔比星＋环磷酰胺，二线方案为伊立替康＋替莫唑胺。②对于非特指性 STS 的一线治疗，目前各指南仍然推荐以蒽环类药物为基础的方案作为基石。③非特指性 STS 二线或以上的化疗方案，CSCO 指南推荐根据肿瘤的组织学类型选择方案，并出现了一些新药的临床推荐。如艾立布林以 1 类证据推荐用于脂肪肉瘤，2A 类证据用于其他类型；曲贝替定 1 类证据推荐用于 L 型肉瘤（脂肪肉瘤和平滑肌肉瘤），2A 类推荐用于其他类型；吉西他滨联合多西他赛或达卡巴嗪推荐用于平滑肌肉瘤；大剂量异环磷酰胺用于滑膜肉瘤。

4. 靶向药物治疗

靶向药物治疗方面，基于基因检测和靶向治疗在 STS 治疗中显示了初步的疗效，未来随着精准检测的应用和新型药物的研发，靶向治疗会发挥越来越重要的作用。大部分的 STS 缺乏特异的驱动基因改变或检测到的基因变异仅与肿瘤发生进程中涉及的相关信号通路有关，目前 STS 的靶向治疗药物主要分为两类，一类是针对血管生成，一类是针对特异靶向信号转导通路，包括细胞周期信号通路、肿瘤持续增殖信号通路、DNA 损伤修复通路、表观遗传变化信号通路等。①抗肿瘤血管生成药物，已经进入多个指南推荐。靶向肿瘤血管生成的多靶点小分子 TKI 类药物，由于其药物靶点的广谱性和可及性，成为 STS 治疗中的最大的赢家，代表性的药物包括安罗替尼、培唑帕尼、瑞戈非尼等。安罗替尼作为一种口服的新型小分子多靶点 TKI，是中国原研并于 2019 年 6 月国内首个获批治疗 STS 的靶向药物，可强效抑制 VEGFR、PDGFR、FGFR 和 c-Kit 等多个靶点，具有抗肿瘤血管生成和抑制肿瘤生长的双重作用。ALTER0203 研究共入组了 233 例复发转移的晚期 STS 患者，其中安罗替尼组 158 例，安慰剂组 75 例。主要研究终点为 PFS，次要研究终点为 ORR、疾病控制率（disease control rate，DCR）、OS。该研究入组了 STS 常见的多种组织学亚型，如 SS、LMS、腺泡状 STS、未分化多形性肉瘤、脂肪肉瘤、纤维肉瘤，以及透明细胞肉瘤、上皮样肉瘤等其他少见的亚型。研究结果显示，安罗替尼能显著延长患者的 PFS 时间（6.27 个月 *vs.* 1.47 个月），使疾病进展风险下降 67%，ORR 和 DCR 均优于安慰剂组。2021 年，CSCO 肉瘤专家组将安罗替尼的推荐等级及证据级别分别提升至Ⅰ级推荐、1A 类证据。②特异靶向信号转导通路分子的药物应用进展。随着临床 NGS 检测的推广应用，STS 也能发现部分特异性靶点，如超过 90% 的 WDLPS 和 DDLPS 患者中发现 CDK4、MDM2 扩增，CDK4/6 抑制剂哌柏西利、阿贝西利，MDM2 抑制剂等均可推荐用于基因扩增的 WDLPS/DDLPS 的治疗。50% 的炎性肌纤维母细胞瘤患者伴有 *ALK* 易位（2q23），对于 ALK 易位阳性的患者，克唑替尼治疗的 ORR 为 50%，而 ALK 阴性患者的 ORR 也能达到 14%。隆突性皮肤纤维肉瘤（DFSP）患者可检测到 t（17；22）（q22；q13）易位，并导致 17 号染色体的 *COL1A1* 与 *PDGFB* 融合，*PDGFB* 基因的转录上调，因此伊马替尼被推荐用于治疗不能手术切除、融合基因阳性的转移或复发 DFSP 患者。此外，NTRK 抑制剂拉罗替尼和恩曲替尼被推荐治疗伴有 *NTRK* 融合的肉瘤，EZH2 抑制剂 - 他泽司他被推荐用于 INI1 缺失的上皮样肉瘤。

5. 免疫治疗

免疫治疗方面，应用免疫检查点抑制剂是近年来免疫治疗的主要方法，在单药治疗的基础上，联合治疗是目前研究的热点。①免疫检查点抑制剂（immune checkpoint inhibitor，ICI）对于特定组织亚型 STS 的疗效显著。一些临床研究结果显示，特定亚型如多形性未分化肉瘤、DDLPS、ASPS，对 ICI 治疗具有一定的应答。SARC-028 是一项多中心、单臂、开放标签的Ⅱ期临床研究，该研究纳入 STS 患者 40 例。STS 队列包括未分化多形性肉瘤（UPS）、DDLPS、LMS 和 SS 各 10 例。UPS 组 1 例完全缓解，2 例部分缓解，ORR 为 40%，DDLPS 组 2 例部分缓解，ORR 为 20%。针对 UPS 和 DDLPS 开展的扩展队列研究中，2 组分别入组了 40 例和 39 例，UPS 组的 ORR 为 23%，中位 PFS 为 12 周，而 DDLPS 组的 ORR 仅为 10%。Italiano A 等人开展一项针对晚期 STS 免疫治疗的单中心、Ⅰ期研究显示，帕博利珠单抗在 ASPS 中疗效较好，4 例 ASPS 患者 2 例 PR，2 例 SD。一项阿替利珠单抗治疗 ASPS 的单臂、Ⅱ期研究（ML39345）中期分析结果显示，19 例中 8 例 PR，ORR 为 42%。上述临床研究显示，目前软组织肉瘤中仅部分亚型，如 UPS、ASPS 能从免疫检查点抑制剂单药治疗中得到较好的临床获益，而对于其他组织亚型的肉瘤，需要探索新的综合治疗策略。②免疫联合治疗是研究与探索的热点。Wilky BA 等开展的一项单中心、单臂、Ⅱ期研究探索了阿昔替尼联合帕博利珠单抗在既往至少一线治疗失败的进展期或转移性 STS 中的疗效。研究共入组了 33 例，其中 12 例 ASPS，ASPS 亚组 ORR 为 54.5%，中位 PFS 为 12.4 个月。Talimogene laherparepvec（T-VEC）是一种Ⅰ型单纯疱疹病毒溶瘤病毒，基础研究显示其能够调节肿瘤免疫微环境。Kelly CM 等开展了一项 T-VEC 联合帕博利珠单抗治疗晚期 STS 的Ⅱ期临床研究发现，20 例患者的 ORR 高达 35.0%，12 周无进展生存率为 70.0%，24 周无进展生存率为 39.4%，中位 PFS 为 17.1 周，持续反应时间为 56 周。有趣的是，有 2 例联合治疗的患者在入组前接受单纯免疫治疗时病情有进展，初步表明联合治疗存在协同作用。以上研究均显示，在某些特定的 STS 亚型中，ICI 单药或联合抗血管 TKI 治疗有效，目前 ICI 单药在 STS 中整体疗效还不令人满意，联合治疗策略及相关生物标志物的研究是进一步研究的方向。

6. 微创介入治疗

微创介入治疗包括血管介入与非血管介入的微创介入治疗，在 STS 治疗中具有较好的局部治疗效果，消融治疗的应用和探索是研究的热点。血管栓塞与射频、冷冻等消融治疗已经被写入 NCCN 软组织肉瘤诊疗指南，推荐应用于复发及转移性不可手术切除的软组织肉瘤的治疗，是外科手术的一个有效补充治疗手段。

（二）侵袭性纤维瘤

1. 外科治疗

侵袭性纤维瘤（aggressive fibromatosis，AF）又称为硬纤维瘤、韧带样瘤、韧带样纤维瘤病、Ⅰ级纤维肉瘤和成纤维细胞性纤维瘤。2006 年世界卫生组织（WHO）将该疾病定义为软组织中间型肿瘤，为一种低度恶性肿瘤。随着对侵袭性纤维瘤认识的深入，相关治疗理念近年来发生较大变化。传统观点认为，侵袭性纤维瘤的一线治疗应为手术治疗，但由于侵袭性纤维瘤术后高复发率以及致残、致畸等严重并发症，多数指南建议非必要不手术。Cuomo 等回顾了 7 个中心 388 例侵袭性纤维瘤患者，分为手术组、观察组和保守治疗组，发现手术组患者术后的复发率和观察组患者的进展率差异较小，提出侵袭性纤维瘤患者选择观察更为合理，当肿瘤进展或疼痛的情况下再考虑手术。Tsukamoto 等比较了接受保守观察或药物治疗的侵袭性纤维瘤患者与接受手术或手术联合放疗侵袭性纤维瘤患者的临床预后与功能，回顾的 99 例患者中，发现两组间无事件生存期（effect free survival，EFS）差异无统计学意义，且局部复发率与切缘情况无关，提出对于侵袭性纤维瘤患者，手术治疗并不优于保守观察或药物治疗。

目前侵袭性纤维瘤协作组提出的治疗路径和 NCCN 指南（2022 版）的治疗建议，均将侵袭性纤维瘤根据部位分为 4 组：腹壁组、腹膜后及腹盆腔组、四肢束带区胸壁组、头颈部及胸腔组。在手术治疗前，需评估手术的复发率与并发症，只有评估为复发率低且并发症小的侵袭性纤维瘤患者才应进行手术治疗。对于手术患者，应该尽量追求切缘阴性，但不能为了盲目追求切缘阴性，而造成外观及功能的巨大损失。侵袭性纤维瘤协作组认为即使出现了切缘阳性的情况，也不需要再次扩切或辅助放疗。当预期手术可能会出现切缘阳性的情况，应优先考虑非手术方案。侵袭性纤维瘤协作组建议，发生在腹壁的侵袭性纤维瘤首选手术，因为手术治疗腹壁侵袭性纤维瘤容易达到 R0 切除，同时相关并发症较少。

2. 放射治疗

由于术后放疗的疗效及并发症问题，目前对于侵袭性纤维瘤已不建议进行术后辅助放疗。越来越多的研究显示，尽管术后放疗的复发率似乎更低，但单纯手术组和手术联合放疗组间生存率差异并无统计学意义，而联合组的并发症会更多。Shin SH 等研究也显示放疗似乎只能推迟复发时间，而不能降低复发率。此外，侵袭性纤维瘤患者年轻人或者儿童占有较大比例，放疗对此类人群可能会造成一定的迟发并发症，如肢体挛缩、生长障碍、继发肉瘤变等。Rutenberg 等研究显示，放疗后的局部控制率在不同年龄存在差异：年龄<18 岁的患者仅为 20%，而 18~30 岁的患者则可达 63%；且出现包括病理骨折、疼痛、肢体活动范围受限并发症的概率达 40%。因此，放疗对于年轻侵袭性纤维瘤患者的疗效尚不明确，并发症风险较大，选用放疗应慎重。

3. 药物治疗

药物治疗方面以靶向药物及低剂量化疗为主，常用靶向药物包括伊马替尼、索拉非尼、培唑帕尼。常用化疗药物包括甲氨蝶呤联合长春新碱 / 长春瑞滨及以蒽环类药物为基础的药物。因侵袭性纤维瘤发病率低，目前侵袭性纤维瘤的药物治疗尚缺乏强有力的循证医学证据。侵袭性纤维瘤协作组给出了一个“五维度”模型以指导药物选择，需要综合考虑：证据级别、客观缓解率、无进展生存率、给药的便利性和不良反应五个因素，制定药物治疗方案。目前方案的选择更加关注药物不良反应，一般考虑从低毒性药物至高毒性药物循序渐进的选择。不论是侵袭性纤维瘤协作组还是 NCCN 指南（2022 版），均未提出不同药物治疗方案选择顺序的建议。Kasper 等研究显示，伊马替尼可诱导 RECIST 疗效评价为进展的 AF 患者肿瘤进展停滞，对于 RECIST 进展的 AF 患者，伊马替尼治疗后的 6 个月时的疾病进展停滞率（progression arrest rate，PAR）为 65%；Gounder MM 等研究显示，在进展性、难治性或有症状的 AF 患者中，索拉非尼可显著延长无进展生存期（progression free survival，PFS），并且有长期的效应，索拉非尼组 2 年无进展生存率为 81%，安慰剂组为 36%，客观缓解率（objective response rate，ORR）分别为 33% 和 20%。DESMOPAZ 研究是一项Ⅱ期临床试验，结果发现培唑帕尼显示出对于进展性 AF 具有显著的疗效，培唑帕尼与甲氨蝶呤联合长春碱相比，6 个月的无进展生存率分别为 83.7% 和 45.0%，ORR 分别为 55% 和 37%，培唑帕尼的近期疗效明显优于传统的二线化疗方案，其不良反应主要表现为疲乏、腹泻和高血压。

4. 消融治疗

在微创介入治疗方面，消融治疗显示出独特优势。近年来微创消融治疗技术治疗侵袭性纤维瘤取得一定突破，冷冻消融、聚焦超声消融已经被 NCCN 指南推荐。局部消融治疗技术能达到局部病灶毁损，部分安全区的病灶可以实现完全消融，治疗后病灶的体积会逐渐缩小，相应的症状得到缓解，具有创伤小、可重复、有效率高等优势。

（三）胃肠道间质瘤

1. 外科治疗

胃肠道间质瘤（gastrointestinal stromal tumor，GIST）是一种常见的软组织肉瘤亚型，起源于消化道，主要由 KIT 或 PDGFRA 受体酪氨酸激酶基因突变导致。完全手术切除是局限性 GIST 的标准治疗方法，目标是 R0 手术，完全切除肿瘤，包括完整的假包膜，建议肉眼切除边缘为 1cm，除 SDH 缺陷型 GIST 或肉眼可见淋巴结受累外，无须进行淋巴结清扫。胃和肠局部切除（非解剖性切除 /“楔形”切除）被广泛认可，避免了不必要地切除未受影响组织的侵入性手术。不可切除的影像学标准包括腹腔干、肠系膜上动脉或肠系膜动脉至门静脉浸润。偶尔可以考虑整体切除，然而，应避免多脏器切除，强烈建议与 GIST 专家团队进行多学科会诊。

随着微创外科技术的发展，腹腔镜下切除应用越来越多，也进入国内外权威指南，但应遵循与开放性手术相同的原则，目标均为实现 R0 切除。总体而言，对于大于 10cm 的 GIST，不建议进行腹腔镜切除，因为肿瘤破裂的风险较高，建议开腹手术。对于小于 5cm 的处于有利解剖位置（例如胃大弯、胃底和胃前部）的 GIST，可以考虑腹腔镜切除。手术标本的提取必须在袋子中进行，以避免局部播散。尽管如此，是否进行腹腔镜切除应由具有丰富腹腔镜手术经验的团队根据具体情况进行多学科评估后，达成一致。

2. 药物治疗

药物治疗是延长晚期 GIST 患者生存的主要治疗方式，也是各类指南更新中临床医生较为关注的焦点。一线药物治疗各类指南仍然是推荐伊马替尼，伊马替尼每日 400mg 的标准剂量是根据两项 CD117 免疫阳性转移性 GIST 的随机Ⅲ期试验（EORTC 62005 和 NASG S0033）确定的。在这两项试验中，每日 400mg 与 800mg 的剂量效果相当，临床获益率（完全缓解、部分缓解和疾病稳定）约 90%。EORTC 试验中，800mg 剂量的无进展生存期（PFS）较优，2 年无进展生存率分别为 52% 和 44%（HR = 0.78），这一点在后来的荟萃分析中得到证实。然而，由于这并没有转化为生存优势，并且较低剂量耐受性更好，因此每日 400mg 是标准推荐剂量。伊马替尼 400mg 治疗进展后，多激酶抑制剂舒尼替尼可作为高剂量伊马替尼同等有效的替代，作为二线治疗。舒尼替尼的 mTTP 为 6.3 个月，优于安慰剂的 1.5 个月。推荐剂量为口服 50mg，每日一次，用药 4 周，随后停药 2 周。瑞派替尼是一种广谱 KIT 和 PDGFRA 抑制剂，2021 年已获国家药品监督管理局（NMPA）批准成功上市，用于治疗已接受过包括伊马替尼在内的 3 种及以上激酶抑制剂的晚期 GIST 成人患者。在瑞派替尼对比舒尼替尼二线治疗 GIST 的Ⅲ期 INTRIGUE 研究中，意向治疗（ITT）人群结果证实瑞派替尼的无进展生存期（PFS）和总生存期（OS）均与舒尼替尼相当，但瑞派替尼具有更好的安全性和耐受性。此外，瑞派替尼在原发 KIT 外显子 11 突变亚组中显示出更好的获益趋势：相较于舒尼替尼，瑞派替尼的 ORR 显著更高（23.9% *vs.* 14.6%，$P<0.03$）。因此，2023 版 CSCO 指南中，对于转移性 GIST 的二线治疗，将瑞派替尼Ⅱ级（1A 类）推荐提升为瑞派替尼Ⅰ级（1A 类）推荐，且仅限用于原发 KIT 外显子 11 突变的 GIST 患者。在晚期 GIST 二线治疗中，凭借Ⅲ期 INTRIGUE 研究和中国桥接研究中的良好表现，其在 CSCO 指南中的推荐等级亦是步步提升，广泛应用于临床，备受认可。多激酶抑制剂瑞戈非尼获批三线治疗，剂量为每日 160mg，用药 3 周，停药 1 周，依据的是Ⅲ期 GRID 试验的结果，瑞戈非尼组的 PFS 为 4.8 个月，而安慰剂组为 0.9 个月。与舒尼替尼相比，瑞戈非尼似乎对位于激活环（外显子 17 和 18）的继发性 KIT 突变具有更强的活性。基于 VOYAGER 试验结果，瑞戈非尼仍然是标准三线治疗，该试验中，瑞戈非尼和阿伐替尼显示出相似的结果，PFS 分别为 5.6 个月和 4.2 个月。

3. 消融治疗

GIST 好发转移部位是肝脏，鉴于微创介入治疗在原发性肝癌以及结直肠癌肝转移治疗中获得成功的经验，在 GIST 肝转移的治疗中，微创介入治疗发挥越来越重要的作用，在延长患者生存、提高患者生活质量，以及延长患者靶向治疗 PFS 方面显示出独到的作用，但尚需开展大规模、多中心、随机对照临床研究以证实其价值。

三、软组织肉瘤的消融治疗

（一）肺转移

肺部是软组织肉瘤好发转移部位之一，是晚期软组织肉瘤的独立不良预后因素，循证医学证据表明，肺部寡转移的外科手术切除是标准治疗手段，能获取 1 年左右的 PFS，与全身治疗结合，能延长患者生存时间。目前越来越多的研究表明，局部消融治疗技术是外科手术的一个补充，对于 STS 肺寡转移特定人群，如：基础疾病多、肺功能差、拒绝手术等，是一个有效的选择，多种消融技术治疗局部疗效确切，能够有效延长生存时间。

其中，射频消融治疗能够达到较好的局部控制并延长生存，是研究报道较多的消融治疗手段。在 De Baere 等人报道的大规模患者系列中，对 566 例总计有 1 037 个肺转移灶的患者进行评估，其中 51 例肉瘤患者的 1 年、3 年和 5 年总生存率分别为 94.1%、58% 和 41.5%；1 年、3 年和 5 年无进展生存率分别为 43%、26.5% 和 15.9%。日本的一项大型研究回顾性评估了 CT 引导射频消融 46 例软组织肉瘤肺转移患者（144 个病灶）的中期和长期结果，平均病灶大小为 1.3cm，1 年、2 年和 3 年的总生存率分别为 80.6%、70.1% 和 47.1%。Palussière 等对 29 例肉瘤肺转移患者（47 个病灶，平均肿瘤直径 9mm）进行了 CT 引导下射频消融治疗，1 年和 3 年总生存率分别为 92.2% 和 65.2%。Nakamura 等人也报告了类似的结果，GIST 肿瘤肺转移的局部控制率 90%，2 年总生存率为 70%。

微波消融与冷冻消融治疗软组织肉瘤肺转移的疗效与手术相当，部分研究显示生存指标优于射频消融和立体定向放射治疗。Bourgouin PP 等对经皮微波消融和冷冻消融治疗软组织肉瘤肺转移的疗效与安全性结果进行比较，纳入 27 例患者，接受了 39 次经皮 CT 引导消融治疗（21 次微波消融治疗和 18 次冷冻消融治疗），共消融了 65 个软组织肉瘤肺转移病灶，病灶的中位肿瘤直径为 11.0mm，两种消融治疗的技术成功率为 97%，中位随访时间 23 个月，65 个肿瘤有 7 个出现局部进展。亚组分析提示，针对 ≤ 1cm 的肿瘤，微波消融后 1 年和 2 年局部控制率为 97% 和 95%，而冷冻消融后为 99% 和 98%；针对 > 1cm 的肿瘤，微波消融后 1 年和 2 年局部控制率为 74% 和 62%，冷冻消融后分别为 86% 和 79%。肿瘤直径 ≤ 1cm 与局部进展累积发生率降低相关，但消融方式和肿瘤位置与进展无关，患者 1 年、2 年和 3 年的总生存率分别为 100%、89% 和 82%，优于既往报道的 SBRT 治疗软组织肉瘤肺转移的研究。Lindsay 等报道了 44 例患者的 117 个肉瘤肺转移接受 SBRT 后 2 年总生存率为 82%；而 Baumann 等报道了 44 例患者的 56 个软组织肉瘤肺转移接受 SBRT 后 2 年总生存率仅为 46%。Predina 等报告 48 例患者 89 个肿瘤手术切除 3 年总生存率为 67%。Bourgouin PP 等研究数据与既往报道的 RFA 数据相比，OS 亦具有优势，Sato 等研究报告中，对 46 例患者 144 个转移灶进行 RFA 后 3 年总生存率为 47%，而 De Baere 等报道 51 个转移瘤接受 RFA 后 3 年总生存率为 58%。安全性方面，39 次治疗中，有 17 次（44%）出现并发症，均为 CTCAE ≤ 3 级的并发症，未出现危及生命的严重并发症。

目前，消融治疗软组织肉瘤肺转移，主要推荐用于寡转移、寡进展，且肿瘤大小不超过 3cm，技术成功率高、局部有效率高，与外科手术切除疗效相当，能够给患者带来生存获益。此外，局部消融治疗技术对肺功能的影响优于外科手术和 SBRT，对于基础肺功能较差的患者是一个理想的选择。

（二）肝脏寡转移

肝脏是肉瘤转移最常见部位之一，腹膜后肉瘤肝转移发生率约为 16%，内脏肉瘤肝转移高达 62%，胃肠道间质瘤（GIST）是一种特殊类型的软组织肉瘤，其发生肝转移相对常见，发生率在 20%~60% 之间。针对肉瘤肝转移患者，全身系统治疗是基础治疗，寡转移患者建议行外科手术和经皮消融技术，其中消融治疗已经进入 NCCN 和 CSCO 指南推荐，消融治疗 STS 肝脏寡转移，能够带来生存获益，与手术切除疗效相当。

射频消融治疗胃肠间质瘤肝转移疗效与手术相当。对于 GIST 肝转移，建议采用 TKI 分子靶向治疗，但在某些寡转移病例中，应考虑将转移灶切除术作为二线或三线治疗的一部分。手术切除联合 TKI 靶向治疗 GIST 肝转移的 5 年生存率高达 91%。此外，与单独接受伊马替尼治疗的患者的历史对照相比，在靶向治疗获得最佳临床反应后进行肝转移残余病灶手术可带来生存获益。

手术之外，消融治疗已成为胃肠道间质瘤相关肝转移性疾病的替代治疗方法。一项回顾性研究纳入了 29 例患者（66 个病灶，中位大小为 1.3cm）甲磺酸伊马替尼治疗失败后接受了超声引导下肝转移病灶的 RFA 治疗，中位总生存期为 90.2 个月（12.3~108.6 个月），66 个病灶中仅有 4 个（6%）在 3.2~10.5 个月内复发。

单中心研究显示，微波消融治疗的效果与外科手术相当。2022 年匡明教授团队回顾性分析比较微波消融和肝切除术在 GIST 肝转移患者中的有效性和安全性，共纳入 55 例肝转移患者（微波消融组 27 例，手术组 28 例），消融组的中位 OS 为 102.0 个月，手术组的中位 OS 为 117.0 个月。消融组 1 年、3 年和 5 年总生存率分别为 100%、88.9% 和 74.1%；手术组 1 年、3 年和 5 年总生存率分别为 92.8%、82.1% 和 78.6%。消融组的 1 年、3 年和 5 年无进展生存率分别为 48.1%、25.9% 和 18.5%；手术组分别为 67.8%、64.3% 和 64.3%。多因素分析显示，术前酪氨酸激酶抑制剂（TKI）治疗耐药是 OS 的唯一影响因素，而肿瘤数量是 PFS 的独立预测因素。消融组具有术后较少并发症（18.5% *vs* 78.6%）和较短的住院时间（8.0 *vs* 16.5 天）的优势。研究表明与外科手术相比，微波消融术对 GIST 肝转移的 OS 相当。

总体而言，消融治疗软组织肉瘤肝转移与外科手术研究领域一致。但现有文献样本量相对较少，且因软组织肉瘤病理学具有较高的异质性，尚需更多随机对照试验来进一步确定消融在软组织肉瘤肝转移中的价值，包括消融方式、预后因素以及与全身治疗的最佳组合等。

（三）消融联合化疗

针对局部复发及转移性软组织肉瘤患者，化疗是一种重要治疗手段，目前一线化疗方案主要选择蒽环类单药或者蒽环联合异环磷酰胺，其有效性基于不同组织类型差异较大，滑膜肉瘤、横纹肌肉瘤化疗效果相对较好。在恶性肿瘤的全身化疗后，无化疗间隔时间已被评估为治疗成功的一个衡量标准，它表明生活质量的提高、化疗时间的缩短、住院次数的减少以及总体生存率提高。

转移性肉瘤消融治疗可以延长化疗间隔期、提高生存质量而使这些患者受益。Sutton C 等分析接受消融治疗肉瘤患者的总生存率和无进展生存率，以确定消融治疗对无化疗间隔时间的影响。纳入 100 例肉瘤患者，61% 为高级别的肉瘤。其中，平滑肌肉瘤占 38%、GIST 占 14%、脂肪肉瘤占 12% 和软骨肉瘤占 7%，平均肿瘤大小为 2.2cm ± 1.4cm，79% 的患者肿瘤直径 ≤ 3cm。结果显示，肉瘤转移灶消融后的中位生存期为 52.4 个月（95% 可信区间：46.9~64.0 个月），肉瘤转移灶消融术后中位全身无化疗间隔时间为 14.7 个月（95% 可信区间：8.6~34.3 个月），无细胞毒性化疗的中位时间间隔为 81.3 个月。综上，消融肉瘤转移瘤有可能提供超过一年的全身化疗间隔时间，可通过延长化疗间隔期来提高患者的生活质量，并且延长总生存期。

（四）不良反应

消融治疗 STS 的不良反应大多为轻度，患者耐受性好。Bourgouin PP 等人分析经皮微波消融（21 次）和冷冻消融（18 次）治疗 27 例软组织肉瘤肺转移的安全性，39 次消融并发症发生率为 44%（17/39），气胸最常见（31%，12/39）；全部并发症的次数为 46 次，其中以 CTCAE2 级为主（35/46；76%）。消融方式对比分析发现，二者气胸发生率差异无统计学意义，微波消融与冷冻消融分别有 8 例和 4 例发生了气胸，分别有 6 例和 3 例进行了置管引流。微波消融与冷冻消融咯血发生率分别为 39% 和 10%，除 1 例再入院观察外，其余均为自限性，分别各有 2 例和 1 例发生了支气管胸膜瘘。

2022 年匡明教授团队报道了微波消融对比肝切除术在 55 例 GIST 肝转移患者的安全性分析，微波消融组 27 例，手术组 28 例。消融组 5 例发生并发症（18.5%），均为术区疼痛的轻度并发症，而手术组有轻度并发症 19 例（67.8%），其中疼痛 10 例，发热 3 例，腹水 6 例，3 例患者出现严重并发症（感染性休克、肝功能衰竭、血胸）；消融组平均住院时间明显缩短，8 天（5~15）天，而手术组平均住院时间为 16.5 天（14~22.2）天。消融治疗较低的并发症发生率和较短的住院时间可改善患者的生活质量。

综上，消融治疗软组织肉瘤，具有良好的安全性，不良反应可防可控，相对于外科手术来说，明显缩短住院时间，在保证疗效的同时，能够提高患者生活质量。

四、侵袭性纤维瘤消融治疗

（一）冷冻消融

随着对侵袭性纤维瘤认识的深入，积极观察和药物治疗正在成为侵袭性纤维瘤的一线治疗方法，手术切除已不作为常规推荐。对于部分持续进展、伴随疼痛等症状的患者，局部干预是必要的。针对需要局部干预的侵袭性纤维瘤，冷冻消融与外科手术疗效类似，安全性更高。

冷冻消融治疗，患者耐受性好，能够快速缓解疼痛等症状。Mandel JE 等人对比研究经皮冷冻消融术与手术切除腹外型侵袭性纤维瘤的疗效与安全性，该研究纳入了 22 例冷冻消融患者与 33 例手术患者进行匹配，两组中位随访时间分别 16.3 个月和 14.9 个月，所有患者的两年疾病控制率为 85%。冷冻消融和手术切除后两年局部无复发生存率分别为 59% 和 71%，冷冻消融后中位局部无复发生存 26.6 个月，手术组暂未达到，两组局部无复发生存和疾病控制率未见统计学差异。对于以下危险因素：肿瘤 > 5cm、年龄 ≤ 25 岁或局部复发病灶，具有两种或两种以上者，首次冷冻消融后局部复发率高。以上结果提示，经皮冷冻消融治疗原发性和局部复发性腹外型侵袭性纤维瘤，长期疾病控制与手术相当，肿瘤大小、患者年龄、复发性肿瘤是消融术后复发的显著影响因素。

冷冻消融侵袭性纤维瘤能够缩小肿瘤体积，缓解患者疼痛症状。Yan 等人系统回顾性他们单中心 10 年间治疗侵袭性纤维瘤的疗效和安全性，共纳入 25 例患者（年龄 12~80 岁），26 个病灶（平均术前肿瘤体积 237cm^3），接受 44 次冷冻消融治疗，其中 11 例患者为一线治疗，14 例患者既往接受过药物治疗、放疗和 / 或手术。随后的临床随访、影像学结果和安全性分析了技术成功、病变总体积（TLV）和活肿瘤体积（VTV）的变化、实体瘤的改进反应评价标准（mRECIST）、肿瘤进展和症状复发的无进展生存期（PFS）症状改善和手术相关并发症。症状改善被定义为疼痛（部分或完全）缓解。所有手术在技术上都是成功的，在 7~12 个月时，TLV 和 VTV 的中位变化分别为 –6.7% 和 –43.7%。在 10~12 个月时，CR 0%、PR 61.5%（8/13）、SD 30.8%（4/13）、PD 7.7%（1/13）。肿瘤进展时间、症状复发时间、中位 PFS 均未达到，96.9%（32/33）的患者实现了症状缓解。Kurtz 等人开展了 CRYODESMO-01 研究，这是一项针对药物治疗后进展的侵袭性纤维瘤患者进行冷冻消融的前瞻性、开放标签、非随机、非对照、多中心临床研究，评估冷冻消融治疗侵袭性纤维瘤的疗效与安全性。纳入标准为：患者大于 18 周岁、确认肿瘤可进行冷冻消融、具有可测量病灶、能进行 mRECIST 疗效评价、≥ 2 线药物治疗或联合治疗后疾病进展，功能性症状或 / 疼痛、心肝肾功能基本正常、知情同意。主要终点是 12 个月的无进展生存率；次要终点包括安全性、生活质量（QoL）、疼痛评估和功能状态。来自法国四个中心的 50 名患者（78% 为女性）入组，并且全部接受了治疗。平均年龄为 41 岁，既往药物治疗次数中位数为 2.00 次，包括非甾体抗炎药（NSAID）、激素治疗、化疗和抗血管生成药物。肿瘤部位包括四肢（36%）、躯干（60%）和颈部（4%）。肿瘤最大直径中位数为 89mm。中位随访时间 31 个月，≥ 12 个月时疾病无进展率为 86%，随访期内尚未达到中位 PFS。安全性方面，冷冻消融的耐受性良好，未观察到 CTCAE 5 级不良反应，大多数（79%）不良反应为轻度至中度，其中 42 名患者出现 CTCAE 1 级或 2 级不良反应，15 名患者出现 CTCAE 3 级或 4 级不良反应。其中，短暂性疼痛、周围神经损伤（感觉异常、周围神经麻痹）、水肿、肌肉骨骼损伤、横纹肌溶解和皮肤冻伤是严重不良反应，总体而言，15 名患者经历了 24 例次 CTCAE 3~4 级不良反应，其中大多数是由于大肿瘤冷冻消融引起的，并且随着时间的推移所有并发症都预后良好。

综上所述，冷冻消融在显著改善功能状态和疼痛评分方面显示出明显技术优势，并能够有效延长疾病控制时间，并且严重不良反应发生率较低，安全性良好。

（二）聚焦超声消融

聚焦超声消融治疗侵袭性纤维瘤，易重复、可分段，能够导致肿瘤凝固性坏死，局部控制率高。陈文直团队探索了超声引导下聚焦超声消融治疗 42 例术后复发侵袭性纤维瘤的可行性、疗效及安全性，包括 30 例术后复发和 12 例非手术患者，术后复发组肿瘤与皮肤表面的最小距离小于非手术组（6.9mm *vs* 10.8mm，P=0.011），其他基本特征无显著差异。术后复发组的平均声功率和治疗强度均显著低于非手术组（P 值分别为 0.006 和 0.036），其余参数无显著差异（P>0.05）。整体技术成功率 100%，所有患者均获得凝固性坏死，术后复发组的消融率 76.2%，非手术组的消融率为 62.8%。安全性方面，未出现严重或危及生命的不良事件，常见的不良反应为术区肿胀疼痛（34 例），其中仅有 6 例患者（术后复发组 5 例）需要口服镇痛药（CTCAE 2 级），而其他 28 例患者无需干预即可在 3 天内缓解（CTCAE1 级）；3 例（术后复发组 2 例）患者出现皮肤Ⅱ度烧伤（CTCAE 2 级）；非手术组患者中，1 例腓总神经旁肿瘤治疗后观察到下肢麻木和感觉减退（CTCAE 2 级），口服营养神经药物 4 周后，感觉逐渐恢复；1 例腹壁肿瘤在治疗后出现肉眼血尿（CTCAE 2 级）。虽然由于手术瘢痕和肿瘤沿原手术切口的浸润而使患者的一些基本特征发生改变，但复发肿瘤的声学特征变化很小，通过降低治疗的声功率和强度、延长治疗时间，可以维持治疗的疗效与安全性。

ZHANG 等对比 111 例不同分型侵袭性纤维瘤经超声引导下聚焦超声消融治疗的疗效与安全性，计算无灌注区体积比（non-perfusion volume ratio，NPVR），腹壁型（16 个）、腹外型（118 个）及腹内型（11 个）病灶的 NPVR 分别为 100%、85.0% 及 26.2%，腹内型 NPVR 较低，可能与腹腔肠道内气体影响超声传导和需要保持安全治疗边界有关，但腹内型患者临床症状改善明显，可能原因在于作用于肿瘤内部的局部高温损毁了肿瘤内包裹的神经而抑制肿瘤生长，腹痛等神经压迫症状得以缓解，提示超声引导下 FUA 可作为一种姑息疗法用于腹内型 AF。111 名患者接受了 188 次超声聚焦消融治疗，不良事件总发生率为 30.9%（58/188），其中 CTCAE 1~2 级不良事件占 95.3%，3 级不良事件占 4.7%。未发生 4~5 级不良事件。腹外、腹壁和腹腔内侵袭性纤维瘤患者的不良事件发生率无显著差异（分别为 37.93%、31.3% 和 27.3%）。接受单次聚焦超声消融治疗的患者和接受多次聚焦超声消融治疗的患者之间的不良事件发生率差异无统计学意义（P=0.561）。接受多次消融治疗的 47 例患者中，首次消融治疗与后续消融治疗的不良事件发生率差异亦无统计学意义（38.3% *vs*. 38.3%）。

Düx DM 等人 2023 年报道了磁共振引导下聚焦超声（MR-guided focused ultrasound，MRgFUS）消融治疗 105 例腹外侵袭性纤维瘤的安全性和有效性（女 79 例，男 26 例，35 例 ±14 岁），中位初始肿瘤体积为 114mL，MRgFUS 后 15 月，中位总肿瘤体积和存活肿瘤体积分别降至 51mL 和 29mL，总肿瘤和存活肿瘤中位 PFS 分别是 17 个月和 13 个月时。NRS 从 6 下降到 3（P<0.001）。SF-36 分数有所改善，其中身体健康指数从 41 升至 46，心理健康指数从 49 升至 53；并发症发生率为 36%，最常见的是Ⅰ~Ⅱ度皮肤烧伤。表明 MRgFUS 消融治疗腹外侵袭性纤维瘤病，能够缩小肿瘤体积，减轻疼痛症状，改善生活质量。

综上，聚焦超声消融治疗技术具有非侵入性、治疗精度高、实时监控、适应性好、安全性高等优势，越来越多地被用作治疗侵袭性纤维瘤的选择，显示出了良好的疗效与安全性，需开展大样本、多中心前瞻性、随机对照研究进一步确定其在侵袭性纤维瘤临床治疗中的价值与地位。

（三）不同消融治疗方法比较

不同局部治疗方法的对照研究显示，聚焦超声消融具有更高的局部控制率。Huang 等对不同消融技术治疗侵袭性纤维瘤型的疗效与安全性进行了系统评价，症状缓解时间 6 个月。共纳入 23 项研究 694 例侵袭性纤维瘤，在治疗方式方面，13 项研究使用冷冻消融，9 项研究使用聚焦超声，1 项研究使用微波消融。总的症状缓解率为 90%，聚焦超声消融组为 100%，冷冻消融组为 87%，微波消融组为 89%。合并后严重并发症发生率为 3%，聚焦超声消融组为 2%，冷冻消融为 4%，微波消融组为 11%；总的无灌注体积率为 76%，聚焦超声消融组为 77%，冷冻消融组为 74%，微波消融组 76%；总的局部控制率为 88%，聚焦超声消融组为 99%，冷冻消融组为 80%，微波消融组为 78%。不同消融技术间无灌注体积率、症状缓解率和主要并发症发生率差异均无统计学意义；但不同消融技术之间局部控制率差异有统计学意义（P=0.01），聚焦超声消融技术的局部控制率更高。以上提示，影像学引导下的热消融治疗有助于症状缓解，严重并发症发生率较低。

（四）安全性

消融技术治疗侵袭性纤维整体安全性较高，与肿瘤病灶的大小、位置及其与周围组织的毗邻关系有关，治疗时需警惕神经损伤。聚焦超声消融治疗安全性较高，最常见并发症为术区疼痛，对症止痛治疗一周内缓解，其次为皮肤烧伤，多与肿瘤距离皮肤过近（<4mm）、治疗区瘢痕组织增生有关，一般症状较轻，短时间内即可恢复，严重者需要外科干预，治疗期间，可给予温度敏感型患者间歇性冰敷降温处理。其他罕见并发症包括神经损伤、肠管损伤、膀胱损伤、继发感染脓肿形成，需要严格术前准备、严密术中监控、密切术后观察、及时处理，将并发症风险降低。冷冻消融的不良反应与聚焦超声消融类似，常见的有术后短时间炎症水肿导致的治疗区疼痛，紧邻皮肤时有皮肤冻伤反应，靠近神经时神经损伤麻痹，合并感染时局部脓肿形成，但不良反应可防可控。

五、问题与展望

综上所述，以消融技术为代表的微创介入技术在软组织肿瘤治疗中的应用中日益增多，显示出良好的临床应用前景，微创消融术的特点：局部有效率高、可重复、易联合、患者耐受性好、症状缓解率高、恢复快、经济性好，能够有效提高患者生活质量，延长生存时间。但由于软组织肿瘤存在高度异质性、易复发转移、大小/形状不规则等因素，大部分患者在治疗过程不能完全消融，如何提高消融率以及与手术、放化疗、靶向及免疫治疗等多种手段联合治疗的策略研究、消融时机及消融方式的选择，是下一步研究的方向。动脉灌注化疗及介入栓塞治疗作为微创介入的手段，在软组织肿瘤的治疗中也有散在文献报道，具有一些局部优势，但高级别循证医学数据较少，未来值得进一步研究。目前微创介入治疗在软组织肿瘤领域的研究多为回顾性研究，缺乏大规模、多中心、随机对照的高级别循证医学研究，相信随着相关研究的开展，微创介入治疗在软组织肿瘤的治疗中将发挥越来越重要的作用。

（杨武威　祝宝让　李　静）

第三节　骨与软组织肿瘤综合介入治疗

原发骨与软组织肉瘤（soft tissue sarcoma）同为间叶组织来源，手术是目前首选的根治性治疗手段，控制术后复发与转移是目前研究的一个重要方向。针对复发及转移性骨与软组织肉瘤，治疗复杂，取决于多种因素，如疾病的分期、原发肿瘤的组织学亚型、无进展间隔、患者状态和合并症以及既往的治疗，需要多学科综合诊疗，以达到提高局部控制率、延长患者生存的目标。近些年，随着放射介入学的发展，逐渐认识到了肿瘤微创介入治疗技术在骨与软组织肉瘤的治疗中具有独到的优势，比如：局部疗效确切、可以保留器官和功能、恢复快、可重复治疗，微创介入治疗能够降低肿瘤负荷，缓解肿瘤占位效应引起的症状，提高患者的生活质量，延长生存期，是外科手术的有效补充治疗手段，基于肿瘤微创介入的综合治疗在逐渐增多，取得了一些令人鼓舞的效果。

一、消融治疗联合化疗

针对局部复发及转移性骨与软组织肉瘤患者，化疗是一种重要治疗手段，目前一线化疗方案主要选择蒽环类单药或者蒽环联合异环磷酰胺，其有效性基于不同组织类型差异较大，滑膜肉瘤、横纹肌肉瘤化疗效果相对较好。在恶性肿瘤的全身化疗后，无化疗间隔时间已被评估为治疗成功的一个衡量标准，它表明间歇化疗与生活质量的提高、化疗时间的缩短、住院次数的减少以及总体生存率提高相关。无化疗间隔期是反映恶性肿瘤患者生活质量的一个重要指标，虽然骨与软组织肉瘤很少见（占所有成人实体恶性肿瘤的不到 1%），但它们是 15~45 岁患者中较常见的肿瘤类型之一。在青少年和年轻人中，化疗的毒副作用可能延续至初次治疗后几年至几十年，称之为晚期效应，特别是心脏毒性、继发性恶性肿瘤、间质性肺炎和社会心理困难等不良反应。由于化疗在肉瘤的治疗中起着重要作用,年轻患者有可能接触到各种各样的化疗药物,每种药物都有明显的晚期效应。通过延长无化疗间隔期尽量减少化疗的暴露可能对预防年轻肉瘤患者发生这些晚期效应有积极作用。有研究发现组织学亚型和既往未进行化疗是无化疗间隔的预测因素,与所有其他组织学亚型患者(9.5 个月)相比,脂肪肉瘤患者的中位全身无化疗间隔时间最长。脂肪肉瘤患者的全身化疗间隔时间延长可能是由于该肿瘤生物学行为的变化,其生物学行为范围从惰性疾病到极具侵袭性的肿瘤,平滑肌肉瘤患者的无化疗间隔期最短,平滑肌肉瘤患者相对较短的无细胞毒性化疗间隔可能与复发转移性平滑肌肉瘤的生物学行为有关,其一线化疗是细胞毒性化疗,易发生耐药。在所有终点(总生存期、全身无化疗间隔期)中,未经化疗失败的患者比未经化疗的患者有更好的预后。

物理消融治疗技术是一种安全和有效的方法,已经广泛应用于各种实体肿瘤的治疗中,如:肝癌、肺癌、肾癌等,部分已经写入国内外的权威指南,可以为一部分有限部位的转移性肿瘤患者获得显著的无治疗间隔,而对于这些患者,可以通过 6 个周期的化疗来获得全身控制。肉瘤是一种罕见的恶性肿瘤,包括一组约 70 多种不同的组织学亚型,具有不同的生物学特性。鉴于这些肿瘤的多样性,单一药物治疗不太可能在所有亚型中都成功。在一项转移性软组织肉瘤患者的Ⅱ期试验中,研究者对转移性肉瘤患者进行了消融治疗,这些患者的病灶少于 10 个,并且其疾病在化疗中是稳定的,这是多柔比星化疗的自然停止点,是软组织肉瘤的标准治疗方法。这项研究试图证明消融治疗可以作为肉瘤化疗稳定期间的维持治疗的一种形式。这个研究结果显示消融后 3 个月无进展率(progression-free rate,PFR)为 75%,中位 PFS 为 19.74 个月,表明化疗后的消融可以作为一种耐受性良好的维持治疗,为转移性软组织肉瘤患者提供一个重要的 PFS 和一个无化疗间隔期,此外,到发表文章为止,中位总生存率还没有达到,一些患者在消融后仍在接受其他治疗。消融治疗抗肿瘤机制可能有两方面:首先,消融过程可能有直接的抗肿瘤作用。此外,还有其他研究的数据表明,消融治疗后免疫调节,如白细胞介素 -6(IL-6)和肿瘤坏死因子(TNF)等细胞因子水平的增加,以及消融后血流中肿瘤抗原特异性 T 细胞的增加,产生特异性抗肿瘤应答。这项研究的中位 PFS 为 19.7 个月,而肉瘤肺转移切除术的中位 PFS 为 13.4 个月,这表明消融治疗是外科转移病灶切除术的替代方式。另外,消融具有很快的恢复时间,可用于骨转移、肝转移和各种内脏部位等可能对外科干预造成更大挑战的病变,尤其是在同一患者涉及多个器官部位的情况下。综上所述,该项研究结果 3 个月 75% 的 PFR 和 19.74 个月的中位 PFS,这些患者在化疗后接受了残留病灶的消融,强烈支持消融治疗可作为软组织肉瘤化疗稳定期间的一种潜在的维持治疗。

影像引导下的转移性肉瘤消融治疗可以通过延长化疗间隔期、提高生存质量而使这些患者受益,多项研究已经证实了消融治疗可以作为复发及转移性肉瘤 / 骨肉瘤患者的一种有效治疗手段。消融治疗是微创的,无治疗相关的全身性特异性毒性,与手术切除相比,它提供了一个低并发症的治疗方案。对于转移性肉瘤患者,虽然影像引导下的消融术可以延长无化疗间隔,但消融术能延长无化疗间隔的时间仍不清楚。Sutton C 等人做了一项研究,目的是比较接受消融治疗的肉瘤患者的总生存率和无进展生存率,以确定消融治疗对无化疗间隔时间的影响。共有 100 例肉瘤患者被纳入分析,患者男女人数几乎相等(45 *vs.* 55),平均年龄为 59 ± 15 岁,79% 的患者肿瘤大小 ≤ 3cm,平均肿瘤大小为 2.2 ± 1.4cm,61% 的患者有高级别的原发性肉瘤,最常见的组织学亚型是平滑肌肉瘤(38%),其次是 GIST(14%)、脂肪肉瘤(12%)和软骨肉瘤(7%)。结果表明,肉瘤转移灶消融后的中位生存期为 52.4 个月(95% 可信区间:46.9~64.0 个月),肉瘤转移灶消融术后中位全身无化疗间隔时间为 14.7 个月(95% 可信区间:8.6~34.3 个月),肉瘤转移灶消融后无细胞毒性化疗的中位时间间隔为 81.3 个月(95% 可信区间:34.3~ 未达到中位)。综上所述,消融肉瘤转移瘤可以提供一个超过一年的全身化疗间隔,消融肉瘤转移瘤可以通过延长化疗间隔期来提高患者的生活质量,延长生存期。

二、消融治疗联合靶向治疗

分子靶向治疗近些年发展迅速,在肺癌、乳腺癌、淋巴瘤等恶性肿瘤中显示出良好的疗效,随着基于基因深度测序技术在肿瘤"精准治疗"时代的发展应用，分子靶向治疗将进一步推广。近些年，研究发现，某些蛋白激酶在软组织肉瘤细胞中表达异常，靶向药物可通过抑制这些蛋白激酶而阻滞细胞增殖，在个体化治疗和提高患者生存质量等方面具有突出优势，为不宜接受常规化疗和手术的复发及转移性骨与软组织软肉瘤患者提供了新的治疗手段。目前针对骨与软组织肉瘤临床应用的靶向药物有伊马替尼、舒尼替尼、培唑帕尼、安罗替尼、奥拉图单抗等，在部分软组织肉瘤中疗效显著，但是靶向治疗肿瘤都会面临耐药的问题，在软组织肉瘤的治疗中也不例外，因此如果能够延长耐药时间甚至是逆转耐药，将能够给骨与软组织肉瘤患者带来生存获益，目前研究发现，消融治疗可能是一种潜在的延长靶向治疗耐药的一种手段，消融联合靶向可能是提高骨与软组织肉瘤疗效的一种策略。

胃肠道间质瘤（gastrointestinal stromal tumor，GIST）是一种最常见的肉瘤亚型，经常发生肝脏转移，伊马替尼在GIST治疗中具有显著疗效，但是治疗后期也会面临耐药的风险，鉴于消融治疗在原发性肝癌及部分肝转移癌的广泛应用，循证医学证据证明了其有良好的疗效及安全性，那么消融治疗在GIST肝转移的应用中是一个值探讨的问题。Jones等人对于13例GIST肝转移患者（12例一线使用伊马替尼，1例再次使用伊马替尼）的RFA可使其中12例出现部分缓解，中位的疾病进展时间（time-to-progression，TTP）为26个月。在21个月的随访后，7例患者一线使用了伊马替尼，5例患者在RFA后可以继续一线使用伊马替尼，中位时间为11个月（范围为8~28个月）。Jung等人针对靶向治疗后出现的69例GIST肝转移进行射频消融治疗，1年的局部复发率为6%，1年的局部肿瘤无进展生存率为89.8%，中位TTP为26个月，RFA后中位OS中位数为90.2个月。也有系列对比研究不同的方案，在报道的外科手术文献中，伊马替尼治疗后80例因最佳临床反应（A组，*n*=49）或局部进展（B组，*n*=31）的患者接受了转移性GIST手术。A组的2年无进展生存率为64.4%，B组为9.7%。在17例共有27个GIST肝转移病灶（2.5cm ± 1cm；范围0.9~4.5cm）的患者中，通过三种不同的策略实施RFA：(A)对伊马替尼治疗取得最佳临床反应后，对所有残留肿瘤进行RFA，RFA后伊马替尼维持中位值10个月（减少肿瘤负荷可降低继发耐药的风险）；(B)RFA消融治疗个别伊马替尼靶向治疗进展肝转移病灶（消融已经产生二次耐药的病灶以延长药物的疗效）；(C)RFA消融治疗在伊马替尼治疗后所有残留肿瘤，而在RFA后中断全身系统治疗。平均随访49个月后，未观察到治疗部位的肿瘤复发。A组的2年无进展生存率为75%，B组为20%，C组为29%。该研究中的A和B组与Mussi等人的研究中的A和B组相似。这些报道显示RFA与手术之间具有可比性，但值得注意的是，RFA的中位术后住院时间为48h，而外科手术为10d，外科手术并发症发生率为16.3%，4%患者因为术后出血、肠瘘二次手术。RFA治疗过程中没有中断伊马替尼，证明了这种组合的安全性。临床前模型显示靶向治疗与热消融具有协同作用，提高局部疗效，结果显示靶向治疗联合治疗增加了消融的凝固性坏死体积。总体而言，RFA有助于在GIST的肝转移中提供有效的局部肿瘤控制，在手术后将患者维持在TKI的情况下，可以在最佳临床反应时使用RFA，以延长靶向药物的耐药时间。总之，一种可能有趣的策略是使用局部消融治疗伊马替尼耐药的病灶似乎可以延长耐药时间，但需要前瞻性随机试验的证据来提出明确的建议。如果使用RFA和GIST有疗效的其他TKI之间的这种组合，尤其是抗VEGFR（舒尼替尼，瑞戈非尼），则应特别注意接受这些药物的患者的伤口愈合问题。

三、动脉介入联合靶向药物治疗

血管介入治疗在恶性肿瘤的治疗中发挥越来越重要的作用，如肝动脉化疗栓塞，是治疗中晚期原发性肝癌、多发性不可切除的肝转移性肿瘤的有效手段，在肉瘤及肉瘤肝转移患者中有一定的应用，此外，动脉介入联合靶向药物治疗晚期肉瘤也具有潜在的临床应用前景，但目前文献报道有限。黎海亮等人报道了动脉介入联合阿帕替尼治疗肺部多形性未分化肉瘤一例，栓塞联合动脉化疗6周期后，肿瘤病灶缩小明显，达到mRECIST标准的PR，患者胸闷、干咳症状得到缓解，继而给予阿帕替尼口服维持治疗，至论文投稿时，维持肿瘤无进展时间达12个月。何新红等人报道了应用动脉介入化疗栓塞，联合索拉非尼治疗9例晚期肢体腺泡状软组织肉瘤患者，其中5例肺转移、2例骨转移、2例肝转移，介入治疗是先行动脉灌注化疗（多柔比星 60mg/m^2+ 顺铂 60mg/m^2），再用明胶海绵颗粒栓塞，介入治疗 3~6 次，索拉非尼靶向治疗与介入治疗同期进行，口服药物时间 13~36 个月，平均 25.4 个月。联合治疗后所有肿瘤均发生部分坏死，疼痛均有缓解，2 年、3 年总生存率分别为 55.6%、33.3%，表明介入联合靶向治疗晚期腺泡状软组织肉瘤可以改善肿瘤相关症状，延长生存期，可以作为晚期肉瘤治疗的重要补充。

胃肠道间质瘤（gastrointestinal stromal tumor，GIST）易发生肝脏转移，伊马替尼是一线推荐靶向药物。Chidimatsu H 等人报道动脉介入联合靶向治疗小肠间质瘤术后肝转移 1 例，该患者使用伊马替尼和舒尼替尼发生严重不良反应而停药，遂改用瑞戈非尼联合肝动脉栓塞治疗，共行 5 次介入治疗，瑞戈非尼治疗 9 个月，经过动脉介入联合靶向治疗，该患者在出现肝转移后随访至 8 年 3 个月，仍然保持良好生活状态。Takaki H 等人报道了肝动脉栓塞治疗 11 例 GIST 肝转移患者，分为两组，A 组为 3 例一线伊马替尼失败，介入栓塞作为二线治疗；B 组为 8 例一线伊马替尼及二线舒尼替尼均失败后，介入栓塞为三线治疗。结果按照 RECIST 1.0 版和 mRECIST 标准进行疗效评价，3 个月的有效率分别为 27.3%（95% CI：6.0%~61.0%）和 45.5%（95% CI：16.7%~76.6%）。A 组介入后平均 OS 和 PFS 分别为 14.9 个月和 3.9 个月，B 组分别为 23.8 个月和 3.4 个月。未观察到与手术相关的死亡率或主要并发症。显示对于靶向耐药的 GIST 肝转移患者，介入治疗是一种安全、有效且耐受性好的方法，可以作为三线甚至二线全身系统治疗的替代治疗，有必要进行更大规模的临床研究。Kobayashi K 等人报道了伊马替尼治疗 7~61 个月后耐药的 14 例 GIST 肝转移患者接受了介入栓塞治疗，共行 26 次治疗，13 例可进行影像学评估，根据 RECIST 标准，1 例达到 PR，其余 12 例为 SD；根据 mRECIST 标准，7 例 PR，6 例 SD。术后 6 个月、1 年和 3 年无进展生存率分别为 78.7%、31.4% 和 31.4%；中位无进展生存期为 7.0 个月。术后 6 个月、1 年和 3 年的总生存率分别为 78.6%、45.8% 和 45.8%；中位总生存期为 9.7 个月。亚组分析显示，在治疗时有肝外转移和仅接受 1 次栓塞治疗的患者，其 OS 比仅有肝脏转移和接受 2 次及以上治疗的患者短，提示绝大多 GIST 肝转移经介入栓塞治疗后，局部控制率高，然而，有肝外转移的患者或不能接受 1 次以上栓塞治疗的患者，介入治疗后没有明显的生存获益。

四、消融治疗联合免疫治疗

随着消融治疗技术的应用越来越多，临床和临床前研究均发现其能够激活机体的抗肿瘤免疫应答，其中的冷冻消融技术是临床中最早发现能够产生抗肿瘤免疫应答的，Soanes，Ablin 和 Gonder 在 20 世纪 70 年代就发表了 3 例人类前列腺癌患者的病例报告，在冷冻消融前列腺原发病灶后，在这些患者身上观察到了冷冻消融术的远隔效应：即远处转移病灶的消退，包括颈椎转移病灶、肺转移和左侧锁骨上淋巴结转移。部分研究证明该作用为细胞毒性 $CD8^+$T 细胞所介导的。在一项冷冻消融治疗骨肉瘤的临床前研究中，研究者用冷冻消融体外骨肉瘤细胞后，将裂解物负载树突状细胞，并用其治疗小鼠骨肉瘤模型。处理因素共分为 4 组：①阴性对照组；②负载了冷冻消融裂解物的树突状细胞组；③ CTLA-4 抗体治疗组；④负载了冷冻消融裂解物的树突状细胞联合 CTLA-4 抗体治疗组。研究结果发现，联合治疗组动物模型的转移瘤内调节性 T 细胞数量减少，$CD8^+$T 淋巴细胞数量增加，转移瘤的生长受到抑制，小鼠寿命延长，脾脏调节性 T 淋巴细胞数量也减少，血清 γ- 干扰素水平升高，表明 CTLA-4 抗体与冷冻消融裂解物负载的树突状细胞联合应用可增强机体抗肿瘤免疫应答，两者具有协同作用。

由于肿瘤浸润 $CD8^+$T 细胞的数量与预后呈正相关，有效的 T 细胞启动需要几个事件，包括：①肿瘤细胞释放内源性抗原；②受损肿瘤细胞释放“危险信号”；③抗原递呈细胞吞噬处理肿瘤抗原；④抗原递呈细胞如树突状细胞向原始 T 细胞递呈抗原；⑤肿瘤特异性细胞毒性 T 细胞的活化和增殖，由此可见肿瘤抗原的释放，是发生特异性抗肿瘤免疫应答的关键环节。肿瘤消融治疗过程中释放的大量肿瘤抗原，相当于原位接种了“肿瘤疫苗”，能够启动一定程度的抗肿瘤免疫应答。但是，目前的研究均显示，不管何种消融诱导的免疫应答，其强度和时间均有限，不能解决肿瘤复发与转移的根本问题，与肿瘤进入免疫逃逸阶段有关，如果能够寻求到改变免疫抑制微环境的手段，通过应用局部消融治疗增强全身免疫治疗的效果，有望进一步提高整体疗效。

免疫检查点在肿瘤的免疫逃逸过程中发挥重要作用，免疫检查点抑制剂目前在临床应用越来越多，在部分病例中取得了令人惊喜的疗效，但是在整体上还不是令人十分满意，联合治疗是未来的发展趋势。目前消融联合免疫治疗，特别是消融联合免疫检查点抑制剂（PD-1 单抗、PD-L1 单抗、CTLA-4 单抗）的治疗已经成为肿瘤综合治疗中的研究热点，在肝癌、肺癌、前列腺癌、乳腺癌等实体肿瘤的应用中进行了初步的探索，结果发现两者有潜在的协同作用，但是在骨与软组织肉瘤临床治疗中，此方面的研究报道尚较少。Yang 等人利用氩氦刀冷冻消融治疗一例腹膜后转移性癌肉瘤患者，消融以后肿瘤发生大部分凝固性坏死，临床疗效达到 PR，2 周后联合 PD-1 抑制剂单抗帕博利珠单抗治疗，3 个月后达到完全缓解（CR），消融术后 11 个月仍然维持 CR 状态。术前检测发现该患者肿瘤组织 PD-L1 为低表达，但是肿瘤突变负荷较高（tumor mutational burden，TMB），提示在软组织肿瘤中 PD-L1 的表达水平、TMB 及 TSI 等指标情况，依然可能对 PD-1 抑制剂疗效具有预测作用。

五、小结与展望

原发性骨与软组织肿瘤多源于间叶组织，相对少见，病理类型复杂多样，生物学特征差异显著，肿瘤复发与转移仍然是影响整体疗效的重要问题，多学科的综合性、个体化诊疗方案的设计与实施，是近年来研究的热点。以血管介入、消融治疗为代表的肿瘤微创介入治疗技术，具有创伤小、恢复快、可重复等技术优势，同时与多种治疗方法具有潜在协同作用的机制，近年来得到快速发展。微创介入治疗的技术方法、机制策略等方面不断深入系统地研究是未来发展的重要方向。

（杨武威 祝宝让 李 静）

第九章　胰腺神经内分泌肿瘤

第一节　概　　述

神经内分泌肿瘤（neuroendocrine neoplasm，NEN）是一类起源于肽能神经元和神经内分泌细胞，具有神经内分泌功能并表达神经内分泌标志物的少见肿瘤，可发生于全身各处，其中胃肠胰神经内分泌肿瘤（gastroenteropancreatic neuroendocrine neoplasm，GEP-NEN）最常见，占所有 NEN 的 65%~75%。

近年来，神经内分泌肿瘤的发病率在世界范围内持续上升，并呈现出明显的地域差异。中美数据对比分析显示：中国神经内分泌肿瘤最常见原发部位为胰腺（33.5%）、胃（19.7%）、肺（15.2%）和直肠（12.7%），美国神经内分泌肿瘤最常见部位为肺（19.8%）、小肠（16.6%）、结肠（15.9%）和直肠（15.1%）。亚组分析显示，中国男性神经内分泌肿瘤的发病率高于女性，美国则表现为女性高于男性。两国农村地区神经内分泌肿瘤的发病率均高于城市地区，年龄别发病率随年龄增长而逐渐升高。2017 年中国神经内分泌肿瘤的世界人口标化发病率（简称世标发病率）为 1.14/10 万，低于美国同期神经内分泌肿瘤的世标发病率（6.26/10 万）。趋势分析显示，2000—2017 年间，中国和美国神经内分泌肿瘤的发病率分别以每年 9.8% 和 3.6% 的速度上升。中国神经内分泌肿瘤的 5 年相对生存率为 36.2%，显著低于美国的 63.9%。这可能与中美诊疗水平的差异、癌谱差异等因素有关。神经内分泌肿瘤的生存率存在性别和地区差异。女性神经内分泌肿瘤的生存率高于男性（中国 43.1% *vs.* 31.8%，美国 67.1% *vs.* 60.3%），城市地区高于农村地区（中国 39.3% *vs.* 30.3%，美国 64.3% *vs.* 60.3%）。随着年龄的增长，神经内分泌肿瘤的生存率呈现下降趋势。

一、诊断

（一）临床表现

根据肿瘤是否分泌激素及产生激素相关症状，NEN 可分为功能性和非功能性。大多数（>70%）是无功能的 NEN，它们在临床上长期保持沉默，通常在发生肝转移时被诊断出来。出现激素相关症状的可能性取决于肿瘤起源的部位，与前肠（肺、胸腺、胃和十二指肠）类癌或后肠（远端结肠和直肠）类癌相比，pNET 和中肠类癌（空肠、回肠、阑尾和近端结肠）更容易出现症状。功能性神经内分泌肿瘤（functional neuroen-docrine neoplasm，F-NEN）约占所有 NEN 的 20%。胰腺、小肠、支气管肺以及胸腺是 F-NEN 的好发部位。

病理学上，根据肿瘤分化程度，可将胰腺神经内分泌肿瘤分为胰腺神经内分泌瘤（pancreatic neuroendocrine tumor，pNET）、胰腺神经内分泌癌（pancreatic neuroendocrine carcinoma，pNEC）和混合性神经内分泌 - 非神经内分泌肿瘤（mixed neuroendocrine-non-neuroendocrine neoplasm，MiNEN）。其中，约 80% 左右为分化良好的 pNET。

功能性胰腺神经内分泌肿瘤（functional pancreatic neuroendocrine neoplasm，F-pNEN）占胰腺 NEN 的 34.4%。临床通常根据 F-pNEN 异常分泌激素的种类进行分类和命名，包括胰岛素瘤、胃泌素瘤、胰高血糖素瘤、异位促肾上腺皮质激素（adrenocorticotropic hormone，ACTH）瘤、血管活性肠肽（vasoactive intestinal polypeptide，VIP）瘤和生长抑素瘤等。识别激素相关表现是 F-pNEN 的前提，但由于部分

F-pNEN 可同时或先后分泌多种激素，临床表现相对复杂（表 9-1）。

表 9-1　F-pNEN 的临床分类与特征

类型	发病率（$\times 10^{-6}$/ 年）	分泌激素	常见部位	转移比例 /%	主要症状
胰岛素瘤	1.0~32.0	胰岛素	胰腺	5~10	发作性低血糖症候群
胃泌素瘤	0.5~21.5	胃泌素	十二指肠、胰腺	50~60	佐林格 - 埃利森综合征（Zollinger-Ellison syndrome）
VIP 瘤	0.05~0.20	VIP	胰腺	40~80	水样泻、低钾血症、胃酸缺乏
胰高血糖素瘤	0.01~0.10	胰高血糖素	胰腺	50~80	坏死游走性红斑、贫血、葡萄糖不耐受、体重下降
生长抑素瘤	少见	生长激素	胰腺、十二指肠、空肠	50~60	糖尿病、胆石症、腹泻、胃酸缺乏
产生 ACTH 的神经内分泌瘤	少见	ACTH	胰腺、胸腺	>90	库欣综合征
产生 5- 羟色胺的神经内分泌瘤	少见	5- 羟色胺	小肠、肺、胰腺	>60	类癌综合征
产生生长激素的神经内分泌瘤	少见	生长激素	胰腺、肺	>60	肢端肥大症

（二）辅助检查

1. 实验室检查

胰腺神经内分泌瘤四种功能通路可能发生改变。① DNA 损伤修复：*MUTYH*、*CHECK2*、*BRCA2* 等；②染色质重塑：*ARID2A*、*SMARCA4*；③端粒改变：DAXX、ATRX；④ PI3K/mTOR 信号通路：*EWSR* 融合、*PTEN*、*HIF1/2* 等。其中端粒改变是近年来胰腺神经内分泌肿瘤预后研究的热点。

胃肠胰 NEN 主要的免疫组化项目包括：上皮标志物（如 CK、CK8/18 等）、突触素（synapsin，Syn）、CgA、Ki-67 增殖指数。对根据病理学形态和细胞增殖指数仍难分类的病例，可采用免疫组织化学检测 TP53、RB1、死亡结构域相关蛋白（death domain-associated protein，DAXX）、地中海贫血伴智力低下综合征 X 连锁（α thalassemia mental retardation syndrome-X linked，ATRX）蛋白等，有助于区分分化良好的 NET G3 和分化差的 NEC。对于胰腺 NET，往往推荐常规评估 ATRX 和 DAXX 缺失和 / 或端粒延长。对于 F-NEN 推荐特定激素（如胰岛素、生长抑素、胰高血糖素、胃泌素、促肾上腺皮质激素等）免疫组织化学检测。新型生物标志物中较为成熟的是无创性神经内分泌肿瘤液体活检（NETest），即应用转录组学的方法检测血液中 51 个与 NEN 相关的特定基因的转录产物水平，用于 NEN 的诊断、疾病活动度、疗效和预后的评估。

2. 影像学检查

CT 和 MRI 可以有效地展示肿瘤内部侵袭性的影像学特征，但与传统的影像学相比，影像组学特征能更精确地区分肿瘤分级。①基于 CT 数据的 PNEN 分级的影像组学：3D CT 纹理分析用于预测 PNET 分级的能力优于传统 CT，将纹理特征和传统 CT 特征、临床数据相结合的预测模型对于 PNET 分级的预测效能更优。②基于 MRI 数据的 PNEN 分级的影像组学：部分研究使用 MRI 数据进行纹理分析，研究其预测 PNET 分级的能力。但目前基于 MRI 数据的研究相对较少，且大多集中于 DWI 和 T_2WI 序列，研究样本量相对较小，可能是未来针对 PNET 影像组学分析研究需要关注的领域之一。

近年来，分子影像诊断已经成为诊断 GEP-NEN 的重要方法。分子影像诊断包括单光子发射计算机断层显像（single photon emission computed tomography，SPECT）和正电子发射计算机断层成像（positron emission tomography imaging，PET）。SPECT 通过单光子核素标记药物来反映体内组织器官的血液灌注和物质代谢等信息。PET 显像通过利用正电子核素标记构成机体的基本物质(如葡萄糖、氨基酸、核酸等)后,注射入体内显示活体的能量代谢、细胞增殖、血流灌注及脏器功能等信息,从而达到诊断目的。已被广泛用于 NEN 的诊断中。目前常用于 NEN 诊断的正电子核素包括 ^{18}F 及 ^{68}Ga。^{18}F-FDG PET/CT 能够反映肿瘤的葡萄糖代谢情况,对 G3 级 NET 及 NEC 具有较高的诊断灵敏度。而 ^{68}Ga-SSA PET/CT 则反映 NEN 的生长抑素受体(somatostatin receptor,SSTR)表达情况,对低级别 NET,尤其是 GEP-NET 具有很高的诊断价值。目前指南强调了两者联合应用以提高疾病诊断的灵敏度,并进行准确分期。

二、分级、分期

2017 年,NEN 的分级和分期系统发生了重大变化。首先,世界卫生组织的分级系统改变了 3 NET/NEC 的定义。其次,第 8 版(2017 年)美国癌症联合委员会(AJCC)改变了 NEN 的 TNM 分期系统。第三,根据 3 级 NET/NEC 的新概念改变治疗策略。

(一) 病理分级

2010 年 WHO 分类将 NEN 分类为 NET 1 级、NET 2 级和 NEC3 级。该分级系统对分级和分化之间的差异存在混淆。例如,形态学上分化良好的 NET 可能表现出较高的 Ki-67 水平,被归类为 3 级 NEC,但可能对低分化 3 级 NEC 中使用的化疗方案不敏感。仅基于 Ki-67 水平和 / 或有丝分裂指数的 3 级 NEC 定义过于宽泛,无法区分分化和分级,并可能导致不适当的治疗和不令人满意的临床结果。世卫组织分级系统于 2017 年进行了修订,将分化好的 NEN 定义为 NET 1 级、NET 2 级和 NET 3 级,对于分化比较差的 NEN 定义为 NEC 3 级。此外,2017 年 WHO 分级系统将混合性腺神经内分泌癌与 NEN 相结合的命名法更改为混合性神经内分泌 - 非神经内分泌肿瘤(MiNEN)。

2022 年第六版 WHO 病理分级系统对胃肠道和胰腺神经内分泌肿瘤进行了更新,对胃肠胰腺胆道 NET 批准了一个三级分类系统,根据有丝分裂率和 Ki-67 标记指数评估的增殖能力将 NET 分级(表 9-2)。高分化神经内分泌肿瘤(neuroendocrine tumor,NET)通常根据增殖情况被分为 G1、G2 和 G3 级,而低分化神经内分泌癌(neuroendocrine carcinoma,NEC)根据定义为高级别,强调了 Ki-67 作为分类和分级工具的重要性。在此分类中,胰腺部位神经内分泌肿瘤发生了一些术语变化,如胰腺<0.5 厘米病变名称从“微腺瘤(microadenoma)”调整为神经内分泌微瘤(neuroendocrine microtumor),因为罕见病例会导致淋巴结转移;以前对胰腺 NEN 产生异位激素主要讨论 ACTH 的产生和库欣综合征,新版将异位促肾上腺皮质激素释放激素纳入库欣综合征的病因,包括对胰腺异位产生胃泌素的讨论。

表 9-2　2022 年 WHO 胃肠道神经内分泌肿瘤更新

分化程度	分类	诊断标准		
		有丝分裂计数 /2mm^2	Ki-67 增殖指数	其他
高分化	NET,1 级别	<2	<3%	
	NET,2 级别	2~20	3%~20%	
	NET,3 级别	>20	>20%	
低分化	小细胞 NEC	>20	>20%(常>70%)	小细胞形态
	大细胞 NEC	>20	>20%(常>70%)	大细胞形态

新版指南中,表观遗传和转录组特征已被用于根据内分泌细胞类型分化对无功能的胰腺 NET 进行分类,三种富含特定的结构改变和突变谱,并具有预后相关性的类似于 A 或 B 细胞的表观遗传亚型(表 9-3)。

表 9-3　基于遗传学和表观遗传特征的胰腺神经内分泌肿瘤新分类

分类依据	无功能 pNET1	无功能 pNET2	无功能 pNET3	胰岛素瘤 1	胰岛素瘤 2	胰岛素瘤 3*
表观遗传相似性	类似 A 细胞	类似 A 细胞 >B 细胞	类似 B 细胞 >其他	类似 B 细胞	类似 B 细胞	类似 A 细胞 >B 细胞
表观遗传特征	高分化	去分化	未知	高分化	高分化	去分化?
MEN1	++	+++	+–	–	–	u
ATRX/DAXX	+	+++	–	–	–	++
YY1	–	–	–	+++	–	u
mTOR	+	+++	+	–	–	u
拷贝数	中性	扩增 \ 缺失	中性	中性	复发性扩展 #	u
主要等级	G1	G2	G1	G1	G1	G2
平均尺寸	3cm	4cm	3cm	<2cm	<2cm	>3cm
预后	良好	差	良好	良好	良好	差

注：GWHO 分级，u 待定或未知；* 可能与非功能 pNET2 一样伴有获得性胰岛素分泌症状；# 尤其是 7 号染色体扩增。

（二）分期

第七版 AJCC/UICC TNM 分期系统（2010 年）和 ENETS 分期系统（2006 年）对胰腺分化良好的 T 分期（T_3 期）存在差异。大多数 NEN 即使很小和 / 或分化良好，也会从胰腺表面突出，可能导致根据 AJCC/UICC 系统将小且边缘良好的肿瘤错误地分类为 T_3 疾病，即高估 T 分期。这些不一致和局限性在第八版 AJCC/UICC 分期系统（2017 年）中得到了解决（表 9-4，表 9-5）。

表 9-4　胰腺分化良好的 NET 分期系统

T	第七版 AJCC/UICC	ENETS 分期	第八版 AJCC/UICC
T1	局限于胰腺，<2cm	局限于胰腺，<2cm*	局限于胰腺，<2cm*
T2	局限于胰腺，>2cm	局限于胰腺，2~4cm*	局限于胰腺，2~4cm*
T3	胰周播散，无大血管侵犯	局限于胰腺，>4cm，或侵犯十二指肠或胆管 *	局限于胰腺，>4cm，或侵犯十二指肠或胆管 *
T4 型	肿瘤累及乳糜泻轴或肠系膜上动脉	侵犯邻近器官或主要血管	侵犯邻近器官或主要血管

* 局限于胰腺意味着不会侵犯邻近器官或大血管壁。肿瘤扩散到胰腺周围脂肪组织不是分期的基础。AJCC. 美国癌症联合委员会；ENETS . 欧洲神经内分泌肿瘤学会；UICC. 国际癌症联盟

表 9-5　胰腺神经内分泌肿瘤 TNM 分期

AJCC 第七版和 mENETS				ENETS 和 AJCC 第八版			
阶段	T	N	M	阶段	T	N	M
ⅠA	T1	N0	M0	Ⅰ	T1	N0	M0
ⅠB	T2	N0	M0	ⅡA[a]	T2	N0	M0
ⅢA	T3	N0	M0	ⅡB[a]	T3	N0	M0
ⅡB	T1~T3	N1	M0	ⅢA[a]	T4	N0	M0
Ⅲ	T4	任意 N	M0	ⅢB[a]	任意 T	N1	M0
Ⅳ	任意 T	任意 N	M1	Ⅳ	任意 T	任意 N	M1

AJCC. 美国癌症联合委员会；ENETS. 欧洲神经内分泌肿瘤学会；mENETS. 改良的 ENETS；T. 原发肿瘤；N. 淋巴结；M. 远处转移。[a] 仅适用于 ENETS 分级。

第二节 指南更新

目前，NEN 公认的国际指南主要包括欧洲神经内分泌肿瘤学会（European Neuroendocrine Tumor Society，ENETS）指南、美国国立综合癌症网络（National Comprehensive Cancer Network，NCCN）指南、欧洲肿瘤内科学会（European Society for Medical Oncology，ESMO）指南和北美神经内分泌肿瘤学会（North American Neuroendocrine Tumor Society，NANETS）指南等。NANETS 关于胰腺神经内分泌肿瘤的监测和医学管理发布于 2020 年，ESMO 指南于 2020 年发布了更新版本。ENETS 学会 2023 年发布了《消化系统神经内分泌癌》指南，《神经内分泌肿瘤和肾上腺肿瘤》NCCN 指南已更新至 2023 版。2023 年 ASCO 发布了《转移性高分化胃肠胰神经内分泌肿瘤全身治疗：ASCO 指南》。我国相关指南主要是《中国胃肠胰神经内分泌肿瘤专家共识（2022 年版）》和《中国抗癌协会神经内分泌肿瘤诊治指南（2022 年版）》。

《消化系统神经内分泌癌》ENETS 指南（2023 年）主要针对消化系统 NEC 诊断和治疗相关进行了相关更新，对胰腺神经内分泌肿瘤没有单独注释。对于预后差、疾病进展快、生存期短的转移性 NEC 一般不推荐手术治疗。认为介入栓塞 /SIRT 治疗 NEC 的数据相对不足，没有过多提及。

2023 年发表的《转移性高分化胃肠胰神经内分泌肿瘤全身治疗：ASCO 指南》主要针对 G1 至 G3 转移性胃肠胰神经内分泌肿瘤提出了全身治疗建议。生长抑素类似物（SSA）被推荐作为大多数 G1~G2 级转移性高分化胃肠道 NET 的一线全身治疗。对于无症状的小体积或生长缓慢的患者，建议观察。SSA 进展后，肽受体放射性核素治疗（PRRT）被推荐作为生长抑素受体阳性肿瘤患者的系统治疗。依维莫司是一种替代的二线治疗，特别是对于无功能 NET 和 SSTR 阴性肿瘤患者。SSA 是 SSTR 阳性胰腺 NET 的标准一线治疗。胰腺 NET 的二线系统选择包括 PRRT（用于 SSTR 阳性肿瘤）、细胞毒性化疗、依维莫司或舒尼替尼。对于 SSTR 阴性肿瘤，一线治疗选择是化疗、依维莫司或舒尼替尼。局部治疗方案未过多讨论，建议肝转移患者在 MDT 基础上可考虑外科减瘤或局部定向治疗（栓塞）。

《中国胰腺神经内分泌肿瘤诊疗指南（2020）》中指出，肝转移瘤的局部治疗是手术治疗、药物治疗的重要补充手段。推荐对合并肝转移的中低级别或功能性 pNEN 积极进行转移瘤的局部治疗，但不推荐将肝移植作为常规治疗方法。《中国胃肠胰神经内分泌肿瘤专家共识（2022 年版）》中明确指出，神经内分泌瘤肝转移可通过手术、射频消融、动脉栓塞及选择性内放射治疗等局部治疗手段控制肝转移灶，有效减轻肿瘤负荷，减少激素分泌，改善患者的生活质量。经肝动脉介入治疗主要包含单纯经动脉栓塞、经动脉化疗栓塞和经动脉放疗栓塞。对于低中级别（G1 或 G2）无法手术切除的局部晚期及远处转移患者，应采取全身治疗联合局部治疗的多学科治疗模式；对于部分无症状的、肿瘤负荷较低同时疾病稳定的患者，可观察等待；而对于恶性程度较高的 NEC，应尽快采取全身治疗（表 9-6）。

表 9-6 功能性胰腺神经内分泌瘤肝转移治疗选择

肝转移	Ⅰ型（单叶或局限性转移）	Ⅱ型（双叶复杂性肝转移）	Ⅲ型（弥漫性肝转移）
2020 版	力争原发灶和转移灶切除	预期整体减瘤比率>70% 时（通常应>90%，含转移灶及原发灶），推荐同期或分期行手术治疗，并行针对转移灶的局部治疗	不常规推荐行肝转移灶切除，但原发灶切除有可能带来一定生存获益；若原发灶不可切除且合并肝转移，通常不推荐仅进行转移灶切除
2022 版	推荐手术切除，存在手术禁忌证，可选择射频消融或肝动脉栓塞、全身治疗	潜在可切除，可通过手术或联合消融治疗可达到 R0 或 R1 切除；存在手术禁忌证考虑肝动脉栓塞联合全身治疗	肝动脉栓塞联合全身治疗；严格筛选的患者可考虑肝移植

第三节　微创介入治疗

目前对于不可切除的神经内分泌肿瘤肝转移(neuroendocrine neoplasm liver metastasis,NENLM),局部微创介入治疗是一种治疗选择。

一、消融治疗

消融治疗包括射频、微波、冷冻消融和酒精消融。消融技术已被证明在减轻 NENLM 的症状和实现转移的局部控制方面都是有效的。

RFA 和 MWA 可以经皮或腹腔镜进行,作为多模式治疗的一部分(与外科手术联合进行),或者作为不适合进行大手术的患者的替代方案。消融技术对于肿瘤体积小(病灶在 1~5cm 之间)的患者最有效,对于有限数量的转移(<5~6 个病灶)最适用。分化良好和中度分化的 NENLM 生长缓慢,常伴有血管增生,是局部消融治疗的理想选择。MWA 正在成为治疗肝脏恶性肿瘤的射频消融的一种有价值的替代方法。RFA 通常与 TAE 或 TACE 联合使用,并已被证明对大肝癌有较好的疗效。

在 NENLM 中,冷冻消融和酒精消融的研究报道较少。超声引导下经皮酒精注射用于直径小于 3~5 厘米的病灶,一般不作为单一疗法,而是作为一种新的消融技术的辅助手段,用于治疗微小的或复杂部位的转移灶。

消融术的主要并发症包括:门静脉血栓形成、腹腔积血、肠穿孔、肝脓肿、肿瘤扩散、皮肤烧伤、部分胆管扩张、胸腔积液、包膜下血肿等。未来可以在疗效以及与其他治疗比较方面做进一步研究。

二、经动脉治疗

目前有研究表明对于无症状的大型 NENLM 患者(>25%),手术和动脉内治疗的长期结果没有差异。治疗的基础是正常肝组织超过 30%,并且肝功能适当(胆红素<2mg/dL)。经动脉介入治疗可以应用于肝内转移不能行根治性手术并以肝内病情为主的患者,能够缓解症状、控制肿瘤生长;虽然有文献认为肝外转移或是不可切除的原发灶并不妨碍进行经动脉介入治疗,但符合原发肿瘤已完全切除、肝转移病灶<5cm、接受 4 次及以上介入治疗的患者预后通常较好。目前有主张认为肝肿瘤负担大于 50%~75% 为 TACE 的相对禁忌证,因为肝功能衰竭后死亡率升高。对于门静脉血栓形成的患者,禁忌使用 TACE,而 SIRT 被证明是安全的。

经动脉治疗被推荐于分化良好的、全身肿瘤负荷主要位于肝脏且无法手术切除的 NET 肝转移。主要适应证是:SSA 治疗或其他全身治疗的功能性患者、SSA 治疗或其他全身治疗仍进展的患者、肝肿瘤负荷较大,在进展之前用栓塞治疗进行减瘤。回顾性研究提示,影像学客观缓解率平均约为 60%,对功能性患者的症状控制率可达 85% 左右。

经动脉治疗的主要禁忌证是:门静脉血栓形成、肝功能衰竭和严重并发症。最常见的副作用包括:恶心和呕吐、右上腹痛、发热和转氨酶升高。此外,经常观察到栓塞后综合征。主要副作用是:胆囊坏死、肝肾综合征、胰腺炎、肝脓肿和动脉瘤的形成。

NENLM 介入栓塞治疗包括 TAE、TACE、DEB-TACE 及 TARE。

(一) 经肝动脉栓塞治疗

通过动脉导管到达肿瘤供血动脉后注入微粒来达到栓塞动脉并使瘤体缺血坏死,以有效减小瘤体体积、减少激素分泌过量所导致的症状,并能改善 PFS 和 OS。一项研究回顾了 30 例肝转移患者(其中 12 例 pNET、16 例回肠 NET、2 例结肠 NET)使用 TAE 治疗,平均 OS 达 60 个月,64% 的患者无法控制的激素异常分泌综合征得到部分缓解,40% 患者出现栓塞后综合征。另一项研究报道了采用

40~120μm、100~300μm PVA 颗粒行 TAE 治疗的 42 例不同原发部位的低 - 中级别 NENLM 患者，结果显示 TAE 治疗对于低 - 中级别乏血供型 NENLM 具有显著的减瘤作用，按照 RECIST 1.1 来评价，ORR 为 66.7%，DCR 为 92.9%，按照 mRECIST 标准来评价，ORR 为 85.7%，DCR 为 92.9%，其中 CR 率为 16.7%。不良反应主要为发热（88.1%）、肝区疼痛（78.6%）及肝功能一过性损伤（肝酶升高：40.5%；胆红素升高：19.1%）等，对症处理后均可缓解，无严重术后并发症。结果表明 TAE 是一种安全且有效的减瘤手段。此外，一项研究显示 TAE 加奥曲肽能显著延长 NET 肝转移的 PFS，这为未来 TAE 联合其他治疗 NET 肝转移的研究提供了思路。

（二）肝动脉插管化疗栓塞术

在 TAE 基础上将化疗药物注入肿瘤供血动脉，以达到治疗目的。目前尚缺乏随机临床研究证明 TACE 优于 TAE。TACE 所用化疗药物包括多柔比星、丝裂霉素、链佐星、吉西他滨、长春新碱、5-Fu、顺铂等。其中多柔比星 20~30mg+ 顺铂 50mg+ 丝裂霉素 10~30mg 与 10mL 碘化油混合使用目前较为常见，单独多柔比星与 10mL 碘化油乳化为次选组合。一项研究回顾了 11 例 pNET 肝转移患者使用 TACE 治疗，ORR 为 94%，在有胆肠吻合史和没有胆肠吻合史的患者中，Clavien-Dindo ≥ 2 级并发症的发生率分别为 1/16（6%）和 1/32（3%），不可治疗进展的中位时间分别为 31（14~41）个月和 27（2~60）个月。尽管还需要未来的研究进行验证，但这个研究表明即使在胆肠吻合术后 TACE 治疗也是治疗 pNET 肝转移瘤的可行方案。

（三）药物洗脱珠动脉化疗栓塞

通过导管注入不同直径的载药微球到达肿瘤供血动脉，在阻断供血动脉同时缓慢释放化疗药物以达到治疗目的。早期研究表明其在治疗肝转移时反应率达 57%~80%，疾病进展时间为 14~15 个月。有研究主要使用 100~300μm 载药微球加载 100mg 多柔比星进行栓塞，术后胆汁瘤发生率高达 54%，且 30% 患者需要引流，提示使用载药微球栓塞时，应重点关注术后并发症，包括胆汁瘤形成、肝实质梗死等。

（四）经肝动脉放射栓塞术

利用肝动脉选择性插管将放射性同位素 ^{90}Y 微球注入目标血管，可以在有效减少放射线对正常肝组织损伤的情况下杀伤肿瘤细胞，减轻有功能肿瘤过度分泌相应激素所产生的症状及控制肿瘤生长。一项回顾性研究显示 TARE 治疗后完全有效率为 2.7%，部分有效率 60.5%，疾病稳定率 22.7%，疾病进展率 4.9%，中位 OS 达 70 个月，无 1 例发生放射性肝损伤。另有一项研究显示 TARE 的毒副作用低于 TAE 和 TACE。但由于放射性肝损伤的存在，TARE 不适用于重复的放射性治疗。

TARE 代表了对肝转移瘤进行靶向放射治疗的进一步可行策略。与 TAE 和 TACE 相比，TARE 的主要优势是住院时间最短。此外，^{90}Y 具有以双叶方式输送的优点，这有助于患有更广泛肝内转移疾病的患者。一项研究显示卡培他滨 - 替莫唑胺联合放射栓塞治疗 G2 NET 3 年无进展生存率为 67%，3 年肝无进展生存率为 74%，初步显示了联合治疗的协同作用。因此，放射栓塞联合全身治疗策略值得进一步探索。

三、介入治疗方式选择

（一）TAE *vs.* TACE

目前尚无随机对照研究比较单纯 TAE 和传统的 cTACE，指南认为两者均可接受。载药微球在 NET 患者应用将大大增加其肝胆毒性，故不推荐使用。双叶病变的患者，至少要接受两次介入治疗，间隔一个月。高肿瘤负荷患者可能需要 3~4 次栓塞才能达到全肝病灶的安全治疗。栓塞术前应用短效生长抑素以预防激素相关症状。患者在接受了栓塞治疗后均需留置导管过夜，针对栓塞后综合征进行止痛止呕等对症处理，并密切观察激素相关症状。

（二）TARE

TARE 较适合于肝叶或肝段（小叶）分布的肿瘤。Whipple 术后或者胆道术后患者接受 TARE 后引起肝胆感染机会比 TAE/TACE 低。TARE 术后副作用相比 TAE/TACE 要小，但要注意的是在长期随访中部分患者出现迟发的放射性栓塞所致慢性肝毒性(RECHT)，尤其是双叶均接受 TARE 的患者。目前尚无证据证明 TARE 和 PRRT 序贯治疗的安全性。

(三) 消融治疗

经皮消融最常用的是微波消融，射频和冷冻消融也可被接受。消融适合于寡转移的肝转移瘤，不多于 4 个肿瘤，直径不大于 3cm。消融需要考虑经皮穿刺路径、靶病灶周围血管、胆管和正常组织的情况，必要时以水或空气做隔离。

目前 2020 年版 NCCN 神经内分泌肿瘤肝转移瘤介入治疗指南，仍然没有高级别循证医学证据 TAE 和 TACE 的优劣，并继续强调了载药微球因其肝胆毒性的增加而不应在 NETLM 应用；指出了分次多疗程介入治疗对肝转移瘤全肝治疗的重要性；对 Whipple 术后介入手段的应用进行详解，TARE 引起肝胆损伤较 TAE/TACE 低；TARE 较 TAE/TACE 的耐受性强，但要注意其导致的远期慢性放射性肝毒性。

鉴于介入治疗对于神经内分泌肿瘤肝转移瘤高效及安全地减瘤，尤其在低级别分化良好疗效尤为显著。在全身治疗使用长效生长抑素类似物的基础上，加用肝脏局部介入治疗，可有效地增加 SSA 的疗效及使用时间。最新研究结果显示在肝肿瘤负荷大于 50% 的患者，TAE+SSA 的模式将 ORR 提高至接近 80%，PFS 延长至 12.4 个月。该联合治疗模式将给远处转移晚期神经内分泌肿瘤患者带来新希望。

四、微创介入为主的综合治疗

TAE 联合长效奥曲肽可能较单纯长效奥曲肽治疗更有效降低 NET 肝转移肿瘤负荷，且 TAE 联合长效奥曲肽具有良好的安全性和耐受性。此外 TAE/TACE 治疗 NETLM 可能引起类癌综合征，围手术期应用短效 SSA 可预防手术所致类癌综合征。对于失去手术及消融机会的中低级别 NETLM 患者，长效奥曲肽联合 TAE 较单纯应用长效奥曲肽可显著降低肝肿瘤负荷，TAE 术安全性、耐受性良好，是 NETLM 有效的减瘤手段。

现有的经动脉介入治疗的临床适应证过于宽泛，可能导致部分患者接受经动脉介入治疗后效果欠佳。树立更加严格的经动脉介入治疗适应证，对于患者预后和介入医师未来的发展都是有利的。在未来，进行前瞻性、大样本、多中心的随机对照试验是有必要的，这可以更好的明确经动脉介入治疗技术在神经内分泌肿瘤肝转移患者的治疗方面的地位。

幸运的是，对 NEN 肝转移瘤的治疗有多种治疗方式可供选择。现在，该领域的目标是如何采用局部治疗的最佳方法，以实现患者的最佳生活质量，可持续的治疗选择，以及使用新的系统和生物制剂的联合治疗，这些联合治疗方案在 NETLM 应用方面显示出令人鼓舞的前景。

转移性 NEN 需联合以靶向和免疫等多种治疗手段进行综合治疗已成为目前共识，但仍然缺乏较强级别循证证据的 RCT 研究。目前对于低级别(G1/G2 级)NET 的复杂性肝转移，首先需经肝动脉途径介入治疗联合全身药物治疗尽可能减瘤，在此基础上，可考虑对原发病灶进行手术切除，特别是原发病灶较大或原发病灶导致肿瘤压迫出现并发症时。单纯 TAE 疗效较佳，性价比高，ORR 最高。TACE 由于其 ORR 不及 TAE，并有化疗药物相关并发症，临床应用逐渐减少。DEB-TACE 在低级别 NET 肝转移治疗中需谨慎，因其对胆道损伤较大。TARE 作为一项新的治疗手段，在临床已有初步应用。但其费用高昂，并有放射性肝炎导致肝纤维化的可能，故仍需深入研究其有效性及安全性。消融作为局部治疗方式，更适合于病灶数目较少，且直径小于 3cm 的转移瘤。G3 级 NET 的介入疗效尚不确定。NEC 则以全身治疗为主，不推荐局部介入治疗。

不同区域的 NEN 原发病灶和肝转移的治疗策略有所不同。如胰头区原发病灶手术切除需行胰十二指肠切除术(Whipple 术)，术后存在肝内外胆道发生胆管炎的潜在风险。在此基础上经肝动脉途径介入治疗易引起胆道进一步损伤，从而形成胆汁瘤甚至肝脓肿。对于此类患者，在无梗阻性黄疸的情况下，建议先行肝转移瘤介入治疗，尽量减瘤后再行 Whipple 术切除原发病灶。胰体尾原发病灶则需注意区域性门静脉高压问题，如区域性门静脉高压严重，患者消化道出血风险较高或已经出现消化道出血，需尽早处理原发病灶。

对于功能性 pNET 强调尽早进行减瘤治疗，包括介入治疗和外科手术治疗，同时采用药物进行全身抗增殖和抗分泌治疗。对于功能性 pNEC 肝转移，因其恶性程度高，生存期短，应采用化疗为主的全身治疗，局部治疗意义不大。

综上，介入治疗已成为 NETLM 综合治疗中的不可或缺的部分。相信，随着精准介入治疗时代的到来，介入技术和理念不断完善、不断创新，介入治疗在 NETLM 综合治疗中的地位将进一步提高。

五、展望

虽然手术根治性切除、肝移植被认为是具有治愈可能的治疗方法，但严格的适应证及较高的复发率限制了上述方案的应用。针对不可切除的肝转移患者，目前可以采用的方法有局部治疗联合多种全身疗法，一些新型靶向药物、免疫治疗药物也正在进行临床试验探索。

对于不可切除的 NET 肝转移来说，局部治疗已经成为首选方法。其中经肝动脉途径介入治疗可快速、有效、安全地减轻肝转移瘤负荷，并对于分化良好的 G1/G2 级肝转移疗效最佳。经动脉介入治疗可以有效缓解患者激素症状、控制肿瘤生长、挽救肝功能，达到提高患者生活质量，延长患者生存期的目的。RFA 和 MWA 可以经皮或腹腔镜进行，作为多模式治疗的一部分（与外科手术联合进行），或者作为不适合进行大手术患者的替代方案。另外，肝脏局部介入治疗在安全性方面也有自身的优势。

严格把握经动脉介入治疗适应证，对于患者预后和介入医师未来的发展都是有利的。在未来，进行前瞻性、大样本、多中心的随机对照试验是有必要的，这可以更好地明确经动脉介入治疗技术在 NET 肝转移患者治疗方面的地位。近年来，经肝动脉灌注化疗术（HAIC）治疗中晚期肝细胞癌取得令人瞩目的成果，HAIC 治疗 NETLM 的疗效尚待更多证据证明。目前在靶向和免疫治疗来临的时代，对于肝脏恶性肿瘤治疗而言，局部治疗联合不同的治疗手段，包括常规药物治疗、PRRT、外科手术和靶向免疫治疗等如何进行合理的联合或者续贯治疗，以使患者获得最大的临床获益，是未来值得探索的方向。

在未来，一方面要继续探索发病机制。随着遗传学、表观遗传学和蛋白质组学的进步，人们对 NEN 分子生物学机制有了初步了解，但确切的发病机制仍然不清楚，除了 PI3K/AKT/mTOR 和 VEGF/VEGFR 之外，其他潜在的预测标志物和治疗靶标有待开展进一步验证。另一方面是科学评估肿瘤，继续研发新的治疗方法。不断优化 NEN 诊断的分类分级、分期指南，实现准确分级分期。在临床实践中继续研发靶向特定异常基因和肿瘤标志物的新药物。不断优化现有疗法，提高疗效，避免副作用。三是多学科合作，提高病人生存质量。NEN 的罕见性、异质性和复杂的病理特征仍然是临床治疗中的挑战。在选择合适的治疗方案之前，应由一个包括内外科、放化疗科、影像科、病理科等多学科的专家小组对每个病人进行全面评估和讨论，为病人制定个性化的治疗方案。继续推动国内和国际合作交流，并建立全球化的临床和病例登记系统。随着基础研究的深入和精准医学的发展，未来 NEN 的治疗很可能根据肿瘤生物学、分子和遗传模式为每个病人定制个体化的治疗方案，提高病人生存率和生活质量。

（朱晓黎　杨雪玲）

第十章　乳　腺　癌

近三十年来，在多学科协作的推动下，乳腺癌外科治疗逐步演变，豁免全乳切除术或淋巴结清扫在部分乳腺癌患者中已成为现实。随着治疗技术的革新进步，乳腺癌的治疗已经从根治性乳房切除术逐步发展到保乳治疗。在微创理念逐步深入的背景下，肿瘤介入微创技术逐步成熟发展，尤其对于早期或不可切除的乳腺癌，肿瘤介入治疗能够达到与保乳手术相似的治疗效果。以消融治疗为例，射频消融、冷冻消融等相关技术治疗乳腺癌的临床试验已经有了可喜的研究成果，前景比较可观。

一、有关流行病学及发展趋势

乳腺癌是威胁女性健康的主要恶性肿瘤。2015 年，中国女性乳腺癌粗发病率 45.29/10 万，世界年龄标化发病率为 29.56/10 万；中国女性乳腺癌粗死亡率为 10.50/10 万，世界年龄标化死亡率为 6.48/10 万。2000—2015 年间，我国女性乳腺癌标化发病率和死亡率呈上升趋势，乳腺癌年龄特异发病率和年龄特异死亡率的年度变化比（APC）分别为 3.3（95% CI：2.6~4.0）和 5.4（95% CI：4.8~6.0）。

1990—2019 年间，年轻女性（15~49 岁）、中年女性（50~69 岁）和老年女性（70 岁以上）的乳腺癌发病数分别增长了 2.28 倍、4.18 倍和 5.28 倍。类似于乳腺癌发病的年龄构成，50~69 岁年龄组在乳腺癌死亡数中的占比也是最高，不同的是，70 岁以上的乳腺癌患者死亡数逐年增加，而 15~49 岁女性乳腺癌患者的死亡数在中国女性乳腺癌死亡病例中占比最低。

二、乳腺癌微创治疗

我国乳腺癌发病率逐年升高，且呈现年轻化趋势，这使得患者对手术的美观要求也越来越高。开放手术创伤较大，术后恢复慢，恢复过程会形成明显瘢痕，严重影响美观，这对中青年患者而言，很可能造成心理创伤，从而降低生存质量。随着对生活质量要求的提高和微创技术的进步，保乳治疗及微创治疗可最大限度保留乳房，消除因乳房切除所带来的压力，且安全性及有效性也逐渐受临床认可，因此受到越来越多的关注。

能量消融技术是临床应用较广泛的抗肿瘤微创方法，主要分为热消融和冷冻消融，前者包括射频、微波、激光消融、高能聚焦超声。此外，还包含处于研究阶段的不可逆性电穿孔。

与传统外科手术比较，能量消融治疗具有以下优点：原位灭活，仅需局部麻醉，机械、心理等创伤小、康复快、无瘢痕，副反应轻微、并发症少，可重复治疗，符合微创理念，容易被临床和患者接受。同时，局部消融治疗有利于诱导或刺激机体的免疫系统，对于抑制残留和控制肿瘤生长，具有重要临床意义。

值得关注的是，冷冻消融已被美国食品药品监督管理局（FDA）批准用于乳腺纤维腺瘤治疗，并被美国乳腺外科医生协会作为诊疗计划的一部分开始实施（表 10-1）。

表 10-1　乳腺病变微创治疗的范围、使用的麻醉和证据水平

治疗方式	病变类型	病变最大径 /cm	麻醉类型	证据级别
冷冻消融	乳腺癌或 纤维腺瘤	2 4，可以放宽至 5	局部麻醉	乳腺癌：B 纤维腺瘤：A

续表

治疗方式	病变类型	病变最大径 /cm	麻醉类型	证据级别
射频消融	乳腺癌或 纤维腺瘤	2 2~3,可以放宽至 5	中度镇静或全身 麻醉	B
微波消融	乳腺癌或 纤维腺瘤	2,可以放宽至 5 3 或者更大	局部麻醉或全身 麻醉	C
HIFU	乳腺癌 纤维腺瘤	2.5,可以放宽至 5	局部麻醉或中度 镇静	C
激光	乳腺癌或 纤维腺瘤	2	局部麻醉或中度 镇静	C
不可逆电穿孔	乳腺癌的研究正 在进行	3,理论上限为 6	全身麻醉	E

注:A. FDA 和 ASBrS(美国乳腺外科医师学会)批准用于临床实践;B. 未经 FDA 或 ASBrS 批准,但有最佳证据,且使用相对普遍;C. 未经 FDA 或 ASBrS 批准,但存在中度证据和临床研究;D. 未经 FDA 或 ASBrS 批准,临床证据很少,但在临床实践中普遍使用;E. 未在人类乳腺病变中进行研究。

三、适应证与禁忌证

目前,乳腺癌热消融治疗对乳腺癌病灶大小的选择尚无统一标准,多数研究认为热消融对最大径 ≤2cm 乳腺癌具有良好治疗效果。因此,结合乳腺癌保乳原则,热消融治疗乳腺癌适应证包括:①乳腺单发肿瘤直径 ≤2cm(部分研究扩展至 5cm 以内),且距离乳头 ≥2cm,病理证实为乳腺癌。② T1N0M0 或 T1N1M0 期已行腋下淋巴结清扫。③ MRI 未见沿导管分布癌灶。④肿瘤距胸壁和皮肤>1cm。⑤接受新辅助化疗者血象应恢复正常。⑥不能耐受手术或因其他原因拒绝接受手术治疗。

禁忌证包括:①妊娠、意识障碍或不能配合治疗者;②导管内癌、浸润性小叶癌或病灶邻近主导管;③心脏起搏器植入患者;④严重心肺功能疾病;⑤肿瘤直径 ≥3cm,其中肿瘤直径 ≥3cm 为相对禁忌证。

关于乳腺癌冷冻消融,在相关领域已受到关注。2016 年京都乳腺癌共识会议一致认为,A 样腔管、肿瘤大小<1.5cm、临床淋巴结阴性、影像学表现为局限性病变是冷冻消融的合格标准。一般认为,乳腺癌冷冻消融治疗的适应证选择可遵循如下标准:单灶性肿瘤,肿瘤直径<2cm(部分研究扩展至 5cm 以内),位置距皮肤表面至少 1cm,以及缺乏原位成分(通常<25% 的导管内成分)。距离皮肤较近的肿物需要皮下注射生理盐水来保护皮肤,胸肌一般不受冷冻消融术的影响。

四、疗效评价

(一) 评价方法

超声造影(contrast-enhanced ultrasound,CEUS):操作方便,费用较低,容易被临床接受;肝癌射频消融术后疗效评价方法日臻成熟且可靠,为有关乳腺癌提供借鉴。超声在乳腺癌消融治疗不仅引导穿刺、定位并明确消融范围,实时监控并在术后即刻随访中采用 CEUS 方法有利于发现残余病灶,有利于一次性完全消融即根治性治疗的较为可靠方法,并适合于短期或定期随访与效果评价,具有广泛临床应用价值。超声造影是乳腺消融治疗后的常规评估方式,既可实现消融后即刻评价消融范围是否完全,又可应用于长期随访观察,是最为方便、快捷的评估方式。

磁共振成像(magnetic resonance imaging,MRI):与二维彩超、钼靶相比,乳腺 MRI 在发现和评估肿瘤方面具有较高的敏感度(接近 100%);超声造影(CEUS)被认为是评估消融术后是否完全相对可靠的影像评估方法。MRI 可以检测病变与周围组织的空间关系,以及血流的空间分布,在评估消融区准确性方面优于超声造影，特异性约为92%，阴性预测值为92%，准确率为87%，尤其对于多发结节或结节直径>2.0cm的患者。因此对于直径较大且不规则的多发肿块，更适合MRI检查对其疗效进行评估。

病理：组织病理学评估中，常规HE染色仅仅能够展示消融术后肿瘤组织结构的大体变化，对于肿瘤细胞是否完全死亡缺乏判别能力。目前判断消融术后肿瘤细胞活力的免疫组织化学方式主要包括烟酰胺腺嘌呤二核苷酸（nicotinamide adenine dinucleotide，NAD）染色和细胞角蛋白8（cytokeratin 8，CK8）染色。值得注意的是，NAD染色需要使用新鲜的冰冻组织，与石蜡切片相比它的形态学较差，并且含有较多脂肪成分的乳腺组织也不宜做成冰冻切片。与NAD相比，CK8免疫染色可以在石蜡切片中进行，组织形态学保留较好；可在有活力组织和死亡组织之间，能显示出一条更加清晰的界线；可以用于含较多脂肪成分的乳腺组织细胞活力的评测，是乳腺癌消融术后病理学评估较为理想的染色方法。

病理切片染色确定消融边界是在探究消融疗效的患者研究或临床试验中所采用的方法，对患者进行消融治疗之后，即刻或者术后28天内再完整切除病灶及边缘，然后进行切片染色，病理用作消融疗效评价的金标准。一般情况下，患者发现乳腺结节，首先采用常规超声和钼靶进行诊断，如果诊断不明确，可加做乳腺强化核磁或穿刺活检辅助诊断。符合消融治疗的患者，在消融治疗前首先做穿刺活检明确诊断，然后进行消融治疗。对于单发病灶一般采取常规超声、钼靶及超声造影进行随访，对于多发病灶或病灶范围较大的患者通常采用MRI进行随访。为了节约成本，常规复查可采用超声及钼靶进行随访，如果在随访中发现疑似新的病变或者病灶范围增大，可加做超声造影及MRI用于评估任何新的病变以及消融区病灶。

（二）有效性与安全性分析

热消融（射频、微波和激光）用于早期乳腺癌的治疗，完全消融率为76%~100%。对于小乳腺癌（≤2厘米），热消融整体完全消融率可达86%，其中，射频消融完全消融率可高达92%，局部复发率从0%到3%不等（平均随访15~61个月）。

微波消融在控制肿瘤进展方面可与保留乳房的乳房切除术媲美，住院时间短，可取得良好的美容效果。

HIFU具有微无创技术特点，乳腺癌的总技术成功率为98%，消融边缘超过边缘1cm亚组的技术有效率可高达95%。

经皮激光消融治疗乳腺浸润性导管癌的Ⅱ期临床试验结果表明，病理证实的完全消融率为84%，对于≤15mm的种类，完全消融率达97.9%。

冷冻消融治疗早期乳腺癌总的技术成功率为95%（范围90%~98%），而冷冻消融的完全消融率为75%（51%~90%）。一项前瞻性研究显示，冷冻消融治疗早期乳腺癌，经病理证实可获得85%的完全消融。一项Ⅱ期临床试验显示：冷冻消融治疗浸润性乳腺癌或导管癌，87个病灶中66个实现完全消融（完全消融率76%）。

综上，热消融治疗早期乳腺癌（≤2cm）是安全有效的，对于≤5cm乳腺癌热消融治疗效果等同于保留乳头的乳腺切除术。

射频消融、微波消融和冷冻消融等消融治疗在乳腺癌局部治疗中取得了较好的临床疗效，具有广阔的应用前景。

微创消融治疗乳腺癌的并发症发生率较低（5%~18%），以HIFU相对较高，射频消融和冷冻消融最低。轻微并发症主要包括轻微疼痛、局部不适和1级皮肤烧伤等；2级或3级皮肤烧伤、皮肤坏死和气胸被认为是严重并发症。其中皮肤损伤是最常见的并发症，皮肤及肌肉灼伤多与肿瘤靠近皮肤和胸肌以及消融功率过大、时间过长有关。所有消融技术的轻微并发症发生率为7%~15%，重大并发症发生率约为6%。此外，消融后部分病灶吸收不良可造成乳房硬块的长期存在，对患者可能产生一定的心理影响。随着技术不断进步发展，通过采取有效措施（如控制安全边界、人工隔离水带、术后冰敷）可能会进一步降低消融术后并发症发生率。

五、应用前景

（一）微创技术在乳腺癌综合治疗中的应用前景

由于冷冻消融、热消融可诱发机体产生抗肿瘤免疫反应，在乳腺癌辅助放化疗、免疫治疗等综合治疗中具有一定价值。多项研究证实热消融联合单克隆抗体或者免疫佐剂可以促使机体产生更强大的抗肿瘤免疫效应，降低复发率，提高患者生存率。在对乳腺癌患者实施治疗的过程中，局部消融联合新辅助化疗治疗的运用可以显著提高治疗效果，减少患者病灶体积，降低不良反应的发生率，值得临床推广和运用。然而，热消融的抗肿瘤免疫机制尚不完善，并且在免疫疗法的选择和用法、不同种类的肿瘤免疫效应的差异、与其他辅助治疗的联用等方面仍需进一步观察研究，以探寻最优化的治疗方案。

低温消融引起的免疫调节作用，促进了低温消融联合全身免疫治疗的探索。国内学者曾探讨低温消融联合 NK 细胞和曲妥珠单抗治疗 her2 阳性复发性乳腺癌的临床疗效，结果显示，与单纯冷冻消融相比，三联疗法提高了肿瘤治疗的有效率，降低了循环肿瘤细胞和肿瘤标志物的水平，延长了无进展生存期。美国外科医师学会肿瘤学组（American College of Suergons Oncology Group，ACOSOG）Z1072 试验证明了通过冷冻消融术成功治疗浸润性导管癌的能力。Pusceddu 等对Ⅳ期乳腺癌患者的原发肿瘤进行冷冻消融，2 个月和 6 个月原发病灶完全消融率为 85.7% 和 100%，并且部分患者原发病灶疼痛在冷冻消融后立即得到完全缓解。免疫检查点抑制剂单一疗法主要应用于转移性三阴性乳腺癌患者。然而，与黑色素瘤和非小细胞肺癌相比，乳腺癌对免疫治疗的应答率并不高。IMpassion130 等试验提示，联合化疗或放疗可通过增加免疫原性或克服免疫逃逸的机制来增强治疗效果。冷冻消融联合免疫治疗有可能进一步增加免疫原性，提高乳腺癌患者免疫检查点抑制剂的治疗效果，值得进一步研究和探索。整体而言，尽管长期数据相对不足，微创治疗乳腺癌获得了较好的美容效果，值得进一步关注。

（二）对不能耐受或希望替代手术的消融治疗

社会老龄化导致老龄患者增多，我国乳腺癌老龄患者呈逐年增多趋势。因伴有不同程度的伴随病变，形成诸多不能耐受、不适合常规手术的特殊患者群体，因此，面对希望或需要替代外科手术治疗的患者逐年增多。因此，国内外学者进行了不懈努力和探索，美国外科肿瘤学会认为，70 岁以上、激素受体（HR）阳性的Ⅰ期乳腺癌具有良好的生物学特征，建议考虑非外科治疗。2021 发表的一项临床研究（ICE3）对肿瘤直径 ≤ 1.5cm 的低级别老年（≥ 60 岁）乳腺癌患者进行冷冻消融，随访三年的期中分析结果显示：乳腺肿瘤消融治疗后复发率仅为 2.06%（4/194），至复发时间为 43.1 月（27.8~57.3 月），肿瘤控制率与外科手术相近似，且与冷冻消融相关不良事件多为轻度（18.4%），中度仅为 2.4%，无重度不良事件发生，医生和患者对乳腺冷冻治疗的满意度分别为 98% 和 95%，提示冷冻消融是老年早期乳腺癌安全有效的治疗手段。

微创消融提供了一种疗效近似于手术的替代方案。Jacopo 等对连续 12 例患者接受经皮 US 引导激光消融治疗，作为原发性不能手术的单灶性乳腺癌的根治性治疗。结果，完全肿瘤消融的总成功率为 100%；中位随访 28.5 个月（范围 6~51 个月），未发生肿瘤残留或疾病进展。对比微波消融与常规手术治疗老年（≥ 65 岁）女性乳腺癌的效果，两组患者术后 1、2、3 年无复发生存率差异无统计学意义。

2023 年《美国放射学杂志》（*American Journal of Roentgenology*，AJR）专家小组叙述审查意见指出对于寡转移乳腺癌患者，新出现的证据表明，使用局部消融治疗来根除所有疾病部位可能会带来生存优势。2023 年泛亚适应的欧洲肿瘤内科学会（European Society for Medical Oncology，ESMO）用于转移性乳腺癌患者的诊断、分期和治疗的临床实践指南指出乳腺癌寡转移建议在多学科协作基础上，采用局部治疗（影像引导下消融治疗、选择性内放疗等）联合系统治疗方法，为病人提供个体化治疗方案。经过多学科会诊的讨论后，可以对所有转移性病变进行局部消融治疗；但预计生存获益尚需进一步探讨。

目前乳腺肿瘤的微创消融治疗主要存在以下几个问题尚待解决：①显示治疗区温度、治疗后的边缘状态、局部复发的预测因素将如何评估。②如何在不进行必要的前哨淋巴结活检的情况下，对腋窝淋巴结进行明确的管理。③不同消融方法的治疗效果是否存在差异，如何选择最佳治疗方案。④不完全消融的肿瘤，如何联合放疗、化疗或者免疫治疗改善整体治疗效果。⑤与保乳手术相比较，微创消融对于远期生存率还无准确结论。

总之，目前的研究显示乳腺消融治疗乳腺肿瘤效果良好，并发症少，创伤小，平均住院时间短，在乳腺肿瘤的微创治疗方面具有良好的发展前景。但是，乳腺微创消融治疗仍存在一些问题，并缺乏长期随访数据，其疗效仍需要大规模、多中心及前瞻性临床试验证实。

（朱佳琳　杨雪玲）

第十一章 儿童肿瘤

第一节 肝母细胞瘤

肝母细胞瘤(hepatoblastoma,HB)是儿童最常见的肝脏恶性肿瘤,好发于0~5岁婴幼儿,男性发病率高于女性。中国肝母细胞瘤发病率约为1.7/100万,与美国及北欧国家的发病率较为相似,且以散发为主。与发生于成人的肝细胞癌及胆管细胞癌不同,肝母细胞瘤患者并没有肝炎及肝硬化等肝脏基础疾病背景,因此推测其发生可能与先天性异常具有更高的相关性。近些年来对基因的研究进一步表明,基因突变是肝母细胞瘤发生发展的重要危险因素。在一系列遗传综合征如家族遗传性综合征如家族性腺瘤性息肉病(familial adenomatous polyposis,FAP)、Beckwith-Wiedemann综合征(贝-维综合征)及18三体综合征的患者中肝母细胞瘤发生率明显增高,增生异常综合征患者中也有类似的发现。单核苷酸多态性、肿瘤相关基因、长链非编码RNA、DNA甲基化、组蛋白修饰等异常是基因异常作用的主要可能机制。此外,父母吸烟、父母油漆暴露史、出生时低体重也是发生肝母细胞瘤的危险因素。

肝母细胞瘤的恶性程度较高,甲胎蛋白(alpha-fetoprotein,AFP)升高与腹部肿块是其典型临床表现,肿瘤可经血液和淋巴途径广泛转移,明确诊断后需要及时进行干预,可外科手术的患者生存期较长。随着病情进展,可导致肺、腹腔、淋巴结和脑组织等部位出现转移性肿瘤。根据国内外的指南,外科手术治疗是首选的治疗方式,针对无法一期进行切除的肿瘤或者出现转移的肿瘤,可以采用新辅助化疗降期后进行外科手术,并且对于术后高危组的患者进行化疗,对于符合肝移植标准的患者可进行肝移植。国外报道肝母细胞瘤5年生存率可达91%,首都医科大学附属北京儿童医院单中心5年总体生存率为97.62%,5年无事件生存率为74.72%。婴幼儿时期的肝母细胞瘤一期手术切除率仅为40%~50%。故而,本病的临床治疗应尽量争取彻底切除肿瘤。但大多数患儿在诊断时因肝脏占位巨大,不可进行根治性手术切除。介入治疗在早年用于对肿瘤进行降期治疗以获得外科手术机会,回顾近几年进展可以发现,新辅助化疗在肿瘤降期治疗中的应用更为广泛,介入治疗目前更多用于无外科手术机会患者的治疗或作为肝移植前的桥接治疗。新辅助化疗的副作用小于以前的传统化疗,且因肝母细胞瘤肿瘤细胞对化疗敏感,并可消除肝脏外的转移细胞。介入治疗发挥作用的方式主要是局部治疗的效果,包括空白微球的栓塞治疗、载药微球栓塞治疗、传统化疗栓塞治疗、放疗性栓塞治疗以及局部的消融治疗。肝母细胞瘤发生破裂后腹腔出血或肿瘤内出血的栓塞治疗是有效且安全的,常采用空白微球进行栓塞。

一、经肝动脉栓塞化疗术

20世纪80年代,经导管动脉灌注及栓塞技术引入我国,最先开始应用于成人肝癌的治疗,取得显著疗效后迅速得到推广。TACE在肝癌的治疗中被广泛应用后拓展至肝母细胞瘤的治疗,与肝癌TACE技术类似,其是通过肝动脉插管将化疗药物直接注入肿瘤内,化疗药物可以直接杀伤肿瘤细胞使其缺氧缺血坏死。肝母细胞瘤的血供主要来自肝动脉,故TACE治疗巨大肝母细胞瘤能够减少肿瘤血供、缩小肿瘤体积,为肿瘤根治性切除率的提高创造条件。

19世纪70年代,学者发现肝母细胞瘤对化疗药物敏感,以顺铂联合多柔比星为代表的各种化疗方案被广泛采用,大大提高了肿瘤切除率,将诊断为肝母细胞瘤的婴儿的5年生存率提高到75%以上。

作为一种化疗敏感性肿瘤，肝母细胞瘤对顺铂、多柔比星均具有较高的反应性，其中顺铂可作用于 DNA 链间及链内交链，发挥干扰 DNA 复制作用；多柔比星进入细胞核内可迅速嵌入 DNA 核酸碱基对间，干扰转录过程并阻止 mRNA 合成，阻断细胞进入 G1 期，达到干扰细胞分裂、抑制肿瘤生长的目的，具有较强的抗癌活性。目前随着置管材料及技术的发展，即便在小婴儿甚至新生儿，置管化疗栓塞操作成功率已非常高。

吴宙光等将 40 例肝母细胞瘤分为 TACE+ 手术切除和直接手术切除两个组，对比发现前者手术切除过程较后者时间明显缩短、术中出血量少。谭小云等也有过类似的报道。Guan 等提出若在 TACE 运用中注入血管内皮细胞生长抑制剂，可协助肿瘤凋亡，改善患儿的预后。

多项研究表明，TACE 治疗肝母细胞瘤取得了显著效果，包括平均肿瘤体积减小 60%~70%，高达 92% 的病例转化为可切除肿瘤。Hirakawa M 的研究中对 8 名患儿进行了术前全身化疗和 TACE 联合治疗肝母细胞瘤，结果表明所有患儿的肿瘤平均缩小 61%，随后全部手术切除。

虽然顺铂和多柔比星等治疗肝母细胞瘤有效率达到 66%，但相关副作用，如骨髓抑制、耳毒性（顺铂）和心脏毒性（多柔比星）比较常见。儿童患者对铂类化疗药物的耳毒性特别敏感，尤其是 5 岁以下的患者。Knight KR 在一项对接受全身铂类化疗的儿童患者研究中指出，由于耳毒性导致的听力损失率为 61%。Van der Pal HJ 发现在接受多柔比星治疗的 5 年儿童癌症幸存者中，超过一半的患儿发展为无症状的心功能不全，而六分之一的人发展为心肌病，导致具有临床意义的心力衰竭。对于不可切除的肝母细胞瘤患者，全身化疗的副作用限制了治疗的持续时间和强度，TACE 从短期和长期来看，较接受全身化疗的患者获益更大。

在最大的一项比较 TACE 和 DEB-TACE 治疗肝癌的随机对照试验中，接受 DEB-TACE 治疗的患者显示出更高的治疗应答率和疾病控制率。此外，DEB-TACE 可显著降低严重肝毒性和肝胆损伤，改善治疗后左心室射血分数。近期，Matthew Hoyer 给一个 13 个月龄不能行手术切除的肝母细胞瘤患儿行 DEB-TACE 治疗，与传统 TACE 相比，DEB-TACE 副反应更小，患儿耐受良好。DEB-TACE 在延长给药时间的同时，最大限度地减少药物泄漏，减少副作用。Hirakawa M 的研究中，8 名儿童接受全身化疗和 TACE 联合治疗，几乎所有患者都出现了栓塞后综合征的表现：6 例出现一过性转氨酶升高，5 例出现低热，4 例出现轻度腹痛。Matthew Hoyer 研究中的患儿行 2 次 DEB-TACE 治疗仅仅出现 1 次呕吐反应，无其他副反应。

DEB-TACE 已成为许多机构治疗肝癌最常用的方法，然而，DEB-TACE 应用于肝母细胞瘤仅此一例报道，或许将来会成为肝母细胞瘤临床治疗的新方向。

二、局部消融治疗

近年来，超声引导下经皮消融治疗（如射频消融、微波消融、酒精注射等）具有微创、有效等优势，越来越广泛地应用于成人，如成人肝癌、甲状腺结节、肾脏肿瘤、子宫肌瘤等各个脏器的治疗，取得很好的疗效。热消融治疗原发性肝癌尤其是小肝癌，可达到与手术切除相媲美的效果。但目前消融应用于小儿的经验还较少，国内外也罕见报道。Gómez 等检索了 1995—2012 年发表的应用消融技术治疗 <18 岁患者的研究，包括了 3 例肝脏病灶、9 例肺转移灶、11 例骨或软组织病灶和 4 例肾脏或胰腺病灶。由此可见，消融治疗小儿肿瘤的病例较少。

2008 年，Ye 等报道了 1 例 2 岁的男性肝母细胞瘤患儿，手术切除肝内肿瘤后发现复发，行超声引导下肝内肿物射频消融治疗肝内复发性肝母细胞瘤病灶，消融后随访 2 年，未发现复发。Dunn 等也报道了另 1 例利用超声引导下 RFA 治疗肺内肝母细胞瘤转移灶的病例。他们均认为，消融是一项治疗复发性肝母细胞瘤的有效手段。

国内李鹏亮等对 6 例复发性肝母细胞瘤患儿行消融治疗，其中 5 例患儿接受了解剖性肝切除，1 例患儿接受了非解剖性肝切除。治疗复发性肝母细胞瘤的 6 例患儿的 9 个病灶，包括 8 个肝内病灶和 1 个肺内病灶，4 例行 RFA，2 例行 PEI，均达到完全消融。消融后 1 年和 2 年累积生存率分别为 83.3% 和

41.7%。诊断后 1 年、2 年和 5 年累积生存率分别为 100%、62.5% 和 62.5%。

Wang 等利用高强度聚焦超声联合经肝动脉化疗栓塞治疗无法手术切除的 10 例原发性肝母细胞瘤，随访 2~25 个月，其 1 年和 2 年生存率分别为 91.7% 和 83.3%。

黄仕颖等研究长春新碱、表柔比星及环磷酰胺（CAO 方案）联合高频聚焦超声消融治疗（CAO 方案化疗联合高频聚焦超声消融治疗）和对照组（仅接受 CAO 方案化疗治疗）的差异，发现联合组治疗后血清 AFP、ALT、AST 水平显著低于对照组，肿瘤缓解率显著高于对照组，随访两组患儿 24 个月病死率比较无明显差异，但对照组在随访 24 个月时肿瘤复发率显著高于联合组，可见高频聚焦超声消融治疗能在不增加不良反应的前提下，提高临床疗效，延缓肿瘤复发。蒋贻洲等对 17 例不能外科手术切除肝母细胞瘤患者行微波消融联合 TACE 治疗，所有患者均接受 2 个疗程的 TACE 和 1~2 次的微波消融治疗。随访 68 个月，14 例稳定，甲胎蛋白水平正常，另外 3 例死于肿瘤进展。

陈加平等评价化疗联合 HIFU 消融组及单一化疗组治疗肝母细胞瘤，结果显示联合组可以显著提高缓解率和手术可切除率，并可延长生存期。周晓波等也有类似的报道，设置对照组仅实施单纯化疗治疗，观察组实施化疗联合 HIFU 治疗，结果观察组患者手术切除率和患者 1 年生存率、5 年生存率均显著高于对照组。此外，观察组治疗后 $CD3^{+}T$ 淋巴细胞、$CD4^{+}T$ 淋巴细胞和 NK 细胞比例、$CD4^{+}T/CD8^{+}T$ 比值显著高于对照组，$CD8^{+}T$ 淋巴细胞比例显著低于对照组，说明化疗联合 HIFU 治疗可以有效增强患者的免疫功能。

小儿具有肝脏体积较小、手术耐受不如成人等特点，因此，对于复发的患儿再次肝切除手术也存在困难，需要慎重考虑。对于这些患儿，局部治疗或为一种可供选择的方式。

第二节 视网膜母细胞瘤

视网膜母细胞瘤（retinoblastoma，RB）是婴幼儿眼部最常见的恶性肿瘤，可能起源于原始视网膜干细胞或视锥细胞前体细胞，在 5 岁以前的婴幼儿常见，2~3 岁是其发病峰值年龄。视网膜母细胞瘤可表现为两种临床表型，以双侧或多灶遗传型为主要表现，多有 *RB1* 基因的突变；以单侧或局灶型为主者，其中 90% 为非遗传型，10% 为种系突变；三侧性视网膜母细胞瘤是指在双眼发病的基础上，蝶鞍或松果体出现原发肿瘤，属于双眼视网膜母细胞瘤的一种特殊类型。全球范围内年新发病人数约 9 000 人，中国每年新发病约 1 100~1 300 例。根据视网膜母细胞瘤的表现及进展过程，可将其分为四期，即眼内期、青光眼期、眼外期及全身转移期。由于绝大多数患者多为婴幼儿，早期不易被家长注意，往往出现“白瞳征”或斜视时才就医。“白瞳征”又称“猫眼症”，是肿瘤发展到眼底后极部，经瞳孔可见黄白色反光物所致。位于后极部的肿瘤导致视力低下，发生失用性斜视，更严重者直至发展到继发青光眼期因红肿、高眼压导致疼痛等患儿哭闹才就医。如不治疗，肿瘤可进一步发展，侵及球外、眶内，亦可沿视神经向颅内蔓延或转移，最终导致死亡。

对世界范围内的视网膜母细胞瘤发病率及预后进行调查可以发现，视网膜母细胞瘤的早期诊断与治疗与当地的经济水平呈正相关，延迟诊断和治疗会导致患者肿瘤的进展，尤其是降低了保留眼球的可能性，甚至导致死亡。早期的诊断和治疗是视网膜母细胞瘤诊治的最重要原则，若不采取任何的治疗手段，患者多在 2 年内死亡。近年来随着视网膜母细胞瘤早期诊断及综合治疗，视网膜母细胞瘤已成为治愈率最高的癌症之一，95%~98% 的患病儿童能够康复，并且超过 90% 的患儿能存活至成年以后。视网膜母细胞瘤治疗需根据患者的病情制定个性化的治疗方案，使患者在生存的前提下尽可能保存眼球（保眼）乃至有用的视功能。视网膜母细胞瘤的治疗原则是综合性治疗为主，目前治疗方法包括冷冻、激光光凝、全身化疗、眼球摘除术以及玻璃体腔注射治疗和经眼动脉灌注化疗术等多种方式。

一、经眼动脉灌注化学治疗

经眼动脉灌注化学治疗(intra-arterial chemotherapy,IAC)是将化疗药物通过微导管精准地注入眼动脉的一个介入放射学治疗方法,目前已经成为视网膜母细胞瘤治疗的一线治疗方案,可用于B、C、D和E期的患者。该方法最早于20世纪50年代进行了初步的探索,考虑经颈内动脉进行药物的灌注,后由日本学者使用球囊阻断眼动脉以远的颈内动脉,在眼动脉近端灌注化疗药物,后随着介入器械及技术的进步转为超选择性眼动脉插管灌注。研究发现动脉灌注到达眼球内的药物浓度是通过静脉化疗的10倍,而使用这种方法外周血液和组织中的药物浓度则可以忽略,与全身化疗相比,经眼动脉灌注化学治疗的保眼率明显提高,毒性反应的发生率和程度也显著降低。Yamane在2004年发明了球囊法,球囊法使用的是顺应性微球囊导管,将球囊置于眼动脉以远的C_6~C_7段,球囊充盈后可完全阻断颈内动脉血流,此时造影可以显示眼动脉,在3分钟时间内将化疗药灌注完毕,过久的阻断可能导致脑卒中相关并发症的风险。Abramson在2008年开始使用超选择性插管,将微导管置于眼动脉开口灌注化疗药物,在此之前有研究者也考虑过使用超选择性插管进行灌注化疗,但是由于微导管材料方面的限制而未能实现,当时临床广泛使用的微导管可用于成人的眼动脉插管但是无法用于婴幼儿的眼动脉插管。比较两种技术可以发现,球囊阻断颈内动脉的方法是比较容易实现,因此也是广泛开展使用的技术;超选择性眼动脉插管的技术难度高于球囊阻断法,药物灌注的时间较球囊法长,延长了化疗药物的灌注时间,降低了快速灌注导致的并发症。目前虽然缺乏两种技术比较的大样本的随机对照研究,目前在世界各大视网膜母细胞瘤治疗中心越来越多采用超选择性插管技术进行治疗,球囊法只用于超选择插管失败的病例。在新近的一篇文献中可以发现,规范化的培训是进行超选择性眼动脉插管的基础,该项研究的技术成功率只有67%,这一成功率与我中心的经验是完全不相符的,因此开展这一项对罕见疾病的介入治疗需要规范化的培训,并且可以发现手术成功率的逐渐升高。此外,对于颈外动脉分支如脑膜中动脉与眼动脉分支存在吻合,并且颈外动脉分支为优势血流时,眼动脉供血主要来自颈外动脉分支系统,超选择性眼动脉插管药物灌注的效率因此降低,可以通过球囊阻断或栓塞颈外动脉分支提高眼动脉高灌注的效率。Jia等研究发现,经脑膜中动脉插管同样可以实现对视网膜母细胞瘤的有效灌注治疗。对于颈内动脉途径及颈外动脉分支途径均无法实现的病例,还可以选择经椎动脉后循环途径实现眼动脉插管灌注。

眼动脉灌注化疗的以美法仑(melphalan)为核心,辅以卡铂(洛铂)和托泊替康。美法仑是含有双氯乙胺基的烷化剂,对静止期和快速分裂期的肿瘤细胞均有活性,在多发性骨髓瘤中的应用较为广泛,用于视网膜母细胞瘤的全身化疗、球内注射及眼动脉灌注化疗,有效提高了保眼率。全身化疗及放疗过程中视网膜母细胞瘤患者发生继发性肿瘤如白血病等发生率较高,而局部使用美法仑明显减低了继发性肿瘤的发生率。美法仑的剂量选择是以≤0.5mg/kg为准,通常使用上限剂量,在前一次治疗出现明显骨髓抑制才会考虑减少美法仑的用量。铂类药物为核心的全身化疗最先用于视网膜母细胞瘤,后将卡铂用于视网膜母细胞瘤的动脉灌注治疗,但是卡铂的副作用较大,在一些中心弃用了卡铂,而是以托泊替康与美法仑为主;我中心结合基础研究与临床经验,使用洛铂替代了卡铂,且每次使用的剂量达到了10mg,有效降低了副作用。托泊替康作为拓扑异构酶-Ⅰ抑制剂,经动脉途径可以顺利进入玻璃体,并显示出较小的毒副作用,是眼动脉化疗的另一主要药物。还有较小一部分研究使用了甲氨蝶呤,但是缺乏更多的研究数据支持,目前已经较少见诸于报道。

二、并发症及管理

经眼动脉灌注化学治疗的并发症主要为眼部和眼外(全身)并发症。眼部并发症包括眼睑水肿和红肿、球结膜水肿、玻璃体内出血、血管并发症、上睑下垂、视网膜黑色素性上皮改变、脉络膜视网膜萎缩、视网膜脱离、视网膜病、睫毛减少或消失、泪液过多以及其他眼部并发症。其中眼睑水肿、球结膜水肿、玻璃体内出血及上睑下垂等与术前不充分的准备及术中注射化疗药速率过快相关,通过使用去氧肾上腺素及羟甲唑啉分别收缩上眼睑及鼻黏膜血管,可有效降低这些并发症的发生。眼外或全身性并发症包括恶心呕吐、白细胞减少、动脉化疗药物灌注过程中自发性心动过缓和高血压、发热、支气管痉挛、前额皮疹、过敏或过敏样反应以及其他眼外或全身并发症。恶心呕吐等反应常可以经过对症治疗后缓解。骨髓抑制及白细胞减少是化疗药物的副作用,美法仑的骨髓抑制作用较为明显,眼动脉灌注给药虽然明显减低了化疗药的剂量,仍需要在术后密切监测血常规的变化,曾经行全身化疗的患者发生骨髓抑制的可能性大大增加。白细胞减少可以单独发生,该并发症的发生与托泊替康的使用关系较为密切。白细胞减少的发生率高于骨髓抑制,但通常为轻到中度,大部分可以自行缓解,部分需要对症治疗。经眼动脉灌注化学治疗发生脑卒中等缺血性病变较为罕见,但是发生眼动脉狭窄或者闭塞的发生率可高达 15.89%,眼动脉开口的直径与术后的闭塞密切相关。另一需要关注的问题就是术中注射药物时发生的心肺意外事件,尤其是在低龄患者中较为明显(发生率高达 12.5%),大部分患者并不会导致严重的后遗症,但是其前提是及早识别并处理,因此低龄患者术中需要密切关注患者的生命体征变化。

回顾经眼动脉灌注化学治疗视网膜母细胞瘤的发展及现状,不难发现视网膜母细胞瘤是以综合治疗为主,经眼动脉灌注化学治疗仅是视网膜母细胞瘤治疗中的一个环节。经眼动脉灌注化学治疗后需要密切的规律随访,残存的病灶可以通过激光、冷冻或注射治疗进行灭活,因此全面成熟的视网膜母细胞瘤治疗中心的建设是必要的,包含眼科、影像、肿瘤内科及介入等多个专业方向,可以使视网膜母细胞瘤患者得到规范化的治疗,提高保眼率及远期生存率,改善患者生活质量。

(张 靖　王 奇)

第十二章 肿瘤寡转移的治疗进展

第一节 概 述

一、寡转移概念的提出与演变

肿瘤转移是恶性肿瘤最重要也是最基本的生物学特征，严重影响肿瘤患者的治疗及预后。传统医学观点认为只要肿瘤发生了转移，即使只有一个转移灶，癌细胞也会通过一系列反应到达全身从而形成广泛转移，因此认为局部治疗意义不大。Halsted WS 等认为肿瘤转移是一种有序的扩散过程，以渐进的方式从原发肿瘤经过淋巴管到淋巴结再到远处器官转移。Hellman 等于 1995 年首次提出“寡转移”(oligometastasis，OM)的概念，寡转移是一种介于肿瘤在原发部位和全身广泛转移之间的中间状态，肿瘤发生了远处转移，但局限在一个器官内，而且转移灶数量有限，通常是 1~5 个。此阶段肿瘤的生物侵袭性相对温和，转移瘤的数目有限且具有器官特异性。肿瘤的寡转移受肿瘤的大小和肿瘤进展两个变量函数所影响。Hellman 认为肿瘤在此状态，如果选择合适的局部治疗，可能达到“治愈”效果。由此，对肿瘤的转移过程及状态提出新的认识并开始受到广泛关注。

在原发灶没有得到有效地控制的情况下，仅仅对转移灶进行局部治疗，也不能达到满意的效果，而且还会加快原发病灶进展。于是 Niibe 等又提出了 oligorecurrence 的概念，定义和寡转移基本相似，唯一的不同是 oligorecurrence 原发病灶得到有效控制。原发病灶是否得到有效控制，是对转移灶进行局部治疗效果预后评估的最重要的因素，因此他认为只有原发病灶得到有效控制，局部转移灶的治疗才能获益。

二、肿瘤寡转移的发生机制

“种子土壤学说”认为，肿瘤的发生发展甚至转移和肿瘤所处的周围的微环境密切相关。当基因不稳定的癌细胞适应远离原发肿瘤的组织微环境时，就会发生转移。这一过程既包括选择对癌细胞有利的性状，也包括在肿瘤基质中同时招募能容纳转移细胞侵袭的性状。随后肿瘤细胞穿过各种屏障，逃避宿主免疫监视，随循环系统进入靶器官，诱导形成新生肿瘤供血血管，肿瘤细胞大量复制增殖，形成转移灶。靶器官的微环境以及原发肿瘤细胞的异质性及肿瘤周围的微环境通过多重的复杂的相互作用，共同导致了肿瘤的转移。因此，转移瘤的治疗不仅要针对原发肿瘤细胞，而且还要重视对靶器官的微环境改善。Lussier 等发现，microRNA(微 RNA)表达的高低，可以反映患者的肿瘤是处于寡转移还是多发转移状态，患者未能发展为广泛转移是因为 microRNA 独特的优先特征，包含 microRNA-200 家族，研究人员建立了一个寡转移 - 多转移异种移植模型，患者来源的 microRNA 区分两种转移结果，肿瘤广泛转移与表达增高的细胞系 microRNA-200C 密切相关。而 Wutting 等对肾癌患者的研究则认为基因的表达与肺转移瘤的数目相关，在何种程度上相关，这些分子因素对转移扩散特征的发展究竟有多大贡献，还有待进一步的研究。

目前常见的寡转移治疗方法包括：放疗、手术治疗、介入治疗、靶向药物治疗。如果选择合适的局部治疗，患者可能达到“治愈”效果。由此，肿瘤寡转移可能成为介入治疗的适应证，并具有广泛临床应用潜能。2016 年,欧洲肿瘤内科学会结直肠癌诊疗指南中首次将“寡转移”概念引入,强调“局部毁损性治疗”在寡转移疾病治疗中的重要性。包括 TACE 在内的介入治疗在寡转移中发挥了重要作用。

第二节 寡转移的治疗

一、肿瘤寡转移的治疗策略

(一) 局部治疗与系统治疗

越来越多的证据支持这样一种观点,即转移灶在数量和空间上受到限制的患者,即所谓的寡转移患者,在接受对转移局部治疗(如手术或放疗)后,可以延长生存期。改善转移性疾病的临床和分子分期,以及将有效的系统治疗与局部干预相结合,可能会为不同转移状态的患者带来更好的结果。

(二) 免疫治疗与肿瘤微环境

放疗专家在此方面做了较多工作。有人提出缺氧尤其是大病灶内的缺氧是局部衰竭的原因之一。因此,将 SBRT 与缺氧调节剂结合是一个潜在的研究领域。考虑到 SBRT 后患者在远处失败的倾向,需要进一步的工作来评估肝脏 SBRT 与全身治疗的最佳顺序和组合。将 SBRT 与伴随全身治疗相结合作为提高治疗率的手段需要进一步评估。SBRT 研究的另一个令人兴奋的途径是发现在消融范围内给予辐射剂量似乎能增强抗肿瘤免疫,激活适应性和先天免疫反应,即所谓的“脓肿效应”,从而在 SBRT 之后可以看到辐射场外远处转移的消退。免疫治疗可在寡转移环境中增强放射治疗的作用。研究表明,放射疗法通过激活 CD8 阳性细胞毒性 T 淋巴细胞、专业抗原提呈细胞(APC)和巨噬细胞以及细胞因子、趋化因子和黏附分子来促进抗肿瘤反应,这些细胞因子、趋化因子和黏附分子将这些免疫细胞吸引到受照射的微环境中。辐射诱导释放所谓的吞噬细胞信号,如钙网蛋白,以及与组织损伤或感染后类似的损伤相关分子模式。此外,有研究提出辐射增加肿瘤细胞上的肿瘤抗原释放和 MHC 类分子表达。相比之下,辐射可以产生肿瘤促进趋化因子和其他信号,吸引 FoxP3 阳性 CD4 阳性调节性 T 细胞、髓系衍生抑制细胞和免疫抑制性细胞因子,如转化生长因子 β。许多临床前研究探索了一系列结合免疫检查点阻断的放射疗法;然而,优化免疫治疗协同作用的辐射剂量、分割、时机和靶器官尚未明确(Minn 及其同事对此进行了广泛综述)。此外,高剂量辐射改善了专业抗原提呈细胞的抗原提呈,从而诱导 CD8 阳性 T 细胞启动。Liang 等使用黑素瘤和乳腺癌肿瘤模型,发现体内肿瘤对放射治疗的反应谱与肿瘤细胞固有的放射敏感性无关。$CD8^{+}$T 细胞的减少导致了受控肿瘤的再生,表明辐射诱导的肿瘤平衡可能是由 CD8 阳性 T 细胞调节的免疫原性细胞死亡和肿瘤细胞增殖之间的平衡。

Deng 等报道了局部肿瘤的照射在肿瘤微环境中的树突细胞、巨噬细胞和肿瘤细胞上诱导免疫抑制性 PD-L1 表达。然而,当用 PD-L1 中和抗体治疗携带肿瘤的动物时,与单独用辐射或抗 PD-L1 治疗的效果相比,在受照射的肿瘤体积内观察到协同抗肿瘤效果。例如,在 PACIFIC 试验中,对非转移性、不可切除的 3 期非小细胞肺癌患者进行了明确的放化疗(54~66Gy,每天常规分割 1.8~2Gy),度伐利尤单抗的加入改善了中位无进展生存期的主要结果,从 5.6 个月(n=236,4.6~7.7 个月)到 17.2 个月(n=473,13.1~23.9 个月,2 年总生存率从 55.6%(48.9%~61.8%)提高到 66.3%(61.7%~70.4%); P=0 005)。与这些数据一致,在 3 期皮肤黑色素瘤完全切除后 5 年,辅助伊匹木单抗将无复发生存率从 30.3% 提高到 40.8%,将总生存率从 54.4% 提高到 65.4%。在类似的情况下,辅助性帕博利珠单抗也显示出将 1 年无复发生存率从 61.0% 提高到 75.4%。在非小细胞肺癌或黑色素瘤患者中观察到的这些无转移患者的随机 3 期结果代表了免疫检查点抑制剂对无复发和总生存率的一些最大影响。

二、寡转移的治疗方法

（一）外科手术

1948 年，有报告中就描述了手术切除寡转移性疾病。在低转移性疾病的外科治疗中，随机证据仅限于一项研究，该研究检查了在具有单一脑转移的患者全脑放疗中增加外科手术的作用。手术切除与中位 OS 的改善相关，从单纯放射治疗的 15 周到增加手术治疗的 40 周（$P<0.01$）。但目前，缺乏有价值的大规模多中心临床研究数据。

（二）放射治疗

立体定向体放射治疗（SBRT）是指高剂量、高精度的外束放射治疗。SBRT 是一种有效且耐受性良好的消融方式，在低自稳性疾病的治疗中，SBRT 仍是一种局部治疗方式。病例系列报告的局部控制率为 80%，毒性最小。专家们一致认为，SBRT 可用于局部控制生长中的寡转移肿瘤，或延迟选定患者的系统治疗的启动或修改（或同时延迟）。还需要更多的研究来阐明应用 SBRT 治疗低自稳性疾病是否能转化为更好的 OS。

三、寡转移治疗效果的影响因素

（一）原发肿瘤的类型

Milano 等研究发现，肿瘤原发部位为乳腺时比其他肿瘤有较好的预后，乳腺癌发生转移的患者，中位随访时间为 4.5 年（上次随访时存活的 39 例患者中，16 例随访 7.1 年）。2 年的生存率、免于广泛转移率（FFDM）和局部控制率分别为 74%、52% 和 87%，6 年的生存率、FFDM 和局部控制率分别为 47%、36% 和 87%。Takeda 等认为，结直肠肺寡转移和其他来源肺寡转移的 1 年、2 年局部控制率分别为 80%、72% 和 94%、94%。结直肠癌肺转移的局部控制率明显比其他来源的低，与原发肺癌相比差异有显著性（$P<0.05$，$P<0.000\,1$，$P<0.005$）。来自结直肠癌以外来源的肺寡转移的局部控制率是很好的。然而，结直肠肺寡转移的局部控制率比其他来源的差。Okunieff 等研究发现，经过 SBRT 治疗肺寡转移后，原发肿瘤为乳腺癌和肺癌的患者预后相对较好。Norihisa 等认为肺转移患者的预后与原发肿瘤的类型关系不大。

（二）转移灶数量、大小及位置

Salama 等研究 SBRT 治疗肿瘤寡转移，按转移灶的多寡分组，其中 1~5 个转移灶患者的中位 OS 为 5.1 个月，1 年和 2 年无进展生存率分别为 33.3% 和 22.0%。1~3 个转移灶组的 PFS 明显高于 4~5 个转移灶组，此外，75%（6/8）的 4~5 转移灶患者最终发展为广泛转移，而 46%（24/52）有 1~3 转移灶组。Wersäll 等研究发现，转移灶 ≤ 3 个的患者中位 OS 为 37 个月、转移灶 >3 个的患者中位 OS 为 19 个月。转移灶的大小和肿瘤的预后也有关系，Rusthoven 的研究发现，转移灶 ≤ 3cm 和 >3cm 的 2 年局部控制率分别为 100% 和 77%。转移灶发生的位置也是一个重要的预后因素，转移灶局限于骨以及胸部淋巴结的患者比起肝肺转移的患者预后要好，而发生肾上腺转移的患者，预后常常较差。但是，由于肿瘤转移的器官特异性，所以很难区分究竟是转移灶的部位还是原发肿瘤的组织学类型造成了预后的差异，同时在寡转移的定义中并没有提到关于肿瘤肝转移灶大小的界定。因此需要进行更多的研究来对寡转移状态、转移灶数目和转移灶大小做一个严格的定义。

（三）伴随远隔效应

伴随远隔效应：最初的定义为在没有进行全身治疗的情况下，放疗过程中，放疗靶区内的肿瘤缩小的同时，靶区外的某些转移灶也一同减少或缩小的现象。现在通过其他的某些局部治疗措施如局部消融治疗，外科手术等也会产生这种效应。用 SBRT 及 CTLA-4 和 PD-1 免疫治疗黑色素瘤也获得了令人欣喜的结果。因此需要进一步研究其机制以及诱导因素，发挥其抗转移作用，更好地治疗寡转移。

（四）寡转移的预测

肿瘤的转移可以分为寡转移和广泛转移，两种转移可以选择不同的治疗方法。然而，许多肿瘤可由寡转移进展为广泛转移，如能发现肿瘤有寡转移向广泛转移的预测因子，则对于不同病情患者选择合适治疗方法，取得更好的疗效和更少的并发症，以及更长的生存期是非常有意义的。Lussier 等的研究确定了从高剂量放疗治疗肿瘤转移患者中 microRNA 的表达模式。没有发展为广泛转移的患者具有独特的优先功能的 microRNA 分类，包括 microRNA-200 家族。他们创立了一个寡转移到广泛转移异种移植模型中，病人来源 microRNA 分为两转移结果之间。在寡转移细胞系 microRNA-200c 增强可预示肿瘤进展为广泛转移。这些结果表明，使用 microRNA 的表达以确定患者最有可能是局部转移治疗后保持寡转移状态的潜在的生物学基础。

1. 分子预测 Wong 等报道了寡转移的立体定向放射治疗（SBRT）治疗后长期生存的临床和分子标志物的预测研究。患者有 1~5 个转移灶，预期寿命>3 个月，KPS 评分>60，用递增剂量的 SBRT 治疗所有已知的肿瘤。结果发现：61 例患者，中位随访时间为 2.3 年，所有患者的中位生存期 6.8 年（95% CI 2.0~9.3 年）。2 年和 5 年中位总生存率分别为 57%、32%。在 SBRT 与死亡风险增加相关进展率［风险比（HR）1.44；95% 可信区间（CI）1.24~1.82］。从最初诊断为癌症的转移时间（HR 0.98），转移到 SBRT 的时间（HR 0.98），与乳腺癌组织学类型（HR 0.12；95% CI 0.07~0.37）是 OS 的重要预测因子。在探索性分析中，用 3 个 microRNA 表达水平（miR-23b、miR-449a 和 miR-449b），用 17 例原发性肿瘤的 microRNA 表达水平预测患者的生存。因此认为：如果在一个独立的数据集进行验证，临床特征和原发肿瘤的 microRNA 表达谱可以帮助区分出针对转移治疗中最可能获益的寡转移患者。

2. 组蛋白修饰 齐翀等进行了大肠癌肝转移患者血清中癌基因甲基化水平检测的初步研究。Wang ZJ 等研究单泛素化 H2B（uH2B）和二甲基化的 H3K4、三甲基化 H3K4（H3K4-2me、H3K4-3me）在胃癌标本中水平和非肿瘤性胃上皮标本的随机取样进行对比，发现 H3K4-2me 和 H3K4-3me IHC 染色在正常人和胃癌标本中相似。而胃癌组织中 H2Bub 含量显著降低（比正常对照组织），并随着肿瘤分化的增加（高分化>中分化>低分化）而下降。H2Bub 水平与肿瘤分化程度（P<0.001）、肠弥漫型分级（P<0.001）、淋巴结转移（P=0.049）、肿瘤转移分期（P=0.005）有关。H2Bub 染色阳性的患者有更高的 5 年生存率，而 H2Bub 染色阴性的患者 5 年生存率较低，分别为（52.692% ± 2.452% *vs* 23.739% ± 5.207%，P<0.001）。因此他们认为 H2Bub 水平影响大肠癌患者的预后，为独立的预后因素（95%CI：0.237~0.677，P=0.001）。从而得出结论，H2Bub 免疫组化染色差异与胃癌的进展阶段相关，H2Bub 可能参与胃癌的发生，可能是潜在的治疗靶标。

四、肝部寡转移治疗

肝脏最常见的转移病灶来自结直肠，约 50% 结直肠癌患者被诊断为同时性或异时性肝转移。如果不进行治疗，3 年的存活率仍然很低，为 3%。

Berkovic 等回顾性分析了 2010—2015 年间，42 例（55 个病灶）接受的放射治疗，平均 GTV 和规划目标体积（PTV）分别为 30.5mL 和 96.8mL。每周进行 3 次治疗，平均分为 3 个部分，PTV 中位剂量为 54.6Gy。平均 GTV 和 PTV D98% 分别为 51.6Gy 和 51.2Gy。异质性校正不影响剂量参数。中位随访 18.9 个月后，1 年和 2 年的局部控制率、肝无进展生存率、无病生存率、总生存率分别为 81.3%、55%、62.4%、86.9% 和 76.3%、42.3%、52%、78.3%。手术状态和组织学对局部控制率有显著影响，而年龄（大于 65 岁）对肝无进展生存率有轻微影响。临床靶量物理剂量 V45Gy>95%，广义等效均匀剂量（a =–30）>45Gy 和 a BED（alpha/beta=10）V105Gy>96% 对局部控制率有统计学意义。急性 3 级胃肠道（GI）和 2 级晚期胃肠道（GI）及疲劳毒性分别占 5% 和 11%。结论：良好的生存期和毒性结果支持了 SBRT 治疗低复发性肝病的潜在范式转变，即对不可切除或可切除的肝转移患者有益。

（一）外科手术治疗

临床中，结直肠癌患者发生肝转移较多见，当诊断为结直肠癌时，超过一半的患者已经发生了肝脏转移，5 年生存率为 0，放弃治疗患者的中位生存期只有 6.9 个月。肝脏寡转移的标准治疗是手术切除，潜在的治疗目标 5 年生存率为 25%~50%，10 年总体生存率为 22%~43%，中位生存期是 40~64 个月。虽然手术治疗可使患者长期生存，但只有 15%~20% 的患者可以行外科手术切除治疗。新手术方法的使用，如分期切除、术前门静脉栓塞和二次手术切除能提高手术切除率。对结直肠癌肝转移（CRCLM）患者首选手术治疗，将肝转移灶切除后，患者 10 年生存率为 23%、5 年生存率为 32%。对非 CRCLM 患者，手术切除也能使患者获得较长的生存期，有研究对乳腺癌肝转移的患者行手术切除，术后 2 年、3 年、5 年的生存率分别为 58%~86%、35%~79%、21%~61%。对恶性黑色素瘤肝转移患者行转移灶切除后，患者的中位总生存期从原来的 14 个月增长到 24 个月。Mise 等对 CRCLM 患者行肺转移灶切除，其术后 3 年、5 年的生存率分别为 42.9%、13.1%，高于单纯化疗组（14.1%、1.6%），但低于肝肺转移灶切除（68.9%、56.9%）。一项大规模的研究发现：对于结直肠癌肺转移的患者，行原发灶和转移灶同时切除并联合化疗比未接受任何治疗患者的生存期长。

（二）转化治疗

虽然手术使结直肠癌肝转移患者获得了较高生存期，但仍有许多患者不能手术切除，如何使这部分患者重新获得手术切除机会，转化治疗给手术治疗提供了机会，使更多的患者通过手术获益，化疗药物的进步以及其和靶向药物的结合带来了更好的疗效和较少的并发症。Gruenberger 等在奥地利、法国、西班牙和英国的 16 个中心进行的一项多国Ⅱ期临床研究中，采用贝伐珠单抗联合全身化疗治疗不可切除结直肠癌肝转移患者，发现用贝伐珠单抗 -FOLFOXIRI 治疗后，肿瘤缩小至能行手术的完全切除率为 61% 而用贝伐珠单抗 -mFOLFOX-6 治疗后手术的完全切除率为 49%；R0 切除率分别为 49% 和 23%；贝伐珠单抗 -FOLFOXIRI 总有效率为 81%，贝伐珠单抗 -mFOLFOX-6 为 62%；两组方案的中位无进展生存期（PFS）分别为 18.6 个月和 11.5 个月；中性粒细胞减少率分别为 50%、35%；腹泻发生率分别为 30%、14%。

（三）局部消融治疗

只有 10%~20% 的结直肠癌肝转移患者有手术机会，因此大部分的患者只能选择化疗或局部治疗。近年来，局部治疗作为新兴技术取得了长足的进步，越来越发挥重要的作用，多种局灶性肿瘤消融术，无论是经皮、腹腔镜或开放手术都发挥了积极的作用。结直肠肝转移 RFA 治疗 5 年生存率各中心报道差异较大，局部复发率也有较大差异，虽然并发症和死亡率较低，但需要更进一步的研究，以提高其局部无复发、无进展、无疾病的生存期，但在欧美的结直肠癌共识中，RFA 已作为一种可以选择的治疗方式。Lee 等对 408 例 CRCLM 患者分别用 RFA 和手术进行治疗，射频组的肝内复发率明显高于肝转移灶切除组（P=0.021），而肝外复发率差异无统计学意义（P=0.716），对于肝多发转移灶或转移灶 >2cm 的患者，肝转移灶切除组的生存时间长于射频治疗组（P=0.034），差异有统计学意义；而对于单个转移灶或转移灶 ≤ 2cm 的患者，两种治疗方法的生存曲线无明显差异；提示对于单发或转移灶直径较小的患者，RFA 可能更合适。Li 等比较化疗联合 RFA 与单纯化疗治疗鼻咽癌肝转移的效果，发现对于肝寡转移灶 ≤ 3 个的患者，化疗联合 RFA 组的生存率更高。

（四）放射治疗

近年来，立体定向放射治疗（SBRT）成为治疗寡转移的首选方法之一，其优势是采用分次剂量、短疗程分割模式。SBRT 允许向肝转移灶提供局部消融剂量，同时保留正常肝组织和周围有危险的器官。大量的研究已经证实了这种治疗方法的可行性、低毒和有效性。对于有限转移性疾病（最多 5 个转移病灶），局部控制（LC）在 62%~92% 之间，总生存率在 30%（2 年）至 72%（1 年）之间，3 级毒性低。SBRT 向肝脏提供高辐射剂量的挑战在于控制呼吸运动。各种呼吸控制策略，如呼吸门控和运动管理技术已被实施，以克服这一限制。采用 MRI、PET/CT 等现代立体定位技术，精确勾画肿瘤轮廓，调强放射治疗及肿瘤追踪等影像引导放疗技术，实现精确治疗，已成为目前不可切除肝转移治疗的标准。

Rusthoven 等开展的一项前瞻性、多中心的Ⅰ/Ⅱ期临床试验研究，旨在探讨 SBRT 治疗肝脏寡转移（病灶 1~3 个，直径<6cm 的疗效，结果发现：中位随访 16 个月，中位肿瘤直径为 2.7cm，经 SBRT 治疗后 7.5 个月，仅 3 个病灶发生局部进展；治疗后 1 年、2 年的局部控制率分别为 95%、92%；对于直径≤3cm 的病灶，2 年局部控制率为 100%。中位生存期为 20.5 个月；提示高剂量 SBRT 治疗 1~3 个肝转移瘤是安全有效的。

（五）肝动脉化疗栓塞治疗

肝脏是结直肠癌血行转移的主要靶器官。尽管肝转移瘤的手术治疗价值已经确立，但仅有 10%~20% 符合根治性手术适应证。近年来，介入治疗肝转移的经验日趋成熟，选择性肝动脉化疗栓塞术治疗结直肠肝转移在技术成功、安全性和肿瘤疗效方面也取得令人鼓舞的数据。寡转移是恶性肿瘤远处转移的一种中间状态，是恶性肿瘤远处转移的一个较为稳定的状态，往往具有器官特异性。2016 年，欧洲肿瘤内科学会结直肠癌诊疗指南中首次将“寡转移”概念引入，强调“局部毁损性治疗”在寡转移疾病治疗中的重要性。包括 TACE 在内的介入治疗在结直肠癌肝转移中发挥了重要作用。有研究表明与广泛转移患者比较，肝寡转移组更能够从介入治疗中获益；全身广泛转移组介入治疗后生存较差；原发灶切除组的中位总生存期优于未切除组；肝转移灶切除组的中位总生存期优于未切除组；肝转移灶是否切除、是否寡转移是影响总生存的主要预后因素，是影响 OS 的独立预测因子。

五、肺部寡转移治疗

（一）外科手术治疗

近年来，也有许多肺转移灶行手术切除的研究，国际机构也进行了手术切除肺转移灶的患者长期随访研究，从欧洲（n=13）、美国（n=4）和加拿大（n=1）的胸部外科 18 个科共收集肺转移瘤切除术 5 206 例，其中 4 572 例（88%）接受了完全手术切除，包括肺部原发肿瘤、肉瘤、生殖细胞肿瘤、黑色素瘤。2 199 例无病生存期为 0~11 个月，1 857 例为 12~35 个月，1 620 例为 36 个月以上。2 383 个患者肺部多发转移灶，2 726 个患者发病为寡转移灶，且均为 1 个。平均随访 46 个月。结果显示：肺部转移灶全部切除后有较好的长期生存率，5 年、10 年、15 年生存率分别为 36%、26%、22%，中位 OS 为 35 个月。不完全切除患者，5 年总生存率为 13%，10 年为 7%（中位 15 个月）。分别进行了无病间隔、肿瘤转移灶多少及病灶来源单因素和多因素分析，发现寡转移灶并为一个转移灶、无病间隔大于等于 36 个月、来源为生殖细胞的肿瘤有更好的生存期。从经验上看，胸外科医生经常在手术切除的非小细胞肺癌患者中遇到长期存活者，但仍需要进行更长期的前瞻性研究。

另有许多研究证明了局部手术切除的有效性，可能由于原发肿瘤部位不同，患者术后 5 年总生存率在 21%~68% 之间。进一步研究发现，对于 CRC 肺转移的患者，影响预后的三个独立因素是无病间期、术前癌胚抗原（CEA）的数值以及转移灶的个数。学者们在进行肺寡转移灶手术切除回顾性研究的同时，也进行了前瞻性多中心研究，在 Endo 等的研究中，患者为未经治疗的 cT1~2N0~1 型肺癌并有单一器官转移，或 pT1~2N0~1 型肺癌原发灶切除后单一器官延时转移。按转移灶分为 3 组：A 组为脑或肺以外的单个器官转移，B 组为同时性脑转移，C 组为肺转移。治疗干预措施是手术切除延时性转移，或同时切除同时性转移的转移灶和原发灶。结果发现：2002—2011 年间，36 例患者入选。2 例不合格，其余 34 例进行分析，其中 6 例（18%）为良性病变，无转移，5 例（15%）行原发肺癌不完全切除，20 例（59%）同时切除原发肺癌和转移灶。20 例 5 年生存率为 44.7%。因此认为：手术是 cT（1~2）N（0~1）肺癌伴单一器官转移灶的一种较好治疗方法。

Shimada 等进行非小细胞肺癌术后寡转移的研究，272 例患者术后远处复发，结果显示：远处复发类型分为寡转移型（n=76，28%）和多转移（n=196，72%）。寡转移患者 47 例（62%）接受局部治疗（手术 5 例，放射治疗 9 例，序贯局部及全身化疗 28 例，化学放射治疗 5 例）。多因素分析显示，高龄、非腺癌、无病间隔短、无肺转移、肝转移、骨转移和多发转移与复发后生存不良有显著相关性。无病间隔、病理学特点影响生存，组织学和无病间隔对患者的生存有很大影响。吸烟史和组织学类型与肺寡转移患者的生存有关，而化疗和较长的无疾病间隔则与增加脑寡转移患者复发后生存率相关。因此可以认为寡转移状态本身是一个重要的有利因素。选择合理的治疗方法是非常重要的。

（二）局部消融治疗

主要包括射频消融治疗和冷冻消融治疗。病种主要集中于结直肠癌肺转移中。

Hiraki 等的回顾性研究纳入 27 例结直肠癌患者，49 个肺转移灶（平均长轴直径 1.5 厘米），共 41 次射频消融治疗。多变量分析以确定预后因素。结果发现：共射频消融 41 次中的 20 次后发生气胸，其中 3 次需要胸腔置管。41 次中 6 次出现胸腔积液。未发现大出血事件。没有病人因手术死亡。中位随访期为 20.1 个月（11.2~47.7 月）。一次和二次技术有效率分别为 1 年 72% 和 85%、2 年 56% 年和 62% 年、3 年 56% 和 62%。以射频消融为起点，1 年、2 年、3 年总生存率分别为 96%、54%、48%。肺外转移的存在是一个预后因素（P=0.01）。因此认为：经皮射频消融治疗结直肠癌肺转移的中期结果是有希望的，肺外转移的存在是射频消融后的不利于生存因素。

肺寡转移冷冻消融被证明有重要作用。Yamauchi 等评价结直肠癌肺转移的经皮冷冻消融的疗效，24 例患者进行的冷冻消融（36~82 岁，中位 62 岁），共肺部转移灶 55 个，进行冷冻消融治疗 30 次。术后每 3~4 个月进行一次计算机断层扫描，评估手术安全性、局部无进展间期和总生存率。结果发现：主要并发症为气胸 19 次（63%）；胸腔积液 21 次（70%）；暂时性和自限性咯血 13 次（43%）；针道转移 1 次（3%）。1 年和 3 年的局部无进展生存率分别为 90.8% 和 59%。肿瘤直径 ≤ 15mm 的 3 年局部无进展率为 79.8%，肿瘤直径 > 15 毫米为 28.6%（P=0.001）。1 年和 3 年的总生存率分别为 91% 和 59.6%。结果表明，氩氦冷冻是一种可行的治疗选择，尤其在肿瘤直径 ≤ 15mm 局部无进展间隔时间较长。

（三）放射治疗

SBRT 同样也是非常有效的治疗方法，Okunieff 等对 50 例肺转移瘤患者进行了治疗，患者有 5 个或更少的总病灶的个人进行治疗意向调查，患者转移灶 > 5 个为姑息治疗；大多数患者（62%）接受 5Gy/fraction，总剂量 50Gy。每个病人的治疗靶病灶从 1~5 个（平均 2.6 个）。肿瘤最大直径 0.3~7.7 厘米（平均 2.1 厘米）。平均随访 18.7 个月。在 49 例患者中 42 例得到治疗病变的 83% 局部控制。治疗 125 个病灶，治疗后 8 例得到 94% 局部控制率。以治疗后为起点，中位 OS 为 23.4 个月。同一组患者的无进展生存率在 12 个月和 24 个月分别为 25% 和 16%。SBRT 有良好的局部肿瘤控制率和低的副反应发生率。当所有肿瘤都被治疗时，在一个亚组患者中可以有长期无进展生存期。在 Takahashi 等的前瞻性研究中，中位随访期为 20 个月（1~90 个月）。2 年局部控制率和总生存率分别 87%（95%CI，75%~99%）和 65%（95%CI，48%~82%）。Chang 等比较研究 SBRT 和手术治疗 Ⅰ 期非小细胞肺癌，在 STARS 和 ROSEL 的研究中患者的临床分期 cT（1~2a）（<4cm），N0M0，均为可手术的非小细胞肺癌。结果发现：58 例患者被随机分配（31 例 SABR 和 27 例手术）。SBRT 组的中位随访时间为 40.2 个月（IQR 23~47.3 个月），手术组为 35.4 个月（IQR 18.9~40.7 个月）。手术组死亡 6 例，SBRT 组死亡 1 例。SBRT 组 3 年总生存率为 95%，手术组 79%（P=0.037）。SBRT 组 3 年无复发生存率为 86%，手术组为 80%（P=0.54）。1 例（3%）疲劳和肋骨骨折。SBRT 的并发症低于手术，Ⅰ 期非小细胞肺癌选择 SBRT 也是合适的。因为这个研究小样本和随访期短，进一步的随机研究比较 SBRT 和手术治疗可手术的 Ⅰ 期非小细胞肺癌的是必要的。Suzuki 等认为，寡转移的非小细胞肺癌（NSCLC），是否选择手术治疗，仍需进一步研究。

六、其他癌种寡转移治疗

（一）鼻咽癌寡转移

鼻咽癌（nasopharyngeal carcinoma，NPC）寡转移为我国南方较为常见的恶性肿瘤，发病多为中低分化甚至未分化，并容易发生早期的远处转移。其远处转移最多见的部位为骨、肺及肝。目前临床上对 NPC 寡转移的治疗方案尚未形成统一标准。NPC 患者发病后多处于中晚期，容易出现远处转移，治疗上对放射治疗相对敏感，NPC 寡转移则主要指鼻咽部病灶在发生发展过程中处于局限性病变与远处骨、肺、肝等脏器转移间的过渡阶段。针对 NPC 寡转移患者实施放射治疗，相对于常规静脉全身化疗具有十分明显的优势，能更精确地对肿瘤病灶进行定位，结合治疗过程中的体位摆放，更有效且精确地确定肿瘤与周围组织相对关系。结合直线加速器的动态多叶光栅，实施非共面与共面多角度的不规则照射，提高局部治疗效果。最后放射治疗在精确定位前提下，加大了对肿瘤病灶的杀伤作用，减少对正常组织的治疗副损伤，在治疗肿瘤同时，提高对正常组织功能的保护。

虽然根治性放疗是治疗鼻咽癌最主要和最有效的方法，但放疗对邻近健康组织的不良影响仍有待解决。鼻咽癌放射线治疗过程中，肿瘤溃疡、坏死、脱落或黏膜充血可引起鼻咽癌出血。有研究对 17 例鼻咽癌放疗后鼻咽部出血患者进行了回顾性分析，并对其抢救和处理策略进行了探讨。鼻咽出血是多种物理病理因素共同作用的结果。年龄较大、疾病晚期或接受高剂量照射的患者在接受放射治疗后更容易出现鼻咽出血。该研究招募的 17 例患者中，2 例为Ⅱ期鼻咽癌，5 例为Ⅲ期鼻咽癌，10 例为Ⅳ期鼻咽癌。鼻咽部出血也与反复放疗有关，反复放疗是治疗复发性 NPC 的主要方法。10 例鼻咽癌放疗并发症中，鼻咽部出血占 77.8%。复发性鼻咽癌在颅底比原发肿瘤扩散更广泛，需要更大的照射面积和剂量，这对周围组织的损伤更大，增加了鼻咽癌鼻咽出血的机会。在本研究中，7 例复发性鼻咽癌患者接受了第二次放疗。此外，放疗后鼻咽部 - 颅底组织的纤维化会增加血管的脆性，阻碍组织修复，引发长期的溃疡和坏死。12 例鼻咽癌患者放疗后可出现鼻咽癌和鼻咽癌黏膜萎缩，导致黏液分泌减少，黏膜干燥。此外，放疗会破坏鼻部和鼻咽部纤毛的运动功能，削弱鼻腔和鼻咽部的自清洁能力。这增加了放疗引起的鼻 - 鼻窦炎的发生和鼻咽分泌物潴留，导致感染和炎症，这与鼻咽损伤有关。广泛的组织坏死和颅底骨的侵蚀导致鼻咽的主要血管暴露和丢失，从而导致可能致命的出血。此外，鼻咽癌细胞侵犯血管，经放疗切除后，血管不能得到有效的修复和闭塞，引起自发性破裂和大量出血。较短的潜伏期以前曾有报道在年龄较大、疾病晚期或重复照射的患者中。本研究纳入的 17 例患者中，15 例鼻咽癌患者在放疗后 6 个月至 8 年后出现鼻咽癌出血，提示鼻咽癌放疗患者需长期警惕鼻出血。尽管放疗技术的进步降低了鼻咽癌的局部残留率和放疗的并发症，提高了放疗的疗效，但这仍然具有重要意义。立体定向放射治疗和适应性调强放射治疗增加了鼻咽癌出血的机会，同时降低了鼻咽癌的局部残留率和并发症的发生。

鼻咽癌放疗后出血的量从几十毫升到几千毫升不等，大出血可在短时间内致死。鼻咽癌患者放疗后鼻咽癌出血的可能性可以通过症状性出血的发生率和频率以及 CT 成像结果来评估，这些结果可以反映鼻咽癌患者鼻咽癌和颅底损伤的程度。经常或增加有症状的鼻或口腔出血，或 CT 图像显示鼻咽颅底损伤累及邻近血管的患者，需要密切观察并易于获得救援设备。在鼻咽癌出血的治疗中，维持上气道通畅是至关重要的。根据上呼吸道的通畅程度，可选择吸痰、气管插管和气管切开术。一旦确定了出血部位，就可以通过鼻前、后鼻孔填塞、鼻咽部内镜电凝、数字减影血管造影栓塞等方法来终止鼻咽部出血。

如出血量不大，可经过鼻孔填塞和内镜下电凝止血，如出血量大且迅速，患者生命体征不稳，此时数字减影血管造影栓塞术是治疗鼻咽部出血的有效方法。能挽救患者的生命，止血有效率 90% 以上。

（二）宫颈癌寡转移

宫颈癌是全世界女性第二常见的恶性肿瘤。尽管大量宫颈癌患者被发现患有可治愈状态的疾病，但患有不能治愈的晚期疾病的患者或患有复发性疾病的患者预后较差。尽管化疗仍然是复发性和转移性宫颈癌的主要治疗方式，但有效率仍然很低，同时毒性也很严重。盆腔妇科肿瘤复发的患者有治愈的机会，切除提供大约三分之一的盆腔控制，但有严重并发症的风险。然而，对于非中心复发，顺铂是最活跃的单一药物，总有效率在 20% 至 30% 之间；然而，铂类药物的联合方案并没有显示出有意义的生存益处。最近几项研究表明，SBRT 使用现代技术治疗复发性妇科癌症是安全有效的。

对于复发和转移有限且总体状况良好的宫颈癌患者，治疗的目标不仅应该是减轻疼痛，还应该给予消融剂量的辐射，以改善局部控制，并期望可能的总体生存增益，维持良好的生活质量。在这种情况下，假设 SBRT 对于复发或转移的宫颈癌限于少于三个区域，在完全缓解或稳定状态已经通过初始根治性治疗实现后，可以实现良好的局部控制并可能提高生存率。

对于宫颈癌的肺转移，作为唯一的转移部位且不超过三个，转移切除术后化疗达到了 46% 的 5 年生存率。对于宫颈癌和子宫体癌的孤立性主动脉旁淋巴结转移，SBRT 取得了 67.4% 的局部控制，4 年生存率为 50%。我们的分析显示，不止一次复发不会导致局部控制不佳或生存期短。这表明宫颈癌的寡转移最初应该以治愈为目的，而不是以姑息为目的。

Liu 等人对复发和转移性宫颈癌采用三维适形放射治疗（3D-RT）或调强放射治疗（IMRT）的结果进行了评估。在 50 名患者中，16 名接受了 3D-RT，34 名接受了 IMRT，他们接受的中位剂量为 50Gy，中位随访时间为 18.3 个月，3 年局部控制率和操作系统率分别为 59.7% 和 56.1%。两例患者出现 3 级晚期毒性。操作系统率与我们的研究相当，2 年和 5 年操作系统率分别为 57.5% 和 32.9%。

宫颈癌除了手术、放疗及化疗，目前经股动脉子宫动脉化疗栓塞也为宫颈癌的治疗提供了有效的治疗方法。

（三）乳腺癌寡转移

乳腺癌是女性中最常见的恶性肿瘤，也是癌症相关死亡的主要原因。大约 25%~30% 的乳腺癌患者会进展为远处转移，转移性乳腺癌患者的 5 年生存率降至 25%。乳腺癌最常见的转移部位是骨、肺、肝和脑。骨或肺转移的患者比肝或脑转移的患者有更高的存活率。患有肝转移的乳腺癌（BCLM）如果不治疗，预后不良，生存期为 4~8 个月。最近，已经证明寡转移在乳腺癌患者中是常见的，并且由于成像方式的发展，寡转移的早期检测已经增加了。虽然 BCLM 的治疗选择是姑息性的，但不同的局部治疗方式，包括手术、经导管动脉栓塞、肝动脉化疗栓塞术、射频消融术和立体定向体放射治疗（SBRT），已经与全身化疗药物联合应用，以改善预后。SBRT 为 BCLM 提供了一种替代的、非侵入性的方法，将高度适形的剂量输送到肿瘤部位，并具有陡峭的剂量梯度，这使得正常的肝组织得以保留。大量的回顾性和前瞻性研究表明，SBRT 的局部控制率在 1 年时为 70%~100%，2 年时为 60%~90%。在这些研究中，在具有不同组织学和原发肿瘤部位的患者群体中，SBRT 采用了广泛的剂量和分级。尽管已经发表了一些关于 SBRT 对左半结肠癌的治疗结果的研究，但这些研究仅针对结肠直肠癌，没有针对 BCLM 的 SBRT 的研究。以前在 BCLM 进行的局部治疗研究主要基于其他治疗方法，包括手术、肝动脉化疗栓塞和射频消融。

12%~15% 乳腺癌的患者发生肝转移，作为乳腺癌复发的主要部位。尽管 LM 是乳腺癌患者的常见疾病，但 BCLM 患者的生存率相当低，全身治疗的中位生存期为 3~25 个月。尽管外科手术仍是 BCLM 的首选治疗方法，但肝脏手术因其固有的侵袭性而导致的发病率或死亡率的风险仍然很低，但不可忽略，因此仅适用于一组选择性患者。此外，接受全身治疗加肝切除术的患者比仅接受全身治疗的患者存活时间长两倍以上。近年来，肝动脉化疗栓塞已发展成为一种侵袭性较小的局部疗法，其局部控制的短期疗效也已得到证实。报告的总生存期为 7.3~47.0 个月，无瘤生存期为 2.9~17.0 个月，TACE 后的有效率为 7%~74%。然而，据报道，三级和四级副作用高达 17.4%，经肝动脉化疗栓塞后的死亡率也高达 0.3%~2.2%。评估射频消融疗效的文献显示，射频消融病灶的阳性反应率为 63%~97%，中位生存期为 11~60 个月，5 年生存率为 27%~30%。然而，肝肿瘤射频消融后的发病率和死亡率范围分别为 9%~10% 和 0.5%~2%。因此，对于局限于肝脏或在全身治疗后变得寡转移性的患者，SBRT 可能是一个有用的治疗选择。

Milano 等人最近分析了 293 个低转移病灶，其中 45% 为肝转移，并报道了原发性乳腺癌转移患者比其他癌症转移患者获益更多。他们的小组还分析了 85 例原发性乳腺癌寡转移的长期随访，证明了

4个因素，包括单一转移灶、较小肿瘤体积和SBRT之前系统治疗的稳定或退化病灶，与更有利的结果相关。

乳腺癌肝转移常规治疗为全身化疗，如化疗后评估肝转移瘤为PD，可考虑行肝动脉化疗栓塞术，控制肝脏肿瘤，提高患者OS。

（四）非小细胞肺癌肾上腺寡转移

肾上腺是多种肿瘤如非小细胞肺癌、乳腺癌、肾癌、膀胱癌、黑色素瘤、淋巴瘤转移的常见部位。有不到10%的非小细胞肺癌患者发生肾上腺转移。双侧肾上腺转移已被报道过，它们与弥漫性全身扩散的疾病有关。肾上腺转移根据TNM分期为（M_{1b}- Ⅳ期），患者预后很差。根据数据表明，肾上腺局部切除术对此类患者可确保良好的预后和提高整体生存率。肺是原发肿瘤引起肾上腺出血性转移最常见的部位。可行介入栓塞止血治疗，且同时可对肾上腺转移瘤进行治疗。

Barone等对1998—2013年20例非小细胞肺癌肾上腺寡转移患者接受进行研究，肾上腺切除术的中位生存期为31个月，无病生存期为6个月，3年和5年总生存率分别为48%和29.3%。肾上腺切除术（$P<0.01$）、异位性疾病（$P<0.01$）、同侧性疾病（$P<0.05$）与总生存率之间存在统计学相关性。综上所述，肾上腺切除术对低自稳性非小细胞肺癌患者的生存是有益的。因此，只有原发性可切除的非小细胞肺癌才能行肾上腺转移瘤切除术。

研究报道，单独的肾上腺转移发生率较低1.62%~3.5%，罕见的是，肾上腺转移可表现为单一的同步或异时性转移，而双侧肿物在所有肺癌中占10%，通常无症状。然而，在选择的患者中，原发可切除的肺癌，没有纵隔淋巴结的累及，也没有其他的转移，肾上腺切除术与总生存率的增加相关。肾上腺切除术可经胸腹入路或经腹入路进行；腹腔镜手术切除术并发症发生率较低；机器人切除已被认为有良好的结果和肿瘤结果。

无创的SBRT入路可以替代肾上腺切除术，后者一直被保留用于控制全身性疾病的肾上腺寡转移（M_{1b} oligo）患者，有足够的表现状态和寿命来耐受手术。Milano等人在一项用SBRT治疗低自稳性肾上腺疾病的试验中报道了74%的局部控制率，中位生存期为18个月。Holy等人报道了使用40Gy超分割放射治疗的肾上腺转移患者的平均总生存期为23个月。

在一项采用SBRT治疗少进展性颅外疾病患者的试验中，无病期间隔为5个月，中位生存期约2年。同时，作者强调了2年局部控制的适度百分比（53%）。最近，一项关于SBTR联合厄洛替尼治疗低自稳性NSCLC患者的Ⅱ期试验被报道。所有患者进入研究显示额外的脑转移和已经通过一线化疗取得进展，DFS和中位OS分别为14.7个月和20.4个月，这与一线化疗的12个月中位生存期相比是有利的，平均发病率仍低于那些接受手术的病人。

有研究表明，对NSCLC肾上腺转移患者，同步转移患者比异位转移患者中位生存期短，两组患者5年生存率均为25%。

（五）前列腺癌寡转移

前列腺癌是世界范围内第二常见的男性癌症，有明确的证据表明其受益于放射治疗和局部疾病手术。晚期前列腺癌通常表现为寡转移性疾病，定义为局部疾病和广泛疾病之间的中间状态（Hellman和Weichselbaum，1995年）。寡转移前列腺癌的特征是最多在2个部位出现3~5个转移，最常见的转移部位是骨骼和淋巴结。

前列腺动脉栓塞是前列腺无法切除的恶性肿瘤的治疗方法。无手术机会的前列腺肉瘤行前列腺动脉化疗栓塞治疗，随访后患者肿瘤有不同程度的缩小，无严重并发症。动脉栓塞是可以治疗和控制肿瘤寡转移，其具有创伤小、可重复性、并发症少等特点。但仍需要临床大样本数据去支持和验证。

七、展望

肿瘤寡转移有独特的生物学特性，其预后较好，有效的局部治疗可发挥重要的作用，临床数据也显示了不错的疗效。但寡转移患者的筛选仍然存在很多问题，尚缺乏判断寡转移的标准，而且大多研究为回顾性。因此我们应当进行更多前瞻性研究，明确寡转移的诊断标准，为患者选择以局部治疗为主，系统化疗或靶向治疗为辅的最佳的个体化治疗方案。另外，初步的研究显示，患者的临床特征和分子生物学特性与肿瘤寡转移 - 广泛转移有关，因此有必要进行更深入的寡转移分子生物学的研究，以预测和指导肿瘤寡转移的诊断和治疗。

（于海鹏）

第十三章　恶性肿瘤相关静脉血栓栓塞症

静脉血栓栓塞症（venous thromboembolism，VTE）是肿瘤的重要并发症之一，也是导致肿瘤患者死亡的原因之一。VTE与潜在恶性肿瘤的关联最早由Armand Trousseau在1865年报道。现已有报道称静脉血栓栓塞的发生会使肿瘤患者死亡可能性增加2~6倍，有肺栓塞（pulmonary embolism，PE）的妇科肿瘤患者两年内的死亡风险没有PE的类似患者高出6倍，也有报道称VTE是肿瘤患者术后30天随访中最常见的死亡原因。此外VTE也可以为恶性肿瘤的首发表现，被认为是发生潜在恶性肿瘤的信号。为加强对肿瘤患者的VTE防治工作，美国国立综合癌症网络（NCCN）和国际血栓与止血学会（ISTH）出台并定期更新相关指南（*Cancer-Associated Venous Thromboembolic Disease*），NCCN指南已更新至2023版。中国临床肿瘤学会肿瘤与血栓专家委员会发布了肿瘤相关静脉血栓栓塞症预防与治疗指南（2019版）。

第一节　病　　因

NCCN指南提出的VTE定义包括深静脉血栓（deep venous thrombosis，DVT）、肺栓塞（pulmonary embolism，PE）、浅静脉血栓（superficial vein thrombosis，SVT）及其他静脉血栓（如：门静脉、肠系膜静脉）。VTE形成的病理生理机制主要包括静脉血流淤滞状态、血管壁异常及血液成分异常三个方面。肿瘤相关VTE的发生率因附加危险因素的存在而进一步增加，这些危险因素可被归纳为三类。

患者相关因素：包括高龄、肥胖、先前发生过VTE以及遗传性血友病等，亦有报道称住院治疗是患者发生VTE的危险因素之一，并强调要加强对该部分患者VTE风险的认识及采取适当预防措施。

肿瘤相关因素：有研究显示约20%的VTE病例是由癌症引起的。某些实体瘤（例如胰腺癌、脑瘤）与VTE高发有关，已有研究评估了不同类型癌症和VTE发生风险之间的关系，VTE风险包括发生于胃、肾、子宫、肺、膀胱、卵巢及睾丸的恶性肿瘤，某些血液系统恶性肿瘤同样会增加VTE发生风险，如淋巴瘤、急性白血病和多发性骨髓瘤等。肿瘤转移灶对血管的压迫或侵犯亦可增加VTE发生风险。

治疗相关因素：包括手术、使用中心静脉导管、化疗和其他系统治疗。与血栓形成最相关的肿瘤治疗药物包括L-天冬酰胺酶、选择性雌激素受体调节剂、沙利度胺及其类似物、顺铂及抗血管生成剂等。

第二节　诊断与评估

目前，Caprini风险评估量表和Khorana风险评估量表是目前最常用的VTE风险评估量表。Caprini风险评估量表的建立目标人群是内科和外科住院患者，更侧重外科患者。根据不同高危评分，手术患者30天内VTE发生率分别为：0~1分0%、2分0.70%、3~4分0.97%、5~6分1.33%、7~8分2.58%、9分及以上6.51%。Khorana风险评估量表是根据一项纳入约2 700例肿瘤患者的前瞻性观察研究所建立的(表 13-1、表 13-2)。建议有条件者同时评估 Caprini 风险评估量表和 Khorana 风险评估量表等级,以风险高者作为预防参考依据。

表 13-1 VTE 的 Khorana 风险评估模型

患者特点	危险评分
原发肿瘤	
很高危:胃癌、胰腺癌	2
高危:肺、淋巴、妇科、膀胱或睾丸肿瘤	1
血小板计数 ≥ 350×10^9/L	1
血红蛋白<100g/L 或使用促红细胞生长因子	1
白细胞计数>11×10^9/L	1
体质指数 ≥ 35kg/m^2	1

表 13-2 VTE 的 Khorana 风险评估得分

总分	风险分级	发生有症状 VTE 风险
0	低	0.3%~1.5%
1,2	中	1.8%~4.8%
≥ 3	高	6.7%~12.9%

对疑似 VTE 患者初步诊断评估应包括病史、体格检查、血常规检查、凝血功能检查及血生化(肝肾功能)检查。常用的实验室检测指标中 D- 二聚体用于排除 DVT 的可能性,其敏感性高,但特异性差。蛋白 C/S 活性测定显示活性下降时可考虑患者具有高凝风险。VTE 诊断常用的影像学检查方法主要包括多普勒超声检查、CT 血管成像、磁共振成像、静脉造影。

DVT 患者常见的症状包括局部疼痛、受累静脉回流区域软组织水肿或不明原因局部痉挛,部分 DVT 患者可观察到皮肤红斑。初步诊断怀疑 DVT 的患者首选双功多普勒超声检查(duplex ultrasonography),其主要用于排查下肢深静脉血栓;CT 血管成像(CT angiography,CTA)则可用于排查腹盆腔内静脉或锁骨下静脉内血栓病灶,其在诊断下肢 DVT 方面可与超声检查同样准确;MRI 成像则可在不注射对比剂的情况下对盆腔静脉、腔静脉等部位进行评估,但其检查时间较长,且部分患者不能选用此检查。

SVT 的主要临床症状包括触痛、红斑、浅静脉相关性硬化条索,其 DVT 超声检查为阴性。SVT 后遗症较 DVT 轻,下肢的 SVT 多发生于大隐静脉,但其广泛进展累及深静脉系统时亦有形成 PE 的风险,此时需通过静脉超声来评估 SVT 位置及范围。

内脏静脉血栓(splanchnic vein thrombosis,SPVT)所涉及的静脉包括肝静脉、门静脉、肠系膜静脉、脾静脉等。急性 SPVT 症状包括腹水、肝肿大、恶心、呕吐、厌食等。在肠系膜静脉血栓形成的病人中,30%~45% 的患者合并小肠梗死,出现剧烈腹痛、发热等症状。可选择的影像学检查包括腹部双功超声、CTA、MRI 静脉成像,发现内脏血管中无血流或存在血栓即可确诊。

PE 最常见的症状为呼吸很困难、疼痛及呼吸急促,其余症状还包括心动过速、晕厥和缺氧等,较轻病例可无明显症状,而较重病例可出现心源性休克。大部分出现 PE 的患者影像学检查可发现 DVT。怀疑 PE 的患者首选检查为 CTA,其他可选择的检查包括肺通气灌注扫描、肺血管造影。肺血管造影通常被认为是诊断 PE 的金标准,但其为有创性检查,临床更常采用 CTA 检查。对于高度怀疑 PE 且没有禁忌证的患者,在等待影像学检查结果时即可考虑抗凝治疗。

第三节　治　　疗

抗凝治疗为 VTE 的基础治疗。抗凝治疗的绝对禁忌证为近期中枢神经系统出血、颅内或脊髓高危出血病灶以及需要在 24 小时内输血>2U 的严重活动性出血。抗凝治疗相对禁忌证包括：①慢性、有临床意义的出血>48h；②近期进行出血风险很高的大型手术；③高危跌倒和 / 或头部外伤；④血小板减少症（血小板计数<50×10^9/L）；⑤血小板严重功能障碍（尿毒症、用药、再生障碍性贫血）；⑥凝血障碍性基础疾病；⑦腰麻或腰椎穿刺。抗凝治疗风险包括出血、长期使用抗凝剂相关的骨质疏松以及肝素治疗诱发的血小板减少症等。对于 VTE 风险高的患者，无抗凝禁忌则首选药物预防，而对于存在抗凝禁忌的患者则采用机械预防。抗凝常用药物包括普通肝素、低分子肝素、磺达肝癸钠、华法林、利伐沙班、艾多沙班等。其他治疗方式还包括间歇性充气加压装置、导管溶栓 / 取栓、腔静脉滤器置入等。

一、腔静脉滤器置入

腔静脉滤器是为预防上、下腔静脉及其属支内血栓脱落引起肺动脉栓塞而设计的一种过滤装置，分为可回收性滤器和永久性滤器。腔静脉滤器用于绝对抗凝治疗禁忌证的急性近端 DVT 和 PE 患者，其主要目的是防止下肢血栓栓塞至肺部。患者应在放置腔静脉滤器之前进行总体评估。凝血功能评估包括凝血酶原时间（PT）、部分凝血活酶时间（PTT）和国际标准化比率（INR）。放置滤器前通常需要行腔静脉造影，造影评估的内容包括：①下腔静脉是否有重复畸形或变异；②下腔静脉内径；③肾静脉或下腔静脉内是否存在凝块。所有腔静脉滤器均可通过颈内静脉或股静脉入路放置，部分型号可以通过上肢外周静脉入路（通常是肱静脉或贵要静脉）放置。对于标准的解剖结构，应将过滤器的尖端定位在肾静脉的入口处，跨肾静脉放置的过滤器可能对肾功能没有明显影响，但由于固定机制无法完全与下腔静脉壁接合，支架在该位置可能不稳定。对于上肢深静脉血栓形成和抗凝禁忌证的患者，可在上腔静脉（SVC）中放置过滤器，但此操作相对于下腔静脉滤器置入较少用。下腔静脉滤器的并发症包括：①与滤器相关并发症，如过滤器位置不正确、导线滞留在过滤器内、滤器侵蚀 / 迁移或栓塞等；②与通路部位相关并发症，如急性静脉血栓形成、血肿或动静脉瘘等。

二、导管导向治疗

导管溶栓治疗（catheter directed thrombolysis，CDT）即溶栓剂可通过多侧导管直接输注到深静脉血栓区。CDT 与全身疗法相比，可以使用较低剂量的溶解剂，从而降低了出血的风险，同时也可以使用导管导向的方法进行血块清除（例如机械取栓、超声或喷射盐水裂解），溶栓和凝块清除均可单独或组合进行。溶栓治疗前建议行多学科专家会诊（包括胸科、介入科、急诊科、药剂科等），完善病人评估及讨论制定治疗方案。在治疗过程中放置导管数量、溶栓剂的选择及用量取决于栓子位置、数量，术前制定治疗方案及操作者经验。导管入路包括腘静脉、股总静脉、颈内静脉或胫后静脉。操作过程中将导丝穿过血栓到达静脉的无血栓部位（即在血栓下方），使用 Seldinger 技术，将导管放置在血栓深处，移除导丝，然后通过导管注入药剂。在下肢血管溶栓治疗期间，一些临床医生会在下腔静脉中临时放置一个可回收的过滤器，以捕获血栓碎片。组织纤溶酶原激活剂（tPA）是导管溶栓最常用的药物。

经导管操作除导管内溶栓外，还可行机械血栓切除术及血管成形术，用于有药物溶栓禁忌证患者，包括流变取栓术（rheolytic thrombectomy）、旋转取栓术（rotational thrombectomy）、吸引取栓术（suction thrombectomy）、套管回路取栓术（cannula and circuit thrombectomy）。血管成形术包括球囊扩张术及血管内支架置入术。溶栓或取栓术后，重复血管造影提示静脉恢复通畅后即可局部置入支架。放置支架之前应明确静脉内径，血管内超声可用于明确病变的位置及狭窄严重程度。通常使用自扩张支架放置于狭窄区域内，支架直径选择通常比正常静脉直径大20%。

抗凝治疗是静脉血栓栓塞症治疗的基础。恶性肿瘤患者受原发病灶、合并症、手术及药物治疗等影响，其抗凝治疗较为复杂。与无恶性肿瘤的患者相比，恶性肿瘤患者的VTE复发率更高，大出血发生率也较高。对于复发的患者应根据实际调整抗凝药物及剂量，可选择性放置静脉滤器；而对于出血风险较高的患者则应密切监测各项指标，及时改变治疗策略，如降低抗凝治疗强度、停止抗凝治疗或放置静脉滤器等。对于PE或者较为严重DVT患者，应及时行多学科会诊制定个体化治疗方案。

（杨雪玲　王莹娟）

第十四章　良性肿瘤

第一节　子宫肌瘤

一、概述

子宫肌瘤是育龄期妇女最常见的子宫良性肿瘤，又称子宫平滑肌瘤，由平滑肌和结缔组织组成，肌瘤随着年龄增加而长大，直至绝经。好发于育龄期，近些年发病有年轻化趋势。肌瘤产生的原因主要与雌激素、孕激素、生长因子及细胞因子相互作用有关，25%~50% 的子宫肌瘤患者存在细胞遗传学的异常。大多数患者没有相关症状，仅在影像学检查时被偶然发现。25% 的肌瘤患者可表现出多种症状，症状与肌瘤大小、部位和有无变性相关。肌瘤可导致经量增多、经期延长，肌瘤压迫直肠、膀胱引起功能障碍导致便秘、尿频甚至尿潴留、尿失禁，严重影响患者的生活质量。子宫肌瘤也是 25%~40% 的女性不孕的重要原因。少数肌瘤患者出现盆腔疼痛常意味着肌瘤退行性变、扭转，或伴有子宫腺肌病、子宫内膜异位症。肌瘤还可导致一个少见易被忽视的症状——肺栓塞，较大的肌瘤压迫盆腔静脉形成血栓，不断脱落的血栓逐渐在肺动脉积聚。患者逐渐出现乏力、呼吸困难、心前区不适，易被误诊为心衰。来自 8 个不同国家的 21 000 多名女性的一项调查中，肌瘤导致的症状对患者性生活（43%）、工作能力（28%）和家庭关系（27%）产生了负面影响。

彩色多普勒血流成像（color Doppler flow imaging，CDFI）是子宫肌瘤初步评估的首选方式，尤其是经阴道超声。典型的子宫肌瘤表现为界限清晰、低回声的实性病变，CDFI 可见点状或环状血流。MRI 能清楚显示肌瘤的位置、大小及肌瘤与宫腔的关系，是诊断子宫肌瘤最有价值的影像检查。典型的子宫肌瘤表现为边界清晰，T_1WI、T_2WI 均为低信号，在弥散加权成像和 ADC 图上均表现为低信号的“黑透”效应。MRI 增强扫描肌瘤表现出不同的强化模式，通常与肌层相似。子宫肌瘤由于水肿、变性、不同的组织学亚型和异常的生长模式非典型影像学特征也比较常见。对于特殊类型肌瘤如血管内平滑肌瘤或富于细胞型平滑肌瘤与子宫肉瘤的鉴别诊断 MRI 具有意义。子宫平滑肌肉瘤因其血供丰富、中心部位易有缺血坏死，MRI 上可表现为早期强化，但中央无强化，DWI 高信号，有助于鉴别。

二、治疗现状

子宫肌瘤的治疗方法有多种，包括期待治疗、药物、手术和介入治疗。虽然多篇文献报道有证据表明某种治疗方法的疗效，但是各种治疗方法的相互比较尚缺乏有效数据。治疗方法的选择取决于患者的年龄、症状严重程度、肌瘤的数目、大小、类型以及是否希望保持生育能力。

（一）期待治疗

期待治疗指每 6~12 个月做一次妇科检查、血常规、盆腔彩超，适用于症状不严重，患者治疗愿望不积极，或者近绝经的患者。月经量、血红蛋白和肌瘤大小随访没有临床意义变化的患者可以选择期待治疗。子宫肌瘤期待治疗的相关数据均来自文献中积极寻求治疗的临床试验对照组，如果肌瘤相关症状影响到了患者生活质量，或者计划怀孕，建议尽早选择积极治疗方案。

（二）药物治疗

目前，药物治疗仅暂时缩小肌瘤或改善患者贫血症状，常用于外科手术前、介入治疗前或更年期的过渡性治疗。现有资料没有足够的对比证据来指导临床一线选择何种药物，具体用药应以患者的症状和诉求为指导。

1. 促性腺激素释放激素激动剂

通过下调垂体功能造成暂时性体内低雌激素状态，减少子宫肌瘤体积，减轻盆腔占位效应。美国和加拿大进行的两项随机对照试验研究表明用药后第 1 个月经量显著减少，87.9% 的患者在用药第 12 个月时经量低于 80mL，生活质量显著改善。然而，不足之处在于其过度抑制雌激素水平和最初使用时的点火效应使患者潮热和头痛，以及停药后的 3~9 个月内肌瘤通常会恢复到治疗前的水平。2021 年 AGCO 推荐（A 级）促性腺激素释放激素激动剂（GnRH-a）用于子宫肌瘤作为其他治疗策略的桥梁，短期使用。

2. 左炔诺孕酮宫内缓释系统

左炔诺孕酮宫内缓释系统（LNG-IUD 曼月乐环）以 20μg/d 的剂量持续释放左炔诺孕酮，通过诱导子宫内膜蜕膜化和萎缩来减少月经出血，释放长达 5 年之久。由于肌瘤使宫腔变形，曼月乐环下移或脱落排出的风险很高。

3. 避孕药

口服避孕药 6 个月患者月经量减少，血红蛋白升高，肌瘤体积缩小。

4. 氨甲环酸

氨甲环酸是一种抗纤溶药物，可防止纤维蛋白降解，是治疗月经量大的有效药物。此外，中医中药结合针灸也被许多患者用于治疗子宫肌瘤。

（三）外科治疗

子宫肌瘤的外科治疗包括子宫肌瘤剔除术和子宫切除术。对于希望保留子宫或有生育要求的患者，指南推荐肌瘤剔除术作为首选，可以通过宫腔镜、腹腔镜、机器人或开腹进行。术前可使用 GnRH-a 先缩小子宫体积，建议采用微创手术方式。微创途径的选择受到肌瘤类型、外科医生经验及患者本人认知等多种因素影响。

1. 腔镜辅助的子宫肌瘤摘除术

孤立黏膜下肌瘤宫腔镜下剔除术可在门诊手术室进行，其他肌瘤可以选择腹腔镜和机器人辅助肌瘤剔除术，系统回顾数据表明不同手术入路的肌瘤复发风险相似。与开腹手术相比，腹腔镜手术恢复正常活动早，机器人辅助失血量和住院时间显著减少，但是所需手术时间更长。一项回顾性队列研究随访 8 年，腹腔镜肌瘤剔除术的累积复发风险（76.2%）高于经腹途径（63.4%），复发率随着时间的推移而增加，在剔除术后 40 个月时复发率接近 25%。

2. 子宫切除

对于无生育要求的症状性子宫肌瘤患者，子宫切除术可以作为最终外科治疗方案。2021 年 AGCO A 级推荐阴道入路，与开腹或腹腔镜相比，阴式子宫切除手术时间短，住院时间短。机器人辅助手术为妇科微创手术提供了一种替代手术工具，在经验丰富的医院可行，出血量、住院时间、并发症、术后疼痛与腹腔镜子宫切除术相似。

（四）介入治疗

1. 射频消融术

子宫肌瘤射频消融术是一种使肌瘤凝固性坏死的微创治疗，超声引导经腹、经阴道或经宫颈途径，在缩小肌瘤体积和改善生活质量方面有效，对生育是否有影响当今数据有限。最近的两项荟萃分析总结了 RFA 治疗各种类型和大小肌瘤的长期数据，1 800 名患者肌瘤体积在 12 个月时缩小了 32%~66%，12 个月以后缩小了 77%。术后 1 年、2 年、3 年肌瘤相关症状再干预率分别为 4.2%、8.2% 和 11.5%。在长期随访（36 个月）中，患者的生活质量和肌瘤导致的症状均有显著改善。在 RFA 后的 30 例妊娠中有

26例足月活产和4例流产。但由于样本量小，并不能得出妊娠并发症风险或发生率的确定性结论。

2. 高能聚焦超声

高能聚焦超声是在超声或磁共振引导下，利用多个高强度超声波引起肌瘤凝固性坏死的非侵入性治疗方法。有限的数据表明聚焦超声可缩小肌瘤。然而，小规模随机比较试验数据表明聚焦超声对于改善肌瘤导致的症状、提高生活质量不如子宫肌瘤的子宫动脉栓塞术（uterine artery embolization，UAE），而且再干预风险较高，最近一项荟萃分析60个月时再干预率为53.9%。

3. 子宫动脉栓塞术

子宫动脉栓塞术本质上是选择性的肌瘤去血管化。子宫肌层具有丰富的交通血管网，正常情况下血管网不开放或仅部分开放，双侧子宫动脉被栓塞后，子宫体上的交通血管网从阴部内动脉、卵巢动脉等接受血流，血流量足以维持子宫的正常营养，仅仅出现少量子宫浅肌层坏死，不会引起子宫平滑肌明显坏死。子宫肌瘤是新生的肿瘤，肌瘤的内层血管是一个独立的新生血管网，缺乏交通支。当肌瘤供血动脉被栓塞后完全去血管化，肌瘤细胞持续地缺血缺氧，肌瘤组织变性坏死。其次肌瘤细胞和子宫平滑肌细胞对缺氧耐受力不同，子宫平滑肌在成年女性处于静止状态，新陈代谢率较低，对缺血缺氧的耐受力较高。子宫肌瘤是新生的肿瘤，以每年1~2cm的速度增长，肌瘤细胞需要较多的血供，不耐受缺血、缺氧，栓塞后的肌瘤变性坏死，继而溶解吸收，最后瘤体萎缩甚至消失。再者UAE消灭了肌瘤自分泌功能。肌瘤细胞生长过程中分泌一定量的雌激素不但供应肌瘤生长，而且刺激肌瘤周围的正常肌层组织导致新生肌瘤的出现。肌瘤局部的雌激素及雌激素受体水平较正常子宫肌层高20%，对雌激素的利用度也高20%。UAE后，肌瘤细胞变性坏死导致其自分泌雌激素的功能消失，对周围肌层组织的刺激也消失，因此在较长时间内肌瘤不会再发。

三、子宫动脉栓塞术的历史及疗效评价

1991年，Ravina开始行UAE治疗子宫肌瘤，对88例患者进行长达5年的随访报告了优异的结果，手术成功率89%，平均肌瘤体积缩小率为69%。Worthington-Kirsch等在1998年第一次报道了UAE治疗肌瘤患者的生活质量评估，305名患者有6例行子宫切除术，但无一例感染，患者的总体满意度为92%。UAE在20世纪80年代开始广泛应用于妇产科临床工作中，包括产后、剖宫产术后出血和妇科手术后出血，随后扩展到子宫动静脉畸形以及妊娠滋养细胞疾病。加拿大妇产科医师协会（the Society of Obstetricians and Gynaecologists of Canada，SOGC）、放射医师协会和介入放射学协会成立了联合委员会，2003年制定了指南子宫肌瘤栓塞术（uterine fibroid embolization，UFE）SOGC临床实践指南，当时该介入手术相对较新，长期疗效尚不清楚，但是指南明确指出对于有症状的、适合进行UAE的子宫肌瘤患者可避免外科手术，UAE正在成为子宫切除术和肌瘤剔除术的有效替代方法，医生应该对患者提出UAE这种方法。2008年美国妇产科医师协会（American College of Obstetricians and Gynecologists，ACOG）根据UAE后的长短期随访结果，在子宫切除术替代方案中提到对于希望保留子宫的女性行UAE安全有效，A级证据推荐。2015年，加拿大妇产科医师协会SOGC在临床实践指南强调了UAE过程中病人清醒的情况局部麻醉下进行，麻醉费用低，风险小，无需输血，患者恢复快。同时也提出了以下问题：UAE后患者会即刻出现疼痛不适；巨大子宫可能没有明显的效果；单一的黏膜下肌瘤或浆膜下肌瘤外科手术剔除的效果可能比UAE好。迄今为止最大的报告之一是72家医疗机构接受UAE的3 000名妇女，随访12个月95%的患者症状缓解，生活质量评分提高，1 200名患者症状和生活质量持续显著改善，3年期间仅有14.4%的患者接受了进一步治疗（9.8%再次UAE，2.8%肌瘤切除，1.8%子宫切除）。2016年12月发表于《美国妇产科杂志》的文章《UAE与子宫切除术治疗症状性子宫肌瘤10年随访结果》中，69%的患者避免了子宫切除术，两组的生活质量和满意度没有差异。2018年由郎景和院士牵头的《子宫肌瘤及子宫腺肌病子宫动脉栓塞术治疗专家共识》中明确提到UAE是症状性子宫肌瘤治疗中有效的备选方案之一。2021年ACOGA级证据推荐UAE为希望保留子宫的肌瘤患者提供一种安全选择，对于有生育要求的患者告知现有数据有限。据长期随访数据，对月经过多、盆腔胀痛和盆

腔占位效应 UAE 后改善率分别为 90%、80% 和 90%，这种情况可以维持长达 5 年。UAE 无疑为保留子宫意愿的患者提供了一条新的治疗思路，尤其适合不宜行腹腔镜手术或是无法耐受传统手术的患者。

四、子宫动脉栓塞的材料与技术方法

（一）栓塞材料

选择栓塞剂的原则：既能保证栓塞疗效，又尽量减少对卵巢、子宫内膜的不良影响。迄今为止并没有研究表明哪一种栓塞剂疗效最好，一般选择颗粒型栓塞剂，包括可吸收性和不可吸收性两种。可吸收栓塞剂如明胶海绵微粒，不可吸收栓塞剂，如聚乙烯醇（PVA）等。由于球形栓塞剂可以顺应动脉直径，顺着血液流动到末梢动脉，栓塞更加致密，原理上讲疗效应该更好。尽量避免使用无水乙醇、超液态碘化油、组织胶等液体栓塞剂，因为可能会增加子宫内膜、卵巢不可逆坏死的概率，尤其是对于合并有盆腔动静脉瘘患者可导致肺栓塞。用于胃冠状静脉、内脏动脉瘤止血的镍钛合金圈在子宫动脉破裂、子宫动静脉畸形等可行栓塞，亦不用于子宫肌瘤的治疗。温度敏感型液体栓塞剂是 2020 年上市的一种新型材料，主要成分为聚异丙基丙烯酰胺共聚物，在低温升高到 36℃体温过程中可实现溶胶 - 凝胶转换并最终在末梢血管中铸型，形成有效栓塞。国内已开始尝试应用于子宫腺肌病的栓塞治疗，目前尚缺少相关循证医学证据。大样本、多臂、多中心、前瞻性的临床研究迫在眉睫，也有望应用于子宫肌瘤的 UAE 中。

（二）技术方法

1. 选择责任动脉，避免异位栓塞

导管头端越过宫颈阴道支进入子宫动脉远端，使用微导管可避免 5F 母管头端嵌顿于子宫动脉内阻断血流，栓塞颗粒在血流冲刷下利用血流动力学原理漂浮到末梢，栓塞更为致密。子宫动脉分支很多，大部分情况下难以超选至肌瘤供血动脉。子宫体肌瘤的血供来自增粗迂曲的子宫动脉上行支，因此自子宫动脉主干或子宫动脉上行支推注栓塞颗粒。肌瘤若位于子宫颈，行下行支栓塞，由于子宫肌层交通网的存在，双侧子宫动脉都要栓塞。

2. 严格管控颗粒走行，密实栓塞肌瘤靶血管

颗粒浓度过高会堵塞于子宫动脉近端主干而使进入子宫肌瘤供血动脉的颗粒较少。以生理盐水将栓塞颗粒稀释成均匀悬浮状，缓慢脉冲式推注，间断推注对比剂，观察栓塞程度，防止颗粒反流误栓。建议使用生理盐水稀释栓塞微粒，间断推注较高纯度对比剂观察栓塞程度，清晰度高。

3. 合理选择栓塞颗粒

栓塞的效果与栓塞剂颗粒大小呈反比，栓塞剂直径是影响疗效的关键，亦是防治并发症的关键。栓塞剂直径太大影响临床疗效，太小会闭塞卵巢和子宫内膜的血管床。临床可考虑采取“三层栓塞法”，先以直径 300~500μm 的颗粒进行内层血管网栓塞，再以 500~700μm 的颗粒进行外层血管网的栓塞，最后用 700~900μm 的颗粒进行主干栓塞。

4. 合理分配栓塞颗粒

首先根据子宫肌瘤的血供类型，一侧子宫动脉供血为主型，在栓塞颗粒剂量的分配上以主要供血侧子宫动脉为主。双侧子宫动脉供血型，均分颗粒剂量。对于子宫肌瘤单纯由一侧子宫动脉供血，该侧选择直径较小颗粒，另一侧选择直径较大颗粒，既能够阻断子宫内部的交通血管网，又可以减少对正常肌层的损伤。其次根据子宫肌瘤内的血流量分配栓塞颗粒。子宫肌瘤内的血流量分四种类型：①极富血流型，肌瘤的外层血管网粗大呈网织状、内层血管网致密、肌瘤浓染，肌瘤染色明显强于正常肌层染色；②富血流型，肌瘤的外层血管网较粗大、内层血管网致密、肌瘤染色比正常肌层染色稍强或相近；③一般血流型，肌瘤的外层血管网明显、内层血管网清楚，但肌瘤染色较正常肌层染色稍浅。④非富血流型：肌瘤的外层血管网细小、内层血管网疏松、肌瘤染色明显较正常肌层染色浅。栓塞程度：不完全性栓塞即能获得很好的临床疗效，是指栓塞肌瘤的血管网而不栓塞子宫的正常血管网，DSA 表现为肌瘤血管网全部或部分消失，子宫的血管网存在。

5. 注意异位动脉供血,保护卵巢功能

子宫肌瘤除双侧子宫动脉供血外,卵巢动脉也有参加供血的,根据患者的年龄及对生育的要求决定是否同时栓塞卵巢动脉。左卵巢动脉起自左肾动脉,右卵巢动脉起始于腹主动脉前壁,在肠系膜上动脉足侧 2~3cm 处。正常卵巢动脉直径为 1mm,卵巢动脉向肌瘤供血会增粗,血流量增加。如果患者年龄较大,且无生育要求,可栓塞双侧子宫动脉的同时行一侧卵巢动脉栓塞;若患者年轻且有生育要求,不建议栓塞卵巢动脉。可以选择外科肌瘤剔除或局部消融等。如果肌瘤供血有缺失,造影了解髂外动脉甚至肠系膜上动脉、骶正中动脉等有无分支供血。

6. 避免进入子宫动脉失败

行髂内动脉向对侧倾斜 25° 左右造影了解子宫动脉开口。如因解剖变异,或者因肌瘤压迫所致子宫动脉起始处成角、扭曲或呈较小的锐角,尽早使用微导管。轻柔操作,防止血管痉挛,以免栓塞剂填塞不足。一旦出现血管痉挛,可以 5mL 利多卡因加 10mL 生理盐水稀释,推注 2~5mL,等候 2~3 分钟,造影看是否解除痉挛。如若效果不佳,将罂粟碱 30mg 稀释至 30mL 推注 10mL,必要时追加。也可以微导管越过痉挛段推注栓塞颗粒。当出现子宫动脉夹层时,微导丝配合微导管配合争取探入真腔。术中出现子宫动脉破裂,以栓塞微粒或栓塞圈立即栓塞。在子宫动脉插管失败的情况下,可以行髂内动脉栓塞术,最好避开臀上动脉,否则可出现术后臀部疼痛及下肢乏力麻木等神经症状。

7. UAE 时机

对于在卵泡期、排卵期、黄体期,哪个时机行子宫肌瘤动脉栓塞效果最显著,目前并没有证据表明临床疗效的明显区别。但是要排除妊娠。如果有宫内避孕装置,建议在行 UAE 前取出。

五、子宫动脉栓塞术的适应证与禁忌证

(一) 适应证

①月经量多,压迫周围器官继发尿频、便秘和腹胀等子宫肌瘤患者。②非手术治疗无效、拒绝外科手术或有多次外科手术史而再次手术治疗难度大的子宫肌瘤患者;③子宫颈肌瘤、阔韧带肌瘤;④ UAE 术后肌瘤复发或新发肌瘤患者,经 CTA 或 MRA 提示子宫动脉已复通,可行二次 UAE 治疗。⑤绝经后子宫肌瘤没有明显缩小而且症状存在有心理压力者。⑥外突>50% 的浆膜下子宫肌瘤,UAE 后严密观察肌瘤缩小情况,注意观察肌瘤有无脱落。

(二) 禁忌证

1. 绝对禁忌证

①妊娠期;②合并急性期泌尿生殖系统感染;文献报道泌尿生殖系统感染是造成严重疾病甚至死亡的主要原因,故而急性感染期是 UAE 绝对禁忌证。患者经期时间长,贫血,自身免疫力低,往往合并隐匿性泌尿生殖系感染,但预防性使用抗生素治疗的价值有待进一步研究;③经 CT 血管成像(CT angiography,CTA)或磁共振血管成像(MRI angiography,MRA)提示肌瘤主要由双侧卵巢动脉供血的年轻患者;④有肌瘤恶变可能或者高度怀疑子宫肉瘤者;⑤存在血管内介入治疗的一般禁忌证,如对比剂过敏、穿刺点皮肤感染、肾功能不全或机体严重的免疫抑制。

2. 相对禁忌证

①已知或可疑的妇科恶性肿瘤并存者,不建议单纯行 UAE,可行子宫动脉灌注化疗栓塞(uterine arterial chemoembolization,UACE)减少肿瘤血供,降低肿瘤期别,有利于外科切除且降低了术后复发与转移;②带细蒂的浆膜下肌瘤(肌瘤柄直径<肌瘤最大径的 50%),栓塞后有细蒂坏死肌瘤脱落至盆腔的可能;③黏膜下子宫肌瘤直径>5cm,术后按时复查及时发现并处理肌瘤脱落后形成的嵌顿,超声监测下经阴道取出或宫腔镜下取出。据报道,UAE 后肌瘤通过子宫颈自发排出发生率 5%~10%,经宫腔镜检查确诊为黏液下肌瘤的女性中 60% 在 UAE 后经阴道排出了肌瘤,单一的黏膜下细蒂肌瘤可考虑直接行宫腔镜治疗;④直径>10cm 的肌壁间肌瘤,可分次行 UAE。

六、副反应与并发症防治

（一）副反应

栓塞术后综合征：下腹部疼痛、阴道排液、恶心、发热等，目前有学者认为栓塞后综合征不能定义为并发症，为UAE术后正常反应，对症处理即可。

1. 疼痛

由于子宫和肌瘤的非特异性缺血，分为早急性盆腔疼痛、持续性疼痛。UAE后立即出现的严重术后疼痛是由于暂时性缺血引起的组织酸中毒，进一步的疼痛是由炎症反应引起的。近些年对UAE围术期镇痛管理愈发重视，30%患者在术中出现疼痛，90%术后出现，在术后6~8小时疼痛达高峰，大多数持续24小时甚至更长时间。自控镇痛泵的应用使UAE患者明显减轻了疼痛。蜷腿有助于缓解盆腔疼痛，可以选择桡动脉入路，可避免4~6小时的下肢制动，提高患者舒适度。

2. 阴道排液

UAE术后患者阴道分泌物增多较常见，一般不会造成严重后果。术前排除生殖系统急慢性感染很重要，术后详细观察每天阴道分泌物的性质及多少，注意鉴别感染，及时给予合理后续治疗。

3. 暂时性下肢麻木无力

相对少见，能够1~2天后自行好转，推测与UAE中栓塞臀上下动脉有关。

（二）与UAE相关的一般并发症

加拿大指南中回顾的各篇文献中报道UAE与外科手术相比，主要并发症的发生率明显降低，但是仍然需要术者提高警惕，力争避免。包括腹股沟血肿、动脉夹层和感染等并发症相对少见（发生率分别为2.86%、0.57%和1.96%），临床中应注重预防，掌握好对应处理原则。

（三）与UAE相关的严重并发症

1. 肺栓塞

肺栓塞尽管在临床中十分罕见，但如诊治不及时可导致患者死亡。推测可能原因：一是患者可能存在子宫动静脉瘘，术中选择了直径较小的栓塞颗粒。行子宫动脉高压造影详尽了解有无动静脉瘘，选择合适栓塞材料至关重要；二是患者穿刺侧肢体制动时间过长，下肢深静脉血栓形成脱落所致。缩短制动时间，踝泵运动，或者桡动脉入路都是有效的预防办法。

2. 感染

包括子宫内膜炎、双侧慢性输卵管炎、输卵管卵巢脓肿和感染性肌瘤。最常见的病原体是大肠杆菌。一些女性对抗生素治疗有效，一些则需要长期持续治疗甚至切除子宫。尽管UAE后发生子宫内膜炎和子宫积脓的报道很少，出现严重泌尿生殖系感染，诱发严重败血症甚至死亡的报道更少，但必须高度重视。UAE术后肌瘤内部可形成空腔，空腔形成后可能会出现腹痛、发热、阴道分泌物增多，甚至会引起感染伴恶臭，必要时需要手术干预。患者出院后梗死的肌瘤组织自阴道内排出，有报道发生率可高达57%，表现为坏死组织间断排出或肌瘤整体排出，如果坏死肌瘤组织排出不畅，在宫内滞留时间过长，可引起感染，必要时需行宫腔镜治疗。阴道与外界相通，UAE后坏死组织脱落，宫颈口开放，细菌可以进入宫腔。况且子宫肌瘤患者由于长期月经过多的原因，可能合并隐性的子宫内膜炎。预防措施很重要，对于长期阴道经血淋漓不尽的，术前白带常规，血常规，术后使用抗生素，严密监测血常规，对出院患者严密随访，尤其是UAE后1周内，早期发现问题及时处理，避免严重并发症出现。

3. 盆腔器官缺血、坏死

膀胱壁、小阴唇溃疡，罕有发生，但必须高度重视。造影明确髂内动脉各分支，避免使用液体栓塞剂，避免颗粒反流。

4. UAE

UAE对生育的影响，对希望保留生育能力女性的卵巢功能的影响仍然存在争议，可能是因为栓塞子宫动脉卵巢支会导致卵巢的血液供应受到影响，从而导致卵巢储备下降。因此，一些专家建议UAE

不推荐用于有生育要求的女性，但也有学者提出，UAE 对卵巢储备的影响微乎其微，是希望保持生育能力女性的可行治疗方案之一。有文献将 UAE 后卵巢衰竭定义为 UAE 后 1 年血清卵泡刺激素（follicle-stimulating hormone，FSH）水平超过 40IU/L。最近一项 Meta 分析以抗米勒管激素（anti-Müllerian hormone，AMH）作为卵巢储备标志物，系统评价了 UAE 对卵巢储备的影响。通过对 6 项研究和 353 名 UAE 患者的荟萃分析得出结论，患者 UAE 术前至术后 12 个月 AMH 水平无明显变化。在对年龄亚组分析中以 40 岁为界，随访时间为 UAE 后 3、6 和 12 个月。血清 FSH 呈轻微上升趋势，但差异无统计学意义，推测 FSH 的上升可能与患者年龄增长的关系更大。患者术后前 3 月窦卵泡计数（antral follicle count，AFC）显著减少，推测可能与术后卵巢血供受损有关，但 AFC 在术后 12 月内恢复正常，可能是卵巢血运重建的结果。UAE 后血清 AMH 无明显变化，其原因可能是 UAE 不影响子宫 - 卵巢侧支循环，另一种可能的解释是，UAE 对子宫卵巢侧支循环的意外栓塞也不会对卵巢血液供应造成重大损害。基于目前研究成果推论，UAE 可能不会严重影响患者的卵巢储备功能。为了更好地保护卵巢储备功能，更重要的是要了解女性的卵巢供血方式。卵巢血供有三种形式，56% 女性卵巢由卵巢动脉及子宫动脉双重供血，40% 女性卵巢由卵巢动脉供血，而对于 4% 的女性，卵巢仅仅由子宫动脉卵巢支供血，UAE 前要通过造影充分了解该女性卵巢供血方式，避免栓塞卵巢分支有两种方法，一是微导管越过卵巢动脉再行颗粒栓塞，二是微导管置于卵巢动脉起始端给予微弹簧圈栓塞后再自子宫动脉推注栓塞颗粒，根据造影情况选择栓塞剂的大小，注意栓塞程度。UAE 相关的随机对照试验临床上开展广泛，但受限于伦理学，患者生育力不能纳入研究范围。所以对于有生育意愿的症状性子宫肌瘤患者，不推荐 UAE 作为首选治疗方案，可作为行子宫肌瘤剔除术风险过大时的备选方案。

七、问题与展望

UAE 存在异质性，主要是术者经验和 UAE 技术的差异。许多技术因素，包括栓塞剂类型、粒径大小、栓塞程度及栓塞终点的把控，都会导致子宫动脉闭塞的程度不同，治疗效果存在差异。除了异质性，还有以下几个问题值得讨论。

（一）直径 ≥ 10cm 的肌瘤是否可行子宫动脉栓塞术

早年认为直径 ≥ 10cm 的肌瘤不宜行 UAE，可能是因为单次栓塞效果不够显著，且潜在的子宫坏死、感染，甚至败血症等风险发生率可能会增加。近期有研究证实巨大子宫肌瘤行 UAE 术后并发症并没有显著增加，而且肌瘤缩小满意，必要时可以分次栓塞。仅少数患者会出现永久性闭经，推测可能与子宫内膜萎缩、子宫内膜炎、宫腔粘连以及患者年龄等情况有关，发生率低于 2%。

（二）绝经后是否适宜行子宫动脉栓塞术

虽然不推荐绝经后女性选择 UAE，但有研究指出在排除子宫内膜、宫颈恶性肿瘤后，UAE 对于绝经后子宫肌瘤患者同样有效，能够缩小肌瘤，减小子宫体积，明显缓解盆腔压迫症状。

（三）黏膜下肌瘤是否适宜行子宫动脉栓塞术

子宫黏膜下肌瘤通常不作为 UAE 手术的适应证，但有学者研究对 2 型黏膜下肌瘤患者宫腔镜术前进行 UAE 预处理，从而使肌瘤处于梗死状态后行宫腔镜下肌瘤切除术，取得了相对满意的效果。UAE 后黏膜下肌瘤自行排出或者较大的肌瘤梗死后部分脱落嵌顿于宫颈口后由宫腔镜下取出。

20 世纪末介入医学集中于研究临床治疗的方法和技术，21 世纪则是形成科学和技术全面整合并协调发展的时期。介入医者从单纯的临床技术应用增加了介入基础科学的研究，介入医学已经形成了自身的科学理论体系和教学体系，妇产科医生加盟有利于帮助介入医学向临床学科的转化。日新月异的当代，新的栓塞材料的研发及栓塞技术的改进，将带来更好的子宫肌瘤栓塞疗效。

（王艳丽　杨雪玲）

第二节 肝血管瘤

肝血管瘤是肝脏最常见的良性肿瘤，随着人们健康观念的提升和影像检查手段的进步，其检出率明显增多，致使愈来愈多的肝血管瘤患者需要诊断与治疗。近年来，国内外对肝血管瘤的病因、发病机制、临床和影像学特点、诊断及治疗等方面的研究取得一定的进步，但尚缺乏高级别的临床研究证据。目前，关于肝血管瘤的治疗指征界定、风险评估、治疗方法选择、围手术期管理、随访间隔时间等问题缺乏统一的认识。因此，难免给这部分患者的临床决策及管理带来困扰，或多或少使得患者的身心及经济受损，现就肝血管瘤的现状及新进展进行简述。

一、流行病学、分类及特点

肝血管瘤通常在体检或非特异性腹部不适的检查过程中被偶然发现，人群发病率为 0.4%~20%，尸检中发生率高达 20%，可发生于任何年龄段，但 60%~80% 发生于 30~50 岁，女性更多见。女性和男性患者发生比率为 1.2∶1~6∶1。通常可以单发或多发，大小从几毫米至 20 厘米不等。

一直以来，国内外均将大小作为肝血管瘤唯一的分型及治疗依据。认为巨大肝血管瘤的并发症风险增加，应该治疗，但目前关于诸多文献描述的肝“巨大”血管瘤的定义尚存在争议，有学者将大于 4cm 的血管瘤称为巨大血管瘤，但也有部分学者将大于 5cm 和 10cm 的血管瘤称为巨大血管瘤，此概念尚未明确。但目前更多研究倾向于将大于 10cm 的血管瘤称之为巨大肝血管瘤。国内《肝血管瘤诊断和治疗多学科专家共识（2019 版）》及《〈肝脏血管瘤外科治疗专家共识〉解读》、《肝血管瘤热消融治疗专家共识（2021 版）》均根据瘤体长径，将血管瘤分为 3 级：小血管瘤（<5.0cm）、大血管瘤（5.0~9.9cm）和巨大血管瘤（≥ 10.0cm）。

根据组织病理学，肝血管瘤可分为海绵状血管瘤、硬化性血管瘤、血管内皮细胞瘤和毛细血管瘤等亚型，其中以海绵状血管瘤最多见。一项纳入 5 143 例的全国多中心真实世界研究结果表明：海绵状血管瘤占 96%，瘤体主要由网格状、大小不等的异常血窦构成，血窦内壁衬有单层扁平内皮细胞，血窦之间存在纤维组织，与正常肝脏实质间仅由一层纤维鞘分隔，通常由肝动脉供血。其血流速度与窦腔大小成反比，腔径较小（35~50μm）时，为高流量海绵状血管瘤；腔径较大（500~600μm）时，为低流量海绵状血管瘤；大多数腔径不等，分布于瘤周的异常血窦小于中央的异常血窦，为中等流量海绵状血管瘤。最近研究发现肝血管瘤血供的来源及流量分型，将影响其介入治疗的方式的选择及并发症的发生。

硬化性血管瘤极少见，也被认为是海绵状血管瘤演变的终末阶段，硬化性改变可能与海绵状血管瘤内血栓形成有关。随着海绵状血管瘤瘤体内血管腔的扩张，瘤体膨胀式增大，血流速度变缓，血管腔内可形成血栓，进而继发局部坏死、纤维瘢痕和玻璃样变性等改变，最终演变成为硬化性肝血管瘤，硬化性血管瘤组织结构坚硬，热消融治疗效果欠佳，建议首选手术切除。

肝血管内皮瘤又称婴儿型肝血管内皮细胞瘤，自然演变过程通常包括增生、退变和消失三个阶段，肝血管内皮细胞瘤在婴儿出生后数周出现，随后进入快速增生期，通常持续 1 年左右后，进入缓慢消退期，消退时间可为数月至数年不等，平均为 3.5 年；最后为退化完成期，约在 5.8 岁，瘤体内血管在此阶段被纤维、脂肪组织替代。肝毛细血管瘤是由直径 20μm 的毛细血管增殖而成，瘤体边界清晰，通过纤维包膜与邻近肝实质分离。肝毛细血管瘤的相关文献均为个案报道，诊断仍存在争议，尚未被世界卫生组织纳入。

二、肝血管瘤的临床表现及诊断

肝血管瘤的临床表现与肿瘤大小和位置有关，小血管瘤通常生长缓慢，无明显症状。瘤体巨大时，可压迫邻近组织和脏器,产生腹胀、腹痛等临床症状。右肝巨大血管瘤主要表现为右季肋区不适感或胀痛,左肝巨大血管瘤压迫胃肠道可引起早饱、恶心、呕吐等。Sakamoto 等对 510 例肝血管瘤患者的临床资料总结显示,肝血管瘤越大,腹部症状发生率也越高;瘤体长径 ≤ 10cm 者,腹部症状发生率为 9.8%,无瘤体破裂;瘤体长径 > 10cm 者,腹部症状可达 43.0%,瘤体破裂发生率为 2.7%。极少数肝血管瘤因压迫胆道出现梗阻性黄疸;瘤体压迫肝静脉和 / 或下腔静脉可导致布 - 加综合征;肿瘤内若有出血、血栓或坏死,可导致发热及全身消耗性凝血等严重并发症。

肝血管瘤尚无特异性肿瘤标志物,诊断主要依靠影像学检查。超声是肝血管瘤的首选检查方法,其灵敏度和特异度分别为 96.9% 和 60.3%。小肝血管瘤表现为边界清晰的高回声结节,较大病灶表现为边界清晰、内部回声杂乱、强弱不均的占位。超声造影对较小的病灶检出更有优势,增强后早期病灶呈周边强化,随后呈向心性填充。增强 CT 诊断肝血管瘤的灵敏度和特异度分别为 98.3% 和 55.0%,“早出晚归”是其特征性表现。MRI 的灵敏度和特异度分别为 90%~100% 和 91%~99%,T_2 加权像表现为特征性的“灯泡征”,肝血管瘤的诊断并不困难,多种影像手段联合应用,可以提高诊断准确率。但若患者合并乙肝或肝硬化病史,应注意不典型血管瘤与富血供肝癌的鉴别,以及不典型血管瘤与肝转移瘤的鉴别。最近,有研究报道肝脏特异性对比剂(Gd-EOB-DTPA)-MRI、^{18}FDG-PET 扫描在肝血管瘤与其他恶性肿瘤的鉴别诊断中更有优势。

关于肝血管瘤的活检一直存在争议,欧洲肝脏研究学会(European Association for the Study of the Liver,EASL)指南中鼓励通过穿刺活检确诊血管瘤,而美国胃肠病学会(American Gastroenterological Association)和巴西肝病学会(the Brazilian Society of Hepatology,SBH)指南却因为出血风险的存在,与之意见相左。2022 年发表的关于肝血管瘤管理的综述中表示,虽然肝血管瘤是高度血管化的,但如果需要,还是可以安全地进行穿刺活检。

三、肝血管瘤的治疗指征

肝血管瘤是一种良性病变,很少出现相关临床症状且无恶变倾向,基于上述原因,一般以随访为主,不主张进行积极的治疗。但当临床中肝血管瘤患者出现与之相关的症状时,需要积极治疗。关于其治疗指征,目前尚无统一标准,国外指南关于肝血管瘤治疗指征报道较少,结合我国《肝血管瘤诊断和治疗多学科专家共识(2019 版)》及《〈肝脏血管瘤外科治疗专家共识〉解读》总结治疗指征参考如下。

(一)出现相关的临床症状或严重并发症

肝血管瘤患者一般无相关临床症状,患者所述的腹痛、腹胀、消化不良等症状并无特异性,故治疗前需要区分患者的不适症状是由慢性胃炎、胆囊炎、消化道溃疡等原因所致,还是肝血管瘤本身所致。肝血管瘤导致的梗阻性黄疸、门静脉高压、布 - 加综合征,也是治疗的适应证。自发性或外伤性破裂出血、Kasabach-Merritt 综合征(卡萨巴赫 - 梅里特综合征)等给患者带来严重后果的,是治疗的绝对适应证。

(二)进行性增大的肝血管瘤

国内外多项研究结果显示,大多数肝血管瘤的生长速度非常缓慢,持续增大者占 5%~35%,且瘤体增大量也很少。另外,血管瘤的大小与腹部疼痛等症状无必然关系,肿瘤增大也不一定会出现症状。但很多患者确是因为肿瘤的增大而选择治疗,现在的观点认为:每年增速直径 > 2cm 的情况为快速增长,如初始发现的瘤体已较大,则可能存在并发各种症状的风险,建议酌情治疗。

(三)不能明确诊断的肝血管瘤

一般来说通过一种或多种影像学相结合的方式,血管瘤的诊断并不困难。但有一些影像学表现不典型的肿瘤,尤其是在患者伴有肝炎、肝硬化、肝癌或其他部位恶性肿瘤时,可酌情选择接受治疗。

(四)肝血管瘤导致的严重焦虑等精神症状

患者因为担心肿瘤的生长、恶变或破裂等原因,产生焦虑或其他不良心理状况而要求得到治疗。但心理因素能否成为肝血管瘤治疗的指征,目前国内外尚无统一定论。主要因为心理因素评估相对较复杂,一些疑虑可能简单解释即可解决,而严重者可能会导致恶性后果。已有的研究结果显示:因心理因素实施治疗者中仅有部分病人的心理症状在术后得到缓解，也有部分病人焦虑症状在术后缓解后再次复发，但这同时也将病人置于手术可能带来的风险中。因此，一般不主张把心理焦虑作为血管瘤的手术治疗指征。如果确实有必要，心理因素的评估必须非常慎重和严格，最好建议病人咨询心理医师后再综合判断。建议对有明确因果关系的焦虑病人，且症状较严重者慎重治疗。

（五）预防性治疗肝血管瘤

基于肝血管瘤自然进程中严重并发症发生率低，权衡瘤体自然进程可能出现的风险与治疗造成的损伤及可能出现并发症的风险，部分研究认为：无症状的肝血管瘤不应将直径大小作为治疗指征，更不建议实施预防性切除。

然而，以下少见的状况尚存在争议：①当准备怀孕的妇女伴有巨大肝血管瘤，妊娠可能导致瘤体快速增长进而影响胎儿发育或引起破裂出血。在一项回顾性研究中，研究者纳入了27例妊娠期合并肝血管瘤的患者，血管瘤的尺寸范围从2.4~61cm。研究发现，12例患者的血管瘤在妊娠期间出现了增大，其中1例10cm的血管瘤发生了自发性破裂，另有1例患者出现了瘤内出血，但通过动脉栓塞术治疗成功。妊娠结局方面，1例母亲死亡，2例胎儿死亡，4例选择了终止妊娠。研究作者得出结论：妊娠期间的血管瘤可以采取保守治疗，因为小于10厘米的血管瘤很少出现并发症。此外，研究还指出，即使存在61厘米大小的血管瘤，阴道分娩也从未因血管瘤而变得复杂，依然可以顺利进行。②肝血管瘤巨大突出到肋弓以外且病人较瘦弱，腹部可扪及瘤体。③巨大肝血管瘤患者为重体力劳动者或运动员等情况。针对以上特殊情况建议医师和病人双方充分协商和权衡利弊后再决定是否治疗。

四、肝血管瘤的治疗

肝血管瘤可选择的治疗方案较多，但应根据肿瘤的大小、数目及所在肝脏的部位，以及患者的基本身体情况来综合考量，应根据患者具体情况，严格把握指征，制定个体化治疗方案，以最小的创伤达到最满意的治疗效果为原则。

（一）外科治疗

肝血管瘤可行部分肝切除或肿瘤剥除，均为根治性切除，可完整地去除血管瘤病灶，被认为是疗效最确切的治疗手段，也是肝血管瘤目前最主要的治疗方式。随着腹腔镜外科技术的发展，血管瘤剥除及大范围肝切除均可以在腹腔镜下较为安全地实施。然而，瘤体越大，部位越特殊，手术风险越高。巨大肝血管瘤的手术尤其是腹腔镜下切除仍具有一定的风险与挑战。

剥除术是一种有吸引力的手术选择，因为它可以保留正常的肝组织，沿着血管瘤和邻近肝实质之间的平面进行剥离可以避免大的横断血管或胆管损伤，一项包含1 384例患者的荟萃分析显示，与肝切除术相比，剥除术在减少血管阻塞时间、术后并发症、出血量、手术时间和缩短住院时间等方面效果显著。在术后30天死亡率和患者需要输血进行肝切除术方面，两种术式相似。

（二）肝移植治疗

由于肝血管瘤的良性性质，肝移植很少作为一种选择。患有双叶多发性血管瘤、复杂血管瘤或Kasabach-Merritt综合征的患者，当动脉内栓塞无效且手术切除不可行时，才会考虑肝移植。在欧洲肝移植注册中心，1988年至2016年，71名患者接受了单发或多发血管瘤的肝移植，1年和5年生存率分别为80%和77%。根据美国器官共享联合网络（UNOS）的数据，1988年至2013年，23例因血管瘤接受肝移植的患者，1年生存率为87.8%，5年生存率为74.8%。最近的一项系统综述显示，移植相关的总体发病率为31%，2/16的患者出现手术并发症（1例出血和1例需要再次移植的超急性排斥反应），而3/16的患者出现药物并发症（急性细胞排斥反应）。

（三）局部消融治疗

《肝血管瘤的射频消融治疗（国内）专家共识》《肝血管瘤热消融治疗专家共识（2021版）》，已明确表明射频消融或微波消融是治疗肝血管瘤的有效方法之一。射频消融和微波消融的工作原理相似，但对组织的消融效率明显不同。相比而言，射频消融效率更低，所需时间更长，但其消融范围易控，更适用于体积较小、紧邻肝门等重要结构的肝血管瘤；而微波消融具有升温快、瘤内温度高、消融时间短、毁损范围大等特点，对毁损范围的控制不及射频消融，容易导致周围正常组织和结构的损伤，更适用于巨大肝血管瘤的消融。

研究显示，射频消融对完全肝血管瘤消融的有效性高于 80%。Wu 等研究报道射频消融治疗大小在 5.5~9.9cm 的肝血管瘤时，并发症发生率（出血、破裂、邻近器官损伤）为 5.5%，≥ 10cm 的并发症发生率为 13.2%。射频消融治疗肝血管瘤的禁忌证包括囊下间隙、靠近直径大于 4mm 的血管结构或靠近肝周脏器。在肝血管瘤接近脏器或包膜下位置的情况下，射频消融可以安全地使用腹腔镜入路进行，也可以使用经皮或腹腔镜微波消融。与传统开放切除术相比，腹腔镜下微波消融出血量减少，手术时间缩短，术后住院时间缩短，长期并发症的风险相同。

（四）经肝动脉栓塞治疗

经肝动脉栓塞术治疗肝血管瘤因其微创、痛苦小、可重复、费用低、疗效确切等优点，已广泛应用于临床。通过碘化油将平阳霉素或博来霉素带入并聚集于血管瘤血窦内，使其在肝血管瘤内形成高浓度聚集并缓慢释放，从而有利于发挥其怯血管作用，并达到破坏肝血管血窦窦腔，使之纤维化，进而瘤体逐渐缩小。很多学者认为经肝动脉栓塞术能有效地使肝血管瘤供血动脉末梢小分支闭塞，血管瘤纤维化，终止肿瘤生长，促使瘤体缩小，临床症状改善，达到治疗目的。但经肝动脉栓塞术也可能造成异位栓塞导致各种并发症的发生，经肝动脉栓塞术近期疗效比较确切，远期复发率相对较高。

经肝动脉栓塞术的疗效究竟如何呢？事实上，随着介入器材的更新及超选择技术的应用，经肝动脉栓塞术术后的并发症较前已经明显减少。在一项包括 18 项研究和 1 284 例患者的系统综述中报道，血管瘤经肝动脉栓塞术与 89.9% 的病例体积缩小和 98.5% 的症状改善或消失相关。3 级并发症发生率为 2.9%，手术失败需要再次手术的发生率为 2.7%。一篇由多个国家的介入学专家共同撰写的关于肝血管瘤经肝动脉栓塞术的综述中，通过回顾了 12~21 项队列研究的数据，包括 1 284~1 450 例患者的经肝动脉栓塞术治疗，约 90% 的患者治疗后最大肿瘤直径可缩小 4~6cm，体积可缩小 45%~80%。大多数患者（91.1%）会有部分症状缓解，1.5% 的患者出现持续或反复症状。但研究同样指出，确保疗效的前提是需要使用正确的药物和栓塞剂，目前国内主要使用的是平阳霉素与碘化油的混合乳剂、国外平阳霉素不易获得，主要使用的是博来霉素。该文章提出经肝动脉栓塞术的疗效还与血管瘤本身的血供情况有关。最近国内的一些报道也指出，肝血管瘤的血供类型不同，经肝动脉栓塞术后瘤体的缩小时间及并发症也不同。

首先，既往研究报道肝血管瘤供血皆来自肝动脉，与门静脉无关，并以此作为肝动脉栓塞治疗肝血管瘤的理论基础。但早在 2012 年于长路等人曾报道了 2 例肝血管瘤的血供完全来自门静脉。2019 年，日本学者也报道了 1 例完全门静脉供血型肝血管瘤。这类型患者的介入治疗需由原本的经肝动脉改为经门静脉。其次，血供类型与疗效及并发症间的关系，国外鲜有研究报道，国内贾科峰等人报道，就经肝动脉栓塞术疗效而言，富血供型（高流量）术后 3 个月的显效、有效率均显著高于其他两型，而无效率则显著低于其他两型，这表明在短期内经肝动脉栓塞术对富血供肝血管瘤的疗效在 3 型中最优。与此相反，乏血供型（低流量）血管瘤血供匮乏，进入瘤体的药物明显少于其他两型，故临床有效率明显低于其他两型。

血供类型同样影响经肝动脉栓塞术术后并发症情况，肝功能明显下降、肝脓肿、胆道损伤等严重并发症的发生与血供分型也有很大关系。主要原因与使用平阳霉素 / 博来霉素和误栓胆道供血血管有关，平阳霉素 / 博来霉素作为一种抗癌药物，有破坏血管内皮细胞并抑制细胞再生、使组织产生纤维化的作用，在一定浓度与血管内皮接触较长时间可致内皮细胞变性坏死，继而形成血栓造成局部血管闭塞。解剖学上解释，胆总管以上胆管的血液供应全部来自肝动脉，由肝动脉发出分支到胆管，形成以胆管为轴心的胆管周围血管丛，然后从输出静脉支汇入伴行的门静脉或者直接进入肝窦。由于肝内胆管的血供比较单一，只接受来自肝动脉的营养血供，因此容易发生误栓。碘化油混合平阳霉素在介入治疗肝血管瘤中应用多年，主要因绝大多数肝血管瘤血供丰富，而对碘化油的“虹吸”作用较为明显。但乏血供型肝血管瘤因其供血血管增粗不明显、血供较少导致“虹吸”作用较弱，故即使应用微导管超选择至肿瘤供血动脉，混有平阳霉素的碘化油也会造成一些血管的误栓，比如进入血供单一的肝内胆管供血血管，造成胆管坏死。

既往研究报道血供分型影响疗效和并发症，术前需通过仔细阅片辨别血供类型，与患者沟通时做到有的放矢、因人而异。以乏血供型肝血管瘤为例，因常规介入疗效不佳且并发症的发生高于其他两型，除了术前适当降低患者预期，还可以联合其他治疗方式作为补偿，如常规经肝动脉栓塞术同时，可以对碘化油缺失区进行穿刺注入平阳霉素 / 博来霉素碘化油混合乳剂或聚桂醇，或结合射频消融术以提高疗效。

然而，关于血供分型目前存在的问题主要有，分型标准未得到广泛认可，且是在 DSA 基础上进行的分型，临床应用存在困难，无创的血供分型将有助于解决此问题。王娇等人通过分析 111 例肝血管瘤患者的病灶灌注特点与肝固有动脉直径间的关系发现，肝固有动脉直径大小是肝血管瘤灌注的影响因素，测量其大小有助于肝血管瘤血供分型。该研究为目前首个通过 CT 来进行肝血管瘤分型的研究。

五、问题与展望

(一) 肝血管瘤的自然病程及随访

通常，成人后肝血管瘤相对较为稳定，Yeh 等观察了 180 个肝血管瘤（130 例患者）的生长趋势，发现其中 14 个（7.8%）肝血管瘤生长倾向明显，体积翻倍时间为 17.3~178.1 个月。Hasan 等人在 10 年间观察了肿瘤长径为 0.9~25.3cm 的 163 个肝血管瘤（123 例）的生长趋势，发现近 40% 的肝血管瘤生长缓慢，瘤体长径每年增长 2mm，体积平均每年增大 17.4%。Li 等研究发现，肝血管瘤的生长速度除了与肿瘤长径相关外，还与患者年龄有关。30 岁以下患者的瘤体生长最快，肿瘤长径每年增加 0.46cm，50 岁以上患者的瘤体生长速度明显减缓，肿瘤长径每年增加 0.21cm。长径<2cm 的瘤体生长速度最慢，平均每年增加 0.16cm，长径 8~10cm 的瘤体生长速度最快，平均每年增加 0.80cm，长径>10cm 的瘤体，平均每年增加 0.47cm。

关于随访，随访时间目前尚无统一标准，Yedibela 等报道了肝血管瘤体积大于 10cm 的患者并发症的风险增加，并建议随访；并发症（破裂、出血）主要见于大于 5~10cm 的血管瘤，对于无症状的<10cm 的血管瘤，无须随访。Glinkova 等研究显示，肝血管瘤无并发症的扩大的优势比为 3.02（95% CI：0.99~9.12）。评估血管瘤自然病程的研究主要是回顾性的，在患者选择和数据缺失方面存在较大的偏倚风险。鉴于非侵袭性、低成本等特征，应使用超声进一步评估>10cm 无症状大体积血管瘤的结果。对于>15cm 的巨大血管瘤，由于难以通过超声评估尺寸变化，建议使用 MRI。

(二) 性激素对肝血管瘤的影响

目前，肝血管瘤的病因尚不清楚。它们被认为是血管畸形或错构瘤，而不是真正的肿瘤。最近有研究表明，一部分患者可能存在潜在的遗传病因，除既往研究报道的血管内皮生长因子可影响血管瘤变化之外。性激素是否影响肝血管瘤的生长，一直未有明确的结论。既往研究认为，性激素可以促使血管内皮细胞增生、移行乃至形成毛细血管样结构。如怀孕和口服避孕药可使体内雌激素、孕激素水平升高，导致血管瘤生长，这可能与女性发病率高相关，相关观点认为肝血管存在雌激素受体，但这个观点还存在争议。2022 年意大利关于肝脏良性疾病的指南中提出尽管可能有激素的影响，雌激素受体从未被证实，即使在不服用口服避孕药的受试者中，血管瘤也会生长。在怀孕期间，可以观察到体积增加，但并发症很少报道。这些激素效应的直接机制仍不清楚，对于无症状肝血管瘤患者，没有必要改变具体的生活方式措施，也没有证据表明口服避孕药或怀孕对血管瘤患者有负面影响，目前的证据也不支持在这些患者中使用口服避孕药或激素替代的禁忌证。

(三) 肝血管瘤相关并发症

特殊的并发症例如自发性破裂出血，发生率较低（1%~4%），Donati 等人在 1898 年至 2010 年的文献综述中仅发现了 46 例自发性出血病例。但死亡率高达 36%~39%。相较于自发性破裂出血，肝血管瘤的瘤内出血更加罕见。全球范围内，自 1993 年至 2022 年仅有 10 例报道，因其发病率罕见，给临床诊断及治疗都带来较大困难。Jia 等人的报道指出，对于肝血管瘤瘤内出血，及时的 MRI 可有助于诊断，TAE 亦可作为较为可靠的处理方法。

Kasabach-Merritt 综合征是巨大肝血管瘤的一种罕见并发症，包括血管瘤内的血管内凝血、凝血和纤维蛋白溶解，可能进展为严重血小板减少、继发性全身微血管溶血性贫血和消耗性凝血功能障碍，疾病进展迅速，严重时可危及生命，但在血管瘤切除后是可逆的。Kasabach-Merritt 综合征在所有肝血管瘤中的发生率为 0.3%，在 15cm 以下血管瘤中的发生率 26%。通常，血管瘤患者的肝脏化验指标中的碱性磷酸酶和 γ-GT（γ- 谷氨酰转肽酶）是正常的，部分患者由于肝血管瘤压迫邻近胆管系统引起活动性胆汁淤积。

（四）药物治疗肝血管瘤的趋势

对于需要治疗干预的肝血管瘤来说，侵入性治疗仍然占主导地位。但作为无恶变倾向的良性病灶来说，很多患者无法接受此种治疗方式，即使是微创。药物治疗如果有效，无疑为患者提供了另一种治疗选择。因肝血管瘤内衬血管内皮细胞，文献报道促血管生成因子的表达上调会诱导血管内皮细胞异常增殖、异常血管生成而导致血管瘤不断增大。目前已有个案报道抗血管生成药物可以阻断血管内皮生长因子，减少新生血管生成，导致肝血管瘤减小，提出该类药物可以作为治疗肝血管瘤的选择用药。然而，Lee 等在 21 例抗血管生成药物治疗肝血管瘤患者中发现无效果。抗血管生成药物在恶性肿瘤治疗中的疗效是明确的，并已在临床中广泛使用。对于需要治疗的肝血管瘤来说，如果抗血管生成药物治疗能被证明有效，则让很多患者不仅避免有创治疗，而且还能减轻经济压力。也可以说有助于改变临床决策，目前最大的问题在于，这些药物研究是在治疗其他疾病的过程中发现对肝血管瘤有效，而非最初始就是为了治疗肝血管瘤而设定，故还需要大量的临床研究来进一步证实。

作为肝脏最常见的良性肿瘤，大多数是在影像学检查中偶然发现的，出现临床症状的，占极少数。由于肝血管瘤自然生长非常缓慢，且无恶变倾向，故大多数患者仅需随访，无须治疗。当出现与之相关的临床症状或并发症时，需要接受治疗，治疗方式将根据病变的大小、解剖位置、合并症及患者的状况综合决定。近几年，大量研究证实手术剥离术、射频消融、经肝动脉栓塞术等方式均对肝血管瘤有良好的效果。随着各种微创技术的发展与联合，微创化已逐渐成为趋势，例如经肝动脉栓塞术联合射频消融术、经肝动脉栓塞术联合穿刺硬化等，可以有效弥补单一技术的局限性。但对于无恶变倾向的良性病灶而言，虽然治疗方式的微创化，但仍然存在术后并发症及围手术期管理的相关问题，无创化治疗无疑是未来的方向。抗血管生成药物已被报道可有效缩小肝血管瘤，虽然尚无专门针对肝血管瘤抗血管生成药物研究的报道，但无疑给肝血管瘤的无创化治疗提供了一个新的方向。

（于长路　贾科峰）

第三节　乳腺良性肿瘤

乳腺良性疾病发病年龄范围广泛，病因多样。我国尚缺乏全国性乳腺疾病普查资料，受筛查方法、筛查对象、年份和地区的影响，良性疾病的检出率差异很大。小样本筛查资料显示乳腺良性疾病检出率从 20%~40% 不等。2004—2007 年深圳地区采用钼靶、B 超、红外线三种筛查方法，对 75 490 名女性的筛查数据显示，乳腺良性疾病检出率为 44.7%。2008—2010 年间，天津、北京、沈阳、南昌、肥城五省市的调查数据显示：采用临床体检、钼靶 X 线和超声检查对 33 001 名 45~65 岁女性进行筛查，乳腺良性疾病患病率为 70.2%，其中非增生性病变和增生性病变的比例为 2.5 : 1。

近年来，乳腺良性肿瘤的发生率逐年升高，约占乳腺疾病的 60%~75%，其中约 80% 的乳腺良性肿瘤为纤维腺瘤。乳腺纤维腺瘤可发生于任何年龄段，以中青年女性最为常见，大多生长缓慢、恶变率极低,但常由于位置浅表、易于触及而给部分患者带来较大的心理压力。诊断乳腺纤维腺瘤主要通过临床表现、影像学检查和活组织穿刺检查,处理方式一般包括定期随访、手术切除和微创治疗。由于开放手术不可避免会带来一系列并发症风险,如术后出血、感染以及切口瘢痕、乳房外形改变等。为保证疗效的同时取得更好的美容效果,微创消融手术逐渐受到医师和患者的重视并迅速发展起来。2018 年中国提出乳腺良性肿瘤热消融治疗临床指南,对适应证、禁忌证、术前准备、手术操作、术后并发症及远期随访等方面进行了规范化阐述。

一、消融治疗的适应证

目前普遍认可的微创消融治疗乳腺纤维腺瘤的适应证为:①经乳房超声检查诊断为 BI-RADS 分类为 3 类,或者常规超声 BI-RADS 分类为 4A 类、超声造影或乳腺 MRI 后判定为 3 类;②年龄 ≥ 35 岁者,乳腺 X 线摄影 BI-RADS 分类 3 类及以下;③空心针穿刺活检证实为纤维腺瘤的患者。同时还必须满足以下条件:①经超声及超声造影测量最长径为 1~3cm;②肿瘤至皮肤或胸大肌距离 >0.5cm。

禁忌证主要有以下几种情况。绝对禁忌证:①有严重出血倾向,血小板低于 50×10^9/L,凝血酶原时间 >25s,凝血酶原活动度 <40%;②乳腺内置假体;③穿刺活检病理诊断不明确,或者临床怀疑穿刺活检有病理诊断低估的可能,包括临床诊断不能排除分叶状肿瘤、乳头状瘤、不典型增生、硬化性腺病等。相对禁忌证:①月经期;②妊娠期、哺乳期、不可控制的糖尿病;③肿瘤至皮肤或胸大肌距离 <0.5cm,但肿瘤与皮肤及胸大肌无粘连;④中央区肿瘤。

二、消融治疗临床应用

(一) 热消融

乳腺良性肿瘤热消融完全消融率为 97.8%~100%,术后 3 个月体积减小率为 60%~75.99%,术后 12 个月体积减小率为 89%~100%,整体治疗效果令人满意。其中以射频消融、微波消融和高能聚焦超声的研究报道较多,随访时间较长,疗效更加可靠;激光消融治疗乳腺纤维瘤的研究相对较少。

(二) 冷冻消融

冷冻消融治疗乳腺纤维腺瘤的安全性及有效性已基本得到公认。研究表明,在冷冻消融术后 12 个月内,乳腺纤维腺瘤的体积减小率约为 87%~99%。乳腺纤维腺瘤治疗的总体反应及吸收的速度已被证明与肿瘤体积相关。在冷冻消融前,直径 <2 厘米的纤维腺瘤显示具有最佳的治疗效果,直径 >2.5 厘米的纤维腺瘤更可能出现残存组织。

(三) 并发症及预防

消融治疗乳腺良性病变的并发症发生率显著低于外科手术。常见并发症包括疼痛、发热、继发感染、皮肤灼伤或冻伤,少数患者出现胸腔积液或气胸、恶心等表现,大多数可自行缓解或简单干预后缓解。严重并发症极为少见,主要包括膈肌损伤、心包损伤等。

预防不必要的并发症应注意以下几点:①应严格遵循消融治疗的指征,避免不必要或过度的治疗;②消融前认真仔细进行超声扫查,必要时结合 MRI 确定结节的大小、边界、血流、位置;③乳腺组织受压易变形,且不容易固定,经皮穿刺很难将消融针放置在肿块的正中心;④乳腺的消融应采用较低的功率,以避免冷 / 热损伤;⑤当单次消融区域难以完全覆盖整个结节时,可采用移动消融的技术来消融乳腺良性肿瘤;⑥如果结节邻近皮肤、乳头、胸肌或乳房置入物,应注射局部麻醉注射液形成水隔离带进行保护或进行温度变化监测;⑦为了更加准确地评估消融前后的情况,乳腺磁共振成像检测残留结节有更高的准确性。

(朱佳琳)

第四节 良性甲状腺结节

一、概述

甲状腺结节是甲状腺常见疾病，发病原因目前尚不明确，其诱因可能与遗传因素、碘摄入量、放射性接触史、自身免疫等相关。我国流行病学调查数据显示，中国成年人甲状腺结节患病率可高达30%~50%，一般人群的触诊检出率达3%~7%，借助高分辨力超声的检出率可高达20%~76%，中老年人群更为常见。女性的患病率明显高于男性。

良性甲状腺结节（benign thyroid nodule，BTN）可由甲状腺滤泡、间质组织或其他细胞类型组成，包括：单纯性（结节性）甲状腺肿、甲状腺炎。其中单纯性（结节性）甲状腺肿主要包括结节性病变，表现为甲状腺组织中的结节状区域，是由于甲状腺滤泡细胞的异常增生和集聚引起的。在病理学上，观察到滤泡细胞的异常增生，可能形成囊肿或实质性结节。滤泡细胞的排列失去正常的结构和组织层次，而结节周围可能伴随有纤维化，是炎症和修复反应的一部分。有时，病变区域可能含有胶质体，这是由于滤泡细胞的蛋白质和胶原质沉积引起的。正常情况下，甲状腺通过分泌甲状腺激素来调控身体的代谢活动。然而，在甲状腺结节中，细胞异常局灶性生长，可对正常的生理过程产生多方面的影响，如负反馈机制失调、甲状腺功能异常、颈部压迫症状等。

腺瘤样甲状腺结节是最常见的增生病变类型之一。多为无意或体检中发现的颈前区肿物，表面光滑，质地较正常腺体组织略坚韧，部分有囊壁钙化，因而质地坚硬，边界清楚，生长缓慢。囊内出血时，可迅速增大，伴有胀痛。肿物随吞咽上下移动。一般无自觉症状，当肿物较大、位置深时可压迫气管、食管、喉返神经引起呼吸困难、吞咽困难、声音嘶哑及颈部不适等症状。部分腺瘤病人可有类似甲状腺功能异常的症状。病灶大多数为单发，呈圆形或椭圆形。肿瘤直径以2~5cm者占多数。肿瘤切面可见完整包膜，与甲状腺组织分界清楚，瘤体切面常有囊腔，单个囊腔者多见，囊内有棕褐色液体或胶质。有囊内出血的瘤体，其囊液呈现暗红色或紫褐色。无囊腔的瘤体切面多均匀一致，部分瘤体伴有纤维化或钙化。

目前，甲状腺结节常用诊断技术包括：高分辨力超声、实验室检查、计算机断层扫描、磁共振成像、超声引导下细针抽吸活检（fine-needle aspiration biopsy，FNAB）和粗针活检（core needle aspiration biopsy，CNB）等，其中高分辨力超声是评估甲状腺结节首要的影像学检查方式。

传统的BTN治疗以外科手术为主，但患者可能面临全身麻醉管理、术后永久性甲状腺功能减退、可能出现的甲状腺旁腺功能减退或喉返神经损伤、喉上神经损伤、颈部瘢痕，甚至过度治疗等困扰。近年来，医学科学技术不断进步推动微创治疗理念更新和技术发展，其中，物理消融技术，以精准、安全、创伤小、并发症少、康复快等优势，可达到与外科手术相近似的效果，逐渐被临床接受并受到广泛关注。

二、良性甲状腺结节消融治疗指南及专家共识更新与变化

自2009年韩国RFA消融甲状腺指南及其2012年和2017年的修订版以来，各个国际学会已经制定了自己的指南和共识。由美国头颈学会内分泌协会（American Head and Neck Society-Endocrine Society，AHNS-ES）、亚太甲状腺外科学会（Asia Pacific Thyroid Society，APTS）、意大利内分泌协会（Associazione Medici Endocrinologi）、英国内分泌和甲状腺外科医师协会（British Association of Endocrine & Thyroid Surgeons，BAETS）、欧洲甲状腺协会（European Thyroid Association，ETA）、意大利联合内分泌外科学会（the United Italian Society of Endocrine Surgery）、韩国甲状腺放射学会（Korean Society of Thyroid Radiology，KSThR）、拉丁美洲甲状腺学会（Latin American Thyroid Society，LATS）和国际甲状腺

结节治疗协会（International Association of Thyroid Nodule Therapies，TNT）等多个学会共同发布的最新治疗指南，将甲状腺结节的介入消融治疗的细节进一步更新和规范。

主要的更新在于：①对于良性甲状腺结节的消融治疗中，将“对于甲状腺良性结节导致压迫和/或美容症状的患者，超声引导下的消融手术可作为手术的一线替代方法”作为首位推荐。②虽然指南认为热消融（thermal ablation，TA）手术在甲状腺功能正常化方面不如手术或放射性碘治疗有效，但对于甲状腺自主功能正常且存在一线治疗技术禁忌证的患者，热消融手术可能是一种安全的治疗替代方案。③指南指出无论是对于不适合手术或拒绝手术或主动监测的原发性微小癌患者，还是复发性甲状腺状癌患者，都可以考虑影像设备引导下的消融手术作为有效的治疗选择。

指南中指出，影像引导下穿刺治疗的优势还体现在对甲状腺结节病理结果的获取，既往指南中认为，在消融良性甲状腺结节之前，必须通过两次超声引导下细针穿刺活检或粗针穿刺活检来确认良性细胞学诊断。最新指南指出当超声特征对良性具有高度特异性时，如海绵状结节和纯囊性结节，可以省略第二次穿刺活检。但在消融具有可疑超声特征的结节时应谨慎，以免忽视和延误恶性病变的治疗。

总体来看，基于越来越多的证据，影像设备引导下热消融越来越多地被用作甲状腺良性和恶性病变的手术或主动监测的安全、微创替代方案。实践和报告的标准化已成为这些技术多学科应用的重要组成部分。未来，经皮穿刺消融治疗有望常规用于多种甲状腺良恶性疾病，但仍需在不同人群中进行大型前瞻性试验，并提供长期数据来证实其肿瘤学疗效。

三、治疗技术方法选择与疗效评价

指南建议消融治疗适用于引起压迫症状或影响美观的 BTN，其适应证的选择受甲状腺病变部位和颈围的影响。其中结节>3cm，尤其位于峡部的病变产生压迫症状较常见，对此类患者可考虑消融治疗。其中对于声音嘶哑、既往存在甲状腺手术史或气管、神经附近的结节在进行消融治疗前应评估声带功能。目前 BTN 消融治疗包括化学消融（chemical ablation，EA）、热消融和冷冻消融，其中冷冻消融针的局部温度可迅速降至 -140℃以下，导致肿瘤细胞内外形成冰晶，细胞膜破裂，消融区微血管闭塞，导致肿瘤细胞缺血坏死。目前，临床应用的冷冻消融技术主要包括液体或气体作为介质。其中以气体为介质的冷冻消融设备效率较高，如氩氦刀系统。

（一）化学消融

在甲状腺囊性病变中，化学消融是目前认为最经济有效的治疗方式。因此对于甲状腺囊性病变引起压迫或审美问题的患者可考虑化学消融。当囊性成分内容物特别黏稠或伴有多发病变时，可能影响化学消融的疗效，需要多次治疗或注入无水乙醇前加入盐水冲洗黏稠的囊内容物。虽然化学消融可作为良性囊性甲状腺结节的一线治疗，但病变实性成分>20% 时，化学消融疗效下降。当囊实性结节的实性成分>20% 时，可考虑射频消融或化学消融和射频消融组合使用。

（二）射频消融

1. 实性结节

一项对于实性大结节的 Meta 分析研究表明，使用射频消融治疗 BTN 随访时间从 6 个月到 5 年不等，体积缩小率（volume-reduction ratio，VRR）>70%。Che 等人进行的一项大型回顾性研究比较了射频消融（n=200）和手术（n=200）治疗实性甲状腺结节，结果显示在接受射频消融的患者中，12 个月体积缩小率为 85%。然而，与射频消融组相比，手术组的并发症率和术后左甲状腺素使用率更高。Baek 等人在一项关于直径大于 2cm 的实性甲状腺结节的前瞻性研究中也证实了射频消融的治疗效果：与未接受治疗的对照组（n=15）相比，治疗组（n=15）接受 1 次射频消融治疗后，6 个月时平均体积缩小率为 79.7%，患者症状得到显著改善。而 Huh 等人指出对于直径>2cm 的实性结节，接受 1 次射频消融治疗后体积缩小率即可达到 70.2%，且美观影响有效降低，与接受 2 次射频消融治疗的效果无显著差异。

2. 囊性及囊实性结节

一项对于囊性、囊实性结节的 Meta 分析结果显示，当中位随访时间范围为 6~12 个月，患者接受

1 次射频消融治疗后体积缩小率即可达到至少 70%。在意大利进行的一项包括 30% 囊性甲状腺结节的前瞻性多中心研究结果显示，在 12 个月的随访中，射频消融后体积缩小率可达 70%，且患者压迫症状显著改善，治疗后无复发，甲状腺功能未见异常。此结果被 Cui 等人在一项包括 73.7% 囊性甲状腺结节的单中心回顾性研究中再次证实：在这项研究中，射频消融在直径 >2cm 的甲状腺结节中体积缩小率达 83%。直径 <2cm 的结节中体积缩小率达 93.6%，且患者未发现甲状腺功能变化。其中 1 例患者出现了可逆的复发性喉返神经麻痹，2 个月后自行恢复。Beak 等人对囊性及囊实性结节进行射频消融的一项单盲随机对照试验中显示，6 个月随访中体积缩小率为 87%，且无并发症发生。Sung 等人在另一项关于射频消融治疗囊性结节的回顾性研究中体积缩小率高达 92.2%。

3. 自主功能性甲状腺结节

对于毒性结节性甲状腺肿的患者，不适合采用手术或放射性碘（radioactive iodine）治疗，而对于这部分患者，射频消融则显示出其优势。Sung 等人的研究中纳入了 44 名患有自主功能性甲状腺结节的患者，经射频消融治疗后显示平均结节体积从 11.8mL ± 26.9mL 显著减小到 4.5mL ± 9.8mL，甲状腺功能在最后随访时有显著改善。当进行甲状腺显像以确定治疗效果时，35 个结节没有摄取（即冷结节），其余 9 个结节显示摄取减少。Cervelli 等人比较了射频消融和放射性碘治疗自主功能性甲状腺结节，尽管两组的体积缩小率之间没有显著差异，但接受射频消融治疗的患者中，90.9%（20/22）达到了正常甲状腺功能，且无患者发展为甲状腺功能减退（甲减），而放射性碘组为 72%（18/25），另有 5 人发展为甲减。Faggiano 等人的一项前瞻性研究纳入了 40 例结节直径 >4cm 的患者，包括有 22 例非毒性和 18 例自主功能性结节。被随机分为两组，一组（n=20）接受一次射频消融治疗，另一组（n=20）未接受治疗。在 9 个月的中位随访期内，射频消融组的结节体积显著减少。毒性结节完全恢复甲状腺功能。与之相比，对照组显示压迫症状持续并进展，所有患者（100%）持续甲亢。研究显示，对于自主功能性甲状腺结节（autonomous functioning thyroid nodule，AFTN），射频消融治疗后可有 23%~94.1% 的患者甲状腺功能恢复正常。之所以不同研究间差异较大，可能是由于结节大小、使用技术类型不同及随访时间差异所致。总之，射频消融在治疗 AFTN 时，虽可达到较高的体积缩减率，但甲状腺功能恢复情况尚存在较大差异，不适于作为此类患者首选治疗方式。仍需要更多的前瞻性研究以确立射频消融治疗自主功能性甲状腺结节的有效性。

（三）微波消融和激光消融

目前关于微波消融和激光消融（laser ablation，LA）的研究报道大多是与其他治疗效果相比较。一项包括 84 例患者的微波消融和传统手术切除 BTN 在创伤和并发症发生率方面的比较，结果显示经过 1 年的随访，微波消融具有良好的治疗效果，与甲状腺切除术相比，微波消融创伤更小，并发症发生率相当。另一项包括 100 例超声引导下经皮射频消融和微波消融治疗 BTN 的前瞻性研究结果表明，射频消融组和微波消融组患者在美容评分和体积变化差异无统计学意义，且表明作为 BTN 的手术替代治疗，射频消融和微波消融均是安全有效的。在激光消融方面，一项纳入 24 例大 BTN 患者接受激光消融治疗的研究表明，1 年后病灶体积缩小率为 81%，4 年后体积缩小率为 80%，其中 2 例患者出现结节再生，12% 的患者出现短暂发热，8% 的患者出现轻至中度疼痛，无其他并发症出现，长期益处及治疗耐受性较好。另一项包括 171 例 BTN 患者的激光消融治疗效果评估再次证实了上述结果，患者术后 1 年体积缩小率达 68%，10 年后体积缩小率为 59%，无结节再生病例，治疗耐受性良好，只有轻微的、短暂的发热和局部疼痛并发症。总的来说，对于微波消融和激光消融治疗 BTN 还需更长远及大型的多中心研究来评估其疗效。

搜集目前关于 BTN 的冷冻消融报道，有一篇包括 3 例患者的初步研究，患者在消融后 3 个月体积缩小率达 62.9%，结果可与热消融媲美。而与热消融引起的凝固坏死不同，低温消融导致的细胞死亡无蛋白变性环节，在甲状腺结节缩小的过程中可不出现钙化。且冷冻消融通常带来更少的疼痛体验，本研究结果表明消融后 3 天内主诉出现短暂的颈部肿胀和轻度疼痛，未出现中度或重度不良事件。但冷冻消融设备及较高的成本也是必须考虑的问题。对于 BTN 冷冻消融治疗仍需更多研究及长时间随访评估。

四、安全性分析

BTN 消融治疗安全性评估分三个阶段。①早期安全性评估(<72h):通常是由于甲状腺周围关键结构的损伤,如食管、气管、颈动脉、喉返神经、迷走神经和颈部交感神经节,所有患者在消融后均应观察至少 30 分钟,如使用镇静药物,观察时间应延长。观察重点包括:监测生命体征(心率、血压和血氧饱和度),评估患者声音。②短期安全评估(3 天 ~1 个月):消融治疗效果不是立竿见影的,需在数月中累积表现。一项射频消融治疗 BTN 的 Meta 分析结果显示,6 个月时体积缩小率为 64.5%,12 个月体积缩小率为 76.9%,36 个月体积缩小率达 92.2%,同时结节相关压迫症状和美观得到显著改善。结节消融后可出现短暂性甲状腺功能亢进,尤其在 AFTN 消融后。患者可主诉出现心悸、焦虑、失眠和肌痛。其症状通常在 2~4 周后消退,很少需要药物干预。消融后也可发生短暂性甲状腺炎,出现低烧、不适、疼痛或压迫症状加重。③长期安全性评估(>1 月):结节破裂是极少见但需警惕的并发症,主要是延迟出血或液化性坏死挤压甲状腺周围组织所致,最常见于消融后 2 周 ~3 个月突然出现颈部肿胀和疼痛。目前并发症发生报道均较少,危险因素尚不清楚,重点应放在症状识别和管理上。除结节破裂外,甲状腺功能改变是消融后的罕见并发症,临床上显著的甲状腺功能减退通常出现在 1~12 个月。因此,所有消融后早期出现甲状腺功能减退或亢进的患者均应在 1 个月后复查甲状腺功能。

总体而言,甲状腺结节消融后并发症发生率均较低,可作为 BTN 治疗的有效手段。《甲状腺良性结节、微小癌及颈部转移性淋巴结热消融治疗专家共识(2018 版)》指出热消融在 BTN 治疗方面的疗效评价已相对成熟。2023 年《甲状腺结节和分化型甲状腺癌诊治指南(第二版)》强调在进行 TA 治疗前应全面告知患者可能获得的益处和潜在的不良反应及风险。特别指出对于高手术风险、不能耐受手术的患者,应考虑热消融治疗。

五、适应证选择

《甲状腺良性结节、微小癌及颈部转移性淋巴结热消融治疗专家共识(2018 版)》指出 BTN 热消融适应证:超声提示甲状腺结节为良性,FNA Bethesda 报告系统诊断为Ⅱ类,或者术前组织学活检为良性;病人儿童时期无放射治疗史;病人在完全知晓的前提下,不愿意接受手术,不愿意接受临床观察,要求进行微创消融治疗。除满足上述条件外,还需同时符合下列条件中的一项:①因结节的出现导致甲状腺功能异常,自主功能性结节引起甲状腺功能亢进;②病人有明显与结节有关的感觉(如感觉到有异物存在、颈部不舒服或疼痛),或者对颈部的美观造成影响,要求进行治疗;③术后有残留的结节,或结节体积明显增大。禁忌证如下:①巨大的甲状腺结节位于胸骨后方可作为禁忌证,如果患者不能手术或对麻醉无法耐受,可以考虑姑息性治疗或者多次进行消融;②另一侧声带功能不全;③存在严重的凝血功能障碍;④重要脏器功能不全。以上符合任意一项即排除。热消融治疗胸骨后甲状腺结节时容易出现消融不完全、风险高、操作难度大等问题,所以将巨大的胸骨后甲状腺结节也作为消融的相对禁忌证。甲状腺结节的良恶性判断常采用细针穿刺活检,且射频消融属于有创操作,若患者存在严重的凝血功能障碍,会大大增加术中及术后的出血风险。

2023 年《甲状腺结节和分化型甲状腺癌诊治指南(第二版)》提出,除了常规的甲状腺结节适应证外,还包括与结节明显相关的局部压迫症状、结节进行性生长且临床上考虑有恶变倾向或合并甲状腺癌高危因素、位于胸骨后或纵隔内的肿物及合并甲亢且内科治疗无效的情况。

六、小结与展望

相较于传统手术,消融治疗可达到体积缩小,改善压迫症状和美容问题的治疗目的,避免颈部瘢痕,无须补充甲状腺激素,改善甲状腺相关的生活质量,可在门诊手术并无须进行全身麻醉,术后恢复时间更短。然而,消融治疗也有其独特的局限性,如喉返神经和其他重要结构的热或化学损伤,术中出血不受控制的情况下转为甲状腺开放手术的需要，自主功能性甲状腺结节消融后甲状腺功能未能纠正，甲状腺功能亢进复发的可能，漏诊恶性肿瘤，治疗后结节复发。目前结果显示，BTN 消融治疗优于传统手术，具有微创、恢复时间短、并发症发生率低等优点。但仍存在潜在的局限性和并发症。未来的研究需致力于改进现有技术，降低并发症风险及患者的个体化治疗。

甲状腺 BTN 消融治疗需解决的关键问题为病灶体积缩小、患者症状缓解和外观改善，而需关注的安全性问题为出血、疼痛、邻近结构损伤并发症和恶性结节漏检率。任何一种消融方式达到此治疗目的则能很好的体现其效果。随着治疗方式的不断优化和发展，对消融技术的安全性和有效性研究也将是未来研究的重要方向，以确保患者获得最佳的治疗效果。甲状腺 BTN 的消融治疗正处于不断发展和进步的阶段，未来治疗将更加精准、个体化，有望整合更多类型的治疗手段，为患者提供更加有效的治疗方案。

（李幸　乔宇　李勇）

参考文献

1. Abou-Alfa GK, Macarulla T, Javle MM, et al. Ivosidenib in IDH1-mutant, chemotherapy-refractory cholangiocarcinoma (ClarIDHy): a multicentre, randomised, double-blind, placebo-controlled, phase 3 study. Lancet Oncol, 2020, 21 (6): 796-807.
2. Albiges L, Tannir NM, Burotto M, et al. First-line Nivolumab plus Ipilimumab Versus Sunitinib in Patients Without Nephrectomy and With an Evaluable Primary Renal Tumor in the CheckMate 214 Trial. Eur Urol, 2022, 81 (3): 266-271.
3. Arellano R S. What's new in percutaneous ablative strategies for hepatocellular carcinoma and colorectal hepatic metastases？ 2020 Update. Curr Oncol Rep, 2020, 22 (10): 105.
4. Bai C, Choi CM, Chu CM, et al. Evaluation of Pulmonary Nodules: Clinical Practice Consensus Guidelines for Asia. Chest, 2016, 150 (4): 877-893.
5. Baorang Z, Jing L, Wuwei Y, et al. Exceptional response of cryoablation followed by pembrolizumab in a patient with metastatic cervical carcinosarcoma with high tumor mutational burden: a case report. Oncologist, 2020, 25 (1): 15-18.
6. Bie Z, Li Y, Li B, et al. The efficacy of drug-eluting beads bronchial arterial chemoembolization loaded with gemcitabine for treatment of non-small cell lung cancer. Thorac Cancer, 2019, 10 (9): 1770-1778.
7. Cercek A, Boerner T, Tan B R, et al. Assessment of hepatic arterial infusion of floxuridine in combination with systemic gemcitabine and oxaliplatin in patients with unresectable intrahepatic cholangiocarcinoma: a phase 2 clinical trial. JAMA Oncology, 2020, 6 (1): 60-67.
8. Chen JG, Chen HZ, Zhu J, et al. Cancer survival in patients from a hospital-based cancer registry, China. J Cancer, 2018, 9 (5): 851-860.
9. Chen Y, Moser MAJ, Luo Y, et al. Chemical enhancement of irreversible electroporation: a review and future suggestions. Technol Cancer Res Treat, 2019, 18: 1533033819874128.
10. Chiang CL, Chiu KWH, Chan KSK, et al. Sequential transarterial chemoembolisation and stereotactic body radiotherapy followed by immunotherapy as conversion therapy for patients with locally advanced, unresectable hepatocellular carcinoma (START-FIT): a single-arm, phase 2 trial. Lancet Gastroenterol Hepatol, 2023, 8 (2): 169-178.
11. Choi J, Han S, Kim N, et al. Increasing burden of liver cancer despite extensive use of antiviral agents in a hepatitis B virus-endemic population. Hepatology, 2017, 66 (5): 1454-1463.
12. Choueiri TK, Powles T, Burotto M, et al. Nivolumab plus cabozantinib versus sunitinib for advanced renal-cell carcinoma. N Engl J Med, 2021, 384 (9): 829-841.
13. Droz JP, Albrand G, Gillessen S, et al. Management of prostate cancer in elderly patients: recommendations of a task force of the international society of geriatric oncology. Eur Urol, 2017, 72 (4): 521-531.
14. Edeline J, Touchefeu Y, Guiu B, et al. Radioembolization plus chemotherapy for first-line treatment of locally advanced intrahepatic cholangiocarcinoma: a phase 2 clinical trial. JAMA Oncol, 2020, 6 (1): 51-59.
15. European Association for the Study of the Liver. EASL Clinical Practice Guidelines: Management of hepatocellular carcinoma. J Hepatol, 2018, 69 (1): 182-236.
16. Ferlay J, Colombet M, Soerjomataram I, et al. Estimating the global cancer incidence and mortality in 2018: GLOBOCAN sources and methods. Int J Cancer, 2019, 144 (8): 1941-1953.

17. Ghiringhelli F, Vincent J, Bengrine L, et al. Hepatic arterial chemotherapy with raltitrexed and oxaliplatin versus standard chemotherapy in unresectable liver metastases from colorectal cancer after conventional chemotherapy failure (HEARTO): a randomized phase- Ⅱ study. J Cancer Res Clin Oncol, 2019, 145 (9): 2357-2363.
18. Han K, Kim J H, Yang S G, et al. A single-center retrospective analysis of periprocedural variables affecting local tumor progression after radiofrequency ablation of colorectal cancer liver metastases. Radiology, 2021, 298 (1): 212-218.
19. Heimbach JK, Kulik LM, Finn RS, et al. AASLD guidelines for the treatment of hepatocellular carcinoma. Hepatology, 2018, 67 (1): 358-380.
20. Hodi FS, Ballinger M, Lyons B, et al. Immune-Modified Response Evaluation Criteria In Solid Tumors (imRECIST): Refining Guidelines to Assess the Clinical Benefit of Cancer Immunotherapy. J Clin Oncol, 2018, 36 (9): 850-858.
21. Hwang EJ, Kim H, Park CM, et al. Cone beam computed tomography virtual navigation-guided transthoracic biopsy of small (≤ 1 cm) pulmonary nodules: impact of nodule visibility during real-time fluoroscopy. Br J Radiol, 2018, 91 (1087): 20170805.
22. Kauczor HU, von Stackelberg O. Subsolid Lung Nodules: Potential for Overdiagnosis. Radiology, 2019, 293 (2): 449-450.
23. Kim BG, Shin B, Chang B, et al. Prognostic factors for survival after bronchoscopic intervention in patients with airway obstruction due to primary pulmonary malignancy. BMC Pulm Med, 2020, 20 (1): 54.
24. Kim RD, Chung V, Alese OB, et al. A phase 2 multi-institutional study of nivolumab for patients with advanced refractory biliary tract cancer. JAMA Oncology, 2020, 6 (6): 888-894.
25. Kudo M, Finn RS, Qin S, et al. Lenvatinib versus sorafenib in first-line treatment of patients with unresectable hepatocellular carcinoma: a randomised phase 3 non-inferiority trial. Lancet, 2018, 391 (10126): 1163-1173.
26. Kudo M, Ueshima K, Yokosuka O, et al. Sorafenib plus low-dose cisplatin and fluorouracil hepatic arterial infusion chemotherapy versus sorafenib alone in patients with advanced hepatocellular carcinoma (SILIUS): a randomised, open label, phase 3 trial. Lancet Gastroenterol Hepatol, 2018, 3 (6): 424-432.
27. Lencioni R, Llovet JM. Modified RECIST (mRECIST) assessment for hepatocellular carcinoma. Semin Liver Dis, 2010, 30 (1): 52-60.
28. Lendvai, G, Szekerczés T, Illyés I, et al., Cholangiocarcinoma: classification, histopathology and molecular carcinogenesis. Pathol Oncol Res, 2020, 26 (1): 3-15.
29. Li X, Li W, Wang M, et al. Magnetic nanoparticles for cancer theranostics: Advances and prospects. J Control Release, 2021, 335: 437-448.
30. Liu J, Yang C, Huang S, et al. The combination of balloon-assisted antegrade transvenous obliteration and transjugular intrahepatic portosystemic shunt for the management of cardiofundal varices hemorrhage. Eur J Gastroenterol Hepatol, 2020, 32 (5): 656-662.
31. Llovet JM, Montal R, Villanueva A. Randomized trials and endpoints in advanced HCC: Role of PFS as a surrogate of survival. J Hepatol, 2019, 70 (6): 1262-1277.
32. lovet JM, De Baere T, Kulik L, et al. Locoregional therapies in the era of molecular and immune treatments for hepatocellular carcinoma. Nat Rev Gastroenterol Hepatol, 2021, 18 (5): 293-313.
33. Lv Y, Yang Z, Liu L, et al. Early TIPS with covered stents versus standard treatment for acute variceal bleeding in patients with advanced cirrhosis: a randomised controlled trial. Lancet Gastroenterol Hepatol, 2019, 4 (8): 587-598.
34. Lv Y, Zuo L, Zhu X, et al. Identifying optimal candidates for early TIPS among patients with cirrhosis and acute variceal bleeding: a multicentre observational study. Gut, 2019, 68 (7): 1297-1310.
35. Lyu N, Kong Y, Mu L, et al. Hepatic arterial infusion of oxaliplatin plus fluorouracil/leucovorin vs. sorafenib for advanced hepatocellular carcinoma. J Hepatol, 2018, 69 (1): 60-69.
36. MacMahon H, Naidich DP, Goo JM, et al. Guidelines for Management of Incidental Pulmonary Nodules Detected on CT Images: From the Fleischner Society 2017. Radiology, 2017, 284 (1): 228-243.
37. Marrero JA, Kulik LM, Sirlin CB, et al. Diagnosis, Staging, and Management of Hepatocellular Carcinoma: 2018 Practice Guidance by the American Association for the Study of Liver Diseases. Hepatology, 2018, 68 (2): 723-750.
38. McDermott DF, Lee JL, Ziobro M, et al. Open-Label, Single-Arm, Phase Ⅱ Study of Pembrolizumab Monotherapy as First-Line Therapy in Patients with Advanced Non-Clear Cell Renal Cell Carcinoma. J Clin Oncol, 2021, 39 (9): 1029-1039.

39. Miften M, Vinogradskiy Y, Moiseenko V, et al. Radiation Dose-Volume Effects for Liver SBRT. Int J Radiat Oncol Biol Phys, 2021, 110 (1): 196-205.
40. Moehler M, Heo J, Lee HC, et al. Vaccinia-based oncolytic immunotherapy Pexastimogene Devacirepvec in patients with advanced hepatocellular carcinoma after sorafenib failure: a randomized multicenter Phase Ⅱb trial (TRAVERSE). Oncoimmunology, 2019, 8 (8): 1615817.
41. Motzer RJ, Powles T, Atkins MB, et al. Final overall survival and molecular analysis in immotion151, a phase 3 trial comparing atezolizumab plus bevacizumab vs sunitinib in patients with previously untreated metastatic renal cell carcinoma. JAMA Oncol, 2022, 8 (2): 275-280.
42. Motzer RJ, Rini BI, McDermott DF, et al. Nivolumab plus ipilimumab versus sunitinib in first-line treatment for advanced renal cell carcinoma: extended follow-up of efficacy and safety results from a randomised, controlled, phase 3 trial. Lancet Oncol, 2019, 20 (10): 1370-1385.
43. Ni Y, Ye X, Yang X, et al. Microwave ablation as local consolidative therapy for patients with extracranial oligometastatic EGFR-mutant non-small cell lung cancer without progression after first-line EGFR-TKIs treatment. J Cancer Res Clin Oncol, 2020, 146 (1): 197-203.
44. Nishimoto Y, Yamashita Y, Morimoto T, et al. Predictive ability of modified Ottawa score for recurrence in patients with cancer-associated venous thromboembolism: From the COMMAND VTE Registry. Thromb Res, 2020, 191: 66-75.
45. Omata M, Cheng AL, Kokudo N, et al. Asia-Pacific clinical practice guidelines on the management of hepatocellular carcinoma: a 2017 update. Hepatol Int, 2017, 11 (4): 317-370.
46. Padia, SA. Y90 Clinical Data Update: Cholangiocarcinoma, Neuroendocrine Tumor, Melanoma, and Breast Cancer Metastatic Disease. Tech Vasc Interv Radiol, 2019, 22 (2): 81-86.
47. Pitroda SP, Chmura SJ, Weichselbaum RR. Integration of radiotherapy and immunotherapy for treatment of oligometastases. Lancet Oncol, 2019, 20 (8): e434-e442.
48. Primrose JN, Fox RP, Palmer DH, et al. Capecitabine compared with observation in resected biliary tract cancer (BILCAP): a randomised, controlled, multicentre, phase 3 study. Lancet Oncol, 2019, 20 (5): 663-673.
49. Raymond E, Kulke MH, Qin S, et al. Efficacy and Safety of Sunitinib in Patients with Well-Differentiated Pancreatic Neuroendocrine Tumours. Neuroendocrinology, 2018, 107 (3): 237-245.
50. Rini BI, Plimack ER, Stus V, et al. Pembrolizumab plus Axitinib versus Sunitinib for Advanced Renal-Cell Carcinoma. N Engl J Med, 2019, 380 (12): 1116-1127.
51. Schmid P, Rugo HS, Adams S, et al. Atezolizumab plus nab-paclitaxel as first-line treatment for unresectable, locally advanced or metastatic triple-negative breast cancer (IMpassion130): updated efficacy results from a randomised, double-blind, placebo-controlled, phase 3 trial. Lancet Oncol, 2020, 21 (1): 44-59.
52. Seymour L, Bogaerts J, Perrone A, et al. iRECIST: guidelines for response criteria for use in trials testing immunotherapeutics. Lancet Oncol, 2017, 18 (3): e143-152.
53. Shaw JR, Kumar V, Mallick R, et al. Biomarker-enhanced VTE risk stratification in ambulatory patients with cancer. Thromb Res, 2020, 196: 437-443.
54. Shroff RT, Javle MM, Xiao L, et al. Gemcitabine, Cisplatin, and nab-Paclitaxel for the Treatment of Advanced Biliary Tract Cancers: A Phase 2 Clinical Trial. JAMA Oncology, 2019, 5 (6): 824-830.
55. Suresh S, Salama GR, Ramjit A, et al. CT-Guided Fine-Needle Aspiration Biopsy of Pulmonary Nodules 8 mm or Less Has a Higher Diagnostic Accuracy than Positron Emission Tomography-CT. J Vasc Interv Radiol, 2018, 29 (4): 520-523.
56. Takada M, Toi M. Cryosurgery for primary breast cancers, its biological impact, and clinical outcomes. Int J Clin Oncol, 2019, 24 (6): 608-613.
57. Vogel A, Cervantes A, Chau I, et al. Hepatocellular carcinoma: ESMO Clinical Practice Guidelines for diagnosis, treatment and follow-up. Ann Oncol, 2019, 30 (5): 871-873.
58. Walter JE, Heuvelmans MA, de Jong PA, et al. Occurrence and lung cancer probability of new solid nodules at incidence screening with low-dose CT: analysis of data from the randomised, controlled NELSON trial. Lancet Oncol, 2016, 17 (7): 907-916.
59. Wan YM, Li YH, Xu ZY, et al. Comparison of TIPS alone and combined with partial splenic embolization (PSE) for the

management of variceal bleeding. Eur Radiol, 2019, 29 (9): 5032-5041.

60. Wang C, Liao Y, Qiu J, et al. Transcatheter arterial chemoembolization alone or combined with ablation for recurrent intermediate-stage hepatocellular carcinoma: a propensity score matching study. J Cancer Res Clin Oncol, 2020, 146 (10): 2669-2680.
61. Wang L, Ke Q, Lin N, et al. The efficacy of transarterial chemoembolization combined with microwave ablation for unresectable hepatocellular carcinoma: a systematic review and meta-analysis. Int J Hyperthermia, 2019, 36 (1): 1288-1296.
62. Wang Q, Xia D, Bai W, et al. Development of a prognostic score for recommended TACE candidates with hepatocellular carcinoma: A multicentre observational study. J Hepatol, 2019, 70 (5): 893-903.
63. Wang WJ, Xiao P, Xu HQ, et al. Growing burden of alcoholic liver disease in China: A review. World J Gastroenterol, 2019, 25 (12): 1445-1456.
64. Wei F, Chen W, Lin X. HIFU ablation as a therapy for breast tumor: A meta-analysis of 23 prospective feasibility studies. Breast J, 2020, 26 (7): 1478-1480.
65. Wei W, Zeng H, Zheng R, et al. Cancer registration in China and its role in cancer prevention and control. Lancet Oncol, 2020, 21 (7): e342-e349.
66. Xiao J, Wang F, Wong N-K, et al. Global liver disease burdens and research trends: Analysis from a Chinese perspective. J Hepatol, 2019, 71 (1): 212-221.
67. Xu J, Li J, Bai C, et al. Surufatinib in advanced well-differentiated neuroendocrine tumors: a multicenter, single-arm, open-label, phase Ⅰb/Ⅱ trial. Clin Cancer Res, 2019, 25 (12): 3486-3494.
68. Yamashita Y, Morimoto T, Amano H, et al. Usefulness of Simplified Pulmonary Embolism Severity Index Score for Identification of Patients With Low-Risk Pulmonary Embolism and Active Cancer: From the COMMAND VTE Registry. Chest, 2020, 157 (3): 636-644.
69. Yang JD, Hainaut P, Gores GJ, et al. A global view of hepatocellular carcinoma: trends, risk, prevention and management. Nat Rev Gastroenterol Hepatol, 2019, 16 (10): 589-604.
70. Yang Q, Li H, Chen BH, et al. Ultrasound-guided percutaneous microwave ablation for 755 benign breast lesions: a prospective multicenter study. Eur Radiol, 2020, 30 (9): 5029-5038.
71. Yang Z, Zou R, Zheng Y, et al. Lipiodol deposition in portal vein tumour thrombus predicts treatment outcome in HCC patients after transarterial chemoembolisation. Eur Radiol, 2019, 29 (11): 5752-5762.
72. Yeo ELL, Li YQ, Soo KC, et al. Combinatorial strategies of radiotherapy and immunotherapy in nasopharyngeal carcinoma. Chin Clin Oncol, 2018, 7 (2): 15-18.
73. Yi M, Zheng X, Niu M, et al. Combination strategies with PD-1/PD-L1 blockade: current advances and future directions. Mol Cancer, 2022, 21 (1): 28.
74. Zhang W, Jin ZQ, Baikpour M, ET AL. Clinical application of ultrasound-guided percutaneous microwave ablation for benign breast lesions: a prospective study. BMC Cancer, 2019, 19 (1): 345.
75. Zheng K, Wang X, Cao G, et al. Hepatic arterial infusion chemotherapy with oxaliplatin and 5-fluorouracil for advanced gallbladder cancer. Cardiovasc Intervent Radiol, 2021, 44 (2): 271-280.
76. Zheng R, Qu C, Zhang S, et al. Liver cancer incidence and mortality in China: Temporal trends and projections to 2030. Chin J Cancer Res, 2018, 30 (6): 571-579.
77. Zhou M, Wang H, Zeng X, et al. Mortality, morbidity, and risk factors in China and its provinces, 1990-2017: a systematic analysis for the Global Burden of Disease Study 2017. Lancet, 2019, 394 (10204): 1145-1458.
78. Zhou WZ, Fu YM, Yang ZQ, et al. Study of Percutaneous Stent Placement with Iodine-125 Seed Strand for Malignant Biliary Obstruction. Cardiovasc Intervent Radiol, 2019, 42 (2): 268-275.
79. Zhu AX, Finn RS, Edeline J, et al. Pembrolizumab in patients with advanced hepatocellular carcinoma previously treated with sorafenib (KEYNOTE-224): a non-randomised, open-label phase 2 trial. Lancet Oncol, 2018, 19 (7): 940-952.
80. Zhu AX, Kang YK, Yen CJ, et al. Ramucirumab after sorafenib in patients with advanced hepatocellular carcinoma and increased α-fetoprotein concentrations (REACH-2): a randomised, double-blind, placebo-controlled, phase 3 trial. Lancet Oncol, 2019, 20 (2): 282-296.

81. 曹家伟, 丁鹏绪, 段峰, 等. 中国门静脉高压经颈静脉肝内门体分流术临床实践指南 (2019 年版). 临床肝胆病杂志, 2019 (12): 2694-2699.
82. 贾科峰, 于长路, 孙诚, 等. 不同血供特点肝血管瘤介入治疗的效果及并发症分析. 中华肝胆外科杂志, 2018, 24 (3): 145-149.
83. 刘一铭, 连帆, 周翔飞, 等. 肝动脉栓塞术联合长效奥曲肽降低中低级别神经内分泌瘤肝转移负荷的疗效及安全性分析. 中华医学杂志, 2019, 99 (15): 1142-1145.
84. 欧阳墉, 欧阳雪晖, 顾苏宾. 成人肝海绵状血管瘤并发动静脉短路的 DSA 检查和诊断. 中华放射学杂志, 2000, 34 (8): 523-523.
85. 王革芳, 程永德. 动脉灌注化疗的药物选择原则. 介入放射学杂志, 2009, 18 (10): 797-800.
86. 王帅, 祁小龙. 门静脉高压的分类及诊断思路. 实用肝脏病杂志, 2018 (01): 14-17.
87. 魏颖恬, 肖越勇. 影像学引导肺癌冷冻消融治疗专家共识 2018 版. 中国介入影像与治疗学, 2018, 15 (5): 259-263.
88. 赵明. 精准医疗时代背景下的肝动脉灌注化疗. 中山大学学报 (医学版), 2019, 40 (5): 648-656.
89. 赵瑞红, 马科, 胡静, 等. 大型综合性医院感染科住院肝病患者病因近 20 年流行病学现状. 中华肝脏病杂志, 2018, 26 (2): 136-141.
90. 中国抗癌协会肿瘤介入专家委员会. 经导管动脉灌注化疗药物应用原则: 中国肿瘤介入专家共识. 介入放射学杂志, 2017, 26 (11): 963-970.
91. 中华人民共和国国家卫生健康委员会医政医管局. 原发性肝癌诊疗指南 (2022 年版). 中华肝脏病杂志, 2022, 30 (4): 367-388.